全国中医药行业职业教育“十四五”创新教材

# 中医经典医著选读

（供高职中医学、针灸推拿学、中药学等专业用）

主　编　苏新民　孙珊珊　王　伟　张新慧

U0343404

全国百佳图书出版单位
中国中医药出版社
·北　京·

**图书在版编目（CIP）数据**

中医经典医著选读/苏新民等主编．—北京：中国中医药出版社，2022.4
全国中医药行业职业教育“十四五”创新教材
ISBN 978-7-5132-7500-2

Ⅰ.①中…　Ⅱ.①苏…　Ⅲ.①中国医药学—古籍—高等职业教育—教材
Ⅳ.①R2-5

中国版本图书馆 CIP 数据核字（2022）第 044514 号

---

**中国中医药出版社出版**
北京经济技术开发区科创十三街 31 号院二区 8 号楼
邮政编码　100176
传真　010-64405721
河北新华第二印刷有限责任公司印刷
各地新华书店经销

开本 787×1092　1/16　印张 25.5　字数 540 千字
2022 年 4 月第 1 版　2022 年 4 月第 1 次印刷
书号　ISBN 978-7-5132-7500-2

定价　89.00 元
网址　www.cptcm.com

**服务热线　010-64405510**
**购书热线　010-89535836**
**维权打假　010-64405753**

**微信服务号　zgzyycbs**
**微商城网址　https://kdt.im/LIdUGr**
**官方微博　http://e.weibo.com/cptcm**
**天猫旗舰店网址　https://zgzyycbs.tmall.com**

如有印装质量问题请与本社出版部联系（010-64405510）

全国中医药行业职业教育“十四五”创新教材

# 《中医经典医著选读》
# 编委会


**主　编**　苏新民（山东中医药高等专科学校）

孙珊珊（山东中医药大学附属医院）

王　伟（威海市中医院）

张新慧（烟台市莱阳中心医院）

**副主编**　董美辰（山东中医药大学）

翟　义（山东中医药大学附属医院）

王　蓉（威海卫人民医院）

张　金（山东中医药大学）

尚云冰（山东中医药高等专科学校）

王　鑫（山东中医药高等专科学校）

**编　委**　王　鑫（山东中医药高等专科学校）

王小兵（山东中医药高等专科学校）

王　伟（威海市中医院）

宋永刚（山东中医药高等专科学校）

王　蓉（威海卫人民医院）

李先强（山东中医药大学）

苏新民（山东中医药高等专科学校）

董美辰（山东中医药大学）

尚云冰（山东中医药高等专科学校）

郭文娟（山西中医药大学）

姜　侠（滨州医学院）
鲁雪莲（山东中医药高等专科学校）
张新慧（烟台市莱阳中心医院）
孙珊珊（山东中医药大学附属医院）
翟　义（山东中医药大学附属医院）
梁少帅（山东中医药高等专科学校）
祝建材（山东中医药高等专科学校）
张　金（山东中医药大学）

# 编写说明

经典医著是中医理论的奠基之作，既有重要的理论价值，亦有极大的临床价值。经典医著所确立的医学理论体系对于其后中医学的发展具有“模板”作用，后世医家在理论上虽多有创见，但其学术思想无不渊源于《黄帝内经》。仲景之《伤寒论》《金匮要略》为临床医学辨证论治之准绳，不读仲景书则临床治无法度。而《温热论》《温病条辨》《湿热病篇》等著作则是温病学的精髓，乃临床治疗温热病的指南。可见，经典医著为中医药学术的根基，如不掌握，则中医学为无源之水、无本之木。学好经典医著，对于提高习医者的中医理论水平和实践能力，具有重要意义，是中医成才的必由道路。

开设“中医经典医著选读”课程就是通过理论教学，阐明中医经典著作中的基本理论，明析六经辨证、脏腑辨证、卫气营血辨证及三焦辨证的基本规律，培养学生的中医思维能力，为进一步学习中医理论和临床各科奠定基础。

基于以上目的，我们编写了《中医经典医著选读》一书，包括了《黄帝内经》（简称《内经》）《伤寒论》《金匮要略》《温热论》《温病条辨》《湿热病篇》的重要内容。本书具有如下特点。

1. 指导思想是提高中高等职业院校学生的中医传统知识和理论素养。

2. 编写以学生为中心，以巩固专业思想为导向，内容科学、规范，突出职业技术教育技能培养目标，注重实用，与中医执业医师资格考试大纲一致，适合中高等职业院校教育需求。

3. 本教材主要供高等职业院校中医学、针灸推拿学、中药学等专业使用，编写内容力求简明扼要，精选《内经》《伤寒论》《金匮要略》的重要篇目及温病学代表著作《温热论》《温病条辨》《湿热病篇》中的主要内容。

4. 本教材分为《黄帝内经》选读、《伤寒论》选读、《金匮要略》选读、温病学代表著作选读四篇。各篇又分为“概述”和“原文选读”两部分。“概述”主要介绍原著的作者与沿革、内容与体例。“原文选读”部分，《黄帝内经》按内容分类编写；《伤寒论》《金匮要略》及温病学代表著作基本按原文排序编写，原条文号码不变。收录内容依次设【原文】【注解】【释义】诸项。

5.《素问》部分以明·顾从德刻本为蓝本，《灵枢》部分以明·赵府居敬堂刻本的铅印本为蓝本。《伤寒论》以明·赵开美复刻宋本《伤寒论》为蓝本。《金匮要略》以宋·林亿等校注，明·赵开美校刻《金匮要略方论》为蓝本。《温热论》以华岫云收载于《临证医案指南》的“华本”为蓝本，《湿热病篇》以收载于薛生白《温热经纬》版为蓝本，《温病条辨》以问心堂初刊本为蓝本。

6. 本教材原文全部使用简体横排形式，并对原书进行标点。

本教材采用分工合作的方式编写。绪论和第一篇《黄帝内经》选读由王伟、董美辰、鲁雪莲、祝建材编写；第二篇《伤寒论》选读由宋永刚、张新慧、翟义、姜侠编写；第三篇《金匮要略》选读由孙珊珊、张金、王蓉、梁少帅、郭文娟编写；第四篇温病学代表著作选读由苏新民、王鑫、尚云冰、李先强、王小兵编写；汇总后由苏新民、孙珊珊、王伟、张新慧统稿。

本教材在编写过程中，参考了近年来出版的《内经讲义》《伤寒论讲义》《中医经典选读》等教材，在此谨向原书作者表示真挚的谢意。本教材的编写得到了中国中医药出版社、山东中医药高等专科学校等单位有关领导和老师的大力支持，谨表谢意。

由于编者水平所限，本教材难免存在一些缺陷，敬请广大读者在使用中多提宝贵意见和建议，以便再版时进一步修订完善。

《中医经典医著选读》编委会

2021 年 12 月

# 目　录

## 第六章 辨厥阴病脉证并治



# 第三篇 《金匮要略》选读

## 概述



## 第一章 脏腑经络先后病脉证第一



## 第二章 痉湿暍病脉证治第二



## 第三章 百合狐惑阴阳毒病脉证治第三



## 第四章 中风历节病脉证并治第五



## 第五章 血痹虚劳病脉证并治第六

## 第十四章　黄疸病脉证并治第十五



## 第十五章　惊悸吐衄下血胸满瘀血病脉证并治第十六



## 第十六章　呕吐哕下利病脉证并治第十七



## 第十七章　妇人杂病脉证并治第二十二

## 第四篇　温病学代表著作选读

# 绪　论

学习目标

1. 熟悉中医经典医著的主要学术成就。
2. 了解学习中医经典应该注意哪些问题。

经典医著，古称医经。其命名和解说，最早见于《汉书·艺文志·方技略》，云："《黄帝内经》十八卷……右医经七家。医经者，原人血脉、经络、骨髓、阴阳、表里，以起百病之本，死生之分，而用度箴石汤火所施，调百药齐和之所宜。"记述了汉代以前"医经"书名、数量，解说"医经"的基本概念。清代《四库全书总目提要·医家类》汇辑医药古籍分类编排时，沿用《汉书》的概念，列"医经"，收《黄帝内经》《难经》二书各家注本 41 种，计 432 卷。嗣后，医药界把《黄帝内经》《难经》《神农本草经》《伤寒杂病论》称为"四大经典"。

卫生部在 1955 年中国中医研究院"第一届西学中班"教学计划中指出："学习中医，必须要系统学习'四大经典'，即《黄帝内经》《神农本草经》《伤寒论》《金匮要略》四部著作。"首次对四部经典（古典）医籍做了界定。能够指导后世中医临证和理论发展的专业古典文献，才可称为经典医著。此四部著作之所以被尊称为经典，根本在于其内容是中医药学"传统的具有权威性的著作"和可作为"准则"的典范书籍。

经过千余年发展，到了清代，温病学在理法方药上形成完整体系。叶天士建立了完整的温病学体系，有"温热大师"之称，著《温热论》，创立卫气营血辨证。吴鞠通作《温病条辨》，确立三焦辨证。薛生白编撰《湿热病篇》专论湿热病证的辨证施治。王孟英编著《温热经纬》，"以轩岐仲景之文为经，叶薛诸家之辨为纬"。这四部著作被奉为温病学经典，把温病学从伤寒理论体系中分离出来。因此，近年来又有人把《黄帝内经》《伤寒论》《金匮要略》《温病条辨》称为"四大经典"。

根据临床教学需求，本教材仅选择《黄帝内经》《伤寒论》《金匮要略》和温病学著作中的《温热论》《温病条辨》《湿热病篇》，作为学习经典医著的入门内容。

## 一、经典医著的学术成就

### （一）《黄帝内经》的主要学术成就

《黄帝内经》简称《内经》，包括《素问》和《灵枢》两部分。现在一般认为，它是春秋、战国到秦、汉几百年间，许多医书汇集、增补而成，其大部分内容形成于战国。至于托名“黄帝”，诚如《淮南子·修务训》所分析的，是由于“世俗之人，多尊古而贱今，故为道者必托之于神农、黄帝而后能入说”的缘故。当时托名“黄帝”的书有 20 多种，《黄帝内经》只是其中之一。

《内经》集中反映了秦汉以前的医学成就，确立了中医学理论体系，为中医学的发展起了奠基和导向作用。历史上各种医学流派的形成和崛起，其学术理论也大都源于《内经》。所以《内经》是中医学之宗，一直是医者的必读之书。《内经》的主要学术成就有以下几个方面。

**1. 确立了中医独特的理论体系**　《内经》问世以前，虽然劳动人民在长期与疾病斗争中积累了大量的实践经验，但尚未形成理论，更未形成完整的体系。至春秋战国时代，“诸子蜂起，百家争鸣”，是学术思想最为活跃的时期之一，为医学理论的形成奠定了哲学思想基础。

《内经》将劳动人民的医疗实践经验，与当时先进的哲学思想，如气一元论、阴阳学说、五行学说等紧密结合，创造性地形成了藏象学说、经络学说、气血津液学说、病因病机学说、诊法学说及疾病防治学说等，为中医学的形成奠定了较为完整的理论体系，为中医学的发展提供了理论依据，为中医学的临床实践提供了指导方法。

自《内经》之后，中医学术虽然发展迅速，学说流派迭起纷呈，医学著作汗牛充栋，然而追本溯源，皆不离《内经》。

**2. 提出了“天人合一”的整体医学模式**　《内经》将人与自然界紧密相连，认为人的生命现象是自然现象的一部分，强调人与自然当融为一体，人应顺从自然规律而生存。这种人与自然息息相关的认识，即是“天人一体”的整体观。《内经》要求医生应该“上知天文，下知地理，中知人事”，即用整体观审视人体的生理活动和病理变化，进而确定疾病的防治方法。

《内经》还认为人体是一个内外联系的有机整体，以五脏为中心，脏腑形体官窍之间，结构上不可分割，功能上相互协调，病理上相互影响。临床通过观察分析形体、官窍、色脉等外在的病理表现，推测内在脏腑的病理变化。

《内经》提出的整体观念医学模式是中医学理论体系的主要特点之一，与近年来西医学界提出的“社会-心理-生物医学模式”相吻合，说明中医学理论体系中的整体观具有鲜活的生命力和先进性。

**3. 确立了中医的诊断雏形和治疗原则**　《内经》不但是一部阐述中医学理论的著

作，还是一部治病的医书，确立了中医诊法雏形和治疗大法。

（1）确立阴阳辨证的雏形：阴阳学说源于中国古代哲学，自被引进中医学领域后，赋予其新内涵，并作为临床辨证的纲领。例如阴虚、阳虚、阴盛、阳盛等，既作为病理名词，又作为诊病的指征。

（2）确立脏腑辨证雏形：《内经》创立藏象学说，并用藏象理论分析人体疾病状态。如《素问》的“咳论”“痹论”“痿论”“风论”等篇章，将咳、痹、痿、风等疾病，以脏腑作为疾病证候分类的纲要。咳有五脏咳、六腑咳，痹有五脏痹、六腑痹等，并提出每一病证的临床表现和治疗原则，后世的脏腑辨证即源于此。

（3）确立中医治疗原则：《内经》提出了因人、因时、因地制宜的三因制宜原则，及因势利导、治病求本、同病异治、异病同治、标本缓急、补虚泻实、寒热温清、早期预防等基本治则。

（4）提出多种治疗方法：除了针灸和药治，还提出精神疗法、饮食疗法、按摩、导引、药熨、药浴、术数等。

**4. 完善了经络学说及针灸疗法** 经络学说和针灸疗法的完善，是《内经》的另一大学术成就。

在《内经》诞生以前，有关经络和针灸的认识基本属经验累积，尚未形成系统理论。《内经》完整地阐明了正经、奇经、经别、别络、经筋、皮部等内外连属的经络系统，且“经络之相贯，如环无端”。

**5. 展示了多学科研究成果** 《内经》作为中医学著作，其内容涉及广泛，包罗万象，甚至包括天文学、历法学、气象学、生物学、地理学、心理学以及哲学等多学科的研究成果。

（1）气象学方面：《内经》记录了春秋战国时代气象学成果，如《素问·六节藏象论》说：“五日谓之候，三候谓之气，六气谓之时，四时谓之岁。”将四时、八节、二十四气与医学相联系并应用，创立了古代医疗气象学，即运气学说。

（2）地理学方面：《素问·异法方宜论》中叙述了东南西北中五方地域的地理环境、气候变化及民风习俗、饮食习惯、体质特点、多发疾病、治疗特点，这是医学地理学的雏形。

（3）心理学方面：《内经》论述了心理活动产生的生理基础、心理病变的病理特征、临床表现及运用心理疗法防治疾病的方法，奠定了具有中医特色的医学心理学。

《内经》的内容涉及诸多学科，说明了医学科学与古代哲学及其他自然科学之间的相互联系、互相渗透，这是中医学理论产生的重要途径，为中医学的发展指明了方向。

### （二）《伤寒论》的主要学术成就

《伤寒论》是东汉医家张仲景临床经验的结晶。它不但是“勤求古训，博采众方”的集大成之作，还做出了诸多开创性贡献，是中医临床辨证、治疗发展史上的一个里程碑。

**1. 确立辨证论治准则** 六经辨证体系的提出，开创了中医临床辨证论治之先河，是《伤寒论》对中医学的最大贡献之一。辨证论治思想源于《内经》，张仲景将脏腑经络、气血阴阳、病因病理、治疗大法等基本理论运用于实践，经过长期检验、总结、提高，终于创造出理法方药俱全、辨证体系完整、辨证思维灵活的六经辨证论治体系。

六经是以阴阳气之多少将阴阳再分，即太阳、阳明、少阳、太阴、少阴、厥阴，也就是三阴三阳。就三阳而言，太阳阳气较多，少阳阳气较少，故以太少命名；阳明阳气最多，因为“两阳合明，谓之阳明”，故以阳明命名。就三阴而言，太阴阴气较多，少阴阴气较少，故以太少命名；厥阴阴气最少，因为“两阴交尽，谓之厥阴”，故以厥阴命名。

六经辨证，实质是用三阴三阳概括脏腑、经络及气化功能与病理演变。《伤寒论》虽未明确提出阴阳、表里、虚实、寒热八纲，但无处不包含着八纲思想，与感受邪气后机体所发生的病理变化、脉症特点结合起来，说明疾病的正邪斗争、表里进退、虚实转化、阴阳盛衰；以辨明病邪、病位、病性、病势、预后等，从而确立相应的治疗原则，遣用相应的方剂药物，选择合适的煎服方法。不仅如此，《伤寒论》还通过具体的病脉证治，揭示了灵活的辨病辨证思维方式，给后世医家提供了广阔的思维空间。

**2. 确立了基本治则治法** 中医学的治则治法理论虽然在《内经》中有所论述，但在临床证治中的确立及运用当始于张仲景。而且《伤寒论》多是结合具体病脉证治，将治则治法理论与临床实践紧密结合。其确立的治疗原则有扶正祛邪、调整阴阳、标本缓急、表里先后、病瘥防复等。

（1）扶正祛邪：张仲景以外感邪气为契机论疾病之辨治，言“邪之所凑，其气必虚”，外感疾病，邪实当然是主要病理因素，但在具体施治中必须兼顾扶正，如护阳气、保胃气、存津液等，所以扶正祛邪是基本治则之一。

（2）调和阴阳：所谓六经，就是“三阴三阳”。以三阴三阳为辨证论治的基本纲领，体现了调和阴阳的治疗原则。仲景在原文中指出“病有发热恶寒者，发于阳也；无热恶寒者，发于阴也”，这就是阴阳辨证的总纲；并明确提出“阴阳自和者，必自愈”，这就是调和阴阳的治则。

（3）标本缓急、表里先后：标本缓急与表里先后亦是外感热病辨证论治的基本原则。先病为本，后病为标。以外感为契机论病论治，外邪当先袭表，应表证（太阳病）为本，他病为标，故基本治则是先解表后治里。但若里病为急，实证如蓄血发狂，虚证如少阴亡阳，则当急则治其标，即先救里后解表，先治标后治本。

（4）病瘥防复：《伤寒论》除六经病篇，最后还设有“辨阴阳易差后劳复病脉证并治”，提示病瘥防复的基本治则，这也是一项非常重要的治疗原则，内容涉及病后的饮食调养、体力调养及性生活调节等，成为中医预防治疗学的重要内容。

（5）治法是治则的具体体现：《伤寒论》中所体现的主要治法是“汗、吐、下、和、温、清、补、消”八法，有的治法是张仲景在《伤寒论》中直接指出的，如“宜发汗”“下之愈”“和之愈”“当温之”等；有的治法则是后人根据《伤寒论》的具体证治归纳的。八法的具体内容是：太阳病治以汗法，方有麻黄汤、桂枝汤；阳明病治以下法、清法，方有三承气汤、白虎汤；少阳病治以和法，方有大、小柴胡汤；三阴病治以温法，方有四逆汤类方。其他如吐法，方有瓜蒂散；补法，补阳方有理中汤、小建中汤等，补阴方有黄连阿胶汤、猪肤汤等；消法，活血化瘀方有桃核承气汤、抵当汤等；泻心消痞方有五泻心汤等。另外还有清温并用、补消兼施、汗和同治、寓汗于补、寓补于汗等复合治法。

总之，《伤寒论》为中医的治则治法理论发展奠定了基础，为中医临床的辨证论治、处方用药确立了原则。

**3. 揭示了组方用药大法** 组方用药，是中医辨证论治的重要环节。《伤寒论》通过方药的具体运用，揭示了中医组方用药的基本规律与大法，提出因证立法、随法选方、处方遣药，其简捷实用、主次分明、配伍严谨、疗效卓著的组方特点，为后世方剂学提供了优秀范例。此外，其还保存了大量宝贵的古方名方，如青龙汤、白虎汤、五苓散、抵当汤、陷胸汤、桂枝汤、麻黄汤、柴胡汤、理中汤、承气汤、四逆汤、真武汤、苓桂术甘汤、半夏泻心汤等。这些古方名方，经过千百年的中医临床验证，肯定了它们的显著疗效。

### （三）《金匮要略》的主要学术成就

《金匮要略》亦是东汉医家张仲景的著作，作为论述内伤杂病辨证论治的经典医著，《金匮要略》对中医学的贡献是巨大的、多方面的。其主要学术成就及特色归纳如下。

**1. 创立脏腑经络辨证** 《金匮要略》以整体观念为指导思想，以脏腑、经络学说为基本理论，认为疾病的产生都是整体功能失调，脏腑、经络病理变化的反应。由此以病为纲，病证结合，创立了诊治内伤杂病的脏腑经络辨证方法，为后世脏腑辨证和经络辨证的确立奠定了基础。仲景从整体观念出发，依据正气与邪气、人体内部各脏腑间的相互关系，提出“若五脏元真通畅，人即安和”，以及“见肝之病，知肝传脾”等有关发病和病机演变的理论。在诊断方面，依四诊合参，结合八纲，将疾病的各种表现，具体到脏腑、经络病变上，示范性地运用了病与证相结合的辨证方法。例如“中风历节病”篇，以在络、在经、入腑、入脏对中风病进行辨证；“水气病”篇，根据水肿形成的内脏根源及其证候，分为心水、肝水、脾水、肺水和肾水；在疾病命名方面，肺痈、肠痈与疮痈，虽然均名为痈，但由于在脏、在腑、在肌肤脉络等部位的不同，而有不同的病理变化和临床特征；仲景创立的脏腑、经络辨证方法，为后世临床学科的发展奠定了坚实的基础，至今仍有效地指导着临床各科。

**2. 提出了新的病因学说** 《金匮要略》在病因学方面的贡献颇大。其一，阐述多种致病途径。仲景指出："千般疢难，不越三条：一者，经络受邪，入脏腑，为内所因也；二者，四肢九窍，血脉相传，壅塞不通，为外皮肤所中也；三者，房室、金刃、虫兽所伤。以此详之，病由都尽。"指出杂病病因并非仅限于外感，而是有多种因素。再如，虚劳病中有"食伤、忧伤、饮伤、房室伤、饥伤、劳伤、经络营卫气血伤"等致病因素；妇人杂病有"因虚、积冷、结气"等病因。其二，突出内因致病的重要性。仲景认为"若五脏元真通畅，人即安和……房室勿令竭乏，服食节其冷热苦酸辛甘"，强调了五脏真气充足，人才能平安无病，更强调生活起居、饮食养生方法等，不使形体衰弱，则不易发病。其三，亦重视外因的致病作用。仲景指出"夫人禀五常，因风气而生长，风气虽能生万物，亦能害万物，如水能浮舟，亦能覆舟。"此论自然界风气在某种情况下可成为致病邪气而导致疾病发生。又有"清邪居上，浊邪居下，大邪中表，小邪中里，槃饪之邪……五邪中人，各有法度"之论，此清邪（雾露之邪）、浊邪（湿浊之邪）及风寒之邪都属外因。

**3. 注重类证鉴别方法** 内伤杂病有寒热虚实，临床表现错综复杂，如辨别不清，每易导致误诊误治。《金匮要略》以"同中见异，异处参同"类证鉴别法来分析证候，进行辨证。将相似而实异的病证综合在同一篇进行对比，如"痉湿暍病""中风关节病""血痹虚劳病""肺痿肺痈咳嗽上气病""胸痹心痛短气病""腹满寒疝宿食病""痰饮咳嗽病""消渴小便不利淋病"等。具体的病脉证治鉴别，如中风与痹证均有不遂之症，但中风是半身，而痹证则在四肢之局部。又如肺痿与肺痈同有咳嗽，但肺痿是咳吐浊沫，而肺痈是咳即胸中隐隐痛等。

**4. 善于诊脉推测病理** 《金匮要略》尤重视脉诊，所论脉法有其独到特点。如脉象主病有常变，各病有主脉，言百合病脉微数；疟病脉弦；虚劳病脉大、极虚；寒疝脉弦紧或沉紧等，是脉象主病之常规。另外，一脉主数病，如弦脉可主疟病、痰饮、腹满、寒疝等病；又可一病见数脉，如肺痈病初起脉浮数，成脓期脉滑数，溃脓期脉微数，即是脉象主病之变法。

（1）以脉象阐释病机的理论：如"中风历节病"篇论述历节病的脉象为"寸口脉沉而弱，沉即主骨，弱即主筋，沉即为肾，弱即为肝"，就是依脉象的沉弱说明肝肾气血不足是形成历节病的内在因素；"水气病"篇以寸口、趺阳、少阴三部脉的变化说明肺脾肾三脏气化功能失调，是导致水气病的关键病机。

（2）以脉象指导疾病诊断：如"肺痿肺痈咳嗽上气病"篇中的肺痿和肺痈虽皆见数脉，但脉数虚者为肺痿，数实者为肺痈，一虚一实，可据脉象鉴别。

（3）以脉象指导治疗、推测预后：如"疟病"篇指出："弦小紧者下之差，弦迟者可温之，弦紧者可发汗、针灸也，浮大者可吐之。"如"水气病"篇指出："水病脉出者，死。"水气病脉暴出，浮而无根，为真气外脱，主预后不良。

**5. 确立了疾病治则治法** 仲景继承《内经》《难经》的治疗思想，将诊治疾病的基本治则、治法落实到每个病证的治疗之中，且颇具特色与实用性。主要有以下几方面：

（1）重视治未病：强调未病先防，已病早治，直接提出“见肝之病，知肝传脾，当先实脾”的治未病思想。

（2）扶正兼顾祛邪：对于处理虚实错杂、正虚邪实的病证，《金匮要略》注重扶正兼祛邪，邪去可使正安的观点。

（3）治疗杂病虚损，注重补益脾肾：如“血痹虚劳病”篇的小建中汤、黄芪建中汤、肾气丸等方即是明证。

（4）强调标本缓急治则：在表里同病时，仲景重视先后缓急的治则。一般而言，表里同病，应先解表，以免外邪内陷；有时根据具体情况，也可以表里双解；但里证危急时，则应急救其里；在新旧同病时，应先治新病，后治旧病。因新病易除，故当先治，痼疾难拔，故宜缓图。

（5）注重因势利导：即按病邪所在部位的不同，因势利导以祛邪外出。如“水气病”篇：“诸有水者，腰以下肿，当利小便；腰以上肿，当发汗乃愈。”

（6）突出同病异治和异病同治治则：如同为溢饮病，治疗“当发其汗，大青龙汤主之；小青龙汤亦主之”。邪盛于表而兼郁热者，则用大青龙汤发汗兼清郁热；邪盛于表而兼里饮者，则用小青龙汤发汗兼化里饮，此属同病异治之范例。

**6. 创制了大量传世经方**　《金匮要略》创制方剂205首，被后世尊为方书之祖、医方之经。这些经方有如下特点：

（1）八法俱全：所载方剂，体现出汗、吐、下、和、温、清、消、补等八法。如桂枝汤为汗法；瓜蒂散为吐法；承气汤为下法；小柴胡汤为和法；大乌头煎为温法；白头翁汤为清法；鳖甲煎丸为消法；黄芪建中汤为补法。

（2）组方严谨，用药精当：如治胃反的大半夏汤，药仅三味，半夏降逆止呕为君，人参益气补中为臣，白蜜入脾润燥为使。三药合用，降逆和胃，补虚润燥。

（3）注重药物的协同作用：例如桂枝一药，配伍应用于不同方剂，可以从多方面发挥效能，如桂枝汤、黄芪桂枝五物汤，用以调和营卫；枳实薤白桂枝汤、炙甘草汤用以宣通阳气。

（4）重视单味药的作用：如用苦参之杀虫除湿热以治狐惑病阴部蚀烂；用百合以治百合病；用茵陈、大黄以利湿退黄；用黄连泻火解毒以疗浸淫疮等。

（5）注重药物加减变化：《金匮要略》遣方用药，加减变化，极其灵活，充分体现了按法立方、据证用药的原则。例如治疗胸痹病，基本方是栝楼薤白白酒汤，如因水饮上逆而症见不得卧者，则加半夏以降水饮，成为栝楼薤白半夏汤；如出现“胸满，胁下逆抢心”，则加枳实、厚朴、桂枝，以降胸胁之气，成为枳实薤白桂枝汤。

（6）注重药物的炮制、煎煮方法：例如附子，若用以回阳救逆者则生用，且须配干姜；若用以止痛者多炮用，不须伍以干姜等。

### （四）温病学代表著作的主要学术成就

温病学源于《内经》，到秦汉晋唐时期仍隶属于伤寒。经过两宋金元时期的发展，温病脱离伤寒藩篱；时至明清，才逐步总结出一套完整的理论体系和诊治方法。

温病学形成于明清时期，是温病学家防治外感温热疾病理论和经验的总结，是由大量温病著作汇集而成，其中以叶天士的《温热论》、薛生白的《湿热病篇》、吴鞠通的《温病条辨》等为代表，主要学术成就有以下几个方面：

**1. 创立了温病的辨证论治体系** 卫气营血辨证与三焦辨证的创立，是温病学家的创举，也是温病学形成的标志，从而奠定了温病临床辨证论治的理论体系及方法。

（1）*卫气营血辨证*：卫气营血辨证是由叶天士创立的。叶氏依据温病临床病机演变的规律、病程发展的阶段，结合《内经》营卫气血理论和自己的实践体会，形成了卫气营血辨证体系，用以阐明温病由外至内、由浅到深的动态变化，从而确定证候类型、病变性质，确立治则治法、处方用药。

（2）*三焦辨证*：三焦辨证是由吴鞠通创立。吴氏根据《内经》《难经》有关三焦的理论，以上中下三焦为纲，病名为目，将温邪发病导致的三焦所属脏腑功能失调，由上至下，由浅到深，归纳证候类型，确定病变部位，确立治疗原则，指导处方用药。

**2. 提出了新的温病发病观** 温病学家在温病的感邪途径、邪犯部位及传变规律等发病学方面亦有新的创见。如吴又可认为温病是杂气外感，不同于伤寒。伤寒从皮毛而入，而杂气从口鼻而入；伤寒始客于肌肤，而杂气始客于膜原；伤寒按六经传变，而温邪按卫气营血或三焦传变。叶天士认为："温邪上受，首先犯肺，逆传心包。"指明新感温病病因是温邪，感邪途径从口鼻而入，首犯部位为手太阴肺，传变有顺传和逆传两种形式。吴鞠通提出："凡病温者，始于三焦，在手太阴。"认为温病的发生是从上而下，鼻与肺气相通，所以温邪从口鼻而入，从手太阴经开始发病，进而由上焦而中焦，由中焦而下焦传变。

温病学家在外感病的发病方面，明确指出温病与伤寒的不同：一是病邪性质不同，二是邪犯途径不同。温病的发病观，是温病学理论重要的组成部分，为温病的辨证论治提供了理论支持。

**3. 丰富了外感病的治法方药** 温病学家不但创立了卫气营血辨证和三焦辨证，在治法和方药方面也有突出成就，极大丰富了外感疾病的治法和方药。

（1）*治法方面*：如针对温病卫气营血发病规律，提出泄卫透表法、清解气热法、清营泄热法、凉血散血法等。针对温病上中下三焦的演变规律，提出"治上焦如羽（非轻不举），治中焦如衡（非平不安），治下焦如权（非重不沉）"的治疗大法。并提出辛凉解表法、和解表里法、祛湿清热法、开窍息风法、滋阴生津法、固脱救逆法等。

（2）*方药方面*：除新创方剂外，还善于应用古方经方化裁。如创立辛凉解表代表方剂银翘散、桑菊饮；解表化湿的新加香薷饮、藿朴夏苓汤；疏卫润燥的桑杏汤等。清热剂，如黄连解毒汤、清营汤、犀角地黄汤、清瘟败毒饮等；息风开窍剂，如安宫牛黄丸、至宝丹、紫雪丹、羚角钩藤汤、三甲复脉汤、大小定风珠等；滋阴生津剂，如沙参麦冬汤、益胃汤、增液汤、加减复脉汤等；固脱救逆方剂，如生脉散、参附汤、参附龙牡汤等；祛湿清热剂，如三仁汤、王氏连朴饮、茯苓皮汤等。总之，温病学对中医外感病的理论和临床创见的贡献是多方面的，有些内容的影响已经超越了外感病的范畴，对内伤杂病及各科疾病均有较大的启示和指导意义。

## 二、学习经典医著的意义

经典医著是中医药理论和实践的根基，为学中医者的必读书籍。学习经典医著，对于提高中医理论水平和实践能力，都具有重要意义。

### （一）重视学习经典医著是中医成才途径

考阅古今医学文献，不难发现，习医而有所成者，大都重视《黄帝内经》《伤寒杂病论》等经典医著的学习和研究。任应秋教授指出："学中医，首先要读好《灵枢》《素问》《伤寒》《金匮》几部经典著作，因为它是汉代前许多医家的总结，许多文献的结晶，是中医学理论的基础。应'精读'，把它读得'烂熟'，才能算打下了比较坚实的理论基础。"

### （二）重视学习经典医著是完整把握中医学理论体系的保证

中医学与中国传统文化之间存在着"同步演进"的关系，从春秋战国到秦汉时期，我国传统文化的发展出现了第一次高峰，中国古代科学技术从奠基走向了体系的形成，中医学也迎来第一次发展高峰——《黄帝内经》《伤寒杂病论》等经典著作相继问世，中医学理论体系形成。《黄帝内经》重在明理，《伤寒杂病论》重在立法、处方，《神农本草经》则为药物学专著。经典著作中任何一部均不能代表中医学理论的完整体系。反之，缺少其中任何一部，中医学理论体系又是不完整的。诸书合一，方可窥中医学理论体系之全貌。所以许多中医药学者强调，经典著作的学习不是只学习其中的一部、两部。但是对中医经典著作的研习并非漫无边际，而是有所偏重。如《内经》与《难经》是中医理论之渊源，不可不读。而对临床工作者来说，张仲景所著《伤寒论》与《金匮要略》二书，以及温病学代表著作更应仔细研读。

### （三）重视学习经典医著是"学有根本"的需要

中国古代文化是没有断代的文化，中国医学是没有断代的医学。中医经典著作所确立的医学思想、医学方法、医学理论，对于其后中医学的发展具有"模板"作用。正如哈荔田先生所云："《内经》为中医理论之渊薮，为医不读《内经》，则学无根本，基础不固。后世医家虽然在理论上多有创见，各成一家之说，但就其学术思想的继承性而言，无不发轫于《内经》，故读《内》《难》《本经》，目的在于掌握中医理论之根本。而仲景之《伤寒》《金匮》为临床医学之圭臬，辨证论治之大法，不读仲景书则临床治无法度，依无准绳，故读仲景书要在掌握治疗之常变。”历代医著汗牛充栋，后世诸家均有阐述发明，但流出有源，不论哪种学术流派，均是以《内经》《难经》《伤寒》《金匮》《本草经》等经典著作为基础。经典著作作为中医学的根柢，不予掌握，则为无源之水、无本之木，只有溯源探流方能洞察本质。

### （四）重视学习经典医著是培养巩固专业思想的需要

中医学理论体系与西方医学迥然不同，诸多记载超越了同一时期的西方医学。时至今日中医学仍以其顽强的生命力延续、发展着。其独特的医学思想、医学方法及诊疗技术日益引起全球关注。就这一角度看，学习经典医著对于巩固专业思想有着相当重要的意义。

## 三、学习经典医著的方法

经典医著，历史悠久，文字古奥，义理隐晦，给阅读与学习带来很大困难。前人在学习及临床应用方面，均得出了很多行之有效的方法和心得体会，并总结出不少精辟见解。掌握正确的学习方法，对学好经典医著十分必要。

### （一）学好古代汉语和古代文化，注意文字文法特点

要读懂中医的经典著作，需要雄厚的古代汉语和古代文化知识，而在现代教育模式下成长起来的现代医者存在着严重的知识断层。我们只有补上古代汉语和古代文化这一课，才有可能比较容易地读懂中医经典著作和文献。

在阅读学习时还应注意经典医著的文字文法特点。譬如一字多义、通假字、文法倒装等。一字多义现象，在《内经》中最为多见。如“能”字，除原有的“能够”“才能”之义外，尚有“耐”（“能夏不能冬”）、“态”（“阴阳更胜之变，病之形能也”）、“元始”（“阴阳者，万物之能始也”）之义。通假字现象，如《伤寒论》96条的“嘿嘿”，音义同“默默”，即表情沉默之形容词，若误读为“hēihēi”，则音义全错。

倒装文法，原文中某些句子倒装排列，如《金匮要略》“里水者，一身面目黄肿，其脉沉，小便不利，故令病水。假如小便自利，此亡津液，故令渴也。越婢加术汤主之”。其实“越婢加术汤”句，应接在“故令病水”句后。这里以后句前置的倒装文法，意在提示“亡津液”不宜用此方。

除上述外，还有互文见义、举隅、讳饰、夹注等修辞手法，均应加以注意。

### （二）善于辨别传抄错误，注意条文会通联系

古代印刷技术不甚发达，文字传播是非常困难的，刻写时容易出现字体不清，传播时容易出现传抄错误，如果未能及早发现，以讹传讹，读者虽然能够随文释义，但往往

于理不通。例如从王冰后，对《素问·六节藏象论》“凡十一脏，取决于胆也”的解释有多种，有的是把“十一”解释为五脏六腑，五脏六腑加起来是十一；有的认为此句是说胆对五脏六腑的神志活动具有决断作用，所以说凡十一脏取决于胆；还有的解释说胆主少阳春升之气，余脏皆从之；有的认为这是衍文，也就是多余的文字。那么这些解释到底谁对？莫衷一是。如果我们想到古人使用竹简，竖向写字，那么“十一”可能就是“土”字，在传抄的时候误写成了“十一”。再看这句，改成“凡土脏，取决于胆也”，这就与前面“此至阴之类，通于土气”连贯了。所以在阅读中医经典著作时，对于不理解的内容要保留待解，不要胡乱猜测。

在学习《伤寒论》与《金匮要略》过程中，尤当注意条文之间的前后联系。因为这两部经典著作，是以条文与方证的形式写成，全书是一个整体，而且述证有详有略，因此学习条文，必须善于前后联系，互相对应，互相补充，即会通全书，才能真正理解原文的精神实质。例如《伤寒论》的吴茱萸汤证，分别见于“阳明病篇”243条、“少阴病篇”309条及“厥阴病篇”378条，虽然异病同治，但每条立论意义不同，只有前后联系，才能全面理解吴茱萸汤证。

### （三）重视联系临床实践

《内经》虽属理论性著作，但其内容是古代医家长期临床实践的结晶，理论归根结底是指导临床的。至于《伤寒论》《金匮要略》和温病学代表著作，本身就是理论与临床紧密结合的医书，其病脉证治、理法方药俱全。因此学习经典著作，必须结合临床，才能深刻领会其精神实质。

例如《内经》所云：“魄门亦为五脏使。”意为通过魄门（肛门）泻诸腑浊邪，从而使脏气恢复正常，落实到临床，如治疗肝胆湿热的黄疸病，《伤寒论》有茵陈蒿汤，《金匮要略》有栀子大黄汤，方中均有大黄，即通过大黄的泻下，使湿热之邪从魄门而下，邪有出路，肝胆疏泄正常，黄疸自退。又如《温病条辨》治疗肺脏痰热壅盛的喘促证，有宣白承气汤，方中亦用大黄，通过魄门泻大肠而降肺气，喘促自平。这样“魄门亦为五脏使”的理论，与临床疾病的治疗紧密联系，就能拓宽视野，引发思考，体会精髓。

### （四）注意运用西医学知识

西医学的研究成果有助于我们理解中医经典中的一些论述。比如说《伤寒论·辨太阳病脉证并治上》7条说：“病有发热恶寒者，发于阳也；无热恶寒者，发于阴也。发于阳七日愈，发于阴六日愈。以阳数七，阴数六故也。”8条记载：“太阳病，头痛至七日以上自愈者，以行其经尽故也。若欲作再经者，针足阳明，使经不传则愈。”4条说：“风家，表解而不了了者，十二日愈。”由以上记载可以看出，张仲景已经发现了大多数太阳病六七天可以不治自愈，即便临床症状没有完全消失，也不会超过十二天。这与西医学的感染性疾病，患者自身免疫能力的产生过程和疾病自然痊愈过程基本一致。

### （五）注意掌握条文写作体例

各部经典医著的写作体例各具特点，基本以条文形式出现。对这些精选条文，反复阅读，熟练背诵，方能有助于对原文的深刻理解，并有助于指导临床实践。因此熟读条文，读通条文，乃至背诵如流，是学习经典的基本要求。同时也为今后进一步的深造，打下良好基础。

**目标测试**

1. 简述中医经典医著的主要学术成就。
2. 学习中医经典应该注意哪些问题。

# 第一篇 《黄帝内经》选读

## 概 述

学习目标

1. 了解《黄帝内经》的成书年代与沿革。
2. 了解《黄帝内经》的基本内容。

《黄帝内经》(以下简称《内经》)是我国现存医学文献中最早的一部，它创立了了中医学理论体系，为中医学的发展奠定了基础，从中医学发展史来看，许多著名医家和流派的学术思想都是在《内经》理论基础上发展起来的，因此，《内经》是中医学的奠基之作，《黄帝内经》选读也是中医学、中药学、针灸推拿学等专业最重要的基础理论课程。

### 一、作者与沿革

关于《内经》的成书年代与作者，历代学者有不同看法。就成书年代而言，有“战国”“秦汉”“西汉”诸说。一般认为《内经》成书于春秋战国至秦汉时期。因此，多数学者认为，《内经》汇集了秦汉之前不同历史时期的医学成就，并经过不断整理、补充和完善，汇编而成。

由于《内经》并非一个时代的作品，因此其作者也不可能是一人，“黄帝”乃是托名。从文献记载来看，《汉书·艺文志》载“《黄帝内经》十八卷”，晋·皇甫谧认为此即后世的《素问》与《灵枢》(《针经》)。他在《针灸甲乙经》序中说：“按《七略》《艺文志》，《黄帝内经》十八卷，今有《针经》九卷，《素问》九卷，二九十八卷，即《内经》也。”

《素问》之名首见于张仲景《伤寒杂病论》，他在自序中云：“撰用《素问》《九卷》《八十一难》……”至南朝齐梁间全元起曾对《素问》进行注释，但内容只有八卷。此为《素问》最早的注本，但已亡佚。唐·王冰鉴于《素问》“世本纰缪，篇目重叠，前后不论，文义悬隔”，于是对其进行整理编次，并将 81 篇内容补全，分为 24 卷。至宋神宗时，政府设立校正医书局，由高保衡、林亿等对王冰注本进行全面校正，名为《重广补注黄帝内经素问》，流传至今。

《灵枢经》最早称《九卷》，此后又有《针经》《九墟》《九灵经》等名称。东汉张仲景《伤寒杂病论》、晋代王叔和《脉经》，均称《九卷》，至晋代皇甫谧《针灸甲乙经》始称《针经》。《灵枢》之名始见于唐代王冰注《黄帝内经素问》序中，其云：“班固《汉书·艺文志》曰：《黄帝内经》十八卷，《素问》即其经之九卷也，兼《灵枢》九卷，乃其数焉。”该书宋以前时隐时现，至宋初已流传不广。至南宋绍兴二十五年乙亥（1155 年），史崧据家藏旧本增修音释，列为二十四卷。此后，《灵枢经》便主要以此为定本流传。

## 二、内容与体例

《内经》是一部古代医学基础理论的论文汇编，包括《素问》和《灵枢经》两个部分。每部 9 卷，81 篇，共 18 卷，162 篇。现在通行的《素问》为唐代王冰注、宋代林亿等校正的《重广补注黄帝内经素问》，24 卷本。现在通行的《灵枢经》，是宋代史崧整理而来，亦是 24 卷本。《内经》的基本内容不外阴阳、五行、藏象、经络、病因、病机、病证、诊法、治则、养生以及运气等十一大类。现将其主要内容简介于下。

### （一）阴阳五行学说

阴阳五行学说，是我国古代劳动人民在日常生活实践中，通过对自然现象的长期观察，在“万物本源于气”理论基础上，用以认识、解释自然界变化的一种认识论和方法论，是我国古代朴素的唯物主义辩证法思想，属于古代哲学范畴。

**1. 阴阳学说**　自然界各种事物之所以能发生、发展、变化，是由于事物内部存在着相互对立的阴阳两个方面，这两方面相互作用，是事物运动、变化和发展的内在动力，这就是阴阳学说对自然事物生化极变的观点。

**2. 五行学说**　宇宙间的一切事物都是由木、火、土、金、水五种基本物质构成，自然界各种事物和现象的发展变化，都是这五种物质不断运动和相互作用的结果。五行学说主要是以五行生克制化理论来说明事物在运动发展过程中的相互联系，阐明各种不同事物在发展过程中的动态平衡。

《内经》除阐明阴阳五行学说的基本概念及其内容外，还运用阴阳五行学说阐明人体的生理、病理、诊断和治疗规律，创立了许多重要的学术观点和理论原则。

### （二）藏象学说

藏象学说是研究藏象的概念内涵，各脏腑的形态结构、生理功能、病理变化及其与精气血津液神之间的相互关系，以及脏腑之间、脏腑与形体官窍及自然社会环境之间的相互关系的学说。古代医家在当时解剖知识基础上，通过对自然界四时阴阳变化的观察，联系脏腑组织器官功能活动表现于外的征象，从而据象推理，据理验证，创立了以"四时五脏阴阳"理论为核心的外应五时、五气，内系五脏、五腑（六腑）、五官、五华等以五脏为中心的五个功能系统。藏象学说是《内经》理论体系的重要组成部分，是中医学临床辨证论治的重要理论基础。

### （三）经络学说

经络学说是研究人体经络系统的生理功能、病理变化及其与脏腑组织器官之间关系的学说。因此，它与藏象学说一样，也是《内经》理论体系的重要组成部分。

### （四）病因病机学说

**1. 病因学说** 是研究各种致病因素的性质、致病特点和临床表现的一门学说。《内经》认为外在自然气候的反常变化和内在情志刺激，是导致疾病发生的两大重要致病因素，前者称为"六淫"，后者称为"七情"，并根据这些病因来源不同，将其分为阴阳两类。

**2. 病机学说** 是研究疾病发生、发展、变化机理并揭示其规律的学说，《内经》把人体对各种致病因素的防御能力称为"正气"，把致病因素称为"邪气"。提出了"正邪相搏"的发病观点。认为疾病能否发生，取决于正邪双方力量对比。人体正气旺盛，邪气就不易侵入，或虽有邪气侵袭，发病也比较轻浅，易于恢复。当人体正气相对虚弱，不足以抵抗邪气时，邪气才能为害而致病。

### （五）病证

《内经》设专题讲述热病、疟病、咳嗽、风病、痹病、痿病、厥病等病证的病机、症状与治法。所论病证有 180 多种，可见内容是相当丰富的。

### （六）诊法

《内经》所言诊法，是通过长期对生理、病理现象的观察，以及大量的临床实践，总结出来的一套独特的诊病方法，包括望、闻、问、切四种诊法，简称为"四诊"。

### （七）论治

《内经》中有关治法方面的内容既广泛而又较全面，大体上包括了治则、治法、制方等。在治则方面，提出了因势利导、治病求本、同病异治、异病同治、标本缓急、补虚泻实、寒热温清、预防与早治、三因制宜等原则。在治法方面，除了针灸和药治外，还涉及精神疗法以及按摩、导引、药熨、药浴、饥饿等疗法。组方中所提出的君、臣、佐、使组方原则，对后世新方的创立起到了指导作用，至今仍为方剂学重要的理论基础。

### （八） 养生学说

《内经》养生学说突出了“不治已病治未病”的预防思想，并以“渴而穿井，斗而铸锥”为比喻阐明治未病的重要意义。关于养生的具体方法，除了强调调饮食、慎起居、适寒温、和喜怒等生活调摄，还提出顺应自然四时变化的调摄方法。

### （九） 运气学说

《内经》中的运气学说，以五行、六气、三阴三阳等为理论基础，运用天干、地支所配合的甲子作为演绎工具，来推测气候变化规律和疾病流行情况。

## 目标测试

1. 关于《内经》的成书年代有哪些说法？
2. 《内经》包括那几部分？主要内容有哪些？

# 第一章　阴阳五行

**学习目标**

1. 熟悉阴阳五行学说的基本内容。
2. 熟悉阴阳五行学说的重要经文。
3. 具有运用阴阳五行学说理论阐述人体生理、病理、疾病传变及治疗原则的能力。

## 第一节　阴阳学说

**【原文】** 黄帝曰：阴阳者，天地之道①也，万物之纲纪②，变化之父母③，生杀之本始，神明之府④也。治病必求于本。（《素问·阴阳应象大论篇第五》）

**【注解】**

①天地之道：指阴阳是自然界的一般法则。天地，泛指自然界。道，规律、法则。

②纲纪：纲领。

③父母：此指根源、根本。

④神明之府：事物发生变化乃至显露的神机所在。神明，自然界万物运动变化的内在动力。

**【释义】** 本段简明扼要地阐明了阴阳的基本概念，指出阴阳是自然界的普遍规律，是万物产生、发展、变化、消亡的内在动力，是疾病的根本。并提出了“治病必求于本”的治疗原则。

黄帝说：阴阳是自然界的一般规律，是分析和归纳万事万物的纲领，是事物发展变化的根源，是事物产生与消亡的本原和起始，也是事物发生变化乃至显露的神机所在。因此，在治疗疾病时，必须推求它阴阳变化的根本。

**【原文】** 故曰：天地者，万物之上下①也；阴阳者，血气之男女②也；左右者，阴阳之道路③也；水火者，阴阳之征兆④也；阴阳者，万物之能始⑤也。故曰：阴在内，阳之守也；阳在外，阴之使也。（《素问·阴阳应象大论篇第五》）

【注解】

①万物之上下：天为阳，居于万物之上；地为阴，居于万物之下；天覆地载而万物化生其间，所以阴阳是万物之上下。

②血气之男女：以血气分阴阳，则血为阴，气为阳；以男女分阴阳，则女为阴，男为阳。

③阴阳之道路：古代浑天说认为天体自东向西旋转，称为右旋。左为阳升之道路；右为阴降之道路。

④阴阳之征兆：阴阳不可见而水火可见，水火是阴阳的征兆。征兆，可见之预兆。

⑤能（tāi）始：即胎始、本始之意。“能”通“胎”。

【释义】本段主要论述了阴阳的一分为二法则，指出阴阳既是对立的，又是统一的。

所以说：天和地，分别居于万物的上下；阴和阳，是人体男女、气血的相对属性；左和右，是阴阳升降的道路；水和火，是阴阳的征兆；阴阳的运动，是万物产生的本始。所以说：阴气居于内，为阳气之守持，阳气居于外，为阴气之使者，阴阳二者相互为用。

【原文】故积阳为天，积阴为地。阴静阳躁①，阳生阴长②，阳杀阴藏③。阳化气，阴成形。寒极生热，热极生寒。寒气生浊，热气生清④。清气在下，则生飧泄⑤，浊气在上，则生䐜胀⑥。此阴阳反作，病之逆从⑦也。（《素问·阴阳应象大论篇第五》）

【注解】

①阴静阳躁：安静属阴，躁动属阳。

②阳生阴长：春季主万物产生，属阳；夏季主万物成长，属阴。生，产生，化生；长，成长，长养。

③阳杀阴藏：秋季主万物凋零、属阳；冬季主万物收藏，属阴。杀，肃杀、凋零；藏，收藏，消亡。

④寒气生浊，热气生清：寒气生浊阴，热气生清阳。浊，浊阴。清，清阳。

⑤飧（sūn）泄：指大便泄泻清稀，并有不消化的食物残渣。

⑥䐜胀：胀满。

⑦逆从：在此为偏义复词，逆而不顺也。逆，不顺从。从，顺从。

【释义】本段先讲自然界阴阳的对立属性，又讲阴阳的相互转化，后讲人体阴阳失调，升降失常导致的疾病。

清阳上升，积聚而成为天；浊阴下降，积聚而成为地。阴主安静而阳主躁动。阳气既能使万物化生，又能使万物肃杀；阴气既能使万物成长，又能使万物收藏。阳的运动可以化生无形的清气；阴的凝聚可以构成有形的物质。寒到极点可以转化为热；热到极点可以转化为寒。寒气的凝固，可以产生浊阴；热气的升腾，可以产生清阳。清阳之气应当上升反而在下，就会产生飧泄；浊阴之气应当下降反而在上，就会发生胀满。这是由于阴阳升降运动反常，气机逆乱所致。

【原文】故清阳为天，浊阴为地。地气上为云，天气下为雨；雨出地气，云出天气。故清阳出上窍①，浊阴出下窍②；清阳③发腠理，浊阴④走五脏；清阳实四肢，浊阴归六腑。（《素问·阴阳应象大论篇第五》）

【注解】

①清阳出上窍：清阳，此指水谷精微营养之气。上窍，指耳、目、口、鼻等七窍而言。

②下窍：指前后二阴而言。

③清阳：此指卫阳。

④浊阴：此指营阴。

【释义】本段以自然界阴阳的运动变化来比喻人体的阴阳变化，指出阴阳的作用各不相同。

清阳之气蒸腾上升而为天，浊阴之气凝聚下降而为地；地气上升为云，天气下降为雨；雨来源于地面的水气，云形成于天气的蒸化；清阳之气出于人体的上窍，浊阴之气由前后二阴排出；清纯的卫阳发布于腠理，浊厚的营阴贮藏于五脏；水谷之精气充实于四肢，水谷之糟粕则归入六腑。

【原文】水为阴，火为阳。阳为气①，阴为味②。味归形③，形归气④；气归精⑤，精归化⑥。精食气，形食味⑦；化生精，气生形。味伤形，气伤精；精化为气，气伤于味。（《素问·阴阳应象大论篇第五》）

【注解】

①气：饮食、药物的气，四气。气属阳。

②味：饮食、药物的味，五味。味属阴。

③味归形：饮食五味可以滋养形体。归，归属，此指滋养。形，形体。

④形归气：形体可以产生元气。气，阳气，元气。

⑤气归精：元气可以产生阴精。气，阳气。精，阴精。

⑥精归化：阴精产生于阳气的转化。化，气化，转化。

⑦精食气，形食味：精的化生依赖元气的饲养，形体的充实依赖五味的饲养。食，动词，通“饲”，饲养、取食之义。张介宾注：“食，如子食母乳之义。”

【释义】本段论述了气味的阴阳属性、气味的不同作用、气味的相互转化，以及气味的太过对人体会造成伤害。

以水火的性质来区分，水属于阴，火属于阳；以饮食药物的气味来区分，气属于阳，味属于阴。饮食五味，可以滋养形体，形体可以进一步产生元气。元气可以化生阴精，阴精可以通过气化而变为元气。也就是说阴精的化生依赖元气的饲养，形体的充实依赖五味的饲养。元气的气化功能将食物的精华转变为阴精，滋养形体。另一方面，如果饮食不节，太过之五味可以损伤形体，太过之四气可以损伤阴精。阴精可以转化为元气，元气亦可因饮食五味的失调而受损。

**【原文】** 阴味出下窍，阳气出上窍。味厚者为阴，薄为阴之阳①；气厚者为阳，薄为阳之阴②。味厚则泄，薄则通；气薄则发泄，厚则发热。壮火之气衰③，少火④之气壮；壮火食⑤气，气食⑥少火；壮火散气，少火生气。气味辛甘发散为阳，酸苦涌泄为阴。(《素问·阴阳应象大论篇第五》)

**【注解】**

①味厚者为阴，薄为阴之阳：味与气相对而言，气属于阳，味属于阴。以味本身来分阴阳，则味厚者为阴中之阴，味薄者为阴中之阳。味，饮食药物之味。

②气厚者为阳，薄为阳之阴：以气本身来分阴阳，则气厚者为阳中之阳，气薄者为阳中之阴。气，饮食药物之气。

③壮火之气衰：亢烈之火可以使元气衰弱。壮火，亢烈之火。气，元气。之，使。

④少火：生理之火。

⑤食：通“蚀”，消蚀，消耗。

⑥食：通“饲”，饲养，充养。

**【释义】** 本段承接上文阐述气味的阴阳属性。

浊厚之阴味由下窍排出，轻清之阳气升发于上窍。味厚的为阴中之阴，味薄的为阴中之阳；气厚的为阳中之阳，气薄的为阳中之阴。味厚的有泄下作用，味薄的有通利作用；气薄的有发散功能，气厚的可以助阳生热。壮火能使元气衰弱，少火能使元气旺盛。因为壮火会消蚀元气，而元气则须依赖少火的温煦。也就是说，壮火会耗散元气，少火可以资生元气。就气味而言，辛甘而具发散作用的，属于阳；酸苦而具涌泄功能的，属于阴。

总而言之，气属阳，味属阴。分而言之，气属阳，气之中又分阴阳，气厚的为阳中之阳，气薄的为阳中之阴。味属阴，味之中又分阴阳，味厚的为阴中之阴，味薄的为阴中之阳。归纳起来，无论气与味，辛甘而具有发散作用的，统属于阳；酸苦而具有涌泄作用的，统属于阴。

**【原文】** 阳气者，若天与日，失其所①，则折寿②而不彰③，故天运当以日光明。是故阳因而上，卫外者也。(《素问·生气通天论篇第三》)

**【注解】**

①所：处所，位置。《黄帝内经太素·调阴阳》作“行”，义胜。行者，运行也。

②折寿：减寿，夭折。

③不彰：不彰著，不明显。

【释义】本段说明阳气的重要性。

人身的阳气，如像天上的太阳一样重要，假若阳气无法正常运行而不能发挥其重要作用，人就会减损寿命或夭折，生命功能亦不彰著明显。所以天体的正常运行，是因太阳的光明普照而显现出来。人的阳气也应在上在外，并起到保护身体，抵御外邪的作用。

【原文】岐伯曰：阴者，藏精而起亟①也；阳者，卫外而为固也。阴不胜其阳，则脉流薄疾②，并③乃狂④。阳不胜其阴，则五脏气争，九窍不通。是以圣人陈阴阳⑤，筋脉和同，骨髓坚固，气血皆从⑥。如是则内外调和，邪不能害，耳目聪明，气立如故⑦。（《素问·生气通天论篇第三》）

【注解】

①起亟：起，扶持。亟，张介宾注："即气也。"起亟，扶助阳气。

②薄疾：此指脉象紧数。薄，通"迫"，迫近。疾，通"急"，急促。

③并：此指外感阳邪与里热亢盛，两阳相加。合并，相加。

④狂：狂躁。

⑤陈阴阳：使阴阳平衡，各无偏胜。陈，列也。列，等比也。

⑥从：顺从。

⑦立：此作"行"解，运行。

【释义】本段说明阴阳在生理上相互资生，在病理上相互影响。阴阳失去平衡，就会发生疾病。

岐伯说：阴是藏精于内不断地扶持阳气的；阳是卫护于外使体表固密的。如果阴不胜阳，阳气亢盛，就使血脉流动迫促。若再受热邪，两阳相加，阳气更盛就会发为狂证。如果阳不胜阴，阴气亢盛，就会使五脏之气不调，九窍不通。所以圣人使阴阳平衡，无所偏胜，从而达到筋脉调和，骨髓坚固，血气畅顺。这样，就会内外调和，邪气不能侵害，耳聪目明，气机正常运行。

【原文】凡阴阳之要①，阳密乃②固。两者不和，若春无秋，若冬无夏。因而和之，是谓圣度。故阳强不能密，阴气乃绝；阴平阳秘，精神乃治③；阴阳离决，精气乃绝。（《素问·生气通天论篇第三》）

【注解】

①要：紧要，关键。

②乃：指阴精。

③治：治安，平安。

【释义】本段说明阴阳平衡协调的重要性，尤其强调阳气固密最为重要。

大凡阴阳的关键，以阳气的致密最为重要。阳气致密于外，阴精就能固守于内。阴阳二者不协调，就像一年之中，只有春天而没有秋天，只有冬天而没有夏天一样。因此，阴阳的协调配合，相互为用，是维持正常生理状态的最高标准。所以，阳气亢盛于外，不能固密，阴气就会竭绝于内。阴气和平，阳气固密，人的精神才会平安。如果阴阳分离决绝，人的精气就会随之而竭绝。

**【原文】**故曰：阴中有阴，阳中有阳。平旦①至日中，天之阳，阳中之阳也；日中②至黄昏，天之阳，阳中之阴也；合夜③至鸡鸣④，天之阴，阴中之阴也；鸡鸣至平旦，天之阴，阴中之阳也。故人亦应之。（《素问·金匮真言论篇第四》）

**【注解】**

①平旦：清晨。

②日中：中午。

③合夜：黑夜来临之际。

④鸡鸣：半夜。

**【释义】**本段论述了以时间分阴阳的方法，说明了阴阳中可以再分阴阳的道理。

所以说：阴阳之中，还各有阴阳。白昼属阳，清晨到中午，为阳中之阳。中午到黄昏，则属阳中之阴。黑夜属阴，傍晚到半夜，为阴中之阴。半夜到清晨，则属阴中之阳。人的情况也与此相应。

**【原文】**夫言人之阴阳，则外为阳，内为阴。言人身之阴阳，则背为阳，腹为阴。言人身之脏腑中阴阳，则脏者为阴，腑者为阳。肝、心、脾、肺、肾五脏皆为阴，胆、胃、大肠、小肠、膀胱、三焦六腑皆为阳。所以欲知阴中之阴、阳中之阳者，何也？为冬病在阴①，夏病在阳②，春病在阴③，秋病在阳④。皆视其所在，为施针石也。故背为阳，阳中之阳，心也；背为阳，阳中之阴，肺也。腹为阴，阴中之阴，肾也；腹为阴，阴中之阳，肝也；腹为阴，阴中之至阴，脾也。此皆阴阳、表里、内外、雌雄相输应⑤也，故以应天之阴阳也。（《素问·金匮真言论篇第四》）

**【注解】**

①冬病在阴：冬季发病在肾。肾居下焦，为阴中之阴，应于冬，故云。

②夏病在阳：夏季发病在心。心居上焦，为阳中之阳，应于夏，故云。

③春病在阴：春季发病在肝。肝居膈下，为阴中之阳，应于春，故云。

④秋病在阳：秋季发病在肺。肺居膈上，为阳中之阴，应于秋，故云。

⑤输应：指相互联系和对应。

**【释义】**本段论述了人体部位、脏腑划分阴阳的方法，说明阴阳之中复有阴阳的道理。指出人与自然界的阴阳是相应的，治疗疾病也要注意四时阴阳对人体的影响。

就人体阴阳而论，外部属阳，内部属阴。就身体的部位来分阴阳，则背为阳，腹为阴。从脏腑的阴阳划分来说，则脏属阴，腑属阳；肝、心、脾、肺、肾五脏都属阴；胆、胃、大肠、小肠、膀胱、三焦六腑都属阳。了解阴阳之中复有阴阳的道理。这是要分析四时疾病的在阴在阳，以作为治疗的依据。如冬病在阴，夏病在阳，春病在阴，秋病在阳。要根据疾病的部位施用针刺和砭石以治疗。此外，背为阳，阳中之阳为心，阳中之阴为肺。腹为阴，阴中之阴为肾，阴之阳为肝，阴中之至阴为脾。以上这些都是人体阴阳、表里、内外、雌雄相互联系、相互对应的例证，所以人与自然界的阴阳是对应的。

**【原文】**黄帝问曰：余闻天为阳，地为阴，日为阳，月为阴，大小月①三百六十日成一岁，人亦应之。今三阴三阳②，不应阴阳③，其故何也？岐伯对曰：阴阳者，数之可十，推之可百，数之可千，推之可万，万之大不可胜数，然其要一④也。（《素问·阴阳离合论篇第六》）

**【注解】**

①大小月：大月和小月。

②三阴三阳：三阴指太阴、少阴、厥阴；三阳指太阳、阳明、少阳。

③不应阴阳：指与天地、日月等一对一的阴阳之数不相符。

④其要一：谓阴阳的要领只有一个，即对立统一法则。

**【释义】**本段说明了阴阳的无限可分性和高度概括性。

黄帝问道：我听说天属阳，地属阴，日属阳，月属阴，大月和小月合起来三百六十天而为一年，人也与此相应。如今所说人体的三阴三阳，和天之阴阳的数不符，这是什么道理呢？岐伯回答说：阴阳在具体运用时，经过进一步推演，可以由一及十，由十及百，由百及千，由千及万，甚至数也数不尽，但是概括起来，它的规律却是统一的。

**【原文】**四时之变，寒暑之胜①，重②阴必阳，重阳必阴，故阴主寒，阳主热，故寒甚则热，热甚则寒，故曰寒生热，热生寒，此阴阳之变也。故曰：冬伤于寒，春生瘅热③；春伤于风，夏生后泄肠澼④；夏伤于暑，秋生痎疟⑤；秋伤于湿，冬生咳嗽。是谓四时之序也。（《灵枢·论疾诊尺第七十四》）

**【注解】**

①胜：胜复，寒暑的更替。

②重：两种意思，一是重复、重叠；一是极点。

③瘅热：发热的疾病。《素问·阴阳应象大论篇第五》作“温病”。

④后泄肠澼：后泄，泄泻。肠澼，痢疾。

⑤痎（jiē）疟：疟疾。

**【释义】**本段论述阴阳相互消长变化的道理以及伏邪致病的观点。

一年四季的气候变化，寒暑的更替往来，其规律是阴盛至极则转变为阳，阳盛至极则转变为阴。阴性主寒，阳性主热，所以寒到一定程度就会变热，热到一定程度就会变寒。因此说寒能生热，热能生寒，这是阴阳相互消长变化的道理。所以，冬天感受了寒邪，不立即发病，到了春天就发生温热病；春天感受了风邪，不立即发病，到了夏天就发生泄泻、痢疾一类的病；夏天感受了暑邪，不立即发病，到了秋天就容易发生疟疾；秋天感受了湿邪，不立即发病，到了冬天就发生咳嗽病。这是由于四季气候不同，依春、夏、秋、冬的顺序而发生的各种疾病。

**【原文】** 阴胜[①]则阳病，阳胜则阴病。阳胜则热，阴胜则寒。重[②]寒则热，重热则寒。(《素问·阴阳应象大论篇第五》)

**【注解】**

①胜：偏胜，指邪气而言。

②重：重叠，这里作“极”解。

**【释义】** 本段论述阴阳失去平衡而发病的特点以及相互消长转化的情况。

阴阳失去平衡时，如果阴气偏亢，阳气就会受病；阳气偏亢，阴气就要受病。阳胜于阴，会出现热证；阴胜于阳，会出现寒证。寒到极点，会转化为热；热到极点，会转化为寒。

## 第二节　五行学说

**【原文】** 岐伯对曰：东方生风[①]，风生木，木生酸，酸生肝，肝生筋，筋生心[②]，肝主目。其[③]在天为玄，在人为道，在地为化[④]。化生五味，道生智，玄生神[⑤]。神在天为风，在地为木，在体为筋，在脏为肝，在色为苍，在音为角，在声为呼，在变动为握，在窍为目，在味为酸，在志为怒[⑥]。怒伤肝，悲胜怒[⑦]；风伤筋，燥胜风[⑧]；酸伤筋，辛胜酸[⑨]。(《素问·阴阳应象大论篇第五》)

**【注解】**

①东方生风：东方，方位之一，与下文南方、中央、西方、北方义同。在此代指春季。生，资生，生发之义。风，五气之一，与下文火、湿、燥、寒义同。东方生风，指春季气候多风。

②筋生心：筋代指肝，筋生心即肝生心，肝木资生心火。此言五脏有相互资生的关系。下文“血生脾”“肉生肺”“皮毛生肾”“髓生肝”，句式与此同。

③其：指阴阳的变化。

④化：万物的化生。

⑤道生智，玄生神：人的思维活动产生无穷的智慧，深奥莫测的自然产生阴阳五行的变化。道，思维活动。智，智慧。玄，深奥莫测的自然。神，阴阳的变化。

⑥神在天为风……在志为怒：本段罗列了风在五气、五行、五体、五脏、五色、五音、五声、五变动、五窍、五味、五志的归属规律。下同。

⑦怒伤肝，悲胜怒：怒为肝之志，过则伤肝。悲为肺之志，肺属金，肝属木，金胜

木，故悲胜怒。

⑧风伤筋，燥胜风：肝主筋，风气通于肝，风气太过则伤筋。风属木，燥属金，金胜木，故燥胜风。

⑨酸伤筋，辛胜酸：肝主筋，酸入肝，酸味太过则伤筋。酸属木，辛属金，金胜木，故辛胜酸。

**【释义】**以上三句论述五行相克的道理。岐伯回答说：东方是风气生发的地方，在天之风气产生在地五行之木气，五行之木气产生五味之酸味，酸味入于肝而滋养肝气，肝之精血充足则筋得以滋养。筋生心，肝又开窍于目。这些都是阴阳变化的作用。这种作用，在天是深远奥妙的，它含蓄着主宰万物变化的无穷力量；在人表现为通晓自然事物变化的道理和规律；在地表现为万物的生化。生化的作用产生了五味，人通晓了自然变化的道理就产生无穷的智慧。自然深微含蓄的力量会导致各种莫测的变化。这些变化，在天表现为风，在地为木，在体为筋，在脏为肝，在色为苍，在音为角，在声为呼，在变化为握，在窍为目，在味为酸，在情志为怒。怒可以伤肝，但悲可以抑制怒；风气可以伤筋，燥气可以抑制风气；过食酸味可以伤筋，辛味又可以抑制酸味。

**【原文】**南方生热①，热生火，火生苦，苦生心，心生血②，血生脾③，心主舌。其在天为热，在地为火，在体为脉，在脏为心，在色为赤，在音为徵，在声为笑，在变动为忧，在窍为舌，在味为苦，在志为喜。喜伤心，恐胜喜④；热伤气，寒胜热⑤；苦伤气，咸胜苦⑥。（《素问·阴阳应象大论篇第五》）

**【注解】**

①南方生热：南方是夏季的代词，夏季气候多热。

②心生血：心主血脉，血奉心神而化，故心生血。

③血生脾：血，代指心。血生脾即心生脾，以心主血也。心属火，脾属土，五行之中火生土，故心生脾。

④喜伤心，恐胜喜：喜为心之志，过则伤心。恐为肾之志，肾属水，心属火，水胜火，故恐胜喜。

⑤热伤气，寒胜热：热属火，火太过则为壮火，壮火食气，故曰热伤气。寒属水，水胜火，故寒胜热。

⑥苦伤气，咸胜苦：苦味太过则伤气，苦属火，咸属水，水胜火，故咸胜苦。

**【释义】**南方产生热气，在天之热能生在地五行之火，火产生苦味，苦味入于心而养心，心生血，血生脾，心开窍于舌。阴阳莫测的变化，在天为热，在地为火，在体为脉，在脏为心，在色为赤，在音为徵，在声为笑，在变动为忧，在窍为舌，在味为苦，在情志为喜。过喜可以伤心，恐惧可以抑制喜乐；过热伤元气，寒气可以抑制热气；过食苦味可以伤气，咸味又可以抑制苦味。

**【原文】** 中央生湿[①]，湿生土，土生甘，甘生脾，脾生肉，肉生肺[②]，脾主口。其在天为湿，在地为土，在体为肉，在脏为脾，在色为黄，在音为宫，在声为歌，在变动为哕，在窍为口，在味为甘，在志为思。思伤脾，怒胜思[③]；湿伤肉，风胜湿[④]；甘伤肉，酸胜甘[⑤]。（《素问·阴阳应象大论篇第五》）

**【注解】**

①中央生湿：中央是长夏的代词，长夏气候多湿。

②肉生肺：肉代指脾，脾属土，肺属金，土生金，故脾生肺。

③思伤脾，怒胜思：思为脾之志，过则伤脾。怒为肝之志，肝属木，脾属土，木胜土，故怒胜思。

④湿伤肉，风胜湿：脾主肉，湿气通于脾，湿气太过则伤肉。风属木，湿属土，木胜土，故风胜湿。

⑤甘伤肉，酸胜甘：甘味太过则伤肉，甘属湿，酸属木，木胜土，故酸胜甘。

**【释义】** 中央产生湿气，在天之湿能化生在地五行之土，土产生甘味，甘味入于脾而滋养脾，脾气旺盛则肌肉丰满，肉能生肺，脾开窍于口。阴阳莫测的变化，在天为湿，在地为土，在体为肉，在脏为脾，在色为黄，在音为宫，在声为歌，在变动为哕，在窍为口，在味为甘，在情志为思。过虑伤脾，怒可以抑制思；过湿伤肉，风气可以抑制湿气；过食甘味可以伤肉，酸味又可以抑制甘味。

**【原文】** 西方生燥[①]，燥生金，金生辛，辛生肺。肺生皮毛，皮毛生肾[②]，肺主鼻。其在天为燥，在地为金，在体为皮毛，在脏为肺，在色为白，在音为商，在声为哭，在变动为咳，在窍为鼻，在味为辛，在志为忧。忧伤肺，喜胜忧[③]；燥伤皮毛，热胜燥[④]；辛伤皮毛，苦胜辛[⑤]。（《素问·阴阳应象大论篇第五》）

**【注解】**

①西方生燥：西方是秋季的代词，秋季气候多燥。

②皮毛生肾：皮毛代指肺，肺属金，肾属水，金生水，故肺生肾。

③忧伤肺，喜胜忧：忧为肺之志，过则伤肺，肺属金。喜为心之志，心属火，火胜金，故喜胜忧。

④燥伤皮毛，热胜燥：原作“热伤皮毛，寒胜热”，据《黄帝内经太素》改。肺主皮毛，燥气通于肺，燥气太过则伤皮毛。热属火，燥属金，火胜金，故热胜燥。

⑤辛伤皮毛，苦胜辛：辛味太过则伤皮毛。苦属火，辛属金，火胜金，故苦胜辛。

**【释义】** 西方产生燥气，在天之燥气化生在地五行之金，金产生辛味，辛味入于肺而滋养肺气。肺气宣发，气血充足则皮毛润泽，皮毛又能生肾，肺开窍于鼻。阴阳莫测的变化，在天为燥，在地为金，在体为皮毛，在脏为肺，在色为白，在音为商，在声为哭，在变动为咳，在窍为鼻，在味为辛，在情志为忧。过忧可以伤肺，喜可以抑制忧；过燥会伤皮毛，热气可以抑制燥气；过食辛味可以伤皮毛，苦味又可以抑制辛味。

【原文】北方生寒[①]，寒生水，水生咸，咸生肾。肾生骨髓，髓生肝[②]，肾主耳。其在天为寒，在地为水，在体为骨，在脏为肾，在色为黑，在音为羽，在声为呻，在变动为栗，在窍为耳，在味为咸，在志为恐。恐伤肾，思胜恐[③]；寒伤骨，湿胜寒[④]；咸伤骨，甘胜咸[⑤]。（《素问·阴阳应象大论篇第五》）

【注解】

①北方生寒：北方是冬季的代词，冬季气候多寒。

②髓生肝：髓代指肾，肾属水，肝属木，水生木，故肾生肝。

③恐伤肾，思胜恐：恐为肾之志，过则伤肾。思为脾之志，脾属土，肾属水，土胜水，故思胜恐。

④寒伤骨，湿胜寒：原作“寒伤血，燥胜寒”，据《黄帝内经太素》改。肾主骨，寒气通于肾，寒气太过则伤骨。寒属水，湿属土，土胜水，故湿胜寒。

⑤咸伤骨，甘胜咸：咸伤骨，原作“咸伤血”，据《黄帝内经太素》改。咸味太过则伤骨。咸属水，甘属土，土胜水，故甘胜咸。

【释义】北方产生寒气，在天之寒气化生在地五行之水，水产生咸味，咸味入于肾而滋养肾气。肾气旺盛则生骨髓，骨髓又能生肝，肾开窍于耳。阴阳莫测的变化，在天为寒，在地为水，在体为骨，在脏为肾，在色为黑，在音为羽，在声为呻，在变动为栗，在窍为耳，在味为咸，在志为恐。恐惧可以伤肾，思可以胜恐；过寒气可以伤骨，湿气可以抑制寒气；过食咸味可以伤骨，甘味又可以抑制咸味。

【原文】五味所入[①]：酸入肝，辛入肺，苦入心，咸入肾，甘入脾，是谓五入。

五气所病[②]：心为噫[③]，肺为咳，肝为语，脾为吞，肾为欠为嚏；胃为气逆为哕为恐，大肠小肠为泄，下焦溢为水[④]，膀胱不利为癃，不约为遗溺[⑤]，胆为怒，是谓五病。

五精所并[⑥]：精气并于心则喜，并于肺则悲，并于肝则怒[⑦]，并于脾则思[⑧]，并于肾则恐，是谓五并。虚而相并者也。

五脏所恶：心恶热，肺恶燥[⑨]，肝恶风，脾恶湿，肾恶寒[⑩]，是谓五恶。

五脏化液：心为汗，肺为涕，肝为泪，脾为涎，肾为唾，是谓五液。

五味所禁：辛走气，气病无多食辛；咸走血，血病无多食咸；苦走骨，骨病无多食苦；甘走肉，肉病无多食甘；酸走筋，筋病无多食酸。是谓五禁，无令多食。（《素问·宣明五气篇第二十三》）

【注解】

①五味所入：五味分别进入各自所喜好的脏腑。入，进入。

②五气所病：五气失调后所产生的病变。

③噫：嗳气。

④下焦溢为水：下焦病则水肿。溢，溢出，泛滥。

⑤膀胱不利为癃，不约为遗溺：不利，不通利。癃，小便闭。不约，失于约束。遗

溺，小便失禁。

⑥五精所并：指五脏之精气不能各藏其脏而合并在一起。五精，五脏之精气。并，合并。

⑦怒：原作“忧”，据文义与文例改。

⑧思：原作“畏”，据文义与文例改。

⑨肺恶燥：原作“肺恶寒”，与“肾恶燥”相错，据《素问悬解》改。

⑩肾恶寒：原作“肾恶燥”，与“肺恶寒”相错，据《素问悬解》改。

**【释义】** 五味入胃之后，各归其所喜入的脏腑，酸味先入肝，辛味先入肺，苦味先入心，咸味先入肾，甜味先入脾，这就是五味各随其所喜而入五脏。

五脏之气失调后所产生的病变：心气失调则嗳气；肺气失调则咳嗽；肝气失调则多言；脾气失调则吞酸；肾气失调则打呵欠、喷嚏；胃气失调则为气逆为干呕，或有恐惧感；大肠小肠病则不能泌别清浊，传送糟粕，而为泄泻；下焦不能通调水道，则水液泛滥于皮肤而为水肿；膀胱之气化不利，则为癃闭，不能约制，则为遗尿；胆气失调则易发怒。这是五脏之气失调而发生的病变。

五脏之精气合并所发生的疾病：精气并于心则喜，精气并于肺则悲，精气并于肝则怒，精气并于脾则思，精气并于肾则恐，这就是所说的五并。都是由于五脏乘虚合并所致。

五脏各有所恶：心恶热，肺恶燥，肝恶风，脾恶湿，肾恶寒，这就是五脏所恶。

五脏化生的津液：心之液化为汗，肺之液化为涕，肝之液化为泪，脾之液化为涎，肾之液化为唾，这就是化生的五液。

五味所禁：辛味走气，气病不可多食辛味；咸味走血，血病不可多食咸味；苦味走骨，骨病不可多食苦味；甜味走肉，肉病不可多食甜味；酸味走筋，筋病不可多食酸味。这就是五味的禁忌，不可使人多食。

**【原文】** 五病所发：阴病发于骨，阳病发于血，阴病发于肉；阳病发于冬，阴病发于夏，是谓五发。

五邪所乱[①]：邪入于阳则狂，邪入于阴则痹，搏阳则为巅疾，搏阴则为喑[②]，阳入之阴则静，阴出之阳则怒，是谓五乱。

五脏所藏：心藏神，肺藏魄，肝藏魂，脾藏意，肾藏志，是谓五脏所藏。

五脏所主：心主脉，肺主皮，肝主筋，脾主肉，肾主骨，是谓五主。

五劳所伤：久视伤血，久卧伤气，久坐伤肉，久立伤骨，久行伤筋，是谓五劳所伤。

五脏应象[③]：肝脉弦，心脉钩，脾脉代，肺脉毛，肾脉石，是谓五脏之脉。（《素问·宣明五气篇第二十三》）

**【注解】**

①五邪所乱：由于邪气干扰，阴阳失调所致的五种疾病。

②喑：声音嘶哑或失音。

③五脉应象：五脏应四时的脉象反映。

**【释义】** 五种病的发生：阴病发生于骨，阳病发生于血，阴病发生于肉；阳病发生于冬，阴病发生于夏，这是五病所发。

五邪所乱：邪入于阳分，阳偏胜而发为狂病；邪入于阴分，阴偏胜而发为痹病；邪与阳相搏则阳气受伤而发为癫疾；邪与阴相搏则阴气受伤而发为音哑之疾；邪由阳而入于阴，则从阴而为静；邪由阴而出于阳，则从阳而为怒。这就是所谓五乱。

五脏各有所藏：心脏藏神，肺脏藏魄，肝脏藏魂，脾脏藏意，肾脏藏志，这就是五脏所藏的神志。

五脏各有所主：心主血脉，肺主皮毛，肝主筋，脾主肌肉，肾主骨。这就是五脏所主。

五种过度的疲劳会伤耗五脏的精气：久视则肝的精气损伤而伤血，久卧则阳气不伸而伤气，久坐则血脉运行不畅而伤肉，久立则劳于肾及腰、膝、胫而伤骨，久行则劳于筋脉而伤筋。这就是五劳所伤。

五脏之脉应四时的形象：肝脉应春，端直而长，其脉像弦；心脉应夏，来盛去衰，其脉像钩；脾脉旺于四季，其脉软弱，随四时而更代；肺脉应秋，轻虚而浮，其脉像毛；肾脉应冬，其脉沉坚像石，这就是五脏应于四时的脉象。

## 目标测试

1. 分析“治病必求于本”的“本”是什么。
2. 如何理解“寒极生热，热极生寒”？
3. “清气在下，则生飧泄，浊气在上，则生䐜胀”的主要病机是什么？
4. “味归形，形归气；气归精，精归化”说明了什么道理？

# 第二章　脏腑气血津液

**学习目标**

1. 掌握脏腑的生理特点与主要功能。
2. 掌握脏与腑的表里配合关系。
3. 熟悉奇恒之腑与脏腑的异同点。
4. 熟悉气与血的生理特点和相互关系。
5. 熟悉营气和卫气的生理功能、循行及相互关系。
6. 具有灵活运用脏腑理论阐明医理的能力。

## 第一节　脏　腑

**【原文】**帝曰：人年老而无子者，材力尽邪①？将天数②然也？岐伯曰：女子七岁，肾气盛，齿更发长；二七而天癸③至，任脉④通，太冲脉⑤盛，月事以时下⑥，故有子⑦；三七，肾气平均，故真牙生而长极；四七，筋骨坚，发长极，身体盛壮；五七，阳明脉衰，面始焦⑧，发始堕；六七，三阳脉衰于上，面皆焦，发始白；七七，任脉虚，太冲脉衰少，天癸竭，地道不通⑨，故形坏而无子⑩也。丈夫八岁，肾气实，发长齿更；二八，肾气盛，天癸至，精气溢泻⑪，阴阳和⑫，故能有子；三八，肾气平均，筋骨劲强，故真牙生而长极；四八，筋骨隆盛，肌肉满壮；五八，肾气衰，发堕齿槁；六八，阳气衰竭于上，面焦，发鬓颁白；七八，肝气衰，筋不能动；八八，天癸竭，精少，肾脏衰，形体皆极，则齿发去。肾者主水，受五脏六腑之精而藏之，故五脏盛乃能泻。今五脏皆衰，筋骨解堕⑬，天癸尽矣，故发鬓白，身体重，行步不正，而无子耳。（《素问·上古天真论篇第一》）

**【注解】**

①材力尽邪：材力，指体力、精力，此指生殖能力。尽，穷尽。邪，通“耶”。

②天数：自然的定数，此指生理的自然规律。

③天癸：指一种促进并维持生殖功能的精微物质，常随肾中精气的充盛而产生，并随肾中精气的衰少而枯竭。

④任脉：阴脉之海，起于胞中，具有汇聚全身阴液，灌注胞宫的作用。

⑤太冲脉：即是冲脉，冲脉为血海，起于胞中，具有汇聚全身血液，灌注胞宫的作用。

⑥月事以时下：月事，月经。以时下，按时来潮。

⑦有子：指具有生殖能力。

⑧焦：通“憔”，憔悴。

⑨地道不通：月经停止来潮。地道，月经排出的通道。

⑩形坏而无子：形，形体，代指女性生殖器官。坏，毁坏。无子，丧失生育能力。

⑪精气溢泻：精液满盈而外泻，指生理性遗精，此时男子具有了生殖能力。

⑫阴阳和：男女交合。

⑬解堕：懈怠无力。解，通“懈”。堕，通“惰”。

**【释义】**本段主要论述了人体的生长发育和生殖与肾气的密切关系。

黄帝说：人年老就不能生育子女，是由于精力衰竭了呢？还是受自然规律的限定呢？

岐伯说：女子到了七岁，肾气盛旺起来，乳齿更换，头发开始茂盛。十四岁时，天癸产生，任脉通畅，太冲脉旺盛，月经按时来潮，具备了生育子女的能力。二十一岁时，肾气充满，智齿生出。二十八岁时，筋骨强健有力，头发的生长达到最茂盛的阶段，此时身体最为强壮。三十五岁时，阳明经脉气血逐渐衰弱，面部开始憔悴，头发也开始脱落。四十二岁时，三阳经脉气血衰弱，面部憔悴无华，头发开始变白。四十九岁时，任脉气血虚弱，太冲脉的气血也衰少了，天癸枯竭，月经断绝，所以形体衰老，失去了生育能力。男子到了八岁，肾气充实起来，头发开始茂盛，乳齿也更换了。十六岁时，肾气旺盛，天癸产生，精气满溢而能外泄，两性相交，就能生育子女。二十四岁时，肾气充满，筋骨强健有力，智齿生出，牙齿长全。三十二岁时，筋骨丰隆盛实，肌肉亦丰满健壮。四十岁时，肾气衰退，头发开始脱落，牙齿开始枯槁。四十八岁时，上部阳气逐渐衰竭，面部憔悴无华，头发和两鬓花白。五十六岁时，肝气衰弱，筋的活动不能灵活自如。六十四岁时，天癸枯竭，精气少，肾脏衰，牙齿头发脱落，形体衰疲。肾主水，接受并贮藏其他各脏腑的精气，所以五脏功能旺盛，肾脏才能外泻精气。现在年老，五脏功能都已衰退，筋骨懈惰无力，天癸已竭。所以发鬓都变白，身体沉重，步伐不稳，也不能生育子女了。

**【原文】**黄帝问曰：愿闻十二脏之相使①，贵贱②何如？岐伯对曰：悉乎哉问也！请遂言之。心者，君主之官也，神明③出焉。肺者，相傅④之官，治节⑤出焉。肝者，将军之官，谋虑出焉。胆者，中正之官，决断出焉。膻中⑥者，臣使之官，喜乐出焉。脾胃者，仓廪⑦之官，五味出焉。大肠者，传道⑧之官，变化出焉。小肠者，受盛之官，化物出焉。肾者，作强之官，伎巧出焉⑨。三焦者，决渎⑩之官，水道出焉。膀胱者，州都[11]之官，津液藏焉，气化则能出矣。凡此十二官者，不得相失也。故主明则下安，以此养生则寿，殁世不殆[12]，以为天下则大昌。主不明则十二官危，使道[13]闭塞而不通，形乃大伤，以此养生则殃[14]，以为天下者，其宗[15]大危，戒之戒之！（《素问·灵兰秘典论篇第八》）

**【注解】**

①相使：谓辅相臣使之官。相，辅相，宰相。使，臣使，奉使命者。

②贵贱：此指职位高低。如君相为贵，臣使为贱。

③神明：指精神意识。

④相傅：宰相。

⑤治节：治理与调节。

⑥膻中：此指心包而言。《灵枢·胀论第三十五》云："膻中者，心主之宫城也。"

⑦仓廪：粮仓也。谷藏曰仓，米藏曰廪。

⑧传道：即传导。

⑨肾者，作强之官，伎巧出焉：指肾藏精，充脑益智，媾化人生。作强，作用强力，指肾藏精充实，使身体强壮。伎，通"技"。伎巧，技术精巧。

⑩决渎：通决水道。渎，水道。

⑪州都：水聚之处。州，通"洲"，《说文》："水中可居曰州。"都，通"潴"，《水经注·文水注》："水泽所聚谓之都，亦曰潴。"

⑫殁世不殆：终生没有危险。殁世，终生。殆，危险。

⑬使道：行使职权的渠道，此指各脏腑发挥作用的通道。

⑭殃：夭殃，短命。

⑮宗：宗庙，古代政权的象征。

**【释义】**黄帝问道：我想听你谈一下人体六脏六腑这十二个器官的职责分工，高低贵贱是怎样的呢？岐伯回答说：您问得真详细呀！请让我谈谈这个问题，心主宰全身，是君主之官，人的精神意识、思维活动都由此而出。肺是相傅之官，辅佐着君主，主一身之气而调节全身的活动。肝主怒，像将军一样的勇武，称为将军之官，谋略由此而出。膻中围护着心而接受其命令，是臣使之官，心志的喜乐靠它传布出来。脾和胃负责饮食的受纳和布化，是仓廪之官，五味的营养靠它们的作用而得以消化、吸收和运输。大肠是传导之官，负责传送食物的糟粕，使其变化为粪便排出体外。小肠是受盛之官，承受胃中下行的食物而进一步分别清浊。肾是作强之官，能够使人发挥强力而动作精巧。三焦是决渎之官，它能够通行水道。膀胱是州都之官，蓄藏津液，通过气化作用，排出尿液。以上这十二官，虽有分工，但其作用应该协调而不能相互脱节。所以君主如果明智顺达，则下属也会安定正常，用这样的道理来养生，就可以使人长寿，终生不会发生危险。用来治理天下，就会使国家昌盛繁荣。君主如果不能明智顺达，那么，包括其本身在内的十二官就都要发生危险。各器官发挥正常作用的途径闭塞不通，形体就要受到严重伤害。用这样的道理来养生，只会招致灾祸，缩短寿命。同样，以君主之昏聩不明来治理天下，政权就危险难保。一定要引以为戒。

**【原文】**帝曰：藏象何如？岐伯曰：心者，生之本[①]，神之处[②]也，其华在面[③]，其充在血脉[④]，为阳中之太阳，通于夏气。肺者，气之本，魄[⑤]之处也，其华在毛，其充在皮，为阳中之太阴，通于秋气。肾者，主蛰，封藏之本，精之处也，其华在发，其充在骨，为阴中之少阴，通于冬气。肝者，罢极之本[⑥]，魂之居也，其华在爪，其充在筋，以生血气，其味酸，其色苍，此为阳中之少阳，通于春气。脾、胃、大肠、小肠、三焦、膀胱者，仓廪之本，营[⑦]之居也，名曰器，能化糟粕，转味而入出者也，其华在唇四白，其充在肌，其味甘，其色黄，此至阴之类，通于土气。凡十一脏取决于胆[⑧]也。(《素问·六节藏象论篇第九》)

**【注解】**

①生之本：生命之根本。

②神之处：原作“神之变”，据全元起本并《黄帝内经太素》改。神，神明，此指精神活动。

③其华在面：此指心的光华表现在面部上。华，五脏的光华。

④其充在血脉：因心主血脉，所以心能使血脉充实。充，充实。

⑤魄：属于精神活动的一部分。如《灵枢·本神第八》说：“并精而出入者谓之魄”。古人认为人耳目的感觉、手足的运动等，皆是魄的作用。

⑥罢极之本：耐受疲劳的根本。肝主筋，筋强则耐疲劳。罢，通“疲”。

⑦营：营血。

⑧凡十一脏取决于胆：对此句，后世诸说不一。其一，有持否定意见者，如郭霭春云：“后人附会十二官之说，窜入凡十一脏取决于胆一句，盖藏象功能，胆擅其首，于理似难通也。”其二，有持维护经文者，然见解亦不一致，王冰、马莳以“胆主决断”立说；李东垣以“胆主少阳春升之气，春气升则万化安，故胆气春升，则余脏从之”立说；张介宾以“胆居少阳半表半里之经，亦曰中正之官，又曰奇恒之腑，所以能通达阴阳”立说。若据经文上句，“十一”当为“土”字之误。

**【释义】**黄帝说：藏象是怎样的呢？岐伯说：心，是生命的根本，为神所居之处，其荣华表现于面部，其充养的组织在血脉，为阳中的太阳，与夏气相通。肺，是气的根本，为魄所居之处，其荣华表现在毫毛，其充养组织在皮肤。是阳中的太（应为少）阴，与秋气相通。肾主蛰伏，是封藏精气的根本，为精所居之处，其荣华表现在头发，其充养的组织在骨，为阴中之少（应为太）阴，与冬气相通。肝，主筋，司筋脉之运动功能，为魂所居之处，其荣华表现在爪甲，其充养的组织在筋，可以生养血气，其味酸，其色苍青，为阳（应为阴）中之少阳，与春气相通。脾、胃、大肠、小肠、三焦、膀胱，是仓廪之本，为营气所居之处，因其功能像是盛贮食物的器皿，故称为器。它们能吸收水谷精微，传化为糟粕，负责饮食五味转化、吸收和排泄，其荣华在口唇四旁的白肉，其充实的组织在肌肉，其味甘，其色黄，属于至阴之类，与土气相通。以上十一脏功能的发挥，都取决于胆气的升发。

**【原文】**心之合①脉也，其荣②色也，其主③肾也。肺之合皮也，其荣毛也，其主心也。肝之合筋也，其荣爪也，其主肺也。脾之合肉也，其荣唇也，其主肝也。肾之合骨也，其荣发也，其主脾也。(《素问·五脏生成篇第十》)

**【注解】**

①合：配合。此指在内的脏腑与在外的组织器官有特殊的配合关系。

②荣：表现于外的荣华。此指在内的脏腑精气显露于在外的组织器官。

③主：主宰，制约。

**【释义】**在外配合心的是脉，它的精显露于颜面的色泽，它的制约者是肾。肺的外合是皮，它的外荣是毛，它的制约者是心。肝的外合是筋，它的外荣是爪，它的制约者是肺。脾的外合是肉，它的外荣是唇，它的制约者是肝。肾的外合是骨，它的外荣是头发，它的制约者是脾。

**【原文】**阴①之所生，本②在五味；阴之五宫③，伤在五味。是故味过于酸，肝气以津④，脾气乃绝⑤；味过于咸，大骨气劳，短肌，心气抑⑥；味过于甘，心气喘满⑦，色黑，肾气不衡⑧；味过于苦，脾气不濡，胃气乃厚⑨；味过于辛，筋脉沮弛，精神乃央⑩。是故谨和五味，骨正筋柔，气血以流，腠理⑪以密，如是则骨气以精⑫，谨道如法，长有天命。(《素问·生气通天论篇第三》)

**【注解】**

①阴：阴精。

②本：来源，来自。

③五宫：五脏也。

④津：润泽，滋养。此指肝气得酸味的滋养，淫溢过盛，克伐脾土。

⑤绝：断绝。

⑥大骨气劳，短肌，心气抑：大骨，全身骨骼。气劳，劳损。短肌，肌肉短缩。心气抑，心气受到抑制。

⑦满：同“懑”，闷也。

⑧衡：平衡。

⑨脾气不濡，胃气乃厚：脾气不得濡润，不能为胃行其津液，则胃气壅滞而不行。濡，濡润。厚，深重，此指壅滞。

⑩筋脉沮弛，精神乃央：筋脉败坏弛纵，精神受损。沮，败坏，弛，松弛，弛纵。央，通“殃”，灾殃。

⑪腠理：原作“凑理”，据《黄帝内经太素》改。

⑫骨气以精：骨者有形，气者无形，故骨气乃泛指人体而言也。精者，精明强悍之谓也。

**【释义】**阴精的产生，来源于饮食五味，储藏阴精的五脏，也会因五味太过而受伤。过食酸味，会使肝气淫溢而亢盛，从而导致脾气的衰竭；过食咸味，会使骨骼损伤，肌肉短缩，心气受到抑制；过食甜味，会使心气满闷，气逆作喘，颜面发黑，肾气失于平衡；过食苦味，会使脾气过燥而不濡润，从而使胃气壅滞；过食辛味，会使筋脉败坏，发生弛纵，精神受损。因此谨慎地调和五味，会使骨骼强健，筋脉柔和，气血通畅，腠理致密。这样，骨气就强壮有力。所以重视养生之道，并且依照正确的方法加以实行，就会长期保有天赋的生命力。

**【原文】**诸脉者皆属于目①，诸髓者皆属于脑②，诸筋者皆属于节③，诸血者皆属于心④，诸气者皆属于肺⑤，此四肢八溪之朝夕⑥也。故人卧血归于肝，肝⑦受血而能视，足受血而能步，掌受血而能握，指受血而能摄。（《素问·五脏生成篇第十》）

**【注解】**

①诸脉者皆属于目：目为宗筋聚会之处，故诸脉者皆连属于目。属，连属。

②诸髓者皆属于脑：脑为髓之海，故诸髓者皆连属于脑。髓，骨髓。

③诸筋者皆属于节：筋连于骨节和肌肉之间，故诸筋者皆连属于节。节，骨节。

④诸血者皆属于心：心主血脉，故诸血者皆连属于心。

⑤诸气者皆属于肺：肺主一身之气，故诸气者皆属于肺。

⑥此四肢八溪之朝夕：溪，溪流，此指气血汇聚之处。八溪，四肢的大关节，手有肘与腋，足有胯与腘，共有八个，故称为八溪。朝夕有两种解释，一者，言人之诸脉髓筋血气无不由此出入，而朝夕运行不离也。二者，言朝夕即潮汐之义，人身气血往来，如海潮之消长，早曰潮，晚曰汐者，亦通。

⑦肝：《脾胃论》改为“目”，义胜。

**【释义】**各条脉络都连属于目，诸髓都属于脑，诸筋都属于骨节，诸血都属于心，诸气都属于肺。气血的运行朝夕来往，不离四肢八溪的部位。当人睡眠时，血归藏于肝。肝得血而濡养于目，则能视物；足得血之濡养，就能行走；手掌得血之濡养，就能握物；手指得血之濡养，就能摄物。

**【原文】**黄帝问曰：余闻方士①，或以脑髓为脏，或以肠胃为脏，或以为腑，敢问更相反②，皆自谓是。不知其道，愿闻其说。岐伯对曰：脑、髓、骨、脉、胆、女子胞③，此六者，地气之所生也，皆藏于阴而象于地，故藏而不泻，名曰奇恒之腑④。夫胃、大肠、小肠、三焦、膀胱，此五者，天气之所生也，其气象天，故泻而不藏，此受五脏浊气，名曰传化之腑，此不能久留，输泻⑤者也。魄门亦为五脏使⑥，水谷不得久藏。所谓五脏者，藏精气而不泻也，故满而不能实。六腑者，传化物[7]而不藏，故实而不能满也。所以然者，水谷入口，则胃实而肠虚；食下，则肠实而胃虚。故曰实而不满，满而不实也。(《素问·五脏别论篇十一》)

**【注解】**

①方士：通晓方术的人。

②敢问更相反：敢于提出相反的意见。

③女子胞：胞宫，子宫。

④奇恒之腑：不同于平常的脏腑。奇，奇异。恒，平常。

⑤输泻：转输排泄。

⑥魄门亦为五脏使：魄，通“粕”。魄门即“肛门”。肛门传送糟粕，故云“魄门”。以其能排泄五脏所生之浊气，故云“亦为五脏使”。

⑦化物：水谷。

**【释义】**黄帝问道：我听说方士之中，有人以脑髓为脏，有人以肠胃为脏，也有的把这些都称为腑，如果向他们提出相反的意见，他们都坚持自己的看法，不知哪种理论是对的？请你谈一谈这个问题。岐伯回答说：脑、髓，骨、脉，胆、女子胞，这六者禀承地气而生的，都能贮藏阴精，就像大地包藏万物一样，所以它们的作用是贮藏而不输泄，叫作奇恒之腑。胃、大肠、小肠、三焦、膀胱，这五者禀承天气而生，它们像天一样健运周转，所以是排泄浊气而不贮藏精气。它们受纳五脏的浊气，所以称为传化之腑。这是因为浊气不能久停其间，必须及时转输和排泄的缘故。此外，肛门亦有为五脏排泄浊气的职能，这样，水谷的糟粕就不会久留于体内了。五脏的功能是贮藏精气而不向外发泄的，所以它们经常保持精气饱满，而不是一时地得到充实。六腑的功能是将水谷加以传化，而不贮藏，所以它有时显得充实，但不能永远保持盛满。之所以出现这种情况，是因为水谷入口下行，胃充实了，但肠中还是空虚的，食物再下行，肠充实了，而胃中就空虚了。这样依次传递，所以说六腑是一时的充实，而不是持续的盛满。五脏则是持续盛满，而不是一时的充实。

**【原文】**肺合[1]大肠，大肠者，传道之腑；心合小肠，小肠者，受盛之腑；肝合胆，胆者，中精之腑；脾合胃，胃者，五谷之腑；肾合膀胱，膀胱者，津液之腑也。少阴[2]属肾，肾上连肺，故将两脏[3]。三焦者，中渎[4]之腑也，水道出焉，属膀胱，是孤之腑[5]也。是六腑之所与合者。(《灵枢·本输第二》)

**【注解】**

①合：配合，指脏与腑之间的配合。

②少阴：原作“少阳”，据《针灸甲乙经》卷一第三、《黄帝内经太素》改。

③将两脏：少阴经行于肾、肺两脏。将，行也。

④渎：水渠。

⑤孤之腑：此指三焦无脏相配。孤，孤单。

**【释义】**肺与大肠相表里，大肠是传导糟粕之腑；心与小肠相表里，小肠是接受和盛装水谷并泌别清浊之腑；肝与胆相表里，胆是贮藏精汁之腑；脾和胃相表里，胃是受纳水谷之腑；肾与膀胱相表里，膀胱是贮藏津液之腑；足少阴的经脉属肾而上膈络肺，所以它的脉气通行于肾肺两脏。三焦能通调周身水道，故为中渎之腑。三焦无脏相配，所以称为孤腑。这是脏腑表里相合的情况。

**【原文】**若夫八尺之士[①]，皮肉在此，外可度量切循[②]而得之，其死可解剖而视之。其脏之坚脆[③]，腑之大小，谷之多少[④]，脉之长短，血之清浊，气之多少……皆有大数。（《灵枢·经水第十二》）

**【注解】**

①八尺之士：八尺，为人体长度的概数。士，泛指人。

②切循：沿着身体自然标志，用手按摸计算长短。切，按摸，循，依或沿着。

③坚脆：指坚硬或脆弱。

④腑之大小，谷之多少：指六腑盛受水谷的数量。

**【释义】**对活着的人，从外部测量皮肉或用手触摸身体各部位，是可以知道它的尺度的。对于死人，通过解剖观察五脏的坚脆，六腑的大小，纳谷的多少，脉道的长短，血液的清浊，气的多少……都可以得出一定的数量。

**【原文】**黄帝曰：愿闻五官[①]。岐伯曰：鼻者，肺之官也；目者，肝之官也；口唇者，脾之官也；舌者，心之官也；耳者，肾之官也。（《灵枢·五阅五使第三十七》）

**【注解】**

①五官：眼、耳、鼻、舌、唇，是五脏的外候。

**【释义】**黄帝说：我想听你说说五官。岐伯说：鼻是肺的官窍；眼睛是肝的官窍；口唇是脾的官窍；舌为心的官窍；耳为肾的官窍。

**【原文】**肺气通于鼻，肺和[①]则鼻能知香臭矣；心气通于舌，心和则舌能知五味矣；肝气通于目，肝和则目能辨五色矣；脾气通于口，脾和则口能知五谷矣；肾气通于耳，肾和则耳能闻五音矣。五脏不和，则七窍[②]不通；六腑不和，则留为痈[③]。（《灵枢·脉度第十七》）

**【注解】**

①和：和调，指功能正常。下同。

②七窍：指耳、目、口、鼻。

③痈：指痈毒类疾患。凡肿疡表现为红肿热痛，局部高起，周围界限清楚，未成脓前无疮头而易消散，已成脓易溃破，疮口易敛者，均称为“痈”，多由气血受毒邪所

困、留止不通而成。

**【释义】**肺气外通于鼻，肺脏的功能正常，鼻就能辨别香臭；心气外通于舌，心脏的功能正常，舌就能辨别五味；肝气外通于目，肝脏的功能正常，目就能辨别五色；脾气外通于口，脾脏的功能正常，口就能辨别饮食的味道；肾气外通于耳，肾脏的功能正常，耳就能辨别五音。如果五脏失于调和通利，则与其相通的七窍就不通畅；六腑失于调和通利，邪气闭阻，气血凝结，就会发为痈疡。

**【原文】**五液：心主汗，肝主泣①，肺主涕，肾主唾②，脾主涎③，此五液所出也。（《灵枢·九针论第七十八》）

**【注解】**

①泣：眼泪。

②唾：唾液中稠厚的部分。

③涎：唾液中清稀的部分。

**【释义】**心脏主管汗液，肝脏主管泪液，肺脏主管涕液，肾脏主管唾液，脾脏主管涎液，这就是五液的来源。

**【原文】**五恶①：肝恶风，心恶热，肺恶寒，肾恶燥，脾恶湿，此五脏气所恶也。（《灵枢·九针论第七十八》）

**【注解】**

①恶：憎厌的意思。

**【释义】**五脏之所恶：肝脏厌恶风，心脏厌恶热，肺脏厌恶寒，肾脏厌恶燥，脾脏厌恶湿，这就是五脏之气的所恶。

**【原文】**食气入胃，散精①于肝，淫②气于筋；食气入胃，浊气③归心，淫精于脉，脉气流经，经气归于肺，肺朝百脉④，输精于皮毛。毛脉合精，行气于府⑤，府精神明⑥，留于四脏⑦，气归于权衡⑧，权衡以平，气口成寸⑨，以决死生。

饮入于胃，游溢⑩精气，上输于脾，脾气散精，上归于肺，通调水道，下输膀胱，水精四布，五经⑪并行。合于四时五脏阴阳，揆度⑫以为常也。（《素问·经脉别论第二十一》）

**【注解】**

①散精：散，输散、传送；精，指水谷化生的精微物质。

②淫：浸淫滋养。

③浊气：指的是水谷精气中的稠厚部分。

④肺朝百脉：从原文分析，肺朝百脉应为百脉朝肺。如王冰说："肺为华盖，位复居高，治节由之，故受百脉之朝会也。"朝，下属晋见上司，含有朝会、拜见之意。

⑤毛脉合精，行气于府：指皮毛和脉管中的精气汇合之后，又重新返回到脉管中。毛，皮毛，属肺。脉，脉管，属心。府，血之府，亦指脉管。

⑥府精神明：此言脉管中的精气充足则能够养心脏，心安则明。府，指脉。神明，指心而言。

⑦四脏：指肺、脾、肝、肾四脏。

⑧气归于权衡：此指各个脏器的精气都要按照生理需求充实进去，不能偏多，也不能偏少。权，秤砣。衡，秤杆。权衡，为估量轻重、多少之意。

⑨权衡以平，气口成寸：各个脏器的精气充实以后，达到平衡的生理要求，其精气就会集中地表现在寸口上。气口，又称寸口，是中医切脉的部位。

⑩游溢：即散布的意思。游，流行。溢，涌泄。

⑪五经：五脏的经脉。

⑫揆度：揆，估计；度，衡量。一说“揆度”为古书名。

**【释义】**本段经文主要论述了食物与水液在体内的代谢过程。

五谷入胃，其所化生的一部分精微之气输散到肝脏，再由肝将此精微之气滋养于筋。五谷入胃，其所化生的精微之气注入于心，再由心将此精气滋养血脉。精气流行在经脉之中，到达肺，肺又将精气输送全身百脉中去，最后把精气送到皮毛。皮毛和经脉的精气汇合后，又反流归入于脉。脉中精微之气充足才能充养四脏。这些正常的生理活动，都要取决于气血阴阳的平衡。气血阴阳平衡，则表现在气口的脉搏变化上。因此气口的脉搏，可以判断疾病的死生。

水液入胃以后，游溢布散其精气，上行输送于脾。经脾对精微的布散转输，上归于肺。肺主清肃而司治节，肺气运行，通调水道，下输于膀胱。如此则水精四布，外而布散于皮毛，内而灌输于五脏之经脉。医生能合于四时寒暑的更替和五脏阴阳的变化，衡量、估计经脉的变化规律，总结出经脉的正常生理现象。

**【原文】**上焦出于胃上口①，并咽以上②，贯膈，而布胸中③，走腋，循太阴之分而行④，还至阳明⑤，上至舌，下足阳明，常与营俱行于阳二十五度，行于阴亦二十五度⑥，一周也。故五十度而复大会于手太阴⑦矣……中焦亦并胃中，出上焦之后⑧，此所受气者⑨，泌糟粕，蒸津液，化其精微，上注于肺脉乃化而为血，以奉生身，莫贵于此，故独得行于经隧，命曰营气……下焦者，别回肠⑩，注于膀胱，而渗入焉；故水谷者，常并居于胃中，成糟粕，而俱下于大肠而成下焦。渗而俱下，济泌别汁⑪，循下焦而渗入膀胱焉……上焦如雾⑫，中焦如沤⑬，下焦如渎⑭。（《灵枢·营卫生会第十八》）

**【注解】**

①胃上口：即胃上脘。

②并咽以上：此指上焦之气沿着咽部与食道上行。并，合并。以，连词，同“而”。上，上行。

③胸中：膻中。

④循太阴之分而行：沿着手太阴肺经的分布走行。

⑤还至阳明：返回到手阳明大肠经。

⑥行于阳二十五度，行于阴亦二十五度：《内经》认为气血运行机体一周为五十度。白天行阳，为二十五度，夜间行阴，亦为二十五度。

⑦复大会于手太阴：十二经之气血从手太阴肺经开始，行一周以后又回到手太阴肺经。

⑧出上焦之后：这里的“后”，是指时间的先后而言。因卫气的性质慓悍滑疾，比营气先行，而营气又有蒸化津液、取汁化血的过程，所以它的出发时间在卫气之后。

⑨此所受气者：此，中焦。受气，受盛水谷之气。

⑩别回肠：食物在胃中消化以后进入小肠，在小肠分为两途：其一进入回肠，化成糟粕而排出体外；其二渗入膀胱，从尿道排出，故称为“别回肠”。别，分离。

⑪济泌别汁：下焦的功能是过滤水液和分别其清浊。济，通“挤”，挤压，渗出。泌，泉水。济泌，挤压出水分。别，分别。汁，液体。别汁，分别液体的清浊。

⑫雾：形容上焦如雾露般敷布精微。

⑬沤：浸泡物品的场所。此指中焦腐熟水谷的功能。

⑭渎：水沟。形容下焦如同水沟一样，有排出糟粕的功能。

**【释义】**本段经文主要论述了上、中、下三焦的部位与功能。

上焦之气，由胃中水谷精微所化生。出于胃的上口，沿咽部与食道穿过膈膜，布散于胸中，再横走于腋下，沿手太阴经的路径下行至手，从手注入手阳明经，由此上行至舌，向下注于足阳明胃经。上焦之气推动着营气白天行于阳二十五度，夜间行于阴二十五度，一昼夜共行五十度，为一周，总会于手太阴肺经。……中焦之气与上焦之气一样，也出于胃上口。但其出于上焦之后，所受纳的谷食之气，需经过泌别糟粕，蒸化津液的消化过程，把饮食的精华部分向上注于肺脉，同时由饮食的精微和津液相和合，乃能化生成为血液，以奉养全身，是至为宝贵的物质，独自行于经脉之中，名叫营气。……下焦泌别由胃传下的水谷，使渣滓别行回肠，由后阴排出；水液渗入膀胱，由前阴排出。所以水谷同时纳入胃中，经过胃的腐熟消化，通过小肠，使清浊分别，其所生成的糟粕归入大肠，而水液由此渗入膀胱。上焦的作用是升化蒸腾，像雾露一样弥漫、灌溉全身；中焦的作用是消化饮食，吸收精微，通过脾的转输，以营养全身，像沤渍食物一样使之变化；下焦的作用是排泄，它就像沟渠一样把水液糟粕送出体外。三焦的情况就是这样。

## 第二节　气血津液

**【原文】**黄帝曰：余闻人有精、气、津、液、血、脉，余意以为一气耳，今乃辨为六名，余不知其所以然。岐伯曰：两神相搏①，合而成形，常先身生，是谓精。何谓气？岐伯曰：上焦开发，宣[②]五谷味，熏肤、充身、泽毛，若雾露之溉，是谓气。何谓津？岐伯曰：腠理发泄，汗出溱溱[③]，是谓津。何谓液？岐伯曰：谷入气满，淖泽[④]注于骨，骨属屈伸[⑤]，泄泽[⑥]补益脑髓，皮肤润泽，是谓液。何谓血？岐伯曰：中焦受气取汁，变化而赤，是谓血。何谓脉？岐伯曰：壅遏[⑦]营气，令无所避，是谓脉。（《灵枢·决气第三十》）

**【注解】**

①两神相搏：两神，指男女二性。搏，搏斗，此指交合。

②宣：散发。

③溱（zhēn）溱：滋润之意。此形容出汗的状态。

④淖泽：淖，满而外溢之意。泽，即濡润的意思。

⑤骨属屈伸：骨节间之相互联属。

⑥泄泽：此为渗出而润泽。泄，渗出之意。

⑦壅遏：阻挡，限制。形容脉管像隧道一样限制着营气的流行。

**【释义】**本段经文论述了精、气、津、液、血、脉六者的名称和生理功能。

黄帝说：我听说，人身有精、气、津、液、血、脉，我本来以为它是一气，现在却分为六种，我不知道为什么要这样分？岐伯说：男女交合之后，可以产生新生命，在形体出现之前形成的物质叫作精。什么叫作气呢？岐伯说：上焦将饮食精微宣发布散到全身各部，以温煦皮肤，充实形体，润泽毛发，像雾露灌溉着各种生物一样，这就叫作气。什么叫作津呢？岐伯说：肌腠疏泄，流出大量的汗液，这汗液就叫作津。什么叫作液呢？岐伯说：水谷入胃以后，化生精微，向全身布散，使全身精气充满，有余之精气渗润骨髓，使骨骼关节屈伸自如，流泄润泽于脑，以补益脑髓，濡养皮肤。这渗润于骨、脑和皮肤的精微物质就称为液。什么叫作血呢？岐伯说：中焦脾胃消化了饮食物，其中精微物质，经气化作用变成红色液体，这就叫作血。什么叫作脉呢？岐伯说：限制营血，使其不向外流溢的管道，就叫作脉。

**【原文】**黄帝曰：六气者，有余不足，气[①]之多少，脑髓[②]之虚实，血脉之清浊，何以知之？岐伯曰：精脱者，耳聋；气脱者，目不明；津脱者，腠理开，汗大泄；液脱者，骨属屈伸不利，色夭[③]，脑髓消[④]，胫酸[⑤]，耳数鸣；血脱者，色白，夭然不泽；脉脱者[⑥]，其脉空虚。此其候也。（《灵枢·决气第三十》）

**【注解】**

①气：据前后文义，此前疑脱“精”字。

②脑髓：据前后文义，疑当作“津液”。

③色夭：皮肤颜色无光泽。

④脑髓消：脑髓消耗而不充满。

⑤胫酸：小腿酸软。

⑥脉脱者：原脱，据《针灸甲乙经》卷一第十二补，以与前后文例合。

**【释义】**本段经文论述了精、气、津、液、血、脉六者的病理表现。

黄帝问：上述精、气、津、液、血、脉六气有余不足，精气的多少，津液的虚实，血脉的清浊等，怎样才能知道呢？岐伯答：精虚的，会发生耳聋；气虚的，眼睛看不清东西；津虚的，腠理开泄，大量出汗；液虚的，骨骼连接处的关节屈伸不利，面色枯槁不润，脑髓不充满，小腿发酸，时作耳鸣等；血虚的，肤色苍白枯槁；脉脱的，脉道空虚下陷，从这些方面就可以了解六气的有余不足等问题。

**【原文】**岐伯曰：荣者，水谷之精气也，和调①于五脏，洒陈②于六腑，乃能入于脉也。故循脉上下，贯五藏络六腑也。卫者，水谷之悍气③也，其气慓疾④滑利，不能入于脉也，故循皮肤之中，分肉⑤之间，熏于肓膜⑥，散于胸腹。（《素问·痹论篇第四十三》）

**【注解】**

①和调：调和。

②洒陈：散布。

③悍气：指刚勇之气。

④慓疾：急速的意思。

⑤分肉：腠理。

⑥肓膜：一指心下膈上部位的脂膜，另指肠外之脂膜。

**【释义】**本段经文论述了营气与卫气的形成、循行、生理功能。

岐伯说：荣是水谷所化的精气，能够调和营养于五脏，散布精气于六腑，能够行于脉中以循经脉上下运行，贯通五脏，联络六腑，发挥其营养作用。卫是水谷所化的悍气，其气急疾滑利，不能入于脉中，故循行于皮肤之中，腠理之间，熏蒸于肓膜，散布于胸腹。

**【原文】**黄帝问于岐伯曰：凡刺之法，先必本于神。血、脉、营、气、精神，此五脏之所藏也，至其淫泆①离脏则精失，魂魄飞扬，志意恍乱，智虑去身②者，何因而然乎？天之罪与？人之过乎？何谓德、气、生、精、神、魂、魄、心、意、志、思、智、虑？请问其故。岐伯答曰：天之在我者德也③，地之在我者气也④，德流气薄而生者也⑤，故生之来谓之精⑥，两精相搏谓之神⑦，随神往来者谓之魂，并精而出入者谓之魄，所以任物者谓之心，心有所忆谓之意⑨，意之所存谓之志，因志而存变⑩谓之思，因思而远慕⑪谓之虑，因虑而处物⑫谓之智。故智者之养生也，必顺四时而适寒暑，和喜怒而安居处，节阴阳⑬而调刚柔，如是则僻邪不至⑭，长生久视⑮。（《灵枢·本神第八》）

**【注解】**

①淫泆：淫，满溢。泆，同“溢”，放纵不收。

②去身：离身体而去。

③天之在我者德也：此指人是秉受天德而生。在，存在，引申为“生”。德，构成宇宙的本原物质。

④地之在我者气也：此指人是秉受地气而生。气，构成宇宙的本原物质。

⑤德流气薄而生者也：此指人是天德地气交流搏击所生成。流，交流。薄，通“搏”，搏击。

⑥故生之来谓之精：构成人体生命的原始物质叫作精。生，生命。来，来源。

⑦两精相搏谓之神：两精，男女生殖之精。搏，交接，结合。神，两精相交结合而产生人体生命的功能。

⑧任物者谓之心：任，担任，承受。物，事物。任物，承受事物并进行思维。

⑨心有所忆谓之意：即考虑之后作出主意。忆，忆念，考虑。意，主意。

⑩变：反复思考。

⑪远慕：深谋远虑。

⑫处物：巧妙地处理事物。

⑬阴阳：此指房事。

⑭僻邪不至：外邪不能来犯。

⑮长生久视：健康长寿。

**【释义】**黄帝问岐伯：凡使用针刺的治法，首先必须以神气作为根本。神气是血、脉、营、气、精的表现，而血、脉、营、气、精是五脏所藏的。如果嗜欲太过，恣意耗伤，就使五脏精气失藏，以至魂魄飞扬，意志恍惚，失去思考能力。这是什么原因呢？是天加的罪过呢，还是本人的过失呢？什么叫德、气、生、精、神、魂、魄、心、意、志、思、智、虑？请问其中的道理。

岐伯说：天赋予人的是德；地赋予人的是气；天德地气交感而有人的生成；生命的原始物质叫作精；阴阳两精互相搏结而形成生命的功能叫作神；随着神往来的叫魂；与精同时出入的叫魄；担负支配事物功能的总中枢是心；心有所追忆叫意；主意已定而立下志愿叫作志；为实现志愿反复思考叫作思；反复思考后产生深谋远虑叫作虑；因深谋远虑而巧妙处理事物叫作智。所以明智的人对于养生之道，既能适应四时气候的寒暖变化，又能避免一切情绪激动，日常生活安定，节制房事而调和阴阳刚柔。这样不受内外邪气的侵犯干扰，就能健康长寿。

**【原文】**人受气于谷[①]，谷入于胃，以传与肺，五脏六腑，皆以受气，其清者为营，浊者为卫。营在脉中，卫在脉外。营周不休，五十而复大会[②]。阴阳相贯，如环无端。卫气行于阴二十五度，行于阳二十五度，分为昼夜，故气至阳而起，至阴而止。（《灵枢·营卫生会第十八》）

**【注解】**

①人受气于谷：人的气血来源于水谷之精微。

②营周不休，五十而复大会：营卫之气回绕周身运行不止，各运行五十周以后又开始会合。营，回绕。周，周身。

**【释义】**人的精气是依靠水谷精微化生的。饮食入胃，经消化吸收，其精微传注到肺，肺朝百脉，故五脏六腑都能得到营养。水谷化生的精微，其中清的叫营，浊的叫卫，营气行于脉中，卫气走在脉外，两者周流全身，不休止地运行，一昼夜各循行五十周，而后会合一次。这样按照十二经脉阴阳、表里的承接顺序依次循行，终而复始，如环无端。卫气夜行于阴二十五周次，昼行于阳二十五周次，划分为昼夜各半，行至阳则人起，行至阴则人卧。

**【原文】**岐伯曰：人有髓海[①]，有血海，有气海，有水谷之海，凡此四者，以应四海也。

黄帝曰：远乎哉，夫子之合人天地四海也，愿闻应之奈何？岐伯答曰：必先明知阴阳表里荥输[②]所在，四海定矣。

黄帝曰：定之奈何？岐伯曰：胃者，水谷之海，其输上在气街，下至三里。冲脉者，为十二经之海[③]，其输上在于大杼，下出于巨虚之上下廉。膻中者，为气之海，其输上在于柱骨之上下，前在于人迎。脑为髓之海，其输上在于其盖[④]，下在风府。（《灵枢·海论第三十三》）

**【注解】**

①海：比喻汇集之处。

②荥输：荥穴和输穴。

③冲脉者，为十二经之海：冲脉为汇集十二经气血之处，故为十二经之海，又称血海。

④盖：巅顶，百会穴。

**【释义】**本段经文论述了人体“四海”的名称、功能和气血输注的重要腧穴。

岐伯说：人身髓海、血海、气海和水谷之海，这四海可以与自然界的四海相应。

黄帝说：这个问题实在深远啊。你把人与天地间的四海联系起来，可它们究竟是如何对应的呢？岐伯说：首先必须明确了解人身阴阳、表里、经脉的荥穴和输穴等具体分布，然后就可以确定人身的四海了。

黄帝说：四海及其经脉重要穴位是怎样确定的呢？岐伯说：胃的功能是受纳饮食物，故称水谷之海，其气血输注的重要腧穴，在上边的是气冲穴，在下边的是足三里穴。冲脉与十二经都有密切联系，故称十二经之海，其气血输注的重要腧穴，在上边的是大杼穴，在下边的是上巨虚、下巨虚两穴。膻中为宗气积聚之处，故称气海，其气血输注的重要腧穴，上边的是天柱骨（即第七颈椎）上的哑门穴和天柱骨下的大椎穴，前边的是人迎穴。髓充满于脑，所以脑称为髓海，其气血输注的重要腧穴，上边的是头顶的百会穴，下边的是风府穴。

**【原文】** 黄帝问于岐伯曰：人之血气精神者，所以奉生而周于性命[①]者也。经脉者，所以行血气而营[②]阴阳，濡筋骨，利关节者，卫气者，所以温分肉，充皮肤，肥腠理，司关阖[③]者也。志意者，所以御精神，收魂魄，适寒温，和喜怒者也。是故血和则经脉流行，营复阴阳，筋骨劲强，关节滑[④]利矣，卫气和则分肉解利[⑤]，皮肤调柔，腠理致密矣。志意和则精神专直[⑥]，魂魄不散，悔怒不起，五脏不受邪矣。寒温和则六腑化谷，风痹不作，经脉通利，肢节得安矣。此人之常平[⑦]也。五脏者，所以藏精神、血气、魂魄者也。六腑者，所以化水谷而行津液者也。(《灵枢·本脏第四十七》)

**【注解】**

①奉生而周于性命：奉养生命。

②营：周行为营。

③关阖：疑当作“开阖”。开、关二字繁体形近易误。

④滑：原作“清”，据《太素》卷六“五脏命分”改。

⑤解利：舒展滑利。

⑥专直：专一。

⑦常平：正常平安。

**【释义】** 黄帝问岐伯说：人体的血气精神，是奉养生命以维持正常生理功能的物质；经脉可以通行气血，并通过气血的不断往复运行来营养身体的内部和外部，濡润筋骨，通利关节；卫气可以温养肌肉，滋润皮肤，充实腠理，同时控制汗孔的开阖；人的志意，可以统御精神活动，收摄魂魄，调节人体对冷热刺激的适应能力和情志变化。因此，血脉调和则气血畅行，全身内外部在其往复循行的过程中得到充分营养，从而筋骨劲强有力，关节滑利自如。卫气功能正常，就会使肌肉舒展滑润而富有弹力，皮肤调和柔润，腠理也能致密；志意和顺，就会精神集中，思维敏捷，魂魄的活动有条不紊，没有懊悔、愤怒等过度情志刺激，就会使五脏安定，正气健旺，不被邪气干扰而生病；若人能对气候、饮食的冷暖很好地适应与调摄，六腑运化水谷的功能就正常，气血来源充盛，经脉运行通利，则不易感受外邪而发生风病痹病，肢体关节都能保持正常的活动。这些就是人体的正常生理状态。五脏是贮藏精神气血魂魄的，六腑是传化水谷运行津液的，因而它们的活动很重要。

**【原文】** 黄帝曰：愿闻谷气[①]有五味，其入五脏，分别奈何？伯高曰：胃者，五脏六腑之海也，水谷皆入于胃，五脏六腑皆禀气于胃[②]。五味各走其所喜，谷味酸，先走肝；谷味苦，先走心；谷味甘，先走脾；谷味辛，先走肺；谷味咸，先走肾。谷气津液已行，营卫大通，乃化糟粕，以次传下[③]。

黄帝曰：营卫之行奈何？伯高曰：谷始入于胃，其精微者，先出于胃之[④]两焦，以溉五脏，别出两行[⑤]，营卫之道。其大气之抟[⑥]而不行者，积于胸中，命曰气海，出于肺，循喉咽，故呼则出，吸则入。天地之精气，其大数常出三入一[⑦]，故谷不入，半日

则气衰，一日则气少矣。(《灵枢·五味第五十六》)

【注解】

①谷气：水谷之气。

②五脏六腑皆禀气于胃：五脏六腑之气皆禀受于胃化生的水谷之气。禀，承受。

③以次传下：按次序先后传导于下焦。

④之：通“至”。

⑤别出两行：分别出两条道路运行。

⑥大气之抟：此言宗气结聚。大气，宗气；抟，结聚。

⑦出三入一：从体内排出三份，进入体内一份。

【释义】黄帝说：五谷有五种性味，当五味进入人体后是怎样分别归于五脏的呢？伯高说：一切饮食物都要先进入胃中，五脏六腑都要接受胃所化生的精微，以维持其功能活动，所以五脏六腑都受气于胃，而胃就成为五脏六腑营养汇集的地方。饮食物的五味归属五脏，是根据五脏以及五味的特性，各归入其嗜好相同的脏。谷味酸的入胃之后，先入肝，味苦的，先入心，味甜的，先入脾，味辛的，先入肺，味咸的，先入肾。水谷的精微化为津液营卫，运行全身，以营养脏腑四肢百骸。其糟粕部分次第下传于大肠膀胱，成为便溺，排出体外。

黄帝问：营卫是怎样运行的呢？伯高说：水谷入胃后，所化生的精微部分，从胃出至中、上二焦，经肺灌溉五脏。它在输布于全身时，分别为两条途径，其清纯部分化为营气，浊厚部分化为卫气，分别从脉中脉外运行于周身。同时所产生的大气，则聚于胸中，称为气海。这种气，自肺部沿咽喉而出，呼则出，吸则入，保证人体正常的呼吸运动。呼吸之气和饮食物的精微是维持健康的主要来源。人体营养物质代谢的大致情况是：消耗三份，补充一份。消耗的途径有三个：一是从宗气中呼出体外；二是在化生气血津液的过程中消耗掉；三是化成糟粕排泄出去。另一方面补充的途径是从天地间吸入空气与摄取饮食物的精微，以供给全身营养的需要。所以半日不吃饭，就会气衰，一天不进食，就会气少了。

## 目标测试

1. 肾气、天癸对女性生殖功能有什么作用？
2. 如何理解“五脏藏而不泻，六腑泻而不藏”？
3. 如何理解“五脏六腑皆禀气于胃”？
4. 如何理解“上焦如雾，中焦如沤，下焦如渎”？
5. 人身有哪“四海”？“四海”各有什么功能？

# 第三章　病因病机

学习目标

1. 了解病因病机学说的基本内容。
2. 熟悉六淫致病的特点。
3. 熟悉情志致病的特点。
4. 熟悉阴阳失调而产生疾病的规律。
5. 熟悉“病机十九条”的经文。
6. 具有归纳致病因素的能力。
7. 会分析邪气入侵由浅入深的过程。

## 第一节　病　因

**【原文】**黄帝问曰：天有八风①，经有五风②，何谓？岐伯对曰：八风发邪，以为经风，触五脏③，邪气发病。所谓得四时之胜者，春胜长夏④，长夏胜冬，冬胜夏，夏胜秋，秋胜春，所谓四时之胜也。

东风生于春，病在肝，俞⑤在颈项；南风生于夏，病在心，俞在胸胁；西风生于秋，病在肺，俞在肩背；北风生于冬，病在肾，俞在腰股；中央为土，病在脾，俞在脊。故春气者病在头，夏气者病在脏⑥，秋气者病在肩背，冬气者病在四肢。故春善病鼽衄⑦，仲夏⑧善病胸胁，长夏善病洞泄寒中，秋善病风疟，冬善病痹厥。故冬不按跻⑨，春不鼽衄，春不病颈项⑩，仲夏不病胸胁，长夏不病洞泄寒中⑪，秋不病风疟，冬不病痹厥、飧泄而汗出也。夫精者，身之本也。故藏于精者，春不病温。夏暑汗不出者，秋成风疟。此平人脉法也。（《素问·金匮真言论篇第四》）

**【注解】**

①天有八风：自然界有八方之风，即东风、西风、南风、北风、东南风、东北风、西南风、西北风。

②经有五风：人体经脉有五风。

③八风发邪，以为经风，触五脏：言八方之风发为邪气，伤于经脉，侵犯五脏，而

成五脏之风，有心风、肝风、脾风、肺风、肾风。

④长夏：亦称季夏，指夏秋两季之间，即农历六月份。

⑤俞：腧穴。

⑥脏：心脏。心为五脏之主，故亦可直言为脏。

⑦鼽衄：鼻中窒塞为鼽，鼻中出血为衄。

⑧仲夏：农历五月份，泛指整个夏季。

⑨按跻：按摩导引。此泛指扰动阳气的各种运动。

⑩春不病颈项：《素问识》按："前文无病颈项之言，此五字恐剩文。"

⑪洞泄寒中：洞泄，泄泻。寒中，中寒，里寒。

**【释义】**本段经文主要论述了每个季节邪气致病的特点和季节多发病。提出了"藏于精者，春不病温"的观点。

黄帝问道：自然界有八风，人的经脉病变又有五风的说法，这是怎么回事？岐伯答说：自然界的八风是外部的致病邪气，它侵犯经脉，产生经脉的风病，风邪还会继续循经脉而侵害五脏，使五脏发生病变。一年的五个季节，有相克的关系，如春胜长夏，长夏胜冬，冬胜夏，夏胜秋，秋胜春。某个季节出现了克制它的季节的气候，这就是所谓四时相胜。

东风生于春季，病多发生在肝，肝的经气输注于颈项。南风生于夏季，病多发生于心，心的经气输注于胸胁。西风生于秋季，病多发生在肺，肺的经气输注于肩背。北风生于冬季，病多发生在肾，肾的经气输注于腰股。长夏季节和中央的方位属于土，病多发生在脾，脾的经气输注于脊。所以春季邪气伤人，多病在头部；夏季邪气伤人，多病在心脏；秋季邪气伤人，多病在肩背；冬季邪气伤人，多病在四肢。春天多发生鼽衄，夏天多发生胸胁部位的疾患，长夏多发生洞泄等里寒证，秋天多发生风疟，冬天多发生痹厥。若冬天不进行按摩等扰动阳气的活动，来年春天就不会发生鼽衄，夏天就不会发生胸胁的疾患，长夏就不会发生洞泄之类的里寒病，秋天就不会发生风疟病，冬天也不会发生痹厥、飧泄、汗出过多等病证。精是人体的根本，所以阴精内藏而不妄泄，春天就不会得温热病。夏暑阳盛，如果不能排汗散热，到秋天就会酿成风疟病。这是诊察普通人四时发病的一般规律。

**【原文】**风胜则动①，热胜则肿②，燥胜则干，寒胜则浮③，湿胜则濡泻④。天有四时五行，以生长收藏，以生寒暑燥湿风⑤。人有五脏化五气，以生喜怒思忧恐⑥。故喜怒⑦伤气，寒暑⑧伤形。暴怒伤阴，暴喜伤阳⑨。厥气上行，满脉去形⑩。喜怒不节，寒暑过度，生乃不固⑪。故重阴必阳，重阳必阴。故曰：冬伤于寒，春必温病⑫；春伤于风，夏生飧泄；夏伤于暑，秋必痎疟；秋伤于湿，冬生咳嗽。（《素问·阴阳应象大论篇第五》）

**【注解】**

①动：摇动。

②肿：痈疡肿痛。

③浮：虚浮胀满。

④濡泻：泄泻。

⑤四时五行，以生长收藏，以生寒暑燥湿风：四时变化，春生、夏长、秋收、冬藏。五行化气，冬生寒、夏生暑、秋生燥、长夏生湿、春生风。

⑥五脏化五气，以生喜怒思忧恐：思，原作“悲”，据本篇下文云脾在志为思，肺在志为忧之文例改。五脏化五气，以生五志，心主喜，肝主怒，脾主思，肺主忧，肾主恐。

⑦喜怒：概指五志。

⑧寒暑：概指六淫。

⑨暴怒伤阴，暴喜伤阳：暴怒伤肝，肝属阴；暴喜伤心，心属阳。

⑩厥气上行，满脉去形：厥逆之气上行，充满经脉之内，使精神离开形体。

⑪生乃不固：指生命夭折。生，生命；固，坚固。

⑫温病：温热病。

**【释义】**本段经文主要论述了“六邪”与“情志”的不同致病特点。

风气太过，则肢体发生振掉动摇；热气太过，则易生痈肿；燥气太过，则津液干涸；寒气太过，则出现虚胀；湿气太过，则出现濡泻。自然界有四时五行的变化，促成了万物生长收藏的过程，并产生了寒暑燥湿风的气候。人体有五脏，化生各自的脏气，而产生了喜怒思忧恐五种情志。喜怒等情志变化，可以伤内在脏腑之气；寒暑等邪气外侵，可以伤在外身体之形。突然大怒，可以损伤阴气；突然大喜，可以损伤阳气。若气机逆乱而上行，充满经脉，可导致形气相失而阴阳不守。喜怒不节，寒暑过度，则生命不能坚固。阳极可以转化为阴；阴极可以转化为阳。所以说冬天被寒邪所伤，到来年春天就容易发生温热病；春天被风邪所伤，夏天就容易发生飧泄；夏天被暑邪所伤，秋天就容易发生痎疾；秋天被湿邪所伤，冬天就容易发生咳嗽。

**【原文】**风成为寒热，瘅成为消中[①]，厥成为巅疾，久风为飧泄，脉风成为疠[②]。病之变化，不可胜数。（《素问·脉要精微论篇第十七》）

**【注解】**

①瘅成为消中：瘅，热邪蕴积而成。消，指消化水谷的功能亢进；中，指中焦脾胃。消中，表现为多食数溲。

②疠：即疠风，又名大风，现称之为麻风，系因感受暴疠风毒，邪滞肌肤而成。

**【释义】**由于风邪，可变为寒热病；瘅热既久，可成为消中病；气逆上而不已，可成为癫痫病；风气通于肝，风邪经久不愈，木邪侮土，可成为飧泄病；风邪客于脉，留而不去则成为疠风病。疾病的发展变化是无穷的。

**【原文】** 黄帝问于岐伯曰：夫百病之始生也，皆生于风雨寒暑，清湿[①]喜怒。喜怒不节则伤脏，风雨则伤上，清湿则伤下。三部之气[②]，所伤异类[③]，原闻其会[④]。岐伯曰：三部之气各不同，或起于阴，或起于阳[⑤]，请言其方[⑥]。喜怒不节则伤脏，脏伤则病起于阴也；清湿袭虚，则病起于下；风雨袭虚，则病起于上，是谓三部。至于其淫泆[⑦]，不可胜数。（《灵枢·百病始生第六十六》）

**【注解】**

①清湿：寒湿邪。清，寒也。

②三部之气：指伤于上部的风雨之邪，伤于下部的寒湿之邪，以及伤于五脏的喜怒之气。

③异类：不同，各异。

④会：相通，此处指三部之气致病的相通道理。

⑤或起于阴，或起于阳：邪气伤人为病，有的从内脏开始，有的从肌表开始。阴阳，此处指发病部位，阳指体表，阴指内脏。

⑥方：道理。

⑦淫泆：指病邪逐步浸淫、传变、扩散。

**【释义】** 黄帝问岐伯说：各种疾病在发病之初，都是因为感受了风、雨、寒、暑、清湿之外邪和喜怒不节所生的情志内伤。喜怒不节容易损伤内脏；风雨之邪容易损伤人体上部；清湿之邪容易损伤人体下部。三类病邪引起不同部位的不同疾病。我想知道其中有无相通的道理？岐伯回答说：现在我讲一下三类病邪致病的特点。喜怒不节容易导致气机逆乱而损伤内脏，内脏在人体内部，属阴；清湿之邪容易侵犯腿、膝、足，病位多在人体下部；风雨寒暑之邪容易侵犯面、胸胁、背，病位多在人体上部。以上是发病之初三类病邪致病的主要部位。如果病邪深入蔓延，则变化多端，不可计数。

**【原文】** 因于露风[①]，乃生寒热。是以春伤于风，邪气留连，乃为洞泄[②]；夏伤于暑，秋为痎疟[③]；秋伤于湿，上逆而咳，发为痿厥[④]；冬伤于寒，春必温病[⑤]。四时之气，更伤五脏[⑥]。（《素问·生气通天论篇第三》）

**【注解】**

①露风：在此露风泛指外邪。露指雾露；风指风寒。

②洞泄：指水谷不化，下利无度的严重泄泻。

③痎疟：疟疾的总称。

④痿厥：痿即肢体枯萎不用；厥，四肢厥冷。

⑤冬伤于寒，春必温病：因冬季养生不当，感受寒邪，至春天发为温病。

⑥四时之气，更伤五脏：指四时不正之气，交替地损伤五脏。更，更替。

**【释义】** 受雾露风寒之邪的侵犯，可以导致寒热病变。春天伤于风邪，邪气若留连不去，会发生急骤的泄泻。夏天伤于暑邪，到秋天会发生疟疾。秋天感受湿邪，湿邪留滞，至冬季可致肺气上逆并发生咳喘。此外，湿邪留滞筋脉，还可发生肢体痿弱不用和四肢厥冷之症。如果冬季感受寒邪，邪气潜伏不去，至第二年春天就可以发生温病。总之，四时之邪气，交替着伤害人体的五脏。

**【原文】**风客淫气，精乃亡①，邪伤肝也。因而饱食，筋脉横解②，肠澼为痔③；因而大饮，则气逆；因而强力④，肾气乃伤，高骨⑤乃坏。（《素问·生气通天论篇第三》）

**【注解】**

①风客淫气，精乃亡：风邪侵袭人体，而为淫乱之气。风为阳邪，易使阴精耗散。淫气即邪气之意。亡，耗散。

②筋脉横解：即筋脉弛纵不收。横，放纵的意思；解，通“懈”，即松弛。

③肠澼为痔：肠澼，即下利脓血的痢疾等病；痔，痔疮。

④强力：勉强用力，劳力过度，亦包括房事太过。

⑤高骨：即腰间脊骨。

**【释义】**风邪侵入人体而成为淫乱邪气，会使阴精消耗受到损伤，这是由于邪气伤及肝脏所致。若因饮食过饱，导致肠胃络脉受伤，则会引起痢疾和痔疮一类病变；若因饮酒过度，则导致气随酒气上逆；若因劳力过度（包括房劳过度）则会损伤肾气，腰部的脊骨会受到损伤。

## 第二节　发病与病机

**【原文】**岐伯曰：风雨寒热，不得虚①，邪不能独伤人。卒然逢疾风暴雨而不病者，盖无虚②，故邪不能独伤人。此必因虚邪③之风，与其身形④，两虚相得，乃客其形⑤。两实相逢，众人肉坚⑥。其中于虚邪也，因于天时，与其身形，参以虚实，大病乃成⑦。气有定舍，因处为名⑧，上下中外，分为三员⑨。（《灵枢·百病始生第六十六》）

**【注解】**

①不得虚：不遇到人体正气虚弱。得，遇到。

②盖无虚：由于正气不虚。盖，由于。

③虚邪：可以使人致病的四时不正之气。因乘人之正气虚而侵入，故称虚邪。

④身形：指人体，引申为人体正气。

⑤两虚相得，乃客其形：言邪气与正气虚弱两种情况相合，就会使人致病。两虚，虚邪之风和正气虚弱。相得，相合；客，侵犯。

⑥两实相逢，众人肉坚：两实，指六气正常和正气充实；相逢，相遇；肉坚，指肌肤固密不易受邪发病。

⑦参以虚实，大病乃成：正气虚与邪气实两种情况共同作用，外感病证才形成。

参，参合；虚，正气虚；实，邪气盛实。

⑧气有定舍，因处为名：即根据邪气入侵后停留的部位来命名疾病。气，邪气；定舍，停留之处。

⑨三员：即上文所言三部之气。

**【释义】** 本段论述了外感疾病的发病机制，指出风雨寒热等外邪是外感疾病发病的外在条件，而人体正气不足才是发病的内在依据。强调正气在发病中的主导作用。

岐伯说：在人体正气不虚的时候，风雨寒热外邪是不能够单方面导致疾病发生的。有的人突然遭受疾风暴雨而不病，是因为正气不虚，所以邪气不能独自伤人。疾病产生的条件，必须是邪气与正气两个方面相互作用的结果。患病的人，必然是在外感受了四时不正之气，在内恰逢正气虚弱。两虚相互作用，外邪才能侵犯人体而致病。若外界气候正常，人体正气又充足，则腠理固密，外邪不能客于人体。如果被虚邪贼风所伤，一定是因为自然界有四时不正之气，人体又正值正气虚弱，两方面因素共同作用，才酿成大病。由于邪气的性质不同，发病的部位各异，病名亦各不同。按照发病的部位为上部、下部、内部三部。

**【原文】** 苍天之气清净，则志意治[①]。顺之，则阳气固，虽有贼邪，弗能害也。此因时之序。故圣人传精神[②]，服[③]天气，而通神明[④]。失之，则内闭九窍，外壅肌肉，卫气散解，此谓自伤，气[⑤]之削也。（《素问·生气通天论篇第三》）

**【注解】**

①志意治：志意，指人的精神活动。治，正常。

②传精神：即聚精神，全神贯注之义。传，通“抟”，聚也。

③服：顺应。

④神明：即阴阳变化。

⑤气：阳气。

**【释义】** 天气清净，人的精神就相应的调畅平和；顺应天气的变化，就会阳气固密，虽有贼风邪气，也不能加害于人，这是适应时序阴阳变化的结果。所以圣人能够专心致志，顺应天气，而通达阴阳变化之理。如果违逆了这个原则，就会内使九窍不通，外使肌肉壅塞，卫气涣散不固，这是由于人们不能适应自然变化所致，称为自伤，阳气会因此而受到削弱。

**【原文】** 黄帝曰：夫子言贼风邪气[①]之伤人也，令人病焉，今有其不离屏蔽[②]，不出空穴[③]之中，卒然病者，非不离[④]贼风邪气，其故何也？岐伯曰：此皆尝有所伤于湿气，藏于血脉之中，分肉之间，久留而不去；若有所堕坠[⑤]，恶血[⑥]在内而不去。卒然喜怒不节，饮食不适，寒温不时，腠理闭而不通。其开而遇风寒，则血气凝结，与故邪相袭[⑦]，则为寒痹。其有热则汗出，汗出则受风，虽不遇贼风邪气，必有因加而发[⑧]焉。

（《灵枢·贼风第五十八》）

**【注解】**

①贼风邪气：四时不正之气。

②屏蔽：屏障、屏风。

③空穴：指房屋。空，《针灸甲乙经》卷六第五、《黄帝内经太素·诸风杂论》并作“室”。

④离：遭到。

⑤堕坠：从高处跌下。

⑥恶血：陈旧的瘀血。

⑦与故邪相袭：故邪，指曾经感受的寒湿之邪气。袭，合也。

⑧必有因加而发：因于故邪而加以新邪，新故合邪而病发。

**【释义】**本段经文主要论述了“新邪”与“故邪”“因加而发”的发病机理。

黄帝说：先生常说贼风邪气伤害了人体，才会生病。但有人并没有离开房屋或在遮蔽得很严密的地方，却突然生起病来，他并没有遭遇到贼风邪气的侵袭，这是什么缘故呢？岐伯说：这都是平素就受到邪气的伤害而没有察觉。如曾经为湿气所伤，不能及时排除而潜伏在血脉之中和分肉之间，长久滞留在体内；或者因为跌仆，从高处堕坠下来，致瘀血留积在内。有了这样的内因，加上突然发生的喜怒过度等情志变化，或饮食不当，气候忽冷忽热等，则使腠理闭塞，壅而不通。或正当腠理开泄时而感受风寒，这样使血气凝结，新感风寒和宿邪湿气相互搏结，就会发生寒痹病。又有因热而汗出，因汗出肌腠疏松，则易受风邪，虽然未受到贼风邪气的侵袭，但是，有了这个内因，而后加以外因，就能使人发病。

**【原文】**阳气者，烦劳则张[①]，精绝，辟积于夏[②]，使人煎厥[③]。目盲不可以视，耳闭不可以听，溃溃乎若坏都，汩汩乎不可止[④]。阳气者，大怒则形气绝[⑤]，而血菀[⑥]于上，使人薄厥[⑦]。有伤于筋，纵[⑧]，其若不容[⑨]。汗出偏沮[⑩]，使人偏枯[⑪]。汗出见湿，乃生痤疿[⑫]。高梁之变，足生大丁[⑬]，受如持虚[⑭]。劳汗当风，寒薄为皶[⑮]，郁乃痤。（《素问·生气通天论篇第三》）

**【注解】**

①烦劳则张：意为阳气因过劳而亢盛于外。烦，通“繁”，过度之意；张，鸱张，亢盛。

②辟积于夏：意指过劳而致的阳气亢盛于外的现象反复发生，持续到炎热的夏天。辟，通“襞”，即衣裙褶。在此辟积指反复发生。

③煎厥：病名。指过度烦劳导致阳气鸱张亢盛，损伤阴精，又逢盛夏阳热之气，则两热相合，如煎如熬，以致阴气竭绝而昏厥的病证。

④溃溃乎若坏都，汩汩乎不可止：本句形容煎厥发病来势凶猛，发展迅速如同防堤崩溃、洪水泛滥一般。溃溃，是形容洪水泛滥的样子；都，防水之堤；汩汩，水流湍急

的声音。

⑤形气绝：即脏腑经络之气阻绝不通。

⑥菀：同“郁”。

⑦薄厥：病名。指大怒而气血上逆所致的昏厥病证。

⑧纵：弛缓不收。

⑨不容：即不用，指肢体不能随意运动。容，通“用”。

⑩汗出偏沮：指汗出受阻而半侧身体无汗的症状。沮，阻止。

⑪偏枯：即半身不遂。

⑫痤疿：痤，即痤疮。疿，即痱子。

⑬高梁之变，足生大丁：意为过食膏粱厚味，会使人发生疔疮一类病变。高通“膏”，即脂膏类食物；梁通“粱”，即精细的食物。丁通“疔”。

⑭受如持虚：形容得病容易，犹如持空虚之器受物一样。

⑮皶：面部的粉刺。

**【释义】** 在人体烦劳过度时，阳气就会亢盛而张扬于外，使阴精逐渐耗竭。如此多次重复，到夏季暑热之时，便易使人发生煎厥病，发病的时候眼睛昏蒙看不到东西，耳朵闭塞听不到声音，昏乱之势就像堤防崩毁，急流奔泻一样不可收拾。人的阳气，在大怒时会上逆，血随气升而瘀积于上，与身体其他部位阻隔不通，使人发生薄厥。若伤及诸筋，使筋弛纵不收，而不能随意运动。经常半身出汗，可以演变为半身不遂。出汗的时候，遇到湿邪阻遏就容易发生小的疮疖和痱子。经常以肥甘厚味为食，足以导致发生疔疮，这样的人患病很容易，就像以空的容器接受东西一样。劳动汗出时遇到风寒之邪，迫聚于皮腠，形成粉刺，郁积化热而成疮疖。

**【原文】** 帝曰：愿闻病机何如？岐伯曰：诸①风掉眩②，皆属于肝。诸寒收引③，皆属于肾。诸气膹郁④，皆属于肺。诸湿肿满，皆属于脾。诸热瞀瘛⑤，皆属于火。诸痛痒疮，皆属于心。诸厥⑥固泄⑦，皆属于下⑧。诸痿喘呕，皆属于上⑨。诸禁鼓栗⑩，如丧神守⑪，皆属于火。诸痉项强⑫，皆属于湿。诸逆冲上⑬，皆属于火。诸胀腹大⑭，皆属于热。诸躁狂越⑮，皆属于火。诸暴强直⑯，皆属于风。诸病有声，鼓之如鼓⑰，皆属于热。诸病胕肿⑱，疼酸惊骇，皆属于火。诸转反戾⑲，水液浑浊，皆属于热。诸病水液，澄澈清冷，皆属于寒。诸呕吐酸，暴注下迫⑳，皆属于热。（《素问·至真要大论篇第七十四》）

**【注解】**

①诸：众也，此处作“多种”，下同。

②掉眩：掉，摇也，指肢体不由自主地摇摆或震颤。眩，眩晕，指视物旋转的病证。

③收引：此指筋脉收缩，牵引拘急，关节屈伸不利的病证。收，收缩也；引，拘

急也。

④膹郁：此为胸闷喘息之症。膹，通“愤”，愤满之意，指气逆喘急；郁，痞闷。

⑤瞀瘛：瞀，昏糊不清；瘛，抽搐，手足时伸时缩。

⑥厥：厥逆。

⑦固泄：固，二便不通。泄，二便不禁。

⑧下：指人身下部的脏腑，如肾、肝、膀胱、大小肠等。

⑨上：指人身上部的脏腑，如肺、心、胃上口等。

⑩禁鼓栗：禁，通“噤”，指口噤不开，牙关紧闭；鼓，鼓颔，下颏打颤。栗，战栗。

⑪如丧神守：犹如失去神明所主一般。

⑫痉项强：痉，病名，症见牙关紧急、项背强急、角弓反张；项强，项部强硬不舒，动转困难。项强可为独立证候，也可为痉病的症状。

⑬逆冲上：指气机急促上逆而致的病证，如急性呕吐、呃逆等。

⑭胀腹大：指腹部胀满膨隆。

⑮躁狂越：此指狂言乱语，行为失常。躁，躁扰不宁；狂，狂乱；越，举止越常。

⑯暴强直：指突然发作的全身筋脉挛急，伸而不屈，角弓反张。

⑰病有声，鼓之如鼓：此形容肠鸣腹胀之病。病有声，指肠中鸣响；鼓之如鼓，谓叩击腹部如击鼓之有声。

⑱胕肿：即皮肉肿胀溃烂。胕，通“腐”。

⑲转反戾：指筋脉拘挛所致的腰身扭转、背反张、体屈曲的病证。转，扭转；反，角弓反张；戾，身体屈曲。

⑳暴注下迫：暴注，突然剧烈的泄泻；下迫，指欲便不能，肛门窘迫疼痛，即里急后重。

**【释义】**本段即“病机十九条”，通过列举临床常见的一些病证来探讨病机理论。

黄帝说：我想听听病机是怎样的呢？岐伯说：凡是风病振摇眩晕等症，都属于肝病。凡是寒病收敛牵引等症，都属于肾病。凡是气病满闷膹郁等症，都属于肺病；凡是湿气水肿胀满等症，都属于脾病。凡是热邪昏闷抽搐等症，都属于火。凡是疼痛瘙痒疮疡等症，都属于心病。凡是厥逆，二便固闭或下泄等症，都属于下焦。凡是痿病、喘息、呕吐等症，都属于上焦。凡是口噤，鼓颔战栗，如神志丧失等症，都属于火。凡是痉病项强等症，都属于湿。凡是逆气上冲的，都属于火。凡是胀满腹大等症，都属于热。凡是躁动不安、发狂不宁等症，都属于火。凡是突然身体强直的，都属于风。凡是腹胀叩之有声如击鼓者，都属于热。凡是浮肿酸痛惊骇等症，都属于火。凡是筋脉拘挛、水液浑浊等症，都属于热。凡是水液清冷的，都属于寒。凡是呕吐酸水，急剧下泻如注，肛门里急后重的，都属于热。

**【原文】**余知百病生于气也。怒则气上，喜则气缓，悲则气消，恐则气下，寒则气收，炅[1]则气泄，惊则气乱，劳则气耗，思则气结，九气不同，何病之生？岐伯曰：怒则气逆，甚则呕血及飧泄[2]，故气上矣。喜则气和志达，荣卫通利，故气缓矣。悲则心系急[3]，肺布叶举[4]，而上焦不通，荣卫不散，热气在中，故气消矣。恐则精却[5]，却则上焦闭，闭则气还，还则下焦胀，故气下行[6]矣。寒则腠理闭，气不行，故气收矣。炅则腠理开，荣卫通，汗大泄，故气泄。惊则心无所倚，神无所归，虑无所定，故气乱矣。劳则喘息汗出，外内皆越，故气耗矣。思则心有所存，神有所归，正气留而不行，故气结矣。(《素问·举痛论篇第三十九》)

**【注解】**

①炅：火光，此指热。

②飧泄：《针灸甲乙经》《黄帝内经太素》均作“食而气逆”，可参。

③心系急：心系，指心与其他脏器相连系的络脉，可理解为心脉；急，拘急、牵引。

④肺布叶举：谓肺叶张大。

⑤恐则精却：肾在志为恐，主藏精，恐惧太过则耗伤肾精，故致精却。却，退却，精气衰退之意。

⑥气下行：原作“气不行”，义不通，据林亿注释《素问》改。

**【释义】**本节以九气致病为例，阐发了“百病皆生于气”的发病学观点。强调气机逆乱是百病产生的根源。

我知道许多疾病的发生都是由于气机失调而引起的，如暴怒则气逆于上，喜则气机舒缓，悲哀则气消沉，恐惧则气下却，寒冷则气收敛，火热则气外泄，受惊则气紊乱，过劳则气耗散，思虑则气机郁结，这九种气的变化各不相同，会发生怎样的疾病呢？岐伯说：大怒则使肝气上逆，血随气逆，甚则呕血，或饮食后嗳气、呕吐，所以说是气上。喜则气和顺而志畅达，荣卫之气通利，所以说是气缓。悲哀太过则心系急迫，但悲为肺志，悲伤则肺叶张举，上焦随之闭塞不通，营卫之气得不到布散，热气郁闭于中而耗损肺气，所以说是气消。恐惧伤肾则使精气下却，精气下却则升降不交，故上焦闭塞；上焦闭塞则气还归于下，气郁于下则下焦胀满，所以说是气下。寒冷之气侵袭人体，则使腠理闭密，荣卫之气不得畅行而收敛于内，所以说是气收。火热之气能使人腠理开放，荣卫通畅，汗液大量外出，致使气随津泄，所以说是气泄。受惊则心悸动无所依附，神志无所归宿，思虑无所决定，所以说是气乱。劳役过度则气动喘息，汗出过多，喘则内气越，汗出过多则外气越，内外之气皆泄越，所以说是气耗。思则精力集中，心有所存，神归一处，以致正气留结而不运行，所以说是气结。

**【原文】**五脏受气于其所生[1]，传之于其所胜[2]，气舍于其所生，死于其所不胜[3]。病之且死，必先传行，至其所不胜，病乃死。此言气之逆行[4]也，故死。肝受气于心，传之与脾，气舍于肾，至肺而死。心受气于脾，传之于肺，气舍于肝，至肾而死。脾受气于肺，传之于肾，气舍于心，至肝而死。肺受气于肾，传之于肝，气舍于脾，至心而死。肾受气于肝，传之于心，气舍于肺，至脾而死。此皆逆死⑤也。一日一夜五分之，此所以占死生之早暮也⑥。（《素问·玉机真脏论篇第十九》）

**【注解】**

①受气于其所生：指五脏从其所生的子脏接受病气，即子病传母，如心病传肝。受气，遭受病气；所生，即我生之脏，子脏。

②传之于其所胜：指五脏疾病的一般传变规律是按相克规律而传，即下文所说的顺传，如肝病传脾等。所胜，即我克之脏。

③气舍于其所生，死于其所不胜：全句言病气的传变规律，一般来说是传于我克之脏。若传至克我之脏时，就有死亡的可能。一般来说，肝应传于脾，若不能传于脾，病气留舍于母脏肾，进而传至肺，因肺金克肝木，故肝病传至肺时就有死亡的可能。舍，留止也；所不胜，指克我之脏。

④气之逆行：指病气的逆传，即上文子病传母的疾病传变方式，因其与顺传方式不同，故曰“逆行”，如肝病传肾、肾病传肺等。

⑤逆死：逆行传变至克我之脏，预后不良，有死亡的可能。与上文“气之逆行”同义。

⑥一日一夜五分之，此所以占死生之早暮也：根据五脏分主的一昼夜的不同时辰，可以预测出五脏病气逆传至其所不胜而死的大约时辰。占，预测。

**【释义】** 本段论述了五脏疾病的两种传变方式和预后。

五脏间病邪之气的传变，是受病气于其所生之脏，传于我所克之脏，病气留止于生我之脏，死于我所不胜之脏。当病到快死的时候，必先传行于克我之脏，病者才死。这是病气的逆传，故主死亡。如肝受病气于心脏，而又传行于脾脏，其病气留止于肾脏，传至肺脏而死。心受病气于脾脏，而传行于肺脏，其病气留止于肝脏，传到肾脏而死。脾受病气于肺脏，而传行于肾脏，其病气留止于心脏，传到肝脏而死。肺受病气于肾脏，而传行于肝脏，其病气留止于脾脏，传到心脏而死。肾受病气于肝脏，而传行于心脏，其病气留止于肺脏，传到脾脏而死。以上都是病气的逆传，故主死。将一日一夜的时间划分为五个阶段，分属五脏，这是用以推测五脏病死生的早晚时辰。

## 目标测试

1. 为什么说“喜怒伤气，寒暑伤形”？
2. “冬伤于寒，春必温病”有什么意义？
3. “两虚相得，乃客其形”的两虚指什么？
4. “病机十九条”中涉及“六淫邪气”的有哪些条？
5. 如何理解“百病生于气”？
6. “薄厥”与“煎厥”的病因病机有何不同？

# 第四章　病　证

学习目标

1. 掌握热病、风病、痿病、痹病、痛病、厥病、咳嗽的证候和发病机理。
2. 掌握风邪致病的变化多端。
3. 熟悉水肿、肤胀、鼓胀、肠覃、石瘕的证候和发病机理。
4. 了解瘅病的证候和发病机制。
5. 具有对上述疾病的诊断和鉴别诊断的能力。

## 第一节　热　病

**【原文】** 黄帝问曰：今夫热病①者，皆伤寒②之类也，或愈或死，其死皆以六七日之间，其愈皆以十日以上者何也？不知其解，愿闻其故。岐伯对曰：巨阳③者，诸阳之属④也，其脉连于风府⑤，故为诸阳主气⑥也。人之伤于寒也，则为病热，热虽甚不死；其两感于寒⑦而病者，必不免于死。（《素问·热论篇第三十一》）

**【注解】**

①热病：发热性疾病。

②伤寒：外感病的总称。

③巨阳：太阳。

④诸阳之属：诸阳经之统帅。

⑤风府：穴名。在项上入发际一寸，属督脉。为足太阳经、督脉、阳维脉三阳脉交会之处。

⑥为诸阳主气：此言足太阳经统率诸阳，为六阳经气之主。督脉为阳脉之海，阳维脉则维系诸阳经。足太阳经统率督脉、阳维脉，具有为诸阳主气的作用。

⑦两感于寒：指互为表里的阴阳两经同时受病，如太阳与少阴同病，少阳与厥阴同病，阳明与太阴同病。

**【释义】** 本段经文中“今夫热病者，皆伤寒之类也”一句，对后世治疗外感热病有很大的影响。

黄帝问道：现在所说的外感发热疾病，都属于伤寒一类。其中有的痊愈，有的死亡，死亡的都在六七日之间，痊愈的都在十日以上，这是为什么呢？我不知如何解释，想听听其中的道理。岐伯回答说：太阳经为六经之长，统摄阳经，故诸阳皆属于太阳。太阳的经脉连于风府，与督脉、阳维相会，循行于巅背之表，所以太阳主一身之表。人感受寒邪以后，就要发热，发热虽重，一般不会死亡。如果阴阳二经表里同时感受寒邪而发病，就难免死亡了。

**【原文】**伤寒一日，巨阳受之，故头项痛，腰脊强；二日阳明受之，阳明主肉，其脉夹鼻，络于目，故身热，目疼而鼻干，不得卧也；三日少阳受之，少阳主胆，其脉循胁，络于耳，故胸胁痛而耳聋。三阳经络皆受其病，而未入于脏者，故可汗而已。四日太阴受之，太阴脉布胃中，络于嗌①，故腹满而嗌干；五日少阴受之，少阴脉贯肾，络于肺，系舌本，故口燥舌干而渴；六日厥阴受之，厥阴脉循阴器②而络于肝，故烦满而囊③缩。三阴三阳、五脏六腑皆受病，荣卫不行，五脏不通，则死矣。（《素问·热论篇第三十一》）

**【注解】**

①嗌：咽喉。

②阴器：外生殖器。

③囊：阴囊。

**【释义】**本段经文论述了外感热病的一般传变规律及六经主症。

伤寒病一日，为太阳经感受寒邪，足太阳经脉从头下项，夹脊抵腰中，所以头项痛，腰脊强直不舒。二日阳明经受病，阳明主肌肉，足阳明经脉夹鼻络于目，所以身热目痛而鼻干，不能安卧。三日少阳经受病，少阳主胆，足少阳经脉，循胸胁而上络于耳，所以胸胁痛而耳聋。若三阳经络皆受病，尚未入脏的，都可以发汗而愈。四日太阴经受病，足太阴经脉散布于胃中，上络于咽，所以腹中胀满而咽干。五日少阴经受病，足少阴经脉贯肾，络于肺，上系舌本，所以口燥舌干而渴。六日厥阴经受病，足厥阴经脉环绕外阴而络于肝，所以烦闷而阴囊收缩。如果三阴三阳经脉和五脏六腑均受病，以致营卫不能运行，五脏之气不通，人就要死亡了。

**【原文】**肝热病者，小便先黄，腹痛多卧，身热。热争则狂言及惊，胁满痛，手足躁，不得安卧。……心热病者，先不乐，数日乃热，热争则卒心痛，烦闷善呕，头痛面赤，无汗。……脾热病者，先头重，颊痛，烦心，颜青①，欲呕，身热。热争则腰痛不可用俯仰，腹满泄，两颔②痛。……肺热病者，先淅然厥③，起毫毛④，恶风寒，舌上黄，身热。热争则喘咳，痛走胸膺⑤背，不得大息，头痛不堪，汗出而寒。……肾热病者，先腰痛胻⑥酸，苦渴数饮，身热。热争则项痛而强，胻寒且酸，足下热，不欲言，其逆则项痛员员澹澹⑦然。（《素问·刺热篇第三十二》）

【注解】

①颜青：额部发青。

②颔（hàn）：腮下。

③淅（xī）然厥：淅然，怕冷的样子。厥，四肢寒冷。

④起毫毛：毫毛竖起。

⑤胸膺（yīng）：前胸部。

⑥胻（héng）：小腿。

⑦员员澹澹：此指头项摇动不定。员员，即频频之意，形容痛的样子。澹澹，同“淡淡”，水摇动荡之义。

【释义】本段经文论述了五脏热病的临床表现。

肝脏发生热病，先出现小便黄、腹痛、多卧、身发热等症。当热邪入脏，与正气相争，则狂言惊骇，胁部满痛，手足躁扰不得安卧。……心脏发生热病，先觉得心中不愉快，数天以后始发热。当热邪入脏，与正气相争时，则突然心痛，烦闷，时呕，头痛，面赤，无汗。……脾脏发生热病，先感觉头重，面颊痛，心烦，额部发青，欲呕，身热。当热邪入脏，与正气相争时，则腰痛不可以俯仰，腹部胀满而泄泻，两颔部疼痛。……肺脏发生热病，先感到体表淅淅然寒冷，毫毛竖立，畏恶风寒，舌上发黄，全身发热。当热邪入脏，与正气相争时，则气喘咳嗽，疼痛走窜于胸膺背部，不能大息，头痛得很厉害，汗出而恶寒。……肾脏发生热病，先觉腰痛和小腿发酸，口渴得很厉害，频频饮水，全身发热。当邪热入脏，与正气相争时，则项痛而强直，小腿寒冷酸痛，足心发热，不欲言语。如果肾气上逆，则项痛头眩晕而摇动不定。

## 第二节　厥　病

【原文】黄帝问曰：厥①之寒热者，何也？岐伯对曰：阳气衰于下，则为寒厥②；阴气衰于下，则为热厥③。帝曰：热厥之为热也，必起于足下者何也？岐伯曰：阳气起于足五指之表④，阴脉者集于足下而聚于足心，故阳气胜则足下热也。帝曰：寒厥之为寒也，必从五指而上于膝者何也？岐伯曰：阴气起于五指之里⑤，集于膝下而聚于膝上，故阴气胜则从五指至膝上寒，其寒也，不从外，皆从内⑥也。（《素问·厥论篇第四十五》）

【注解】

①厥：气逆所致足寒、足热之厥。

②阳气衰于下，则为寒厥：足三阳脉气虚衰，阳气少而阴气盛，阴盛则寒，故发为寒厥。阳，谓足之三阳脉。

③阴气衰于下，则为热厥：足三阴脉气虚衰，则阴气少而阳气盛，阳盛则热，故发为热厥。阴，谓足之三阴脉。

④五指之表：足三阳经均起于足趾之外侧端，故曰五指之表。指，通“趾”。表，外侧。

⑤五指之里：足三阴经均起足趾之内侧端，故曰五指之里。

⑥其寒也，不从外，皆从内：阴气胜，阳气虚，则寒从内生，非受外来之寒邪。据此，其热也，亦同此理。

**【释义】**本段经文论述了寒厥和热厥的病因病机和证候表现。

黄帝问道：厥证有寒厥和热厥，它们是怎样发生的？岐伯回答说：阳气衰于下的，则发为寒厥；阴气衰于下的，则发为热厥。黄帝说：热厥证的发热，必先起于足下，是什么原因呢？岐伯说：阳气起于足五趾的外侧，阴气则集中在足下而会聚于足心，今阴气虚而阳气胜，故足下先热。黄帝说：寒厥证的寒冷，必先从足五趾开始向上冷到膝部，这又是什么原因呢？岐伯说：阴气起于足五趾内侧，集中于膝下而聚会于膝上，今阳气虚而阴气胜，故寒冷从足五趾上行到膝部，这种寒冷，不是由体外侵入的寒邪所致，是由于体内阳虚所致。

**【原文】**帝曰：寒厥何失而然也？岐伯曰：前阴者，宗筋之所聚①，太阴阳明之所合②也。春夏则阳气多而阴气少，秋冬则阴气盛而阳气衰。此人者质壮，以秋冬夺于所用③，下气上争不能复④，精气溢下⑤，邪气因从之而上也；气因于中⑥，阳气衰，不能渗营其经络⑦，阳气日损，阴气独在，故手足为之寒也。（《素问·厥论篇第四十五》）

**【注解】**

①前阴者，宗筋之所聚：人身大筋总聚于前阴。宗，总之义。

②太阴阳明之所合：脾胃二经行于腹，皆近于前阴。前阴周围有九脉会聚，此独提脾胃二脉者，因脾胃为五脏六腑之海，主润宗筋之故。

③此人者质壮，以秋冬夺于所用：自恃身体壮健，秋冬亦不知节制保养，纵欲过度或劳力过强，使精气耗夺。夺，被强取也。

④下气上争不能复：指气虚于下，虽上引不能回复。争，引也。

⑤溢下：下泄。

⑥气因于中：邪气居于中。由于精气溢泄于下，阴寒之邪气因而乘虚上至中焦，进而使阳气日衰。

⑦阳气衰，不能渗营其经络：阳气衰，不能渗灌营养其经络。

**【释义】**本段经文论述了寒厥的病因主要是摄生不当，秋冬纵欲，损伤肾精元阳所致。肾阳虚则不能温煦脾阳，脾运化无力，不能化水谷以渗灌经络，营养四肢。

黄帝说：寒厥是由于怎样失误而造成的呢？岐伯说：前阴是人身大筋所聚之处，也是足太阴和足阳明经脉所会聚的地方。人身阴阳的变化，一般是春夏季节阳气多而阴气少，秋冬季节阴气盛而阳气衰。如果有人自恃体质壮实，在秋冬阴气旺盛的季节里纵欲无度，强夺肾精，精虚于下，虽上引也不能回复，精气不断溢泄于下，元阳亦随之而虚，阳虚生内寒，阴寒之邪因而随上争之气而上逆，邪气因此停聚于中焦，使脾胃阳气虚衰，不能化水谷以渗灌经络营养四肢，则阳气日渐损伤，阴气独留于内，所以手足为之寒冷。

**【原文】**帝曰：热厥何如而然也？岐伯曰：酒入于胃，则络脉满而经脉虚①。脾主为胃行其津液②者也。阴气虚③则阳气入④，阳气入则胃不和，胃不和则精气竭⑤，精气竭则不营其四肢也。此人必数醉，若饱以入房，气⑥聚于脾中不得散，酒气与谷气相薄⑦，热盛于中，故热遍于身，内热而溺赤也。夫酒气盛而慓悍，肾气日⑧衰，阳气独胜，故手足为之热也。(《素问·厥论篇第四十五》)

**【注解】**

①络脉满而经脉虚：卫气先行皮肤，先充络脉，络脉先盛，故络脉满而使经脉虚。

②脾主为胃行其津液：饮入于胃，脾气散精，将津液敷布到全身。

③阴气虚：长期酗酒，酒性热，热则伤阴，故阴气虚。

④阳气入：热气入胃。

⑤精气竭：水谷之精气耗竭。

⑥气：指酒气与谷气。

⑦相薄：相迫。

⑧日：原作“有”，据《针灸甲乙经》改。

**【释义】**本段经文论述了热厥的病因主要是醉酒、饱食后纵欲所致。

黄帝说：热厥又是怎样造成的呢？岐伯说：酒气悍热，入胃以后，从卫气行于皮肤络脉，故络脉充满而经脉空虚，脾为胃输布津液营养。嗜酒损胃则阳气盛阴气虚，阳气乘虚而入，致使胃气受扰而不和，脾也因之虚衰，脾虚不能化生精微，则精气竭绝，精气竭绝则不能营养四肢。患这种病的人必是经常醉后或饱食后嗜行房事，热气聚于脾中不得宣散，酒气与谷气相迫，酝酿成热，热盛于中，流溢于外，所以全身发热，且因于内热而小便色赤。酒气悍盛而猛烈，饮酒过多则热盛，肾气日伤则阴虚，以致阳热之气独盛，所以手足发热。

**【原文】**帝曰：善。愿闻六经脉之厥状病能①也。岐伯曰：巨阳之厥，则肿首头重，足不能行，发为眴仆②。阳明之厥，则癫疾③，欲走呼，腹满不得卧，面赤而热，妄见而妄言④。少阳之厥，则暴聋颊肿而热，胁痛，胻不可以运。太阴之厥则腹满䐜胀，后不利，不欲食，食则呕，不得卧。少阴之厥，则口干溺赤，腹满心痛。厥阴之厥，则少腹肿痛，腹胀泾溲不利，好卧屈膝，阴缩肿⑤，胻内热。盛则泻之，虚则补之，不盛不虚，以经取之。(《素问·厥论篇第四十五》)

**【注解】**

①六经脉之厥状病能：此言足六经之厥逆的表现。

②眴仆：眩晕而仆倒。眴，通眩。

③癫疾：癫狂之疾。张琦注："经热入腑，阳邪炽甚，故发狂癫。"

④妄见而妄言：妄见，幻视。妄言，谵语。

⑤阴缩肿：阴器或缩或肿。

**【释义】**本段经文主要论述了六经厥证的临床表现，并提出了"盛则泻之，虚则补之，不虚不盛，以经取之"的治疗原则。

黄帝说：好。我想听听六经厥证的病状。岐伯说：太阳经所发生的厥证，见头部浮肿而沉重，两足不能行走，若厥气上逆扰及神明，则发生眩晕而仆倒。阳明经所发生的厥证，由于阳热亢盛，则发为癫病而欲狂走呼叫，腹部胀满，不得安卧，面红而热，神明被阳热所扰，则出现幻视或谵语的症状。少阳经所发生的厥证，见突然耳聋，颊部肿起而发热，胁痛，两腿运动失灵。太阴经所发生的厥证，见腹部胀满，大便不利，不欲饮食，食则呕吐，不得安卧。少阴经所发生的厥证，则出现口干，小便赤，腹满心痛等症。厥阴经所发生的厥证，见少腹肿痛，腹胀，大小便不利，喜欢屈膝而卧，前阴挛缩而肿起，足胫内侧发热。厥证的治疗，邪气盛的就用泻法，正气虚的就用补法，邪气既不太盛，正气也不甚虚的，就从其本经取穴治疗。

**【原文】**足①太阴厥逆，胻急挛，心痛引腹，治主病者②；足少阴厥逆，虚满呕变，下泄清③，治主病者；足厥阴厥逆，挛腰痛，虚满前闭④，谵言，治主病者；三阴俱逆，不得前后⑤，使人手足寒，三日死。

足太阳厥逆，僵仆，呕血，善衄，治主病者。足少阳厥逆，机关不利，机关不利者，腰不可以行，项不可以顾⑥，发肠痈，不可治，惊者死。足阳明厥逆，喘咳身热，善惊，衄，呕血。

手太阴厥逆，虚满而咳，善呕沫，治主病者；手心主少阴厥逆，心痛引喉，身热，死不可治。手太阳厥逆，耳聋，泣出，项不可以顾，腰不可以俯仰，治主病者。手阳明少阳厥逆，发喉痹，嗌肿，痓⑦，治主病者。（《素问·厥论篇第四十五》）

**【注解】**

①足：原脱，据《黄帝内经太素》卷二十六"经脉厥"补。下五经同。

②治主病者：取受病之经的腧穴而治。下文仿此。

③虚满呕变，下泄清：虚满是气不能运也。呕变，是寒气犯胃也。下泄清，是脾寒不摄也。总由肾虚命门火衰，不能温养丹田所致。虚满，因虚而痞满。呕变，呕吐。下泄清，下利清谷。

④前闭：小便不通。

⑤不得前后：大小便不通。

⑥顾：回头。

⑦痓：颈项强直。

**【释义】**本段经文主要论述了“十二经厥证”的病状。

足太阴经的经气厥逆，小腿拘急痉挛，心痛牵引腹部，当取本经主病的腧穴治疗。足少阴经的经气厥逆，腹部痞满不适，上而呕吐，下而泄利清稀，当取本经主病的腧穴治疗。足厥阴经的经气厥逆，挛急腰痛，腹部虚满，小便不通，胡言乱语，当取本经主病的腧穴治疗。若足三阴经脉都发生厥逆，则大小便闭结不通，使人手足寒冷，三天就要死亡。

足太阳经的经气厥逆，身体僵直仆倒，呕血，经常鼻出血，当取本经主病的腧穴治疗。足少阳经的经气厥逆，筋骨关节不利，筋骨关节不利则腰部不能活动，项部不能左右回顾，如果兼发肠痈，就为不可治的危证。如再发惊，就会死亡。足阳明经的经气厥逆，喘息咳嗽，全身发热，容易惊骇，且有鼻衄、呕血。

手太阴经的经气厥逆，胸中胀满而咳嗽，经常呕吐涎沫，当取本经主病的腧穴治疗。手厥阴经和手少阴经的经气厥逆，心痛连及咽喉，全身发热，是不可治的死证。手太阳经的经气厥逆，耳聋不闻，目流泪，头颈不能左右回顾，腰不能前后俯仰，当取本经主病的腧穴治疗。手阳明经和手少阳经的经气厥逆，发为咽喉闭塞疼痛，颈项强直，当取本经主病的腧穴治疗。

按：本段经文与前文“六经厥证”有重复。据《新校正》考证，本段经文，全元起本在第九卷，是王冰移到此处，故而有重复。

## 第三节 痹 病

**【原文】**黄帝问曰：痹之安生？岐伯对曰：风寒湿三气杂至[①]，合而为痹也。其风气胜者为行痹[②]，寒气胜者为痛痹[③]，湿气胜者为著痹[④]也。

帝曰：其有五者何也？岐伯曰：以冬遇此者为骨痹，以春遇此者为筋痹，以夏遇此者为脉痹，以至阴遇此者为肌痹，以秋遇此者为皮痹。

帝曰：内舍五脏六腑[⑤]，何气使然？岐伯曰：五脏皆有合，病久而不去者，内舍于其合[⑥]也。故骨痹不已，复感于邪，内舍于肾。筋痹不已，复感于邪，内舍于肝。脉痹不已，复感于邪，内舍于心。肌痹不已，复感于邪，内舍于脾。皮痹不已，复感于邪，内舍于肺。所谓痹者，各以其时[⑦]重感于风寒湿之气[⑧]也。(《素问·痹论篇第四十三》)

**【注解】**

①风寒湿三气杂至：风寒湿三气杂合而侵犯人体。

②行痹：关节疼痛，游走不定，又称风痹。

③痛痹：关节疼痛，寒冷，固定不移，又称寒痹。

④著痹：关节疼痛，沉重，又称湿痹。

⑤内舍五脏六腑：指邪气入里，留驻于五脏六腑。内，入里；舍，居住。

⑥内舍于其合：指邪气入里客于五体，深入与之相合的五脏。

⑦各以其时：如以冬遇此者为骨痹，以春遇此者为筋痹等。各，各种痹。其时，容易发病的时间。

⑧重感于风寒湿之气：在容易发病的时间又加上感受风寒湿之气。重感，两感相加。

**【释义】** 本段经文先指出痹的病因是“风寒湿三气杂至”，又论述了“五体痹”与“五脏痹”的发病时间和传变规律。

黄帝问道：痹病是怎样发生的呢？岐伯回答说：风、寒、湿三种邪气错杂而至，相合侵入人体，则成为痹病。其风气偏胜的叫行痹，寒气偏胜的叫痛痹，湿气偏胜的叫著痹。

黄帝说：痹病又可分为五种，是什么道理呢？岐伯说：风寒湿三气侵袭人体的季节不同，痹病的名称也不一样。肾应冬主骨，在冬季遇此三气而成痹病，叫骨痹；肝应春主筋，在春季遇此三气而成痹病，叫筋痹；心应夏主脉，在夏季遇此三气而成痹病，叫脉痹；脾应长夏主肌肉，在长夏遇此三气而成痹病，叫肌痹；肺应秋主皮毛，在秋季遇此三气而成痹病，叫皮痹。

黄帝说：痹病留驻于于五脏六腑，是什么病气使其这样的呢？岐伯说：五脏与皮肉筋骨脉五体内外相合，假如病在五体日久而不去，便内舍于其所合的脏腑。所以骨痹不愈，再感受邪气，则内居于肾。筋痹不愈，再感受邪气，则内居于肝。脉痹不愈，再感受邪气，则内居于心。肌痹不愈，再感受邪气，则内居于脾。皮痹不愈，再感受邪气，则内居于肺。因此这些痹病，都是在容易发病的季节里又感受了风寒湿三气造成的。

**【原文】** 凡痹之客五脏者，肺痹者，烦满喘而呕；心痹者，脉不通，烦则心下鼓[①]，暴上气而喘，嗌干，善噫，厥气上则恐；肝痹者，夜卧则惊，多饮，数小便，上为引如怀[②]；肾痹者，善胀，尻以代踵，脊以代头[③]；脾痹者，四肢解堕，发咳呕汁，上为大塞[④]；肠痹者，数饮而出不得[⑤]，中气喘争，时发飧泄；胞痹[⑥]者，少腹膀胱按之内痛，若沃以汤[⑦]，涩于小便，上为清涕[⑧]。（《素问·痹论篇第四十三》）

**【注释】**

①心下鼓：心下鼓动，即心悸。

②上为引如怀：开满弓则形圆，以此形容腹胀大，如怀妊之状。引，《说文》：“开弓也”。

③尻（kāo）以代踵，脊以代头：尻以代踵，谓足不能行，以尻代之。脊以代头，谓头俯不能仰，背驼甚，以致脊高于头。尻，尾骶部。踵，足后跟。

④上为大塞：上，指上焦。大塞，即“痞塞”。

⑤出不得：小便不通。

⑥胞痹：即膀胱痹。胞，通“脬”。

⑦若沃以汤：好像灌以热汤，形容按之热盛也。

⑧上为清涕：马莳注：“膀胱之脉，上额交巅，上入络脑，故邪气上蒸于脑而为清

涕也。”

【释义】本段经文指出“五脏痹”的临床表现。

凡痹证侵犯到五脏的，病变随脏腑而不同。肺痹的症状是：烦闷胀满，喘息而呕吐。心痹的症状是：血脉不通，烦躁而心下鼓动，突然上气喘息，咽喉干燥，嗳气，厥气上逆则为恐惧。肝痹的症状是：夜卧则惊惧，饮水多而小便次数亦多，上为腹胀满大，如妊娠之状。肾痹的症状是：常腹胀，行动则以尾骶代替了足的作用；头俯不能仰，行动则以脊柱代替了头的位置。脾痹的症状是：四肢懈惰无力，咳嗽，呕吐清水，上部胸膈痞塞。肠痹的症状是：经常饮水而小便不畅，肠胃气逆迫肺，以致喘息气急，时而发生完谷不化的飧泄。膀胱痹的症状是：手按少腹内有痛感，感觉腹中发热，好像被热汤浇灌一样，小便滞涩不爽，在上则为鼻流清涕。

【原文】阴气①者，静则神藏，躁则消亡②。饮食自倍，肠胃乃伤。淫气③喘息，痹聚在肺；淫气忧思，痹聚在心；淫气遗溺，痹聚在肾；淫气乏竭，痹聚在肝；淫气肌绝④，痹聚在脾⑤。诸痹不已，亦益内⑥也。其风气胜者，其人易已也。（《素问·痹论篇第四十三》）

【注解】

①阴气：指五脏之气。脏为阴，故称阴气。

②静则神藏，躁则消亡：王冰注：“所以说神藏与消亡者，言人安静不涉邪气，则神气宁以内藏。人躁动触冒邪气，则神被害而离散，脏无所守，故曰消亡。此言五脏受邪之为痹也。”

③淫气：指内脏淫乱之气。凡皮肉脉筋骨五体之痹证，日久不愈，内脏之气淫乱，则风寒湿之邪内聚于其相应之脏，成为脏腑痹证。

④肌绝：肌肉消瘦。

⑤痹聚在脾：《黄帝内经太素》作“痹聚在胃”，此后并有“淫气壅塞，痹聚在脾”八字。

⑥益内：病重向内发展之意。

【释义】本段经文论述“五脏痹”的临床表现。是对上文的补充。

五脏之气，安静则使精神内藏，躁动则使精神消亡。六腑之气，受盛水谷而化生营养。若饮食过量，肠胃就要受到损伤。邪气侵淫入里引起呼吸喘促的，是邪气聚集在肺的肺痹。邪气侵淫入里引起忧愁思虑，是邪气聚集在心的心痹。邪气侵淫入里引起的遗尿症，是邪气聚集在肾的肾痹。邪气侵淫入里引起阴血亏耗，疲乏，是邪气聚集在肝的肝痹。邪气侵淫入里引起的肌肉消瘦，是邪气聚集在脾的脾痹。若上述各种痹病日久不愈，痹邪就会日益深入，逐渐向内发展。风气较胜的痹病，病人容易痊愈。

【原文】黄帝曰：愿闻众痹。岐伯对曰：此各在其处，更发更止①，更居更起②，以右应左，以左应右③，非能周也，更发更休也。

黄帝曰：善。刺之奈何？岐伯对曰：刺此者，痛虽已止，必刺其处，勿令复起[④]。（《灵枢·周痹第二十七》）

【注解】

①更发更止：即发作与停止更替。更，更替。

②更居更起：即静止与活动交替。居、起，动静也。

③以右应左，以左应右：左右相应，是说左侧会影响到右侧，右侧会影响到左侧。

④必刺其处，勿令复起：杨上善曰："众痹在身，所居不移。但痛有休发，故其病虽止，必须刺其痛休之处，令不起也。"

【释义】黄帝说：我很想听你讲一下众痹这个病。岐伯回答说：众痹，它的病邪分布在身体各部，邪气随时停留，随时转移，症状上也就表现为随时疼痛，随时停止，左右相互影响、相互对应，但不是周身都痛。

黄帝说：对。可是怎样去刺治呢？岐伯答道：针刺这种病，要注意疼痛发作的部位，虽然某一个地方疼痛发过以后很快就停止了，但仍须针刺那个部位，不要让它再发。

【原文】帝曰：善。愿闻周痹何如？岐伯对曰：周痹者，在于血脉之中，随[①]脉以上，随脉以下，不能左右[②]，各当其所[③]。（《灵枢·周痹第二十七》）

【注解】

①随：循着。

②不能左右：不能左右对应。

③各当其所：各自在邪气所流动的地方发病。

【释义】黄帝说：好。我想再听你说说周痹是怎么回事？岐伯答道：周痹是邪气在血脉之中，随着血脉的上下循行而周遍全身。它的发病，不是左右相互影响和对应，而是邪气走窜到哪里，哪里就发病。

## 第四节 痿 病

【原文】黄帝问曰：五脏使人痿，何也？岐伯对曰：肺主身之皮毛，心主身之血脉，肝主身之筋膜，脾主身之肌肉，肾主身之骨髓。故肺热叶焦[①]，则皮毛虚弱急薄[②]，著[③]则生痿躄[④]也。心气热，则下脉[⑤]厥而上，上则下脉虚，虚则生脉痿，枢折不挈[⑥]，胫纵而不任地[⑦]也。肝气热，则胆泄口苦，筋膜干，筋膜干则筋急而挛，发为筋痿。脾气热，则胃干而渴，肌肉不仁[⑧]，发为肉痿。肾气热，则腰脊不举[⑨]，骨枯而髓减，发为骨痿。（《素问·痿论篇第四十四》）

【注解】

①肺热叶焦：形容肺叶受热，灼伤津液。

②急薄：形容皮肤干枯不润，肌肉消瘦。

③著：留着不去。

④痿躄（bì）：统指四肢痿废不用。躄，两腿行动不便。

⑤下脉：下部之脉中的气血。

⑥枢折不挈（qiè）：是形容关节弛缓，不能提举活动，犹如枢轴折断不能活动一样。枢，枢纽，转轴，这里指关节。折，断也。不挈，不能提举。“不”原脱，据文义补。

⑦胫纵而不任地：小腿弛缓而不能站立行走。

⑧不仁：麻木。

⑨腰脊不举：腰脊不能直立转动。

**【释义】**黄帝问道：五脏能使人发生痿证，是什么道理呢？岐伯回答说：肺主全身的皮毛，心主全身的血脉，肝主全身的筋膜，脾主全身的肌肉，肾主全身的骨髓。所以肺中有热，则津液耗伤而肺叶干燥，肺不能输精于皮毛，则皮毛虚弱急迫不适，热气日久留驻于肺，则发生下肢痿弱不能行走的痿躄证。心气热，则下部之脉厥而上行，上行则下部脉虚，脉虚则发生脉痿，四肢关节弛缓如折，不能提举，足胫纵缓不能站立于地。肝气热，则胆汁外泄而口苦，阴血耗伤，不能滋养筋膜而使其干燥，筋膜干燥则筋脉拘急而挛缩，发为筋痿证。脾气热，则耗伤胃中津液而口渴，肌肉失于营养而麻痹不仁，发为肉痿证。肾气热，则精液耗竭，髓减骨枯而腰脊不能直立转动，发为骨痿证。

**【原文】**帝曰：何以得之？岐伯曰：肺者，脏之长[①]也，为心之盖[②]也。有所失亡，所求不得[③]，则发肺鸣[④]，鸣则肺热叶焦。故曰：五脏因肺热叶焦，发为痿躄，此之谓也。悲哀太甚，则胞络绝[⑤]，胞络绝则阳气内动，则心下崩[⑥]，数溲血[⑦]也。故《本病[⑧]》曰：大经空虚，发为脉痹[⑨]，传为脉痿。思想无穷，所愿不得，意淫于外，入房太甚，宗筋[⑩]弛纵，发为筋痿，及为白淫[⑪]。故《下经[⑫]》曰：筋痿者，生于肝，使内[⑬]也。有渐于湿，以水为事[⑭]，若有所留，居处相湿[⑮]，肌肉濡渍，痹而不仁，发为肉痿。故《下经》曰：肉痿者，得之湿地也。有所远行劳倦，逢大热而渴，渴则阳气内伐，内伐则热舍于肾，肾者水脏也，今水不胜火，则骨枯而髓虚，故足不任身，发为骨痿。故《下经》曰：骨痿者，生于大热也。（《素问·痿论篇第四十四》）

**【注解】**

①脏之长：肺居脏腑之最高位，故为脏之长。

②心之盖：为心之华盖。

③有所失亡，所求不得：若所爱之物亡失，有所求而不得遂愿。

④肺鸣：呼吸喘息有声。

⑤胞络绝：悲哀太甚，则气急迫而胞络伤，络伤则心病。胞络，心包络之脉。绝，阻绝之意。

⑥心下崩：盖心属火而主血，心病火发，迫血妄行，遂下流于小肠与膀胱。崩，崩溃。

⑦数溲血：多次小便出血。

⑧本病：古代医书名，已亡佚。

⑨脉痹：原作“肌痹”，据《黄帝内经太素》改。

⑩宗筋：指男子前阴。《素问·厥论》曰：“前阴者，宗筋之所聚。”

⑪白淫：指男子滑精，女子白带。

⑫下经：古代医书名，已亡佚。

⑬使内：入房。

⑭有渐于湿，以水为事：湿邪渐渐浸渍机体，加上从事水上工作。渐，浸渍也。

⑮若有所留，居处相湿：湿邪留滞体内，再加久居湿地。

**【释义】**本段经文论述了痿病的病因病机和临床表现。

黄帝说：痿病是怎样发生的呢？岐伯说：肺为诸脏之长，又为心的上盖，遇有失意的事情，有所求而不得遂愿，则肺气郁而不畅，发生肺气喘鸣，喘鸣则气郁为热，致使肺叶干燥，不能敷布营卫气血。所以说，五脏都是因肺热叶焦得不到营养，而发为痿躄证。悲哀太过则心系急，心包之络脉阻绝不通，则阳气不能外达而鼓动于内，致使心下崩损，络血外溢，时常小便尿血。所以《本病》说：大的经脉空虚，则发生脉痹，最后转变为脉痿。思想贪欲无穷，愿望又不能达到，意志淫于外，房劳过伤于内，致使宗筋弛缓，发为筋痿，以及白淫之病。所以《下经》说：筋痿之病生于肝，由于房劳过度所致。经常被水湿浸渍，以临水工作为职业，水湿有所留滞，或居处潮湿，肌肉经常受湿邪侵害，久则肌肉麻痹不仁，发生肉痿。所以《下经》说：肉痿证，是久居湿地造成的。由于远行过于劳累，又适遇气候炎热，汗多伤津而致口渴，津伤口渴则阳气内盛而热气内攻，内攻则热气侵舍于肾，肾属水脏，今水不能胜过火热的攻伐，则骨枯而髓空虚，以致两足不能支持身体，发为骨痿证。所以《下经》说：骨痿证，是由于大热造成的。

**【原文】**帝曰：何以别之？岐伯曰：肺热者，色白而毛败；心热者，色赤而络脉溢[①]；肝热者，色苍而爪枯；脾热者，色黄而肉蠕动[②]；肾热者，色黑而齿槁。（《素问·痿论篇第四十四》）

**【注解】**

①络脉溢：指浅表血络充盈。

②肉蠕动：即肌肉微微掣动如虫行。

**【释义】**黄帝说：五种痿证如何区别？岐伯说：肺脏有热的人，面色发白而毛发败落；心脏有热的人，面色发红而络脉充溢；肝脏有热的人，面色发青而爪甲干枯；脾脏有热的人，面色发黄而肌肉蠕动。肾脏有热的人，面色发黑而牙齿焦槁。

**【原文】** 帝曰：如夫子言可矣，论[①]言治痿者独取阳明[②]何也？岐伯曰：阳明者，五脏六腑之海[③]，主润宗筋[④]，宗筋主束骨而利机关也。冲脉者，经脉之海[⑤]也，主渗灌溪谷[⑥]，与阳明合于宗筋，阴阳揔宗筋之会[⑦]，会于气街[⑧]，而阳明为之长[⑨]，皆属于带脉，而络于督脉。故阳明虚则宗筋纵，带脉不引[⑩]，故足痿不用也。

帝曰：治之奈何？岐伯曰：各补其荥而通其俞[⑪]，调其虚实，和其逆顺，筋脉骨肉各以其时受月[⑫]，则病已矣。帝曰：善。（《素问·痿论篇第四十四》）

**【注解】**

①论：古医书所论。

②独取阳明：只治疗阳明经。

③五脏六腑之海：汇聚五脏六腑气血的处所。

④宗筋：总全身之诸筋，故曰宗筋。又众筋聚于前阴，故前阴亦可称宗筋。宗，总也。

⑤冲脉者，经脉之海：冲脉是汇聚全身经脉气血的处所。

⑥主渗灌溪谷：谓滋养肌肉腠理。渗灌，渗透灌溉，滋养之义也。溪谷，指肌肉腠理，《气穴论》王冰注："肉之大会为谷，肉之小会为溪。"

⑦阴阳揔（zǒng）宗筋之会：阴阳，指阴经阳经。揔，音义同"总"，汇聚也。张介宾注："宗筋聚于前阴，前阴者，足之三阴、阳明、少阳及冲、任、督、蹻九脉之所会也"。

⑧气街：穴名，冲脉、足阳明胃经、足少阴肾经汇合之处。

⑨阳明为之长：阳明为诸经的统领。

⑩带脉不引：带脉不能收引。

⑪各补其荥而通其俞：俞，即输。荥、输均为经脉在手足末端的腧穴。张介宾注："补者，所以致气；通者，所以行气。上文云独取阳明，此复云各补其荥而通其俞，盖治痿者，当取阳明，又必察其所受之经而兼治之也。"

⑫筋脉骨肉各以其时受月：此指五脏五体各有受气时月，可据此针刺其荥俞以治之也。月，《黄帝内经素问吴注》改作"气"。

**【释义】** 黄帝说：先生所谈的痿证我认为是很好的，但医论上说治痿证应独取阳明，是什么道理呢？岐伯说：阳明属胃，是五脏六腑营养的源泉，能够润养宗筋，宗筋主约束骨骼而使关节滑利。冲脉为十二经脉之海，主输送营养以渗灌滋养肌腠，与阳明经会合于宗筋，故此阴阳二脉总统宗筋诸脉，会合于气街，气街为阳明脉气所发，故阳明为诸经的统领，它们又都连属于带脉，而络系于督脉。所以阳明胃脉亏虚则宗筋纵缓，带脉也不能收引，因而两足痿弱不用。黄帝说：怎样治疗呢？岐伯说：要根据不同情况，诊察其受病之经而治之，补其荥穴以致气，通其输穴以行气，再以不同的手法，调其正邪的虚实，结合其病情的逆顺，并根据各脏腑受气的时月，治疗筋脉骨肉的痿证，病就可以痊愈。黄帝说：好。

# 第五节 痛 病

**【原文】** 厥头痛[①]，面若肿起而烦心，取之足阳明、太阴。厥头痛，头脉痛，心悲善泣[②]，视头动，脉反盛者[③]，刺尽去血[④]，后调足厥阴。厥头痛，贞贞头重而痛[⑤]，泻头上五行[⑥]，行五[⑦]，先取手少阴，后取足少阴。厥头痛，意善忘[⑧]，按之不得[⑨]，取头面左右动脉[⑩]，后取足太阴。厥头痛，项先痛，腰脊为应[⑪]，先取天柱，后取足太阳。厥头痛，头痛甚，耳前后脉涌有热，泻出其血，后取足少阳。（《灵枢·厥病第二十四》）

**【注解】**

①厥头痛：张介宾曰："厥，逆也，邪逆于经，上干头脑而为痛者，曰厥头痛也。"

②心悲善泣：常常悲伤哭泣。

③视头动，脉反盛者：视头动，视之头颤动也。脉反盛，脉络反而充盈。

④刺尽去血：刺破使多余之血出尽。

⑤贞贞头重而痛：指头重而痛且固定不移。贞贞，固定不移。

⑥头上五行：头顶的经脉，左右共五条。正中是督脉，第二是足太阳膀胱经，左右计二条。第三是足少阳胆经，左右计二条。共五条，即五行。

⑦行五：就是一条经脉的五个穴位。据张志聪说，是五处、承光、通天、络却、玉枕五穴。

⑧意善忘：意，通"噫"，即伤叹之声。善忘，健忘。

⑨按之不得：按之不能得知具体的痛处。

⑩取头面左右动脉：指足阳明脉。

⑪为应：犹"相应"。

**【释义】** 厥头痛，面部肿起并且心烦。治疗可取足阳明胃经、足太阴脾经穴刺之。厥头痛，头部脉络痛，常常悲伤爱哭，观察头部颤动，络脉反而充盛。用针刺治疗，刺破使多余之血出尽，然后刺足厥阴肝经穴以调和之。厥头痛，头部沉重，痛得厉害，固定不移。治疗可刺头顶上五行经脉，每行五穴，选穴针刺，以泻诸阳之热逆。但应先取手少阴心脉腧穴，后取足少阴肾脉腧穴。厥头痛，常叹气、好忘，用手按摸也找不到疼痛部位。治疗可取用头面左右动脉刺之，然后再刺足太阴脾经以调之。厥头痛，项部先痛，腰脊也相应而痛。治疗先取天柱穴刺之，然后再刺足太阳膀胱经的穴位。厥头痛，头痛很剧烈，耳前后的脉络胀而发热。治疗先用针泻血，然后再取足少阳胆经的穴位刺之。

**【原文】** 真头痛[①]，头痛甚，脑尽痛，手足寒至节[②]，死不治。（《灵枢·厥病第二十四》）

**【注解】**

①真头痛：《难经·六十难》："入连在脑者，名真头痛。"

②节：肘膝关节。

**【释义】**真头痛，痛得很厉害，病人感到满脑都疼痛，手足冷到肘膝关节，这是邪气盛而正气衰惫，为死症。

**【原文】**厥心痛①，与背相控②，善瘛③，如从后触其心④，伛偻⑤者，肾心痛也……；厥心痛，腹胀胸满，心尤痛甚，胃心痛也……；厥心痛，痛如以锥针刺其心，心痛甚者，脾心痛也……；厥心痛，色苍苍如死状，终日不得太息⑥，肝心痛也……；厥心痛，卧若徒居心痛间⑦，动作痛益甚⑧，色不变，肺心痛也……。（《灵枢·厥病第二十四》）

**【注解】**

①厥心痛：《难经·六十难》："其五脏气相干，名厥心痛。"

②与背相控：心痛牵引背部。控，牵引。

③善瘛：常常拘急。

④如从后触其心：如从背后触摸其心脏。

⑤伛偻（yǔ lǚ）：驼背。

⑥不得太息：不得做深呼吸。

⑦卧若徒居心痛间：这是说心痛病人，如果安卧或从容闲居，心痛减轻。若有"或"义。徒与"从"互用，有从容的意思。"间"有减轻的意思。

⑧动作痛益甚：活动时则心痛愈发严重。

**【释义】**厥心痛牵引到背，并有拘急的现象，犹如从背后触动其心，其人弯腰屈背，这是肾经邪气上犯于心，故称肾心痛；……厥心痛，胸腹胀满，心痛特别厉害的，属于胃经的邪气侵犯于心，称为胃心痛；……厥心痛，痛得像锥刺一样难以忍受，为脾气犯心所致，称脾心痛；……，厥心痛，面色苍青如死灰，气息不畅，欲做深呼吸而疼痛不止，这是由肝气厥逆犯心而致痛，称为肝心痛；……厥心痛，卧床休息或闲居静养的时候，心痛稍有缓解；动作时疼痛就加剧，面色没什么变化，这是肺气逆乱犯心而致，称为肺心痛。

**【原文】**真心痛，手足清至节，心痛甚，旦发夕死，夕发旦死。（《灵枢·厥病第二十四》）

**【释义】**邪气犯心而成的真心痛，发作时手足厥冷至肘、膝，这是极严重的疾病，常出现早晨发作晚上死亡、晚上发作不过第二天早晨就死亡的现象。

**【原文】**帝曰：愿闻人之五脏卒痛①，何气使然？岐伯对曰：经脉流行不止，环周不休，寒气入经而稽迟②，泣而不行③，客于脉外则血少，客于脉中则气不通，故卒然而痛。（《素问·举痛论篇第三十九》）

【注解】

①卒痛：忽然疼痛。

②稽迟：稽留迟缓。

③泣而不行：指寒邪凝滞气血，使气血运行涩滞不畅。泣，同“涩”。

【释义】黄帝说：我想听听人体的五脏突然作痛，是什么邪气造成的呢？岐伯回答说：人体经脉中的气血流行不止，如环无端。如果寒邪侵入了经脉，则经脉气血的循行迟滞，凝涩而不畅行；寒邪留滞于经脉之外，则使经脉凝涩而血少；寒邪留滞于经脉之中，则气机不通，所以突然作痛。

【原文】帝曰：其痛或卒然而止者，或痛甚不休者，或痛甚不可按者，或按之而痛止者，或按之无益者，或喘动应手[①]者，或心与背相引而痛[②]者，或胁肋与少腹相引而痛[③]者，或腹痛引阴股[④]者，或痛宿昔而成积[⑤]者，或卒然痛死不知人，有少间复生[⑥]者，或痛而呕者，或腹痛而后泄者，或痛而闭不通[⑦]者，凡此诸痛，各不同形，别之奈何？（《素问·举痛论篇第三十九》）

【注解】

①喘动应手：按压之时疼痛之部位跳动应手。喘，通“揣”，动也。

②心与背相引而痛：心区疼痛牵引背部。

③胁肋与少腹相引而痛：胁肋部位疼痛牵引少腹。

④腹痛引阴股：小腹部疼痛牵引会阴和大腿内侧。

⑤痛宿昔而成积：疼痛日久而形成积聚。宿昔，言时间已久。

⑥卒然痛死不知人，有少间复生：忽然剧烈疼痛昏厥，顷刻即苏醒。

⑦痛而闭不通：腹部疼痛伴有大便不通。

【释义】黄帝说：其疼痛有突然停止的，有痛得很剧烈而不停止的，有痛得很剧烈而不能按压的，有按压而疼痛停止的，有按压也不见缓解的，有疼痛跳动应手的，有心和背部相互牵引而痛的，有胁肋和少腹相互牵引而痛的，有腹痛牵引阴股的，有疼痛日久而成积聚的，有突然疼痛昏厥如死不知人事，稍停片刻而又清醒的，有痛而呕吐的，有腹痛而后泄泻的，有痛而闭结不通的，以上这些疼痛的情况，其病形各不相同，如何加以区别呢？

【原文】岐伯曰：寒气客于脉外则脉寒，脉寒则缩踡[①]，缩踡则脉绌急[②]，绌急则外引小络，故卒然而痛，得炅[③]则痛立止；因重中于寒[④]，则痛久矣。寒气客于经脉之中，与炅气相薄则脉满[⑤]，满则痛而不可按也。寒气稽留，炅气从上[⑥]，则脉充大而血气乱，故痛甚不可按也。寒气客于肠胃之间，膜原[⑦]之下，血不得散，小络急引故痛，按之则血气散，故按之痛止。寒气客于侠脊之脉[⑧]则深，按之不能及，故按之无益也。寒气客于冲脉，冲脉起于关元，随腹直上，寒气客则脉不通，脉不通则气因之，故喘动应手矣。寒气客于背俞之脉则脉泣，脉泣则血虚，血虚则痛，其俞注于心，故相引而痛。按之则热气至，热气至则痛止矣。寒气客于厥阴之脉，厥阴之脉者，络阴器系于肝，寒气客于脉中，则血泣脉急，故胁肋与少腹相引痛矣。厥气客于阴股，寒气上及少腹，血泣在下相引，故腹痛引阴股。寒气客于小肠膜原之间，络血之中，血泣不得注于大经，血气稽留不得行，故宿昔而成积矣。寒气客于五脏，厥逆上泄，阴气竭，阳气未入，故卒然痛死不知人，气复反则生矣。寒气客于肠胃，厥逆上出，故痛而呕也。寒气客于小肠，小肠不得成聚，故后泄腹痛矣。热气留于小肠，肠中痛，瘅热焦渴⑨则坚干不得出⑩，故痛而闭不通矣。(《素问·举痛论篇第三十九》)

【注解】

①缩踡（quán）：踡屈不伸。

②绌（chù）急：绌，短缩；急，拘急。

③炅（jiǒng）：热气。

④重中于寒：即再一次感受寒邪。重，重复。

⑤与炅气相薄则脉满：此指寒邪与热气相迫于脉中，使脉中充满。相薄，相迫。脉满，脉中充满。

⑥上：疑为“之”字。

⑦膜原：腹腔内脂膜之间。

⑧侠脊之脉：脊柱两旁深部之经脉。

⑨瘅热焦渴：发热甚且口渴甚。

⑩坚干不得出：大便坚硬干燥，不能排出。

【释义】本段经文详细论述了寒邪与热邪致痛的机理。

岐伯说：寒邪侵袭于脉外，则经脉受寒，经脉受寒则经脉收缩不伸，收缩不伸则屈曲拘急，因而牵引在外的细小脉络，内外引急，故突然发生疼痛。如果得到热气，则疼痛立刻停止。假如再次感受寒邪，卫阳受损，就会久痛不止。寒邪侵袭经脉之中，和人体本身的热气相互搏争，则经脉充满，脉满为实，不任压迫，故痛而不可按。寒邪停留于脉中，人体本身的热气则随之而上，与寒邪相搏，使经脉充满，气血运行紊乱，故疼痛剧烈而不可触按。寒邪侵袭于肠胃之间，膜原之下，以致血气凝涩而不散，细小的络脉拘急牵引，所以疼痛。如果以手按揉，则血气散行，故按之疼痛停止。寒邪侵袭于侠脊之脉，由于邪侵部位较深，按揉难以达到病所，故按揉也无济于事。寒邪侵袭于冲脉之中，冲脉是从小腹关元穴开始，循腹上行。如因寒气侵入则冲脉不通，脉不通则气因之鼓脉欲通，故腹痛而跳动应手。寒邪袭于背俞足太阳之脉，则血脉流行滞涩，脉涩则血虚，血虚则疼痛，如侵犯心俞，会出现心与背相引而痛，按揉能使热气来复，热气来复则寒邪消散，故疼痛即可停止。寒邪侵入足厥阴之脉，足厥阴之脉循股入毛中，环阴器抵少腹，布胁肋而属于肝。寒邪侵入脉中，则血凝涩而脉紧急，故胁肋与少腹牵引作痛。寒厥之气留驻于阴股，寒气上行少腹，气血凝涩，上下牵引，故腹痛牵引阴股。寒邪侵袭于小肠膜原之间、络血之中，使络血凝涩，不能流注于大的经脉，血气留止不能畅行，故日久便可结成积聚。寒邪侵袭于五脏，迫使五脏之气逆而上行，以致脏气上越外泄，使阴气竭于内，阳气不得入，阴阳暂时相离，故突然疼痛昏厥如死不知人事。如果阳气复返，阴阳相接，则可以苏醒。寒邪侵袭于肠胃，迫使肠胃之气逆而上行，故出现疼痛而呕吐。寒邪袭于小肠，小肠为受盛之腑，因寒而阳气不化，水谷不得停留，故泄泻而腹痛。如果是热邪留蓄于小肠，也可发生肠中疼痛。由于内热伤津唇焦口渴，粪便坚硬难以排出，故腹痛而大便闭结不通。

## 第六节 咳 嗽

**【原文】**黄帝问曰：肺之令人咳何也？岐伯对曰：五脏六腑皆令人咳，非独肺也。帝曰：愿闻其状。岐伯曰：皮毛者，肺之合①也，皮毛先受邪气，邪气以从其合②也。其寒饮食入胃，从肺脉上至于肺则肺寒，肺寒则外内合邪因而客之，则为肺咳。五脏各以其时受病③，非其时，各传以与之④。

人与天地相参，故五脏各以治时⑤感于寒则受病，微则为咳，甚者为泄为痛。乘秋则肺先受邪，乘春则肝先受之，乘夏则心先受之，乘至阴⑥则脾先受之，乘冬则肾先受之。(《素问·咳论篇第三十八》)

**【注解】**

①皮毛者，肺之合：五体（筋脉肉皮骨）与五脏（肝心脾肺肾）相关联，肺合皮毛。

②邪气以从其舍：邪气侵犯人体，先客于在外的五体，再循经深入与之相合的脏腑。

③五脏各以其时受病：是五脏各以所主之时受病。如乘春则肝先受邪，乘夏则心先受邪，乘秋则肺先受邪等。

④非其时，各传以与之：若不在肺当令，而在其他脏腑各自当令之时受邪，都会传给肺而发生咳嗽。非其时，不在肺当令（秋天）之时。各，代指其他脏腑。之，代指肺。

⑤治时：指五脏在一年中分别所主的时令，如肝主春，心主夏，脾主长夏，肺主秋，肾主冬等。

⑥至阴：代指长夏。农历六月为至阴，亦称长夏或季夏。

**【释义】**黄帝问道：为什么肺脏有病能使人咳嗽？岐伯回答说：五脏六腑有病都能使人咳嗽，不只肺脏。黄帝说：我想听听各种咳嗽的症状。岐伯说：皮毛与肺相合，皮毛先感受了外邪，邪气就会直接影响肺脏。如果又吃了寒冷的饮食，寒气由胃循肺脉上行于肺，则肺又受寒，这样就使内外寒邪相合而停留于肺脏，就成为肺咳。一般的讲，五脏是各在其所主的时令受病，如果不是在肺所主的秋天，而是其他脏腑在各自当令之时受邪，邪传于肺脏也会引起咳嗽。人和自然界是相应的，故五脏各在其所主的时令感受了寒邪，就要得病。轻微者则上乘于肺而为咳嗽，严重者则内入于里而为腹泻，或寒伤肌肉经络而为疼痛。所以秋天感寒则肺先受邪，春天感寒则肝先受邪，夏天感寒则心先受邪，长夏感寒则脾先受邪，冬天感寒则肾先受邪。

**【原文】** 帝曰：何以异之①？岐伯曰：肺咳之状，咳而喘息有音，甚则唾血②。心咳之状，咳则心痛，喉中介介如梗状③，甚则咽肿喉痹④。肝咳之状，咳则两胁下痛，甚则不可以转，转则两胠下⑤满。脾咳之状，咳则右胁下痛，阴阴⑥引肩背，甚则不可以动，动则咳剧。肾咳之状，咳则腰背相引而痛，甚则咳涎⑦。（《素问·咳论篇第三十八》）

**【注解】**

①异之：即区别五脏咳嗽的不同症状。异，区别。之，代指咳嗽。

②唾血：血随咳唾而出，病在肺。

③介介如梗状：吴昆注："坚梗而有妨碍之意。"

④喉痹：病名。指咽喉阻塞肿痛一类的病。吴昆注："喉痹，喉肿而痛也。"

⑤两胠（qū）下：左右腋下。

⑥阴阴：即隐隐。

⑦咳涎：即咳吐痰涎。

**【释义】** 黄帝说：怎样区别不同脏腑的咳嗽呢？岐伯说：肺咳的症状是咳而气喘，呼吸有音，病重时则唾血。心咳的症状是咳嗽则心痛，咽喉好像有东西梗塞一样，病重时则出现咽喉肿痛不利。肝咳的症状是咳嗽则两侧胁下作痛，病重时使人不能转侧，转侧则腋下胀满。脾咳的症状是咳嗽则右胁下痛，隐隐然牵引肩背也痛，病重时则不能活动，活动就会使咳嗽加重。肾咳的症状是咳嗽则腰部和背部互相牵引作痛，病重时则咳吐痰涎。

**【原文】** 帝曰：六腑之咳奈何？安所受病？岐伯曰：五脏之久咳，乃移于六腑。脾咳不已，则胃受之，胃咳之状，咳而呕，呕甚则长虫①出。肝咳不已，则胆受之，胆咳之状，咳呕胆汁。肺咳不已，则大肠受之，大肠咳状，咳而遗失②。心咳不已，则小肠受之，小肠咳状，咳而失气③，气与咳俱失。肾咳不已，则膀胱受之，膀胱咳状，咳而遗溺④。久咳不已，则三焦受之，三焦咳状，咳而腹满，不欲食饮。此皆聚于胃，关于肺⑤，使人多涕唾⑥而面浮肿气逆也。（《素问·咳论篇第三十八》）

**【注解】**

①长虫：蛔虫，居肠胃之中。

②遗失：大便失禁。

③失气：从肛门排气，俗称放屁。

④遗溺：小便失禁。

⑤聚于胃，关于肺：汇聚在胃，关联于肺。此指胃为生痰之源，肺为贮痰之器的意思。

⑥多涕唾：鼻涕与唾液增多。与下句面浮肿气逆结合来看，是痰湿内盛。

**【释义】**黄帝说：六腑咳嗽的症状是怎样的呢？又是如何受病的？岐伯说：五脏的咳嗽日久不愈，则移传于六腑。脾与胃合，脾咳不愈，则胃受病，胃咳的症状是咳而呕吐，甚则呕出蛔虫。肝与胆合，肝咳不愈，则胆受病，胆咳的症状是咳而呕吐胆汁。肺与大肠合，肺咳不愈，则大肠受病，大肠咳的症状是咳而大便失禁。心与小肠合，心咳不愈，则小肠受病，小肠咳的症状是咳而矢气，并且咳嗽和矢气同时出现。肾与膀胱合，肾咳不愈，则膀胱受病，膀胱咳的症状是咳而遗尿。以上各种咳嗽如经久不愈，则使三焦受病，三焦咳的症状是咳而腹部胀满，不想饮食。总之，咳嗽的病变都是邪气聚于胃，而关系到肺，故使人多涕唾而面部浮肿、咳嗽气逆。

## 第七节 肿胀与癥瘕

**【原文】**黄帝问曰：少阴何以主肾？肾何以主水？岐伯对曰：肾者至阴也，至阴者盛水①也，肺者太阴也，少阴者冬脉②也，故其本在肾，其末在肺，皆积水也③。

帝曰：肾何以能聚水而生病？岐伯曰：肾者胃之关也④，关门不利，故聚水而从其类也⑤。上下溢于皮肤，故为胕肿⑥。胕肿者，聚水而生病也。

帝曰：诸水皆生于肾乎？岐伯曰：肾者牝⑦脏也，地气上者属于肾，而生水液也，故曰至阴。勇而劳甚则肾汗出，肾汗出逢于风，内不得入于脏腑，外不得越于皮肤，客于玄府，行于皮里，传为胕肿，本之于肾，名曰风水。所谓玄府者，汗空也。（《素问·水热穴论篇第六十一》）

**【注解】**

①肾者至阴也，至阴者盛水：肾属水脏，为阴中之至阴。至阴，阴中之阴，阴气最盛。

②少阴者冬脉：足少阴肾脉应于冬季。

③其本在肾，其末在肺，皆积水也：水病的病机根本在肾，枝末在肺，都是水液积聚。

④肾者胃之关也：肾是胃的门户开关。张介宾注："关者，门户要会之处，所以司启闭出入也。肾主下焦，开窍于二阴，水谷入胃，清者由前阴而出，浊者由后阴而出，肾气化则二阴通，肾气不化则二阴闭，肾气壮则二阴调，肾气虚则二阴不禁，故曰肾者胃之关也。"

⑤关门不利，故聚水而从其类也：肾气不化，则肾的启闭出入失职，水液积聚为水肿。

⑥胕肿：即浮肿。胕，通“浮”。

⑦牝（pìn）：指雌性，在此代指阴。

**【释义】**黄帝问道：少阴为什么主肾？肾又为什么能主水呢？岐伯回答说：肾居下焦属水，为阴中之阴，所以称为至阴之脏。水属阴，而主于肾，所以说至阴者，为主水之脏器。肺为太阴，司气化而通调水道。肾属少阴，主水而旺于冬，其脉从肾上贯肝膈入肺中。故诸水病，其本在肾而标在肺，肺、肾皆可积水而成此水肿病。

黄帝说：肾为什么能聚水而生病呢？岐伯说：肾居下焦，开窍于二阴，为胃之关。肾的启闭功能失调，则水气停留，同类相从，就可产生水病。水气上下泛溢，留于皮肤，故成为浮肿。浮肿的形成，是因水气积聚而成病。

黄帝说：一切水病都发生在肾吗？岐伯说：肾是阴脏，阴气向上蒸腾属于肾，肾能化生水液，故肾为至阴之脏。若其人逞勇而劳力过度则汗出于肾，或者汗出适感风邪，汗孔闭塞，其汗液既不能向内达于脏腑，也不能向外透出皮肤，而停留在汗孔，流行于皮肤之中，以致成为浮肿。此病之本属于肾，又加感受了风邪，所以叫风水。所说的玄府，就是汗孔。

**【原文】**黄帝曰：愿闻胀形。岐伯曰：夫心胀者，烦心短气，卧不安。肺胀者，虚满而喘咳。肝胀者，胁下满而痛引小腹。脾胀者，善哕[①]，四肢烦悗[②]，体重不能胜衣[③]，卧不安。肾胀者，腹满引背央央然[④]，腰髀[⑤]痛。六腑胀：胃胀者，腹满，胃脘痛，鼻闻焦臭[⑥]，妨于食[⑦]，大便难。大肠胀者，肠鸣而痛濯濯[⑧]，冬日重感于寒，则飧泄不化。小肠胀者，少腹䐜胀，引腰而痛。膀胱胀者，少腹满而气癃[⑨]。三焦胀者，气满于皮肤中，轻轻然[⑩]而不坚。胆胀者，胁下痛胀，口中苦，善太息。（《灵枢·胀论第三十五》）

**【注解】**

①哕（yuě）：呃逆。

②烦悗（mán）：烦闷。

③体重不能胜衣：身体沉重的像不能承受衣服的重量。

④央央然：《针灸甲乙经》卷八第三作“怏怏然”，央，通“怏”，不舒畅也。

⑤髀（bì）：股骨。

⑥鼻闻焦臭：臭，气的总称。焦臭即苦气，属于心。杨上善曰：“香为脾臭，焦为心臭。今脾胃之病闻焦臭者，以其子病，思闻母气故也。”

⑦妨于食：妨碍食欲。

⑧濯濯（zhuó zhuó）：形容肠鸣的声音。

⑨气癃：膀胱气闭，小便不通。

⑩轻轻然：《针灸甲乙经》卷八第三、《黄帝内经太素·胀论》并作“殼殼然”。轻轻然、殼殼然均当指皮肤虚软不坚。

【释义】黄帝说：我想听你讲一下胀病的表现。岐伯说：心胀病，心烦气短，睡卧不宁。肺胀病，呼吸无力而胸中满胀，喘促咳逆。肝胀病，胁下胀满疼痛而牵引少腹。脾胀病，多呃逆，四肢闷胀不舒，身体重滞，连衣服都觉沉甸甸的，同时睡眠不安宁。肾胀病，腹胀满，牵引到背部闭闷不舒，腰部与大腿感到疼痛。六腑的胀病：胃胀病，腹部胀满而胃脘疼痛，鼻中常闻到焦苦的气味，妨碍正常的食欲，大便也不通畅。大肠胀病，肠鸣而腹痛，若冬季再感受寒邪，就会出现完谷不化的飧泄。小肠胀病，少腹胀满，牵引腰部作痛。膀胱胀病，少腹满而小便不利。三焦胀病，气充满在皮肤里面，胀满虚浮，按之空软。胆胀病，胁下胀痛，口苦，常作深长的呼吸而发出叹息的声音。

【原文】黄帝曰：胀者焉①生？何因而有？岐伯曰：卫气之在身也，常然并脉循分肉，行有逆顺②，阴阳相随③，乃得天和，五脏更始，四时循序，五谷乃化④。然而⑤厥气⑥在下，营卫留止，寒气逆上，真邪相攻，两气相搏⑦，乃合为胀也。黄帝曰：善。（《灵枢·胀论第三十五》）

【注解】

①焉：疑问词，有“在哪里”的意思。

②行有逆顺：杨上善曰：“有逆有顺，从目循足三阳下为顺，从目循手三阳下为逆。”

③随：和顺。

④五谷乃化：谓食入谷物，化生精微以养人体。

⑤然而：原作“然后”，据《针灸甲乙经》卷八第三改。

⑥厥气：指寒厥之气。与下“寒气”异文同义。

⑦两气相搏：寒气逆上，与正气相搏。

【释义】黄帝说：胀病发生在什么部位？是什么原因导致胀的病变？岐伯说：卫气在人体内，常依傍着经脉而循行于分肉之间，其循行有逆顺的不同。营卫之气在脉内脉外相随顺，与天地间阴阳的规律相合。五脏的经气输注运转，就像四季变化一样有一定次序。这样，人体就能正常发挥生理功能，饮食物也可以正常地消化吸收。若阴阳不相随顺，营卫之气循行紊乱，气逆于下，则易为寒邪所凑，营卫便不能正常流行而凝涩，寒气上逆，邪气与正气相搏结，这就形成了胀病。黄帝说：明白了。

【原文】黄帝问于岐伯曰：水①与肤胀②、鼓胀③、肠覃④、石瘕⑤、石水⑥，何以别之？岐伯答曰：水始起也，目窠上微肿，如新卧起之状⑦，其颈脉动⑧，时咳，阴股间寒，足胫肿，腹乃大，其水已成矣。以手按其腹，随手而起，如裹水之状，此其候也。（《灵枢·水胀第五十七》）

【注解】

①水：水肿，以手按之，随手而起。

②肤胀：水肿，以手按之，深陷不起，腹色不变。

③鼓胀：腹胀，腹色变黄，腹壁青筋隆起。

④肠覃：癥瘕，按之则坚，推之则移，月经按时来潮。

⑤石瘕：皆生于女子。生于胞中，状如怀子，月经不按时来潮。

⑥石水：《针灸甲乙经》卷八第四无，《黄帝内经太素·胀论》有此二字，杨上善注："石水一种，缺而不解也。"按，或"石水"二字衍，或后脱其释文，俟考。

⑦目窠上微肿，如新卧起之状：此指下眼胞微肿，好像刚睡醒起来的样子。目窠，眼睑。新卧起，《黄帝内经太素·胀论》作"卧新起"。

⑧其颈脉动：颈脉，谓耳下及结喉旁人迎脉。动，搏动明显。

**【释义】**黄帝向岐伯问道：水肿与肤胀、鼓胀、肠覃、石瘕、石水，怎样进行鉴别呢？岐伯回答说：水肿开始发病时，病人的下眼胞微肿，好像刚睡醒起来的样子，人迎脉有明显的搏动，并时时咳嗽，大腿内侧有寒冷的感觉，足胫部浮肿，腹部胀大，出现这些症状，说明水肿病已经形成了。以手按压病人的腹部，放手后随手而起，犹如按在裹水的袋子上，这就是水肿病的证候。

**【原文】**黄帝曰：肤胀何以候之？岐伯曰：肤胀者，寒气客于皮肤之间，鼟鼟[①]然不坚，腹大，身尽肿，皮厚，按其腹，窅[②]而不起，腹色不变，此其候也。(《灵枢·水胀第五十七》)

**【注解】**

①鼟鼟（kōngkōng）：指肤胀病皮肤厚如鼓皮。

②窅（yǎo）：深陷。此指水肿以手按之不起。

**【释义】**黄帝说：肤胀怎样诊断呢？岐伯说：肤胀病是因寒邪侵入皮肤之间而形成，临床表现有腹部胀大，叩击时有中空而不实的感觉，全身肿，皮厚，用手按在腹上，深陷而不起，腹部的皮色也无变化，这就是肤胀病的证候。

**【原文】**鼓胀何如？岐伯曰：腹胀，身皆大，大与肤胀等[①]也，色苍黄[②]，腹筋起[③]，此其候也。(《灵枢·水胀第五十七》)

**【注解】**

①等：相同。

②色苍黄：皮肤呈现青黄色。李念莪曰："鼓胀与肤胀，大同小异，只以色苍黄，腹筋起为别耳。"

③腹筋起：腹壁青筋暴露。

**【释义】**黄帝问：鼓胀病的证候是什么样的呢？岐伯说：鼓胀病的腹部胀大和全身肿胀与肤胀病的表现相同，但鼓胀的肤色青黄，青筋暴露，这是它的证候特点。

**【原文】**肠覃何如？岐伯曰：寒气客于肠外，与卫气相搏，气不得荣[①]，因有所系[②]，瘕而内著[③]，恶气乃起，瘜肉[④]乃生。其始生也，大如鸡卵，稍以益大，至其成，如怀子状，久者离岁[⑤]，按之则坚，推之则移，月事以时下，此其候也。（《灵枢·水胀第五十七》）

**【注解】**

①气不得荣：气不得运行。荣，通“营”，运行之义。

②因有所系：此指寒气和卫气相搏导致气不得运行而结聚。系，联系。

③瘕而内著：指腹中结块逐渐从里显露出来。瘕，原作“癖”，据《针灸甲乙经》卷八第四、《黄帝内经太素·胀论》改。

④瘜肉：现通作“息肉”。

⑤离岁：言肠覃病程可历数年。离，经历也。岁，一年。

**【释义】**黄帝问：肠覃病的证候是什么样的呢？岐伯回答说：寒邪侵袭机体后停留在肠外，和卫气相搏，阻碍了卫气的正常运行，因而邪气留滞，血瘀不通，附着在肠外，病邪日渐滋长，息肉生成。初时像鸡卵一样大，渐渐长大，等到病发时，形似怀孕。病程长的可以经历数年。用手按压患部，很坚硬，推之又能移动，月经仍按时来潮，这就是肠覃的证候表现。

**【原文】**石瘕[①]何如？岐伯曰：石瘕生于胞中[②]，寒气客于子门[③]，子门闭塞，气不得通，恶血当泻不泻，衃以留止[④]，日以益大，状如怀子，月事不以时下[⑤]。皆生于女子，可导而下[⑥]。（《灵枢·水胀第五十七》）

**【注解】**

①石瘕：结硬如石，故名石瘕。

②胞中：胞宫之中。

③子门：子宫之门，即宫颈口。

④衃以留止：指衃血瘀结在胞宫之中。衃，衃血。

⑤月事不以时下：月经不能按时来潮。

⑥可导而下：导而下，引血下行。

**【释义】**黄帝说：石瘕病的证候是什么样的呢？岐伯说：石瘕病生在胞宫之内，因寒气从子宫体侵入，使宫口闭塞，气血不能流通，恶血不得排泄，以致凝结成块滞留在胞中，逐渐长大，像怀孕一样，月经也不按期来潮。这种病都发生在妇女，在治疗时可用通导攻下的方法，以去其凝聚的瘀血。

**【原文】**黄帝问曰：有病心腹满，旦食[①]则不能暮食[②]，此为何病？岐伯对曰：名为鼓胀。帝曰：治之奈何？岐伯曰：治之以鸡矢醴[③]，一剂知，二剂已[④]。帝曰：其时有复发者何也？岐伯曰：此饮食不节，故时有病也。虽然其病且已时[⑤]，故当[⑥]病气聚于

腹也。(《素问·腹中论篇第四十》)

【注解】

①旦食：吃早饭。

②暮食：吃晚饭。

③鸡矢醴：用羯鸡屎研细，炒焦，再以清酒浸泡，过滤取汁服。具有消积下气，通利大小便的作用。

④一剂知，二剂已：一剂就能见效，二剂就能痊愈。知，见效。已，痊愈。

⑤且已时：即将痊愈之时。

⑥当：当时，此指饮食不节的时候。

【释义】黄帝问道：有一种心腹胀满的病，早晨吃了饭晚上就不能再吃，这是什么病呢？岐伯回答说：这叫鼓胀病。黄帝说：如何治疗呢？岐伯说：可用鸡矢醴来治疗，一剂就能见效，两剂病就好了。黄帝说：这种病有时复发是什么原因呢？岐伯说：这是因为饮食不注意，所以病有时复发。这种情况多是正当疾病将要痊愈时，而又复伤于饮食，使邪气又聚于腹中，鼓胀就会再发。

## 第八节 风 病

【原文】黄帝问曰：风之伤人也，或为寒热①，或为热中②，或为寒中③，或为疠风④，或为偏枯⑤，或为风也，其病各异，其名不同，或内至五脏六腑，不知其解，愿闻其说。

岐伯对曰：风气藏于皮肤之间，内不得通，外不得泄。风者善行而数变，腠理开则洒然寒，闭则热而闷⑥，其寒也则衰食饮，其热也则消肌肉，故使人怢栗⑦而不能食，名曰寒热。风气与阳明入胃，循脉而上至目内眦⑧，其人肥则风气不得外泄，则为热中而目黄；人瘦则外泄而寒，则为寒中而泣出⑨。风气与太阳俱入⑩，行诸脉俞⑪，散于分肉之间，与卫气相干，其道不利⑫，故使肌肉愤䐜而有疡⑬，卫气有所凝而不行，故其肉有不仁⑭也。疠者，有荣气热胕⑮，其气不清，故使其鼻柱坏而色败⑯，皮肤疡溃，风寒客于脉而不去，名曰疠风，或名曰寒热。(《素问·风论篇第四十二》)

【注解】

①寒热：恶寒发热。

②热中：邪气郁闭，内热目中发黄。

③寒中：阳气外泄，内寒目中流泪。

④疠风：麻风病。

⑤偏枯：半身不遂。

⑥腠理开则洒（xī）然寒，闭则热而闷：腠理开则阳气外泄，所以怕冷；腠理闭则阳气内郁，所以发热而烦闷。洒然，怕冷的样子。

⑦怢（tū）栗：寒战。

⑧目内眦：内眼角。

⑨泣出：眼泪流出。

⑩风气与太阳俱入：风气随太阳经一起深入。

⑪行诸脉俞：行于背部的各个脏腑的俞穴。

⑫其道不利：卫气运行的道路不通畅。

⑬肌肉愤䐜而有疡：肌肉肿胀隆起而成疮疡。

⑭不仁：肌肉麻木而不知痛痒。

⑮热胕（fǔ）：热盛而灼伤肌肉，肌肉腐烂。胕，通“腐”。

⑯鼻柱坏而色败：鼻柱毁坏而皮肤颜色衰败。

**【释义】**黄帝问道：风邪伤害人体，有的发为寒热病，有的发为热中病，有的发为寒中病，有的成为疠风病，有的成为偏枯病，有的成为风病。它们虽然都是由风邪引起的，但产生的疾病各不一样，病名也不相同，有的甚至向内侵及五脏六腑。不知道如何解释，我想听听其中的道理。岐伯回答说：当人体腠理开放时，风邪便侵入人体，藏于皮肤腠理之间，向内不能疏通，向外不得发泄。风为阳邪，喜动而多变。若卫气不固，腠理开时，就觉得寒冷；若腠理闭时则阳气内郁，就觉得发热而烦闷。其寒胜时，阳气必衰，胃气不振，则饮食减少；其热胜时，阴气必亏，津液耗损，则肌肉消瘦，所以使人突然寒栗而不能饮食，这叫作寒热。风邪侵犯阳明经而入于胃，循着经脉上行至内眼角，若其人体质肥胖，则腠理致密，风邪不能外泄，郁而成热，即为热中而眼珠发黄；若其人体质瘦弱，则腠理疏松，阳气易于外泄而寒冷，即为寒中而不时流泪。风邪侵犯太阳经脉而进入人体，自背向下，行走于五脏六腑诸经脉的俞穴之处，散布于分肉之间，卫气受到邪气的阻塞，凝涩而不流行，因而使其肌肉肿胀隆起而成疮疡，并麻木不仁而不知痛痒。疠风，是由于风邪侵入经脉，与荣气合而为热，血脉腐坏，致使血气浑浊不清，所以使鼻柱毁坏而颜色衰败，皮肤发生疮疡溃烂。因为病是由于风寒之邪侵入血脉稽留不去而成，故名叫疠风，也叫作寒热。

**【原文】**以春甲乙伤于风者为肝风，以夏丙丁伤于风者为心风，以季夏戊己伤于邪者为脾风，以秋庚辛中于邪者为肺风，以冬壬癸中于邪者为肾风。风中五脏六腑之俞，亦为脏腑之风。各入其门户所中，则为偏风。风气循风府而上，则为脑风。风入头系[①]，则为目风，眼寒。饮酒中风，则为漏风。入房汗出中风，则为内风。新沐中风，则为首风。久风入中，则为肠风飧泄。外在腠理，则为泄风。故风者百病之长[②]也，至其变化乃为他病也，无常方[③]，然致有风气也。（《素问·风论篇第四十二》）

**【注解】**

①头系：原作“系头”，今据《针灸甲乙经》改。乃头中之目系。

②风者百病之长：指风是诸多疾病的统领。长，统领。

③无常方：没有规律。

**【释义】** 春季甲日或乙日伤于风邪的，为肝风；夏季丙日或丁日伤于风邪的，为心风；长夏戊日或己日伤于风邪的，为脾风；秋季庚日或辛日中于风邪的，为肺风；冬季壬日或癸日中于风邪的，为肾风。风邪侵入于五脏六腑的腧穴，内传脏腑，也能成为五脏六腑之风。它们各从其相应的腧穴偏中于一处，则为偏风。风邪侵入风府循经而上入于脑，则为脑风。风邪入头侵犯目系，则为目风，两眼畏惧风寒。饮酒之后中于风邪，汗出如漏，则为漏风。若因房事汗出而中于风邪，则为内风。刚洗过头毛孔尚开，风邪侵入头部，则为首风。外中风邪日久不愈，内传于肠胃，则可成为大便下血的肠风病，或成为完谷不化的飧泄病。风邪外客于腠理，卫气不固，不时汗出，则为泄风。所以说，风邪是引起许多疾病的致病因素，故称“百病之长”，它侵入人体以后不断变化，就形成其他疾病，虽然这些病情的变化多端且没有一定规律，但其致病的原因却都是由于风邪引起。

## 第九节　瘅　病

**【原文】** 帝曰：有病口甘[①]者，病名为何？何以得之？岐伯曰：此五气之溢[②]也，名曰脾瘅[③]。夫五味入口，藏于胃，脾为之行其精气，津液在脾，故令人口甘也。此肥美[④]之所发也，此人必数食甘美而多肥也，肥者令人内热，甘者令人中满[⑤]，故其气上溢，转为消渴[⑥]。治之以兰[⑦]，除陈气也。（《素问·奇病论篇第四十七》）

**【注解】**

①口甘：口中有甜味。

②五气之溢：水谷五味化于脾，其气上溢，则口中甘味。五气，五谷之气。

③脾瘅：病名。马莳注：“脾瘅者，脾气之热也。”

④肥美：肥甘厚腻之食物。

⑤肥者令人内热，甘者令人中满：张琦云：“食肥则阳气滞而不达，故内热；食甘则气缓而善留，故中满。”

⑥消渴：病证名，口渴多饮。

⑦兰：兰草，即佩兰之类药草，具有芳香化湿，醒脾辟浊的作用。

**【释义】** 黄帝说：有患口中发甜的，病名叫什么？是怎样得的呢？岐伯说：这是由于五味的精气向上泛溢所致，病名叫脾瘅。五味入口，藏在胃，其精气上输于脾，脾为胃输送食物的精华，因病津液停留在脾，致使脾气向上泛溢，就会使人口中发甜。这是由于肥甘美味所引起的疾病。患这种病的人，必然经常吃气味甘美而肥腻的食物，肥腻能使人生内热，甘味能使人中满，所以脾运失常，脾热上溢，就会转成消渴病。本病可用兰草治疗，以排出陈故郁热之气。

**【原文】** 帝曰：有病口苦，取阳陵泉①。口苦者病名为何？何以得之？岐伯曰：病名曰胆瘅②。夫肝者，中之将也，取决于胆，咽为之使。此人者，数谋虑不决，故胆虚，气上溢，而口为之苦。治之以胆募、俞③，治在《阴阳十二官相使④》中。（《素问·奇病论篇第四十七》）

**【注解】**

①阳陵泉：足少阳胆经穴名，位于小腿外侧，腓骨小头前下方凹陷处。

②胆瘅：病名。因胆热，气上溢而口苦，故名。

③胆募、俞：募，募穴。脏腑之募穴，在胸腹部。俞，俞穴。在背部，亦称背俞，属足太阳膀胱经穴。胆的募穴为日月，在第七肋间隙，距腹正中线三寸五分处。胆俞在背部第十胸椎棘突下，旁开一寸五分处。

④阴阳十二官相使：古医书名。今已亡佚。

**【释义】** 黄帝说：有病口中发苦的，应取足少阳胆经的阳陵泉治疗。口中发苦是什么病？是怎样得的呢？岐伯说：病名叫胆瘅。肝为将军之官，主谋虑，胆为中正之官，主决断，诸谋虑取决于胆，咽为之外使。患者因屡次谋虑而不能决断，遂使胆气烦劳致虚，胆气循经上泛，所以口中发苦。治疗时应取胆募日月穴和背部的胆俞穴，这种治法，记载于《阴阳十二官相使》中。

## 目标测试

1. 试述“寒厥”与“热厥”的异同。
2. “五脏痹”各有什么突出表现？
3. 肺痿的主要机理是什么？
4. 治痿独取阳明的意义是什么？
5. 如何理解“五脏六腑皆令人咳，非独肺也”？
6. “胀病”的发病机理是什么？
7. 为什么说“风者百病之长”？

# 第五章 诊 法

学习目标

1. 掌握脉诊的原则和具体方法。
2. 掌握望诊的原则和具体方法。
3. 掌握问诊的原则和具体方法。
4. 具有较强的临证诊断能力。

## 第一节 脉 诊

**【原文】** 帝曰：气口①何以独为五脏主②？岐伯曰：胃者，水谷之海，六腑之大源也。五味入口，藏于胃，以养五脏气，气口亦太阴也，是以五脏六腑之气味，皆出于胃，变见于气口③。故五气入鼻，藏于心肺，心肺有病，而鼻为之不利也。凡治病，必察其上下④，适其脉候，观其志意，与其病能⑤。拘于鬼神者，不可与言至德⑥；恶于针石者，不可与言至巧⑦；病不许治者，病必不治，治之无功矣。（《素问·五脏别论篇第十一》）

**【注解】**

①气口：又称脉口、寸口。指两手腕部桡骨头内侧动脉搏动的诊脉部位。

②独为五脏主：专门为诊断五脏疾病的主要部位。

③变见于气口：胃为水谷之海，五脏六腑营养的源泉，五味养五脏。五脏六腑的生理与病理变化，皆随胃气会于手太阴，在气口反映出来。见，通“现”。

④上下：原作下，据《黄帝内经太素》卷十四改。杨上善注：“疗病之要，必须上察人迎，下诊寸口。”

⑤适其脉候，观其志意，与其病能：原作“适其脉，观其志意，与其病也”，据《黄帝内经太素》卷十四改。审视脉候虚实，观察神志及疾病的表现。

⑥拘于鬼神者，不可与言至德：本句指迷信鬼神的人，不可能与他谈论医学的道理。拘，执迷不悟。至德，至极的道德，这里引申为医学理论。

⑦恶于针石者，不可与言至巧：巧，技巧。至巧，这里指针石治疗的技术。王冰

注："恶于针石，则巧不得施，故不可与言至巧。"

**【释义】**黄帝问道：为什么气口脉可以专门反映五脏的病变呢？岐伯说：胃是水谷之海，为六腑的源泉，饮食五味入口，留在胃中，经足太阴脾的运化输转，而能充养五脏之气。肺朝百脉，气口为手太阴肺经所过之处，所以五脏六腑的水谷精微都出自胃，经输布吸收，脏腑之气的衰盛表现于气口。而五气从鼻而入，藏留于心肺，所以心肺有了病变，则鼻就会有所反映。凡治病必观察其上部人迎和下部寸口的变化，审视其脉候的虚实，察看其情志精神状态以及病情表现。对那些拘守鬼神迷信观念的人，是不能与其谈论至深的医学理论的。对那些讨厌针石治疗的人，也不可能和他们讲什么医疗的技巧。有病不许治疗的人，他的病是治不好的，勉强治疗也收不到应有的功效。

**【原文】**黄帝问曰：诊法①何如？岐伯对曰：诊法常以平旦②，阴气未动，阳气未散③，饮食未进，经脉未盛，络脉调匀，气血未乱，故乃可诊有过之脉④。切脉动静，而视精明⑤，察五色，观五脏有余不足，六腑强弱，形之盛衰，以此参伍⑥，决死生之分。（《素问·脉要精微论篇第十七》）

**【注解】**

①诊法：诊病的方法。凡切脉望色、审问病因皆可言诊，而此处专指诊脉而言。

②平旦：清晨。

③阴气未动，阳气未散：阴气未扰动，阳气未耗散。

④有过之脉：指不正常的脉象，即有病的脉象。过，失常之意。

⑤精明：指眼神。眼神是脏腑精气上注于目的表现。

⑥参伍：彼此相参互证的意思。

**【释义】**黄帝问道：怎样诊脉呢？岐伯回答说：诊脉通常是以清晨的时间为最好，此时人还没有劳作，阴气未被扰动，阳气尚未耗散，未进饮食，经脉之气尚未充盛，络脉之气也很匀静，气血未受到扰乱，因而可以诊察出有病的脉象。在诊察脉搏的动静变化的同时，还应观察眼神，以了解神气，诊察五色的变化，以审脏腑之强弱虚实及形体的盛衰，相互参合比较，以判断疾病的吉凶转归。

**【原文】**帝曰：脉其①四时动奈何？知病之所在奈何？知病之所变奈何？知病乍②在内奈何？知病乍在外奈何？请问此五者，可得闻乎？岐伯曰：请言其与天运转大也③！万物之外，六合之内④，天地之变，阴阳之应，彼春之暖，为夏之暑，彼秋之忿，为冬之怒⑤。四变之动⑥，脉与之上下⑦，以春应中规⑧，夏应中矩⑨，秋应中衡⑩，冬应中权⑪。（《素问·脉要精微论篇第十七》）

**【注解】**

①其：《针灸甲乙经》卷四第一作"有"。

②乍：忽然。

③其与天运转大也：此言脉之变化与天地运转相应，其道理广大而微妙。其，指脉。大，广大微妙的意思。

④六合之内：四方上下之内。

⑤彼秋之忿，为冬之怒：忿，生气，形容秋气劲急。怒，发怒，指气势充盈，形容冬寒凛冽。

⑥四变之动：指春夏秋冬四季的变动。

⑦脉与之上下：四时有变化，而人的脉象也随之而上下。之，代指四季的变化。上下，指脉象的浮沉。

⑧春应中规：形容春天的脉象像圆规画的一样圆滑。中，恰恰相合。规，圆规。

⑨夏应中矩：形容夏天的脉象像矩之象，方正而盛，洪大滑数。矩，画方的曲尺。

⑩秋应中衡：形容秋天的脉象像秤杆一样平衡。衡，秤杆。

⑪冬应中权：形容冬天的脉象像秤锤一样沉伏。权，秤锤。

**【释义】**黄帝问道：脉象是怎样应四时的变化而变动的呢？怎样从脉诊上知道病变的所在呢？怎样从脉诊上知道疾病的变化呢？怎样从脉诊上知道疾病忽然发生在内部呢？怎样从脉诊上知道疾病忽然发生在外部呢？这五个问题可以讲给我听吗？岐伯说：让我讲一讲人体的阴阳升降与天运之环转相适应的情况。万物之外，四方上下之内，天地间的变化，阴阳四时与之相应。如春天的气候温暖，发展为夏天的气候暑热，秋天的劲急之气，发展为冬天的寒杀之气，这是四时气候的变化。人体的脉象也随着四时气候变化而升降浮沉。春脉如规之象，夏脉如矩之象，秋脉如秤衡之象，冬脉如秤权之象。

**【原文】**是故持脉有道，虚静为保[①]。春日浮，如鱼之游在波[②]；夏日在肤，泛泛乎万物有余[③]；秋日下肤，蛰虫将去[④]；冬日在骨，蛰虫周密，君子居室[⑤]。故曰：知内者按而纪之，知外者终而始之[⑥]。此六者，持脉之大法[⑦]。（《素问·脉要精微论篇第十七》）

**【注解】**

①持脉有道，虚静为保：诊脉有一定的规矩，就是医生要虚心静气，排除杂念，精神集中，以为自保。

②春日浮，如鱼之游在波：张介宾注："脉得春气，虽浮动而未全出，故如鱼之游在波。"

③夏日在肤，泛泛乎万物有余：形容脉象浮于肤表，盈满指下。肤，指皮肤。泛，浮也，即浮盛之意。

④秋日下肤，蛰虫将去：下肤，指脉象由浮趋沉，在皮肤之下，肌肉之中。蛰虫，藏伏土中越冬之虫。

⑤冬日在骨，蛰虫周密，君子居室：此言冬时阳气内藏，脉沉在骨，如蛰虫畏寒，深居密处，君子避寒，藏于密室。在骨，指脉象须重按至骨可得。

⑥知内者按而纪之，知外者终而始之：想要知道在内脏腑的情况，可按脉以辨别寒热虚实。要想知道在外经脉的情况，可从经脉循行的起始与终止来诊察。内，脏腑。按，按脉。纪，纲纪，引申为区别。外，经脉。终，终点，始，起点。

⑦此六者，持脉之大法：指上文春、夏、秋、冬、内、外。张介宾注："知此四时内外六者之法，则脉之动，病之所在，及病之或内或外，皆可得而知也，故为持脉之大法。"

**【释义】**所以诊脉是有一定方法和要求的，必须虚心静气，才能保证诊断的正确。春天的脉应该浮而在外，好像鱼浮游于水波之中；夏天的脉在肤，洪大而浮，泛泛然充满于指下，就像夏天万物生长的茂盛状态；秋天的脉处于皮肤之下，就像蛰虫将要伏藏；冬天的脉沉在骨，就像冬眠之虫闭藏不出，人们也都深居简出一样。因此说：要知道内脏的情况，可以从脉象上区别；要知道外部经气的情况，可从循行的经络上诊察而知其终始。春、夏、秋、冬、内、外这六个方面，乃是诊脉的大法。

**【原文】**黄帝问曰：平人①何如？岐伯对曰：人一呼脉再动，一吸脉亦再动，呼吸定息脉五动，闰以太息②，命曰平人。平人者，不病也。常以不病调病人，医不病，故为病人平息以调之为法③。人一呼脉一动，一吸脉一动，曰少气④。人一呼脉三动，一吸脉三动而躁⑤，尺⑥热曰病温，尺不热，脉滑曰病风，脉涩曰痹⑦。人一呼脉四动以上曰死，脉绝不至曰死⑧，乍疏乍数曰死⑨。(《素问·平人气象论篇第十八》)

**【注解】**

①平人：健康无病的人。

②闰以太息：闰，余也。张志聪注："太息者，呼吸定息之时，有余不尽而脉又一动，如岁余之有闰也。"

③平息以调之为法：平息，即均匀呼吸。调之，调病人的脉息至数。为法，为诊脉方法。

④少气：张介宾注："脉为血气之道路，而脉之运行在乎气，若一呼一吸脉各一动，则一息二至，减于常人之半矣，以正气衰竭也，故曰少气。"

⑤躁：躁者，急疾之谓。

⑥尺：指尺肤。

⑦脉涩曰痹：涩为血运不通利，故当病痹。

⑧脉绝不至曰死：脉绝不至，则元气已竭，为死脉。

⑨乍疏乍数曰死：乍疏乍数，则阴阳败乱无主，为死脉。

**【释义】**黄帝问道：正常人的脉象是怎样的呢？岐伯回答说：人一呼脉跳动两次，一吸脉也跳动两次，呼吸之余，是为定息，若一息脉跳动 5 次，是因为有时呼吸较长以尽脉跳余数的缘故，这是平人的脉象。平人就是无病之人，通常以无病之人的呼吸为标准，来测候病人的呼吸至数及脉跳次数。医生无病，就可以用自己的呼吸来计算病人脉搏的至数，这是诊脉的法则。如果一呼与一吸，脉各跳动一次，是正气衰少，叫作少气。如果一呼一吸脉各跳动三次而且急疾，尺之皮肤发热，乃是温病的表现；如尺肤不热，脉象滑，乃为感受风邪而发生的病变；如脉象涩，是为痹证。人一呼一吸脉跳动8次以上是精气衰夺的死脉；脉气断绝不至，亦是死脉；脉来忽迟忽数，为气血已乱，亦是死脉。

**【原文】**人以水谷为本，故人绝水谷则死，脉无胃气①亦死。所谓无胃气者，但得真脏脉②，不得胃气也。所谓脉不得胃气者，肝不弦，肾不石③也。（《素问·平人气象论篇第十八》）

**【注解】**

①脉无胃气：脉象中失去胃气从容和缓之象。

②真脏脉：是脉无胃气而真脏之气独见的脉象，如但弦无胃，但钩无胃之类。

③肝不弦，肾不石：指脉无胃气，至春则肝脉不见微弦脉，至冬则肾脉不见微石脉。

**【释义】**人依靠水谷的营养而生存，所以人断绝水谷后，就要死亡；胃气化生于水谷，如脉无胃气也要死亡。所谓无胃气的脉，就是真脏之气独见的脉象，而不见柔和的胃气。所说的不得胃气的脉，就是肝脉见不到微弦脉，肾脉见不到微石脉等。

## 第二节　望　诊

**【原文】**夫精明五色者，气之华也①，赤欲如白裹朱②，不欲如赭③。白欲如鹅羽，不欲如盐；青欲如苍璧之泽④，不欲如蓝；黄欲如罗裹雄黄⑤，不欲如黄土；黑欲如重漆色，不欲如地苍⑥。五色精微象见⑦矣，其寿不久也。夫精明者，所以视万物，别白黑，审短长。以长为短，以白为黑，如是则精衰矣。（《素问·脉要精微论篇第十七》）

**【注解】**

①精明五色者，气之华也：目之光彩，面之五色各正，是元气充足，精华显现于外的表现。

②白裹朱：形容面色隐然红润而不露也。不论面现何色，总以明润含蓄为顺，枯槁暴露为逆。白，通“帛”，即白色的丝织物。朱，朱砂，代指红色。

③赭：即代赭石，其色赤而灰暗不泽。

④苍璧之泽：形容面色如同苍璧之泽，青而明润。苍璧，青色玉石。

⑤罗裹雄黄：罗，丝织品。罗裹雄黄是形容黄色像罗纱包裹雄黄一样黄而明润。

⑥地苍：形容面色如同地之苍黑，枯暗如尘。

⑦象见：败象见于外，即真脏色暴露于外。吴崑注：“精微象见，言真元精微之气化作色相，毕见于外，更无藏蓄，是真气脱也，故寿不久。”象，败象。

**【释义】**目之光彩现于目，面之五色现于面，这都是内脏精气表现出的光华。赤色应该像帛裹朱砂一样，红润而不显露，不应该像赭石那样，色赤带紫，没有光泽；白色应该像鹅的羽毛，白而光泽，不应该像盐那样白而带灰暗色；青色应该青而明润如璧玉，不应该像蓝色那样青而带沉暗色；黄色应该像丝织品包着雄黄一样，黄而明润，不应该像黄土那样，枯暗无华；黑色应该像重漆之色，光彩而润，不应该像地苍那样，枯暗如尘。假如五脏真色暴露于外，这是真气外脱的现象，人的寿命也就不长了。目之精明是观察万物，分别黑白，审察长短的。若长短不明，黑白不清，这是精气衰竭的现象。

**【原文】**沉浊为内，浮泽为外①，黄赤为风，青黑为痛②，白为寒③，黄而膏润为脓，赤甚者为血④，痛甚为挛，寒甚为皮不仁⑤。五色各见其部，察其浮沉，以知浅深⑥；察其泽夭，以观成败⑦；察其散抟，以知远近⑧；视色上下，以知病处⑨；积神于心，以知往今⑩。故相气不微，不知是非⑪；属意勿去，乃知新故⑫。色明不粗，沉夭为甚；不明不泽，其病不甚。其色散，驹驹然⑬未有聚，其病散而气痛，聚未成也。（《灵枢·五色第四十九》）

**【注解】**

①沉浊为内，浮泽为外：面色沉滞晦浊的为病在里在脏，轻浮光泽的为病在表在腑。

②黄赤为风，青黑为痛：色见黄赤的多属风热一类疾病。青黑色多为血气凝滞，故属于疼痛一类的疾病。

③白为寒：白色属寒，故为寒病。

④黄而膏润为脓，赤甚者为血：此指疮疡言。马莳注："黄色而如膏之泽者为有脓，赤甚者为有血。"

⑤痛甚为挛，寒甚为皮不仁：张志聪注："痛在筋骨，故甚则为拘挛。寒伤皮肤，故甚为皮不仁。"

⑥察其浮沉，以知浅深：观察五色在各部位的浮沉，可知病位深浅，色浮者主病浅，色沉者主病深。

⑦察其泽夭，以观成败：观察各部位的色泽深浅，其色润泽者则预后良，如色枯晦者则预后不良。

⑧察其散抟，以知远近：观察各部位五色的聚散，色散而不聚的为病程短暂；色抟而不散的为病久远。抟，结聚不散的意思。

⑨视色上下，以知病处：马莳注："视其色在上而可知病于上，若在下则病在下矣。"

⑩积神于心，以知往今：指医生全神贯注地察色辨证，使之心中有数，就可以知道疾病的既往与现在。

⑪相气不微，不知是非：指诊察病人气色不够精细入微，就不知道疾病的是非。

⑫属意勿去，乃知新故：只有专心致志，不分散注意力，才可以知道疾病过去和新近的情况。

⑬驹驹然：比喻病色有如稚马一样奔驰无定，散而不聚。驹，稚马。

**【释义】**面色沉滞晦浊的是在里在脏的病，浅浮光亮的是在外在腑的病。色见黄赤属于热，色见青黑属于痛，色见白属于寒。黄而油亮的疮疡将要化脓；深红的是有留血。痛极了就会拘挛。受寒深了就出现皮肤麻木。五色表现在各部位上，观察它的或浮或沉，可以知道病位的深浅；观察它的光润和枯滞，可以看出病情预后的或好或坏；观察它的散在和聚结，可以知道病程的或久或短；观察病色的在上在下，可以知道病的部位。医者全神贯注，心中了了，可以知道病的已往和现在。因此，观察病色如不仔细，就不知道病的虚实。专心致志，才能了解病情的过去和目前情况。面色光亮而不粗糙，病就不会严重；面色显得沉滞晦暗的，病情就比较严重。若面色既不明亮，又不润泽，病情就不太严重；若其色散而不聚在固定的地方，则其病势也要消散；仅有气痛，表示积聚还没有形成。

## 第三节　问　诊

**【原文】**帝曰：凡未诊病者，必问尝贵后贱①，虽不中邪，病从内生，名曰脱营②；尝富后贫，名曰失精③；五气留连，病有所并④。医工诊之，不在脏腑，不变躯形，诊之而疑，不知病名，身体日减，气虚无精，病深无气，洒洒然时惊⑤，病深者，以其外耗于卫，内夺于营，良工所失，不知病情，此亦治之一过也。（《素问·疏五过论篇第七十七》）

**【注解】**

①尝贵后贱：指过去有较高的职位，后来失势了。尝，曾经。

②脱营：失去营血。为情志抑郁、忧思过度所致的营血虚损性疾病。

③失精：丧失精气。为情志郁结，再加贫困缺乏营养导致精气衰少的疾病。

④五气留连，病有所并：意谓脱营、失精者均可导致五脏之气留滞不行，气血相并而为病。五气，即五脏之气。

⑤病深无气，洒洒然时惊：张介宾注："及其病深，则真气消索，故曰无气。无气则阳虚，故洒然畏寒也。阳虚则神不足，故心怯而惊也。"

**【释义】**黄帝说：在未诊病前，应问病人的生活改变情况。如果是先贵后贱，虽然没有感受外邪，也会病从内生，这种病叫"脱营"。如果是先富后贫，发病叫作"失精"，由于五脏之气留滞不行，积而相并而为病。医生诊察这种病，病的初期，由于病不在脏腑，形体也无改变，医生怀疑，不知是什么病。然而日久身体逐渐消瘦，气虚而精无以生，病势深重则真气被耗，阳气日虚，洒洒恶寒而心怯时惊，病势日益深重。这是因为在外耗损了卫气，在内劫夺了营血。这种病即便是技术高明的医生，若不问明病人的情况，亦不知其致病原因，更不能治愈，这是诊治上的第一个过失。

**【原文】** 凡欲诊病者，必问饮食居处，暴乐暴苦①，始乐后苦，皆伤精气②，精气竭绝，形体毁沮③。暴怒伤阴，暴喜伤阳，厥气上行，满脉去形④。愚医治之，不知补泻，不知病情，精华日脱，邪气乃并⑤，此治之二过也。(《素问·疏五过论篇第七十七》)

**【注解】**

①暴乐暴苦：突然快乐，突然痛苦。

②皆伤精气：张介宾注："乐则喜，喜则气缓；苦则悲，悲则气消，故苦乐失常，皆伤精气，又张志聪注："乐者必过于温饱，苦者必失于饥寒，是以饮食失节，寒温失宜，皆伤精气。"

③形体毁沮（jǔ）：指形体受损而败坏。沮，毁坏。

④厥气上行，满脉去形：厥逆之气上行，充斥于经脉之内，使精神离开形体。厥，气逆。去，离开。

⑤精华日脱，邪气乃并：张介宾注："不明虚实，故不知补泻。不察所因，故不知病情。以致阴阳败竭，故精华日脱。阳脱者，邪并于阴；阴脱者，邪并于阳，故曰邪气乃并。"

**【释义】** 凡欲诊治疾病时，一定要问病人的饮食和居住环境，以及是否有精神上的突然欢乐，突然忧苦，或先乐后苦等情况。因为突然苦乐都能损伤精气，使精气竭绝，形体败坏。暴怒则伤阴，暴喜则伤阳，阴阳俱伤，则使人气厥逆而上行，充满于经脉，而神亦浮越，去离于形体。技术低劣的医生，在诊治这种疾病时，既不能恰当地运用补泻治法，又不了解病情，致使精气日渐耗散，邪气得以积聚，这是诊治上的第二个过失。

**【原文】** 凡诊者，必知终始①，有知余绪②，切脉问名，当合男女③。离绝菀结④，忧恐喜怒，五脏空虚，血气离守，工不能知，何术之语。尝富大伤⑤，斩筋绝脉，身体复行，令泽不息⑥，故伤败结，留薄归阳，脓积寒炅⑦。粗工治之，亟刺阴阳，身体解散，四肢转筋，死日有期⑧。医不能明，不问所发，惟言死日，亦为粗工，此治之五过也。凡此五者，皆受术不通，人事不明也。(《素问·疏五过论篇第七十七》)

**【注解】**

①必知终始：必知发病的开始及经过情况。吴昆注："终始，谓今病及初病也。"

②有知余绪：有，通"又"。绪，端也。余绪，即末端。张介宾注："谓察其本，知其末也。"

③切脉问名，当合男女：切脉时，必须注意男女阴阳气血多少的差异。

④离绝菀结：张介宾注："离者，失其亲爱；绝者，断其所怀；菀谓思虑抑郁，结谓深情难解。"以上皆是意愿不遂，情志内伤所致。

⑤尝富大伤：指过去曾富有的人，一旦破产，精神形体都受到巨大的创伤。

⑥斩筋绝脉，身体复行，令泽不息：谓耗伤太过，筋脉失去营养，身体虽能行动，而津液已不能资生。

⑦故伤败结，留薄归阳，脓积寒炅：言旧之所伤，有败血结聚，血气留薄不散，则郁而成热，归于阳分，故脓血蓄积，令人寒热交作。

⑧亟刺阴阳，身体解散，四肢转筋，死日有期：不知寒热是因为脓积所生，以为常热之疾，数刺阴阳经脉，使气血大泄而病甚，故身体解散而不用，四肢转筋，离死日不远。

**【释义】**凡诊治疾病，必须了解发病初期和现在的病情，又要知其病之本末。在诊脉问症时，应结合男女在生理及脉证上的特点。还要了解是否有亲人分离而怀念不绝，致情志郁结难解及忧恐喜怒等因素，这些因素都可使五脏空虚，血气离守。医生如不知道这些道理，还有什么诊治技术可言。富而返贫之人，一旦失去财势，必大伤心神，致筋脉严重损伤，形体虽依然能够行动，但津液已不再资生了。若旧伤败结，致血气留聚不散，郁而化热，归于阳分，久则成脓，脓血蓄积，使人寒热交作。草率的医生治疗这种病，由于他不了解病系劳伤脓积，而多次刺其阴阳经脉，使其气血更虚，致身体懈散，四肢转筋，死期已不远了。医生对此既不能明辨，又不问其发病原因，只是说病已危重，这也是草率的医生，此为诊治上的第五个过失。上述的五种过失，都是由于医生的医术不精，人情事理不明造成的。

## 目标测试

1. 如何理解“气口独为五脏主”？
2. 为什么“诊法常以平旦”？临床意义何在？
3. 平人脉象有什么特点？
4. 《灵枢·五色第四十九》望五色诊病的特点是什么？
5. 《素问·疏五过论篇第七十七》中关于问诊的原则有几条？内容有什么？

# 第六章　论　治

**学习目标**

1. 掌握"治病必求于本"的精神。
2. 熟悉"标本缓急"的精神。
3. 掌握正治法与反治法。
4. 具有拟订治疗原则和具体治疗方法的一般能力。

## 第一节　治则治法

**【原文】** 寒者热之，热者寒之，微者逆之，甚者从之①，坚者削之②，客者除之③，劳者温之④，结者散之，留者攻之，燥者濡之，急者缓之⑤，散者收之，损者温之⑥，逸者行之⑦，惊者平之⑧，上之下之，摩之浴之，薄之劫之，开之发之⑨，适事为故。(《素问·至真要大论篇第七十四》)

**【注解】**

①微者逆之，甚者从之：全句意为对于病势轻浅，病情单纯者，应逆其疾病的现象而治，即正治；对于病势严重，病情复杂的，应顺其疾病的现象而治，即反治。微，病势轻浅，病情单纯；甚，病势深重，病情复杂。逆，即正治；从，即反治。

②坚者削之：指体内有坚积之病，如癥块之类，当用削伐之法。

③客者除之：客，侵犯之意。外邪入侵，用驱除病邪的方法。

④劳者温之：指虚劳之病，用温补法。如用补中益气汤治疗劳倦伤脾。

⑤急者缓之：指拘急痉挛一类的疾病，用舒缓法。

⑥损者温之：虚损怯弱之病，用温养补益法。

⑦逸者行之：过于安逸，则气血凝滞不畅，须用行气活血法治之。逸，安逸，留滞之义。行之，指行气活血法。

⑧惊者平之：指惊悸不安一类的病证，用镇静安神之法。

⑨上之下之，摩之浴之，薄之劫之，开之发之：上之，指病邪在上者，用涌吐法使邪气从上发越；下之，指病邪在下者，用攻下法使邪气从下而出；摩之，指按摩法；浴

之，指药物浸洗和水浴法；薄之，指逐步侵蚀法；劫之，指峻猛劫夺法；开之，指开泄法；发之，指发散法。

**【释义】**本段主要阐述了正治法。

寒病用热法；热病用寒法；病轻者，逆疾病现象而治；病甚者，顺从疾病现象而治；体内有坚积之病，削伐之；外邪入侵者，驱除之；劳损者，温养之；结滞者，疏散之；留止者，攻伐之；干燥者，濡润之；拘急者，缓和之；涣散者，收敛之；损伤者，温补之；留滞者，通行之；惊动者，平静之；病在上者，从上而散越之；病在下者，从下而泄泻之。或用按摩法，或用汤浴法，或用侵蚀法，或用劫夺法，或用开泄法，或用发散法，要以适应病情为原则。

所谓正治，又称逆治，即逆其疾病症状而治。它是根据"微者逆之"的原则制定的，适用于病情轻而单纯，疾病的症状与其本质相符合的情况，如寒病表现为寒象，热病表现为热象，虚病表现为虚象，实病表现为实象等。正治法适用范围很广，如寒者热之，热者寒之，坚者削之，客者除之，劳者温之，结者散之，留者攻之，燥者濡之，急者缓之，散者收之，损者温之，逸者行之，惊者平之等。

**【原文】**帝曰：何谓逆从？岐伯曰：逆者正治，从者反治①，从少从多，观其事也②。帝曰：反治何谓？岐伯曰：热因热用，寒因寒用③，塞因塞用，通因通用④，必伏其所主，而先其所因⑤，其始则同，其终则异⑥，可使破积⑦，可使溃坚⑧，可使气和，可使必已。(《素问·至真要大论篇第七十四》)

**【注解】**

①逆者正治，从者反治：张介宾注："以寒治热，以热治寒，逆其病者，谓之正治。以寒治寒，以热治热，从其病者，谓之反治。"

②从少从多，观其事也：从，反治。多少，所用药物的剂量。观其事，观其病情而定。

③热因热用，寒因寒用：即以热药治疗真寒假热证，以寒药治疗真热假寒证。

④塞因塞用，通因通用：即用有固涩功效的药物治疗有阻塞假象的病证，如气虚便秘用补中益气汤；用有通利功效的药物治疗有通利假象的病证，如食积泄泻用导滞散、保和丸等。

⑤必伏其所主，而先其所因：伏，降伏；主，指疾病的本质。先其所因，先探求致病之原因。

⑥其始则同，其终则异：反治的初始阶段，药性与假象相同，如用热药治假热，用寒药治假寒。随着药效的发挥，假象消失，真象显露，药性便与病象相反了。

⑦破积：破除积聚。

⑧溃坚：溃散坚结。

**【释义】**本段主要阐述了反治法。

黄帝说：什么叫作逆治法与从治法？岐伯说：逆治法，就是正治法，从治法就是反治法。反治法所用药物的多少，要根据病情而定。黄帝说：反治法是什么意思呢？岐伯说：就是热因热用、寒因寒用、塞因塞用、通因通用等治法。必须制伏疾病，当先追寻疾病的原因。开始时药性与病情虽有些相同，但随假象消失，最终就不同了。这种治法可以破除积聚，溃散坚结，使气机调和，疾病得愈。

所谓反治，又称从治，是顺从疾病假象而治。它是根据“甚者从之”的原则制定的，适用于病势较重、病情较复杂，疾病症状与本质不相符合的情况，如真寒假热、真热假寒、真虚假实、真实假虚等。具体运用有热因热用、寒因寒用、塞因塞用、通因通用等。正治、反治就其根本来说，都是针对疾病的本质而制定的治疗法则，都不离“审因论治”的基本原则，即“必伏其所主，而先其所因”。从治，实则仍然是逆其疾病的本质而治。

**【原文】**帝曰：论言治寒以热，治热以寒，而方士不能废绳墨①而更其道也。有病热者，寒之而热；有病寒者，热之而寒。二者皆在，新病复起，奈何治？岐伯曰：诸寒之而热者取之阴②，热之而寒者取之阳③，所谓求其属④也。（《素问·至真要大论篇第七十四》）

**【注解】**

①绳墨：准则。

②寒之而热者取之阴：指由阴虚而引起的虚热证，用苦寒泄热而热不退，当用补阴法治疗。此即王冰所谓“壮水之主，以制阳光”。

③热之而寒者取之阳：指因阳虚而引起的虚寒证，用辛热散寒而寒不去，当用补阳法治疗。此即王冰所谓“益火之源，以消阴翳。”

④求其属：推求疾病的本质究竟属于阴，还是属于阳。

**【释义】**黄帝说：医论上说，治寒病当用热药，治热病当用寒药，方士们也不能废弃这些准则，改变这些规律。但有的患者，热证用寒药治疗反而有热，寒证用热药治疗反而有寒，寒热二证俱在，而且有新的证候出现，应当怎样治疗呢？岐伯说：凡是热证用寒药治而反热的，应当养阴；寒证用热药治而反寒的，应当补阳。以探求寒热所从属的根本，就是所谓“求其属”。

“有病热者，寒之而热”，是指由阴虚不能制阳而出现虚热之象，其病本在阴虚，故应“取之阴”，即采用养阴清热法，此所谓“壮水之主，以制阳光”；“有病寒者，热之而寒”，其病本在阳虚，故应“取之阳”，即温阳祛寒，此所谓“益火之源，以消阴翳”。这种养阴清热和补阳祛寒的方法，与实证的“治热以寒”和“治寒以热”是两种截然不同的治疗方法。

**【原文】**故曰：病之始起也，可刺而已；其盛，可待衰而已。故因其轻而扬之①，因其重而减之[②]，因其衰而彰之[③]。形不足者，温之以气；精不足者，补之以味。其高者，因而越之[④]；其下者，引而竭之[⑤]；中满者，泻之于内。其有邪者，渍形以为汗[⑥]；其在皮者，汗而发之；其慓悍者，按而收之[⑦]；其实者，散而泻之。审其阴阳，以别柔刚，阳病治阴，阴病治阳[⑧]。定其血气，各守其乡[⑨]。血实宜决之，气虚宜掣引之[⑩]。（《素问·阴阳应象大论篇第五》）

【注解】

①因其轻而扬之：因病邪性质较轻浅，宜采用轻扬宣散之法。轻，病邪轻浅，在上在外；扬，轻扬宣散之意。

②因其重而减之：因病邪性质较深重，宜采用通泻之法。重，病邪深重，在下在里；减者，泻也。

③因其衰而彰之：因正气不足，应采用补益之法。衰，正气不足；彰，彰扬，此指补益法。

④其高者，因而越之：意为对于病邪在上部的病人，应因势利导，用涌吐法使病邪从上部发越。高，指病邪在上部；越之，这里指涌吐法；因，顺从。

⑤其下者，引而竭之：对于病邪在下部的病人，应采用涤荡疏导的方法，使病邪从下部排出。下，指病邪在人体下部；引，引导；竭，尽也。引而竭，指涤荡引导之法。

⑥渍形以为汗：以汤液浸渍使其出汗，包括熏蒸、浸浴等治法。

⑦其慓悍者，按而收之：指邪气急猛的病证，应抑制其病邪，制伏其邪气。慓悍，指邪气急猛；按，抑制；收，收敛、制伏的意思。

⑧阳病治阴，阴病治阳：指从阳引阴、从阴引阳；阳中求阴、阴中求阳，从疾病相对应的一方求本施治。

⑨定其血气，各守其乡：诸经皆有血气，宜安定之，使之各守其位，不得出位乘侮。定，安定，固定。

⑩血实宜决之，气虚宜掣引之：决之，指放血逐瘀之法。掣引，即是升提补气法。指对于气虚下陷者，应当用升提补气之法。

【释义】所以说：病初起时，可通过针刺而获愈；当病势正盛时，要待其稍衰之后刺治，方能取效；病轻浅的，宜宣散；病深重的，使之逐步减轻；衰弱的病，用补益法而使其强壮。形体不足的，要用益气的药物加以温补；阴精不足的，要用厚味之品加以滋补；邪在上的，要因势利导，使其从上发越；邪在下的，要用通泄的方法引其邪气从下窍排出；邪在中而有胀满症状的，可用消导的方法，使其化解于内；邪在表的，可用汤液浸渍熏蒸皮肤，使其发汗；病在皮肤的，还可以用发汗法发散其邪气；病势急猛的，要迅速加以控制；对于实证，要区别表里，表实的宜散，里实的宜泻。要审察清楚疾病属阴还是属阳，辨别其性质的柔刚，阳病可以治阴，阴病也可以治阳；要确定疾病的在气在血，明察疾病的部位而施治，对于瘀血为患的，宜活血通瘀；气虚下陷的，则宜用升提之法加以掣引。

本段经文重点论述了“因势利导”的治疗原则，强调了如下两方面的问题：一是根据邪气所在部位和性质而采取相应措施，使之从简捷的途径，以最快的速度排出体外，以免邪气深入而过多地损伤正气。二是根据邪正盛衰而择时治疗，尤其是对某些周期性发作的疾病，应在未发病之前治疗，因为这个阶段邪气较弱，正气相对旺盛。如能给予适宜的治疗，可收到良好的治疗效果，原文“其盛，可待衰而已”就是指这种情况。

**【原文】**帝曰：其有不从毫毛而生，五脏阳以竭[①]也，津液充郭，其魄独居[②]，孤精于内，气耗于外[③]，形不可与衣相保[④]。此四极急而动中[⑤]，是气拒于内而形施于外[⑥]。治之奈何？岐伯曰：平治于权衡[⑦]，去宛陈莝[⑧]，微动四极，温衣，缪刺其处，以复其形。开鬼门，洁净府[⑨]，精以时服，五阳已布，疏涤五脏。故精自生，形自盛，骨肉相保，巨气乃平[⑩]。帝曰：善。（《素问·汤液醪醴论篇第十四》）

**【注解】**

①五脏阳以竭：指五脏阳气被阻，遏抑不布，津液不化，凝聚而产生水肿。以，同“已”。竭，虚衰之意。

②津液充郭，其魄独居：此言阳气虚衰，不能化气行水，水液停留，充斥周身而发水肿，形成精孤于内，气耗于外的阳虚阴盛病机。津液，指水饮。郭，同“廓”，指形体。魄，指阴精。

③孤精于内，气耗于外：阳气亏耗，水精（津液）不行而为水气，故精孤于内。张介宾注：“精中无气，则精孤于内；阴内无阳，则气耗在外。”

④形不可与衣相保：此句意为由于形体浮肿，衣服与形体不相称。相保，相称。

⑤此四极急而动中：指水邪四溢，外则四肢肿急，内则气逆而致气急咳嗽。四极，四肢；急，浮肿胀急；动中，中气升降失常而喘促。

⑥气拒于内而形施于外：水饮之气格拒于内，形体肿急而变易其外。

⑦平治于权衡：此指衡量揆度病情，调和阴阳，以平和为度。权衡，秤锤与秤杆。

⑧去宛陈莝（cuò）：即除去郁积陈久之物。宛，同“郁”。莝，斩草。

⑨开鬼门，洁净府：通过发汗、利小便以消散水气，祛除水肿。鬼，通“魄”，魄门指汗孔，属肺。净府，指膀胱。

⑩巨气乃平：巨气，指人体阳气。平，指阳气恢复正常。

**【释义】**本段论述了阳虚水肿的症状、病机、治疗和护理。

黄帝说：有的病不是由皮肤毫毛发生，而是由于五脏的阳气虚衰所导致的，阳虚则不能化气行水，致水气充满于皮肤，阴精独居于内，则阳气耗竭于外。水气充溢于皮肤，其形体浮肿，不能穿着原来的衣服，四肢肿急，妨碍中气的升降而咳喘。像这种水气格拒于中，形体因浮肿而变易于外的病，应当怎样治疗呢？岐伯说：治疗这样的病，应当衡量揆度其病情，加以平治，调和阴阳，以驱除其体内水气的郁积。可以先轻微摇动其四肢，以流动阳气；穿温暖的衣服，以助肌表的阳气，使水气易行；然后用左取右、右取左的缪刺法，以去其大络之滞气，使水气散去而形体恢复原来状态。亦可用发汗和利小便法，以逐水气，水气去则水精得以正常运行，五脏的阳气得以敷布，五脏的郁积也得以疏通涤除。这样，精气自会生成，形体也会充盛，骨肉保持常态，正气也恢复正常了。黄帝说：好。

## 第二节　论标与本

**【原文】**黄帝问曰：病有标本①，刺有逆从②，奈何？岐伯对曰：凡刺之方，必别阴阳，前后相应③，逆从得施④，标本相移⑤，故曰：有其在标而求之于标，有其在本而求之于本；有其在本而求之于标，有其在标而求之于本。故治有取标而得者，有取本而得者，有逆取而得者，有从取而得者。故知逆与从，正行无问⑥，知标本者，万举万当，不知标本，是谓妄行。（《素问·标本病传论篇第六十五》）

**【注解】**

①病有标本：标本是一个相对的概念。病有标本，主要是指病发先后，先病为本，后病为标。

②刺有逆从：指针刺等治法有逆治和从治的不同。逆治是病在本而治标，病在标而治本；从治为病在标而治标，病在本而治本。

③前后相应：指治疗时对先发病证与后发病证应相互照应。前后，即先病后病。

④逆从得施：逆治或从治，得施其法。

⑤标本相移：标与本不是固定不变的，会发生互相转化。所以要根据病情变化而及时调整标本治法。

⑥正行无问：施行正确的治法而毫无疑问。

**【释义】**本段指出疾病有标本之分，治法有逆从之异。

黄帝问道：疾病有标病本病的区别，刺法有逆治从治的不同，这是什么原因呢？岐伯回答说：针刺之道，必须辨明疾病属阴属阳；何病在前，何病在后，相互照应；并根据病情变化，恰当地施治。或者逆治，或者从治，或先治标，或先治本，或根据病情标本互相移易而及时调整标本治法。所以说有标病而从标治疗的，有本病而从本治疗的，有本病而从标治疗的，有标病而从本治疗的。因此在疗效上，有治标而愈的，有治本而愈的，有逆治而愈的，有从治而愈的。所以知道了逆治与从治的原则，便能掌握正确的治疗，而不必再有顾虑。懂得了标本之间的缓急轻重，随机应变，就能万举万当，治疗无误。如果不知标本，就是妄行乱施，盲目治疗。

辨清标本是正确施治的前提，不知标本，治疗就会陷入盲目。在标本理论的应用上，要注意：①治病必求于本；②急则治其标，缓则治其本。

**【原文】**先病而后逆者治其本①，先逆而后病者治其本，先寒而后生病者治其本，先病而后生寒者治其本，先热而后生病者治其本，先热而后生中满者治其标②，先病而后泄者治其本，先泄而后生他病者治其本③，必且调之，乃治其他病。先病而后生中满者治其标，先中满而后烦心者治其本。人有客气有固气④，小大不利治其标⑤，小大利治其本。病发而有余，本而标之⑥，先治其本，后治其标。病发而不足，标而本之⑦，先治其标，后治其本。谨察间甚⑧，以意调之，间者并行⑨，甚者独行⑩。先小大不利而后生病者，治其本。(《素问·标本病传论篇第六十五》)

**【注解】**

①先病而后逆者治其本：先病而后发生气血逆变的，应先治其先病，后治气血逆变。逆，气血逆变。

②先热而后生中满者治其标：中满为腑气不行、水谷难入之危急证候，故应先治其中满。此为急则治其标。

③先泄而后生他病者治其本：先泄泻为本，尤当先治其本，后治他病。

④人有客气有固气：客气为新感之外邪，固气为体内原本的邪气，则客气为致病之标，固气为致病之本。固，原作“同”，据《黄帝内经太素新校正》引全元起本改。

⑤小大不利治其标：即大小便不通，乃危急之候，虽为标病，必先治之，此所谓急则治其标也。

⑥病发而有余，本而标之：指对于邪气有余的实证，应该先治其本，而后治其标。即先祛除实邪，再调理他病。

⑦病发而不足，标而本之：指对于正气不足的虚证，应该先治其标，而后治其本。即先治现存之标症，再补其正气不足之本。

⑧间甚：间，病情轻浅，甚，病情深重。

⑨并行：标本同治。

⑩独行：指单治标或单治本。

**【释义】**本段列举了泄泻、中满、烦心、大小便不利等 14 种病症的标本缓急证治，说明标本在临床上的具体运用，反映了在“治病必求其本”这一基本原则指导下“急则治其标”“缓则治其本”及标本俱重则“标本兼治”的治疗原则，同时提出了“间者并行”“甚至独行”的法则。

先患病而后发生气血逆乱的，当治其先病；先气血逆乱而后患病的，当先治其气血；先因寒邪致病而后发生其他病的，当治其先病之寒；先患病而后发生寒证的，当治其先病。先患热病而后生其他病的，当治其先病之热；先患热病而后发生中满的，先治其中满之标，先患病而后发生泄泻的，当治其先病；先泄泻而后发生其他病的，必定先调治好泄泻，然后才能治疗其他病；先患病而后发生中满的，当先治其中满之标；先患中满证而后发生心烦的，先治其中满的本病。人有由新感外邪而生病的，也有由体内原来之邪而生病的。但不管新感之邪或固有之邪，凡是出现大小便不利的，当先治其大小便不利之标；大小便通利的，则治其本病。如果疾病的发生属于邪气有余的实证，则邪气为本，其他证候为标，当先治其本病之邪，然后再调治其他证候。如果疾病的发生属于正气不足的虚证，则正气为标，邪气为本，当先治其正气不足的标，然后再治其病邪之本。必须谨慎地观察病情的轻重缓急，细心地进行调治。病轻的，可以标本兼治；病重的，或治标或治本，应单独进行。若是先大小便不利而后发生其他疾病的，必须先治其大小便不利。

## 目标测试

1. 如何理解“热因热用，寒因寒用”“塞因塞用，通因通用”？
2. 如何理解“小大不利治其标”？
3. 举例说明“正治法”和“反治法”的区别。
4. 如何理解“诸寒之而热者取之阴，热之而寒者取之阳”？
5. 何谓“开鬼门，洁净府”？
6. 何谓“间者并行”与“甚者独行”？

# 第七章　养　生

学习目标

1. 掌握养生的原则。
2. 掌握养生的几种具体方法。
3. 具有初步的养生保健的能力。

## 第一节　养生通论

**【原文】** 昔在黄帝，生而神灵①，弱而能言②，幼而徇齐③，长而敦敏④，成而登天⑤，乃问于天师曰：余闻上古之人，春秋⑥皆度百岁，而动作不衰；今时之人，年半百而动作皆衰者，时世异耶？人将失之耶？岐伯对曰：上古之人，其知道者，法于阴阳，和于术数⑦，食饮有节，起居有常，不妄作劳⑧，故能形与神俱⑨，而尽终其天年，度百岁乃去。今时之人不然也，以酒为浆，以妄为常⑩，醉以入房，以欲竭其精，以耗散其真，不知持满⑪，不时御神⑫，务快其心，逆于生乐⑬，起居无节，故半百而衰也。(《素问·上古天真论篇第一》)

**【注解】**

①神灵：聪明之义。

②弱而能言：很小时即会说话。

③徇（xún）齐：指思维敏捷，领会事物快捷。徇，疾之义；齐，速之义。

④敦敏：敦厚敏达。

⑤成而登天：成即成年、成人。登天，即登天子之位。

⑥春秋：指年龄。

⑦法于阴阳，和于术数：意为效法自然界往来寒暑的阴阳变化规律，遵循养生的方法。和，调和。术数，修身养性之法，即导引、按跻、吐纳等调节精神、锻炼身体的一些方法。法，效法，取法。

⑧不妄作劳：不要违背常规的劳动而导致过度疲劳。妄，乱也。作劳，即劳作，包括劳力、劳心、房劳等方面。

⑨形与神俱：指形体与精神协调统一。形即形体；神指精神；俱，偕也，有共存、协调一致之意。

⑩以酒为浆，以妄为常：指把酒当作琼浆玉液嗜饮无度，把反常的生活方式当成正常的生活方式。浆，泛指饮料。

⑪不知持满：不懂得保持精气充盛。

⑫不时御神：不善于调养精神。

⑬务快其心，逆于生乐：只图心情一时的快乐，而违背了养生的乐趣。

**【释义】**从前的黄帝，生来十分聪明，很小的时候就善于言谈，幼年时对周围事物领会得很快，长大之后，既敦厚又勤勉，及至成年之时，登上了天子之位。他向岐伯问道：我听说上古时候的人，年龄能超过百岁，动作不显衰老。现在的人，年龄刚至半百，而动作就都衰弱无力了。这是由于时代不同所造成的呢，还是因为今天的人们失于养生所造成的呢？岐伯回答说：上古时代那些懂得养生之道的人，能够取法于天地阴阳自然变化之理而加以适应，又善于遵循养生的方法，使之达到正确的标准。饮食有节制，作息有一定规律，不过于操劳、过度房事，所以能够形神俱旺，协调统一，活到天赋的自然年龄，超过百岁才离开人世。现在的人就不是这样了，把酒当水浆滥饮无度，使反常的生活成为习惯，醉酒后行房，因恣情纵欲而使阴精竭绝，因满足嗜好而使元气耗散，不知谨慎地保持精气的充满，不善于统驭精神，而专求心志的一时之快，违逆养生乐趣，起居作息毫无规律，所以到半百之年就衰老了。

本段指出“上古之人”遵循五项养生法则，一是法于阴阳，即效法自然界往来寒暑的阴阳变化而调养身心；二是和于术数，即恰当地运用不同的养生方法，如导引、按跻、吐纳、咽津等；三是饮食有节制；四是起居有常规；五是不妄作劳，包括劳力、劳心、房劳等。

**【原文】**夫上古圣人之教下也，皆谓之虚邪贼风，避之有时，恬惔虚无①，真气从之②，精神内守③，病安从来？是以志闲而少欲④，心安而不惧，形劳而不倦，气从以顺，各从其欲，皆得所愿⑤。故美其食，任其服，乐其俗⑥，高下不相慕，其民故曰朴。是以嗜欲不能劳其目，淫邪不能惑其心⑦，愚智贤不肖，不惧于物⑧，故合于道⑨。所以能年皆度百岁而动作不衰者，以其德全不危⑩也。（《素问·上古天真论篇第一》）

**【注解】**

①恬惔（tián dàn）虚无：恬惔，安静清闲。虚无，心无杂念。

②真气从之：真气，泛指正气。从，顺从，调和。

③精神内守：意为内在精力充沛而不妄泄。内守，即守持于内。

④志闲而少欲：思想安静清闲而少贪欲。

⑤各从其欲，皆得所愿：都能顺其所欲，达其所愿。

⑥美其食，任其服，乐其俗：意为随便吃什么食物，都觉得甘美；无论穿什么衣

服，都感到舒服；不管处于什么样的风俗习惯中，都觉得快乐。“美”“任”“乐”为名词意动用法。

⑦嗜欲不能劳其目，淫邪不能惑其心：嗜好贪欲，不能烦劳其视觉。淫乱邪念，不能迷惑其心志。

⑧愚智贤不肖，不惧于物：无论愚蠢之人、智慧之人、贤明之人、不肖之人，都不为外界事物所惊扰。

⑨合于道：符合养生的规律。

⑩德全不危：德，同“得”，即养生有得于心；德全，即全面实行养生之道。不危，不受衰老的危害。

**【释义】**古代深懂养生之道的人在教导普通人的时候，总要讲到对虚邪贼风等致病因素，应及时避开，心情要清静安闲，排除杂念妄想，以使真气顺畅，精力充沛而不妄泄，这样，疾病就无从发生。因此，人们就可以心志安闲，少有欲望，情绪安定而没有焦虑，形体劳作而不太疲倦，真气因而调顺，各人都能随其所欲而满足自己的愿望。人们无论吃什么食物都觉得甘美，随便穿什么衣服也都感到满意，大家喜爱自己的风俗，愉快地生活，社会地位无论高低，都不相倾慕，所以这些称得上朴实无华。因而任何不正当的嗜欲都不会引起他们注目，任何淫乱的事物也都不能迷惑他们的心志。无论愚蠢之人、智慧之人、贤明之人、不肖之人，都不因为外界事物所惊扰。这才符合养生之道。他们之所以能够年龄超过百岁而动作不显得衰老，正是由于领会和掌握了修身养性的方法，身体不被内外邪气危害所致。

本段阐发了养生的两大法则。一是对外应顺应自然环境的变化，避免邪气侵袭，如“法于阴阳”，“虚邪贼风，避之有时”；二是对内应调养神志，调节饮食、起居及劳逸结合，以保持真气盛和畅，即“恬惔虚无，真气从之”，只有这样才能保持身体健康，延年益寿。

## 第二节 四时养生

**【原文】**春三月，此谓发陈①。天地俱生，万物以荣②。夜卧早起，广步于庭，被发缓形③，以使志生；生而勿杀，予而勿夺，赏而勿罚。此春气之应，养生之道也。逆之则伤肝，夏为寒变④，奉长者少⑤。(《素问·四气调神大论篇第二》)

**【注解】**

①发陈：推陈出新。发，启也。陈，故也。

②天地俱生，万物以荣：自然界的生发之气都已发动，万物欣欣向荣。

③被发缓形：被，通“披”。被发，披开束发。缓形，松缓衣带，让形体舒缓。

④逆之则伤肝，夏为寒变：肝主春令，应生发之气，逆春阳生发之气即伤肝。以下伤心、伤肺、伤肾，均通此理。寒变，寒冷的病变。肝木不荣，不能生其心火，至夏心

火当旺反衰，发生寒冷的病变。

⑤奉长者少：春天生发之气不足，奉养夏天长养之气的营养减少。

**【释义】**春季的三个月，谓之发陈，是推陈出新，生命萌发的时令。天地自然都富有生气，万物显得欣欣向荣。此时，人们应该晚睡早起，披散开头发，解开衣带，使形体舒缓。放宽步子，在庭院中漫步，使精神愉快，胸怀舒畅，保持万物的生机。要助长万物的生长而不可滥行杀伐。多把东西给予别人而不可肆意掠夺。多行赏赐而不可惩罚。这是适应春季的时令，保养生发之气的方法。如果违逆了春生之气，便会损伤肝脏，提供给夏长之气的条件不足，到夏季就会发生寒性病变。

**【原文】**夏三月，此谓蕃秀①。天地气交，万物华实②。夜卧早起，无厌于日。使志无怒，使华英成秀③。使气得泄，若所爱在外④。此夏气之应，养长之道也。逆之则伤心，秋为痎疟，奉收者少，冬至重病⑤。(《素问·四气调神大论篇第二》)

**【注解】**

①蕃秀：蕃，茂盛也；秀，华美也。

②天地气交，万物华实：华，花朵；实，果实。华实，用如动词，即开花结果。阴阳升降，于夏至交接，夏至前后，各种植物开花结果，长势旺盛。

③使华英成秀：使人的神气旺盛饱满。华英指神气。秀，旺盛之意。

④使气得泄，若所爱在外：使体内阳气宣发于外，如出汗。形容精神外向，意气舒展，以与夏天阳盛的环境相适应。

⑤重（chóng）病：重复发病。

**【释义】**夏季的三个月，谓之蕃秀，是自然界万物繁茂秀美的时令。此时，天气下降，地气上腾，天地之气相交，植物开花结果，长势旺盛。人们应该晚睡早起，不要厌恶长日。情志应保持愉快，切勿发怒，要使精神之英华适应夏气以成其秀美，使气机宣畅，通泄自如，精神外向，对外界事物有浓厚的兴趣，这是适应夏季的气候，保护长养之气的方法。如果违逆了夏长之气，就会损伤心脏，提供给秋收之气的条件不足，到秋天容易发生疟疾，冬天再次发生疾病。

**【原文】**秋三月，此谓容平①。天气以急，地气以明②。早卧早起，与鸡俱兴。使志安宁，以缓秋刑③，收敛神气，使秋气平④，无外其志，使肺气清⑤。此秋气之应，养收之道也，逆之则伤肺，冬为飧泄，奉藏者少。(《素问·四气调神大论篇第二》)

**【注解】**

①容平：万物形态平定，不再繁盛生长。秋天是万物成熟收获的季节，所以称为容平。容，万物之容貌；平，平定。

②天气以急，地气以明：形容秋风劲急，天地清肃明朗。

③使志安宁，以缓秋刑：秋气肃杀，故称“秋刑”。意为使神志安宁，顺应秋收之

气，可以减缓肃杀之气对人体的影响。

④收敛神气，使秋气平：收敛神气而不外露，如秋气之平定。

⑤无外其志，使肺气清：不使神思外驰而扰乱气机，使肺气清肃。

**【释义】**秋季的三个月，谓之容平，自然景象为万物成熟而平定收敛。此时，天高风急，地气清肃。人应早睡早起，和鸡的活动时间相仿，以保持神志的安宁，减缓秋季肃杀之气对人体的影响。收敛神气，以适应秋季容平的特征，不使神思外驰，以保持肺气的清肃功能，这就是适应秋令特点而保养人体收敛之气的方法。若违逆了秋收之气，就会伤及肺脏，提供给冬藏之气的条件不足，冬天就要发生飧泄病。

**【原文】**冬三月，此谓闭藏①。水冰地坼②，无扰乎阳。早卧晚起，必待日光。使志若伏若匿，若有私意，若已有得③，去寒就温，无泄皮肤，使气亟夺④。此冬气之应，养藏之道也。逆之则伤肾，春为痿厥⑤，奉生者少。（《素问·四气调神大论篇第二》）

**【注解】**

①闭藏：形容生机潜伏，阳气内藏。

②水冰地坼（chè）：冬季寒冽，水成冰而地冻裂。坼，裂也。

③使志若伏若匿，若有私意，若已有得：使神志藏匿在内，安静自若，好像有隐私而不外泄，像得到心爱之物而窃喜。

④无泄皮肤，使气亟夺：无令皮肤频繁汗出，耗散阳气，逆冬藏之道。无泄皮肤，即勿使身体出汗；亟，频数、屡次。

⑤春为痿厥：痿，肢体痿软无力。

**【释义】**冬天的三个月，谓之闭藏，是生机潜伏，万物蛰藏的时令。当此时节，水寒成冰，大地龟裂。人应该早睡晚起，待到日光照耀时起床才好，不要轻易地妄事操劳而扰动阳气，要使神志深藏于内，安静自若，好像个人隐秘，严守而不外泄，又像得到了渴望得到的东西，把它密藏起来一样。要躲避寒冷，求取温暖；不要使皮肤开泄而令阳气屡屡地受到损失，这是适应冬季气候而保养人体闭藏功能的方法。违逆了冬令的闭藏之气，就要损伤肾脏，提供给春生之气的条件不足，春天就会发生痿厥之疾。

以上四段原文论述了四时生长收藏的规律，以及顺从四时之气变化而养生的方法。四时生长收藏的规律是春发陈、夏蕃秀、秋容平、冬闭藏。与之相应，人体也应该慎起居，调情志，春养生、夏养长、秋养收、冬养藏，从而防止疾病发生，保持身体健康。

**【原文】**逆春气则少阳不生，肝气内变①；逆夏气则太阳不长，心气内洞②；逆秋气则太阴不收，肺气焦满③；逆冬气则少阴不藏，肾气独沉④。

夫四时阴阳者，万物之根本也⑤。所以圣人春夏养阳，秋冬养阴⑥，以从其根⑦，故与万物沉浮于生长之门⑧；逆其根，则伐其本，坏其真⑨矣。故阴阳四时者，万物之终始也，死生之本也。逆之则灾害生，从之则苛疾不起，是谓得道。道者，圣人行之，愚人佩[10]之。从阴阳则生，逆之则死，从之则治，逆之则乱，反顺为逆，是谓内格[11]。

是故圣人不治已病治未病，不治已乱治未乱，此之谓也。夫病已成而后药之，乱已成而后治之，譬犹渴而穿井，斗而铸锥，不亦晚乎？（《素问·四气调神大论篇第二》）

**【注解】**

①肝气内变：逆春气则少阳之令不能生发，肝气被郁，内变为病。变，病变。

②心气内洞：逆夏气则太阳之令不能长养，心气空虚，诸阳不足。洞，空虚。

③肺气焦满：逆秋气则太阴之令不收，而肺热叶焦为胀满也。焦满，胀满。

④肾气独沉：指肾气失藏而下泄为病。沉，坠也，引申为下泄。

⑤四时阴阳者，万物之根本也：四时阴阳之气，生长收藏，化育万物，故为万物之根本。

⑥春夏养阳，秋冬养阴：春夏养人之生气、长气；秋冬养人之收气、藏气。

⑦以从其根：顺从四时阴阳变化的根本。

⑧与万物沉浮于生长之门：指圣人能同自然界其他万物一样，生存于四时阴阳变化之中。沉浮，降升，即运动之意。门，关键。

⑨逆其根，则伐其本，坏其真：违逆了四时阴阳变化的根本，就会伤及生命的本元，败坏人体真气。

⑩佩：通“背”字，即违背之意。

⑪内格：体内脏腑气血的活动与自然界阴阳消长变化相格拒。

⑫锥：兵器。

**【释义】**违逆了春生之气，少阳就不生发，以致肝气内郁而发生病变。违逆了夏长之气，太阳就不能盛长，以致心气内虚。违逆了秋收之气，太阴就不能收敛，以致肺热叶焦而胀满。违逆了冬藏之气，少阴就不能潜藏，以致肾气不固，出现下泄等疾病。

四时阴阳的变化，是万物生命的根本。所以圣人在春夏季节保养阳气，以适应生长的需要；在秋冬季节保养阴气以适应收藏的需要。顺从了生命发展的根本规律，就能与万物一样，在生、长、收、藏的生命过程中运动发展。如果违逆了这个规律，就会杀伐生命力，破坏真元之气。因此，阴阳四时是万物的终始，是盛衰存亡的根本。违逆了它，就会产生灾害，顺从了它，就不会发生重病，这样便可谓懂得了养生之道。对于养生之道，圣人能够加以实行，愚人则时常有所违背。顺从阴阳的消长，就能生存，违逆了就会死亡；顺从了它，就会正常，违逆了它，就会乖乱。如背道而行，就会使机体与自然环境相格拒。

所以，圣人不会等到疾病已经发生再去治疗，而是在疾病发生之前进行养生；不会等到动乱已经发生再去治理，而是在它发生之前治理。如果疾病已经发生，然后再去治疗，动乱已经形成，然后再去治理，那就如同口渴之时才开始掘井，战乱发生了才开始制造兵器，那不是太晚了吗？

本段根据“四时阴阳者，万物之根本也”这一养生理论，阐述了顺从四时阴阳则健康无病，违逆四时阴阳则灾害丛生的事实，提出了“春夏养阳，秋冬养阴”的养生原则。重要的是，以“渴而穿井”“斗而铸锥”为喻，阐明了“不治已病治未病”的预防医学思想。

## 目标测试

1. 《素问·上古天真论篇第一》中“其知道者”是如何养生的？
2. 上古圣人教导人们如何养生？
3. 《素问·四气调神大论篇第二》强调的中心思想是什么？
4. 如何理解“春夏养阳，秋冬养阴”？
5. “不治已病治未病”有什么意义？

# 第二篇 《伤寒论》选读

## 概　述

学习目标

1. 掌握《伤寒论》的作者及成书背景。
2. 熟悉《伤寒论》条文体例形式。
3. 了解《伤寒论》注家流派。

《伤寒论》是论述疾病临床辨证论治的经典医著，完整的辨证论治体系和丰富的辨证论治思想是其特征。《伤寒论》又是我国第一部理法方药一线相贯、理论与实践紧密相连、成就与影响至为深远的医学著作，其所创立的理论体系和诊疗方法，至今仍具有强大的生命力和现实指导意义。

### 一、作者与沿革

《伤寒论》为后汉张机所著。张机（约 150—219），字仲景，荆州南阳郡涅阳（今河南南阳邓州市）人，唐·甘伯宗在《名医传》中记述道："南阳人，名机，仲景乃其字也。举孝廉，官至长沙太守。"被后世医家称为医圣。

从社会背景来看，东汉末年，封建割据，连年战争，疫病广泛流行，张仲景在《自序》中说："余宗族素多，向余二百，建安纪年以来，犹未十稔，其死亡者，三分有二，伤寒十居其七。"疫情的严峻激发了张仲景著书立说、济世活人的决心，"感往昔之沦丧，伤横夭之莫救，乃勤求古训，博采众方，撰用《素问》《九卷》《八十一难》《阴阳大论》《胎胪》《药录》并平脉辨证，为《伤寒杂病论》合十六卷"。

从医学背景来看，至东汉末年，《黄帝内经》《难经》已问世，《神农本草经》记载 365 种中药的性味、归经及功能主治，这些都为张仲景创立六经辨证打下了良好的基础。当时医学界医风亦恶劣，为了纠正时弊，在继承汉代以前医学成就的基础上，张仲景结合自己临床实践，撰写成了《伤寒杂病论》。

《伤寒杂病论》问世后，由于当时社会动荡，该书历遭兵火洗劫，致使原书散失，未得广泛流传。西晋太医令王叔和收集整理，将《伤寒杂病论》根据内容分为《伤寒论》与《金匮要略》两部。东晋、南北朝时期，该书时隐时现，若存若亡。唐代医学家孙思邈穷尽一生，至晚年撰《千金翼方》时，始得全貌，成为《伤寒论》现存较早的版本之一。宋代治平年间，朝廷专设校正医书局，由高保衡、林亿等人对《伤寒论》进行了校正，并雕版印刷发行，使《伤寒论》得以广泛流传。并出现研究《伤寒论》的著作，如庞安时的《伤寒总病论》、朱肱的《南阳活人书》、许叔微的《伤寒九十论》及郭雍的《伤寒补亡论》等，都从不同角度对《伤寒论》进行了阐发和探讨。

金元时期出现第一本逐条注解《伤寒论》的著作，即成无己的《注解伤寒论》，以经释经，影响颇大。明清时期是研究《伤寒论》的繁荣时期，并出现了百家争鸣的局面，逐渐形成不同的流派。以方有执和喻嘉言为代表的医家认为《伤寒论》年代久远，已失仲景原貌，主张重新修订，以复其原貌，故被称为错简重订派。以张遂辰、张志聪、张锡驹为首的维护旧论派，认为《伤寒论》经王叔和整理，尽管有些章节遗失，但其编次仍未失仲景之原貌。以陈修园、柯琴、尤在泾为首的一些医家，认为学习研究《伤寒论》应当注重《伤寒论》辨证论治思想的发挥，他们或以方类证，或以法类证，或分经审证等，仁智之见各异，使《伤寒论》的学术研究和学术思想不断得到推动和发扬。

## 二、内容与体例

张仲景撰《伤寒杂病论》，原为 16 卷本。经林亿校正的《伤寒论》，全书分为 10 卷，22 篇。卷第一包括辨脉法、平脉法；卷第二包括伤寒例、辨痓湿暍病脉证并治、辨太阳病脉证并治上；卷第三为辨太阳病脉证并治中；卷第四为辨太阳病脉证并治下；卷第五包括辨阳明病脉证并治、辨少阳病脉证并治；卷第六包括辨太阴病脉证并治、辨少阴病脉证并治、辨厥阴病脉证并治；卷第七包括辨霍乱病脉证并治、辨阴阳易差后劳复病脉证并治、辨不可发汗病脉证并治、辨可发汗病脉证并治；卷第八包括辨发汗后脉证并治、辨不可吐、辨可吐；卷第九包括辨不可下病脉证并治、辨可下病脉证并治；卷第十为辨发汗吐下后病脉证并治。

平脉法与辨脉法两篇专论脉法理论及脉象主病，伤寒例篇专论伤寒病的病因病机及证候类型，以上 3 篇，注家多认为非出自仲景手笔，乃王叔和撰集。痓湿暍病篇，复列入《金匮要略》中，辨不可发汗以下 8 篇，均是太阳病等篇内容的重复。所以自明代以后，多将这些篇舍而不论。这样只有辨太阳病脉证并治上中下 3 篇，辨阳明、少阳、太阴、少阴、厥阴病脉证并治 5 篇，以及辨霍乱、辨阴阳易差后劳复病脉证并治 2 篇，共 10 篇，398 段条文，计 113 方。这 10 篇自成体系，方证俱全，后世所说的六经辨证，主要指此部分内容，也是我们学习《伤寒论》的重点及核心内容。

《伤寒论》基本是以条文形式撰写。每一段条文都有一个完整的意思，其中阐述一个或多个问题。从内容来看，又可分为两类：一类有论有方，侧重阐述辨证、治疗与方药；另一类有论无方，主要阐述病因病机、邪气传变与判断预后等内容。

《伤寒论》条文的排列从整体看，主要有以下几个特点：其一先概论，后分述；其二先论病因病机，后论脉症方治；其三先重点论述主证、主治、主方、主药，后分别列述此方证某一具体问题；其四先论本病本证，确立中心内容，后列述兼证、变证、类证。

《伤寒论》写作的文法也极有特点，大致有虚实对举，前后互应，详略参勘等。文字简练，通俗易懂，但寓义深刻，寓理于脉，寓机于症，寓法于方。总之，全论398条，是一个完整、有序、有机的辨证论治系统。

## 目标测试

1.《伤寒论》的成书背景是什么？

2.《伤寒论》的条文排列有哪些特点？

# 第一章　辨太阳病脉证并治

学习目标

1. 掌握太阳病的基本特点。
2. 熟悉太阳病提纲、分类、本证及变证的主要证治。
3. 了解太阳病兼证、类似证。

太阳即是阳气较多之意。《内经》云："阴阳之气，各有多少，故曰三阴三阳也。"按照阴阳以其气之多少划分三阴三阳的基本原则，太阳之气，敷布体表，领域最广，阳气较多，故又称"巨阳"。

太阳包括手太阳小肠与足太阳膀胱。《伤寒论》的太阳病，主要论述的是足太阳膀胱所主肌表的病变。足太阳膀胱经，络肾属膀胱，主行人体之背，背部属阳为表。足太阳膀胱腑，与肾互为表里，《灵枢·本脏》曰："肾合三焦膀胱，三焦膀胱者，腠理毫毛其应。"故膀胱秉承元阳之气，内主持气化而通利小便，外通过经络敷布于表，体现主一身之表气的特点，故《灵枢·营卫生会》指出："太阳主外。"

太阳主外的功能，具体又表现在卫气（阳）和营血（阴）的协调，尤其卫气的温分肉和司开合的功能，与太阳为病紧密相关。所以说太阳主肤表，统营卫，为一身之藩篱。

太阳与少阴相表里，太阳主外，少阴主里。太阳卫外而固护少阴，少阴藏精而支持太阳，所以太阳失固，会导致病邪内传少阴，形成少阴病；少阴里虚，又会导致太阳虚馁，易感受外邪而发病。

太阳病是太阳所主肤表与经络感受外邪，正邪交争于体表，营卫功能失调而发生的疾病。外邪侵袭太阳肤表，直中太阳经络，营卫失调，经输不利，从而出现恶寒发热、头痛项强、脉浮等反映太阳肤表、经络、气化方面病变的脉症。太阳发病主要分两种类型：其一太阳中风证，以发热汗出、脉象缓弱为特点。其二太阳伤寒证，以身痛无汗、脉象紧实为特点。另外，还有太阳病轻证。

太阳病治以汗法。根据病型的不同，太阳中风证，治以桂枝汤，发汗解肌；太阳伤寒证，治以麻黄汤，开腠发汗，宣肺平喘。

太阳病篇除本证外，还有兼证、变证等。兼证又分为中风证兼证与伤寒证兼证两类。太阳病变证最多，是太阳病的特点之一，分为十大类，有心阳虚证、脾阳虚证、肾阳虚证、阴阳两虚证、热证、上热下寒证、蓄水证、蓄血证、结胸证及痞证。对于变证的治疗，应遵循“观其脉证，知犯何逆，随证治之”的基本原则。

# 第一节 太阳病纲要

## 一、太阳病提纲

【原文】太阳之为病，脉浮①，头项强②痛而恶寒。(1)

【注解】

①脉浮：脉象浮浅，轻取即得。

②强（jiāng）：强硬不柔和之意。

【释义】本条论太阳病脉症的总纲。太阳主表，为一身之藩篱，邪气侵犯人体，太阳首先受邪，故称太阳病。邪犯肌表，正邪纷争，气血浮盛于外，故见脉浮。邪袭经络，经脉不利，故见头项强痛。邪袭太阳，卫阳被郁，不能温煦分肉，故见恶寒。恶寒是太阳表证的一个重要标志，故曰：“有一分恶寒，便有一分表证。”

## 二、太阳病分类

【原文】太阳病，发热，汗出，恶风①，脉缓②者，名为中风③。(2)

【注解】

①恶风：恶寒之轻者，并有阵阵风吹怕冷之感。

②脉缓：脉象弛缓而不紧急，与脉紧相对而言。

③中风：证名，指反映风邪致病特征的证型，与后世所说突然晕倒、口眼㖞斜的中风病迥异。

【释义】本条指出太阳中风证的主要脉症。条文首冠太阳病，意指在第 1 条太阳病提纲的基础上，进而指出太阳中风证的脉症特点。风为阳邪，风邪犯表，卫阳浮盛，故见发热。风性开泄，风邪伤卫，卫失固摄，营阴外泄，故见汗出。因风邪伤卫，卫失温煦，故见恶风。脉缓即脉见浮缓，伤寒脉必浮紧，今脉不紧而缓，亦提示风邪致病的特点。

【原文】太阳病，或已发热，或未发热，必恶寒，体痛，呕逆，脉阴阳俱紧①者，名为伤寒②。(3)

【注解】

①脉阴阳俱紧：指寸、关、尺三部脉俱为浮紧。阴阳，指部位而言，寸脉为阳，尺脉为阴。

②伤寒：证名，指反映寒邪致病特征的太阳病证型，属狭义伤寒。

**【释义】** 本条指出太阳伤寒证的主要脉症。本条亦是在第 1 条太阳病提纲的基础上，进而指出太阳伤寒证的脉症特点。寒为阴邪，易伤阳气，寒邪客于肌表，卫阳之气既伤且郁，故恶寒是其必然之症，而且比太阳中风之恶风重。寒性凝滞，寒客肌表，经气不利，故周身疼痛。胃卫相关，寒闭卫阳，胃气上逆，故见呕逆。寒主收引，经脉敛束，故寸、关、尺三部脉俱为浮紧。

文中首言“或已发热，或未发热”，是因寒为阴邪，郁遏卫阳，卫阳一时难以伸展，不如中风证发热迅速。尽管发热或迟，但必定发热。

以上论述的太阳中风与太阳伤寒两证型，虽然都属外感风寒的太阳表证，但是太阳中风是以感受风邪为主，必反映风性疏泄的致病特点，故其脉症以发热、恶风、汗出、脉缓为主；而太阳伤寒是以感受寒邪为主，必反映寒性凝敛的致病特点，故其脉症以恶寒、无汗、体痛、脉紧为主。其中有汗与无汗、脉浮缓与浮紧，是鉴别中风和伤寒的关键。

**【原文】** 太阳病，发热而渴，不恶寒者，为温病[①]。若发汗已，身灼热[②]者，名风温[③]，风温为病，脉阴阳俱浮，自汗出，身重，多眠睡，鼻息必鼾[④]，语言难出。若被下者，小便不利，直视[⑤]失溲。若被火[⑥]者，微发黄色，剧则如惊痫[⑦]，时瘛疭[⑧]，若火熏之[⑨]。一逆尚引日，再逆促命期。(6)

**【注解】**

①温病：病证名，广义伤寒之一。

②灼热：形容热势很高，扪之灼手。

③风温：是温病误用辛温发汗后的变证，非后世温病学中的风温病。

④鼾（hān）：吸气时从鼻中发出的响声。

⑤直视：目睛不转动。

⑥被火：指误用火法治疗。火，即火法，指烧针、瓦煨、灸、熏、熨等治疗方法。

⑦惊痫：是指四肢抽搐、两目直视、口吐涎沫，甚则昏不识人的病证。

⑧瘛疭（chì zòng）：指四肢抽搐。瘛，筋脉拘挛。疭，筋脉纵伸。

⑨若火熏之：形容病人的皮肤颜色好像用火熏过一样晦暗。

**【释义】** 本条论述太阳温病的特点及其误治后所引起的各种变证。

共分三段：第一段从“太阳病”至“为温病”，指出太阳温病的主要症状是“发热而渴，不恶寒”。因外感风热邪气，热易伤津，故见口渴。“不恶寒”是相对而言，意为不像太阳中风、伤寒证那样恶风寒明显，以此区别于太阳中风和伤寒。其实，太阳温病也有恶风，只是恶风的时间非常短暂而轻微。

第二段是从“若发汗已”至“若火熏之”，指出太阳温病的治禁及其误治后的变证。太阳温病，因风热邪气所致，治当辛凉解表，如果误用辛温，必因辛温助热，而见周身灼热。风温邪气在表，故其脉阴阳俱浮。温热迫津外泄，故见汗出。汗出津伤，气随津脱，而见身重。热盛神昏，故多眠睡。鼻为肺之窍，热盛于内，肺气不利，则鼻息必鼾，语言难出。风温为病，若误用下法，必致阴伤水竭，而见小便不利，甚则直视而小便失禁。若误用火疗，更是助热伤津，郁热内蒸，则见身黄，甚或像火熏一样晦暗。津伤筋脉失养，肝风内动，而见四肢抽搐，口吐涎沫，两目上翻。

第三段是最后两句话，说明温病误治，变化多端，一误再误，甚或危及生命。故曰“一逆尚引日，再逆促命期”。

关于温病，《伤寒论》虽亦提到，但是张仲景详于寒略于温，至清代温病学日渐成熟，且自成体系，成为一门独立的温病学科。

### 三、辨病发阴阳

**【原文】** 病有发热恶寒者，发于阳也；无热恶寒者，发于阴也。发于阳，七日愈；发于阴，六日愈，以阳数七，阴数六故也。(7)

**【释义】** 本条论述外感病辨阴阳的要点。所谓阳，指三阳病而言；阴，指三阴病而言。六经病证，错综复杂，千变万化，但不外阴阳。如何辨析阴阳，当验之寒热。大凡三阳病，邪气盛而正气不衰，正邪抗争有力，皆有发热。三阴病，正气虚而邪气亦微，正气无力抗邪，均无发热。可见，本条以寒热辨阴阳，以阴阳统六经，确有提纲挈领、执简驭繁的作用。

## 第二节 太阳病本证

### 一、太阳中风证

#### （一） 桂枝汤证

**【原文】** 太阳中风，阳浮而阴弱，阳浮者，热自发，阴弱者，汗自出，啬啬[①]恶寒，淅淅[②]恶风，翕翕[③]发热，鼻鸣干呕者，桂枝汤主之。(12)

**桂枝汤方** 桂枝三两（去皮） 芍药三两 甘草二两（炙） 生姜二两（切） 大枣十二枚（擘）

上五味，㕮咀[④]三味。以水七升，微火煮取三升，去滓，适寒温，服一升。服已须臾[⑤]，歠[⑥]热稀粥一升余，以助药力。温覆令一时许，遍身漐漐[⑦]微似有汗者益佳，不可令如水流漓，病必不除。若一服汗出病差，停后服，不必尽剂。若不汗，更服依前法。又不汗，后服小促其间，半日许令三服尽。若病重者，一日一夜服，周时[⑧]观之。服一剂尽，病证犹在者，更作服，若不汗出，乃服至二三剂。禁生冷、黏滑、肉面、五辛[⑨]、酒酪[⑩]、臭恶等物。

【注解】

①啬啬（sè）：形容畏寒怕冷之状。

②淅淅（xī）：状如凉水洒身，阵阵怕冷之状。

③翕翕（xì）：形容病人发热轻浅，犹如羽毛覆身。

④㕮咀（fǔ jǔ）：即将药物碎成小块。

⑤须臾：一会儿。

⑥歠（chuò）：同“啜”，大口喝。

⑦絷絷（zhí zhí）：微汗潮润之状。

⑧周时：一昼一夜 24 小时。

⑨五辛：《本草纲目》将小蒜、大蒜、韭、芸苔、胡荽称为五辛，泛指有刺激性食物。

⑩酪：指乳制品。

【释义】本条论述太阳中风证的脉症、病机及桂枝汤的组成、煎服禁忌。条文首先提出太阳中风，并以发热与汗出为重点，阐述中风证的临床特征与病机。风邪袭表，卫阳浮盛，故而发热；卫失开合，营阴不守，故而汗出，即所谓“阳浮者，热自发，阴弱者，汗自出”。啬啬恶寒，淅淅恶风，翕翕发热，是形容太阳中风发热、恶风的特点。尤其翕翕发热，说明中风证因肌疏汗出，阳热外越，故虽热而轻。肺主皮毛，开窍于鼻，风邪闭表，肺气不宣，鼻窍不利，故见鼻鸣。胃为卫之源，风邪闭表，卫病干胃，胃气上逆，故见干呕。太阳中风证的治疗大法，当解肌散风，调和营卫，方用桂枝汤。

桂枝汤以桂枝为君，解肌散风以调卫；芍药为臣，补益阴血以和营，两药合用，既解肌祛风，又调和营卫。生姜配桂枝解表，大枣配芍药益营。甘草调和诸药。本方还有调和脾胃、调和气血、调和阴阳之用，无论外感内伤皆可用之，故被后世称为“群方之首”。

关于桂枝汤的煎法、服法及药后的护理禁忌，文中做了详细的说明，包括五项基本内容：①药后啜粥，以助药力，资汗源。②温覆微汗。温覆以助药力，汗出以微汗为度。③获效停药，以免过汗伤正。④无效续服，以汗出邪去表和为治疗宗旨。⑤服药禁忌。生冷、黏滑、肉面、五辛、酒酪及臭恶等物，易伤胃恋邪，影响疗效。这些医嘱，均属中医辨证论治不可缺少的重要环节，对临床有重要的指导意义。

【原文】太阳病，头痛，发热，汗出，恶风，桂枝汤主之。（13）

太阳病，下之后，其气上冲①者，可与桂枝汤，方用前法②；若不上冲者，不得与之。（15）

太阳病，初服桂枝汤，反烦不解者，先刺风池③、风府④，却与桂枝汤则愈。（24）

太阳病，外证⑤未解，脉浮弱者，当以汗解，宜桂枝汤。（42）

太阳病，外证未解，不可下也，下之为逆。欲解外者，宜桂枝汤。（44）

太阳病，先发汗不解，而复下之，脉浮者不愈。浮为在外，而反下之，故令不愈。今脉浮，故在外，当须解外则愈，宜桂枝汤。(45)

病常自汗出者，此为荣气和⑥，荣气和者，外不谐，以卫气不共荣气谐和故尔。以荣行脉中，卫行脉外，复发其汗，荣卫和则愈，宜桂枝汤。(53)

病人脏无他病⑦，时发热自汗出而不愈者，此卫气不和也，先其时⑧发汗则愈，宜桂枝汤。(54)

伤寒不大便六七日，头痛有热者，与承气汤。其小便清者，知不在里，仍在表也，当须发汗。若头痛者必衄，宜桂枝汤。(56)

伤寒发汗已解，半日许复烦，脉浮数者，可更发汗，宜桂枝汤。(57)

太阳病，发热汗出者，此为荣弱卫强，故使汗出，欲救邪风⑨者，宜桂枝汤。(95)

**【注解】**

①其气上冲：是指卫气仍能抗邪于肌表，仍属于表证。

②方用前法：指本论 12 条下桂枝汤的煎服方法。

③风池：为足少阳胆经之穴。在枕骨粗隆直下凹陷处与乳突之间，当斜方肌和胸锁乳突肌之间。

④风府：为督脉之穴。在后项入发际一寸，枕骨与第一颈椎之间。

⑤外证：表证。

⑥荣气和：是相对卫气不和而言，意为自汗出病机的主要方面在卫。荣气，即营气。

⑦脏无他病：是指在内之五脏六腑没有其他病变。

⑧先其时：指在发热汗出之前。

⑨欲救邪风：指治疗因风邪所引起的太阳中风证。救，治之义。邪风，即风邪。

**【释义】**上述诸条，补充说明太阳中风证的主症、主脉、病因病机及桂枝汤的使用原则、应用范围等。13 条进而提出太阳中风证的主症，即头痛、发热、汗出、恶风。42 条进而提出太阳中风证的主脉为浮弱，反映了汗出营弱表虚证的脉象特点。

95 条是承 12 条进一步论述太阳中风证的病机特点，指出因卫阳浮盛而发热，因营阴外泄而汗出，即所谓“营弱卫强”。

15 条、24 条、45 条和 57 条是论述太阳中风误治后的辨证。

56 条是通过小便的颜色，以辨别表里证。

44 条指出表兼里实证的治疗原则。表证未解，又兼里实，不可断然先行攻下，否则会使正虚邪陷，故曰“下之为逆”。治当先用桂枝汤解表，表解后再攻里。

53 条论述内伤杂病亦可致营卫不和自汗出。

54 条论述在特殊情况下，运用桂枝汤的技巧。病人脏无他病，是排除脏腑变病。出现阵发性的发热汗出，虽亦属营卫不和，因证有阵发性的特点，故用药当注意时机，即“先其时发汗。”所谓“先其时”，就是在发热汗出之前用药。若发热汗出之后，营卫处于暂时的调和状态，必汗而无用。

### （二） 桂枝汤禁例

**【原文】** 桂枝[①]本为解肌[②]，若其人脉浮紧，发热汗不出者，不可与之也。常须识[③]此，勿令误也。(16)

若酒客[④]病，不可与桂枝汤，得之则呕，以酒客不喜甘故也。(17)

凡服桂枝汤吐者，其后必吐脓血也。(19)

**【注解】**

①桂枝：指桂枝汤方。

②解肌：解散肌表之邪。

③识（zhì）：铭记之意。

④酒客：嗜好饮酒之人。

**【释义】** 以上三条均为桂枝汤禁例。16 条是言太阳伤寒证禁用桂枝汤。17 条提示嗜酒病人，脾胃多有湿热。桂枝汤辛甘之品，易增热助湿，胃失和降而见呕。故曰“酒客不喜甘故也”。19 条以服桂枝汤后吐脓血为例，告诫人们凡肺胃有热者，不可服用桂枝汤。

## 二、太阳伤寒证

### （一） 麻黄汤证

**【原文】** 太阳病，头痛，发热，身痛，腰痛，骨节疼痛，恶风，无汗而喘者，麻黄汤主之。(35)

**麻黄汤方** 麻黄三两（去节） 桂枝二两（去皮） 甘草一两（炙） 杏仁七十个（去皮尖）

上四味，以水九升，先煮麻黄，减二升，去上沫，内诸药，煮取二升半，去滓，温服八合，覆取微似汗，不须歠粥。余如桂枝法将息[①]。

**【注解】**

①将息：养息之意，即调养休息。

**【释义】** 本条论述太阳伤寒证的证治。寒为阴邪，其性凝滞，寒邪伤人，营血凝滞不通，故见头身诸痛。寒客肌表，卫阳受伤，故恶风寒。寒性收引，寒邪客表，毛窍闭塞，故而无汗。肺主皮毛，肌表受邪，肺失宣降，故见气喘。治用麻黄汤辛温发汗，宣肺平喘。

麻黄汤是辛温发汗峻剂，方中麻黄发汗解表，宣肺平喘。桂枝助麻黄发汗解表，杏仁助麻黄宣肺平喘，炙甘草调和诸药。在煎服法上，提出先煮麻黄去上沫，沫属浊物，碍于升清发散，故去之。

**【原文】** 太阳与阳明合病[①]，喘而胸满者，不可下，宜麻黄汤。(36)

太阳病，十日以去，脉浮细而嗜卧[②]者，外已解也。设胸满胁痛者，与小柴胡汤；脉但浮者，与麻黄汤。(37)

太阳病，脉浮紧，无汗发热，身疼痛，八九日不解，表证仍在，此当发其汗。服药已微除，其人发烦目瞑[③]，剧者必衄[④]，衄乃解，所以然者，阳气重[⑤]故也。麻黄汤主之。(46)

太阳病，脉浮紧，发热，身无汗，自衄者愈。(47)

脉浮者，病在表，可发汗，宜麻黄汤。(51)

脉浮而数者，可发汗，宜麻黄汤。(52)

伤寒脉浮紧，不发汗，因致衄者，麻黄汤主之。(55)

**【注解】**

①合病：两经或三经的症状同时出现。

②嗜卧：嗜，喜欲之意。嗜卧，即喜欢静卧，不欲多动。

③目瞑：闭目懒睁。

④衄：指鼻出血。

⑤阳气重：阳邪郁闭太甚。

**【释义】** 以上诸条均为麻黄汤证的补充说明。37 条论述太阳病迁延日久的三种不同转归。其一是脉由浮变为浮细，亦不见发热、头身疼痛等症，病人但觉身困欲卧，此乃大邪已去，正气渐复，病趋痊愈。其二是症见胸满胁痛者，说明邪气已进入少阳，治用小柴胡汤和解少阳。其三是脉但浮者，说明邪气仍在肌表，继用麻黄汤发汗解表。

51 条和 52 条提出太阳伤寒之主脉。浮为表脉，说明邪气充盛于表。52 条又继而指出脉浮而数，伤寒闭表，表闭阳郁，阳郁化热，因热脉数。故寒邪愈重，则阳郁愈重；阳郁愈重，则发热愈重；发热愈重，则脉愈加数。说明太阳伤寒证，非当脉浮紧，亦当脉浮数。

36 条论述太阳阳明合病的证治。虽称为太阳与阳明合病，但病偏太阳，故喘而胸满。既然病偏太阳，故治用麻黄汤。

46 条、47 条和 55 条皆论太阳伤寒致衄证。46 条提出太阳伤寒证，迁延八九天，仍可与麻黄汤。但由于邪郁日久，汗而未解，且辛温助热，阳热冲逆，故出现心烦目瞑，甚则鼻衄。47 条言太阳伤寒，未经治疗通过衄血而病愈。55 条言太阳伤寒虽亦自衄，但因衄而不彻，邪去不尽，仍可以麻黄汤发汗驱邪。综合三条，一则药后致衄而解；再则不汗自衄而解；三则衄后仍可发汗。

### （二） 麻黄汤禁例

**【原文】** 咽喉干燥者，不可发汗。(83)

淋家[①]不可发汗，发汗必便血。(84)

疮家[②]，虽身疼痛，不可发汗，汗出则痓[③]。(85)

衄家，不可发汗，汗出必额上陷脉急紧[④]，直视不能眴[⑤]不得眠。(86)

亡血家[⑥]，不可发汗，发汗则寒栗而振。(87)

汗家[⑦]，重发汗，必恍惚心乱[⑧]，小便已阴疼[⑨]，与禹余粮丸。(88)

病人有寒，复发汗，胃中冷，必吐蚘[⑩]。(89)

**【注解】**

①淋家：指素患小便淋沥、涩痛之人。

②疮家：久患疮疡之人。

③痓（zhì）：项背拘急。

④额上陷脉急紧：指额部两旁凹陷之处的动脉拘急。

⑤眴（shùn）：目睛转动。

⑥亡血家：经常出血的病人。

⑦汗家：经常盗汗或自汗之人。

⑧恍惚心乱：神志模糊，不能自主。

⑨阴疼：尿道疼痛。

⑩蚘：蛔之古字。

**【释义】**上述诸条均论述麻黄汤之禁忌。咽喉干燥者，为阴血津液不足，纵然患太阳表证，也不可用麻黄汤峻汗，以防更伤津液（83 条）。久患小便淋沥之人，或为湿热下注，或为阴虚火旺，若强用辛温发汗，则可伤阴助热，热迫血行，而小便下血（84 条）。久患疮疡之人，必因流脓溢血而营血受伤，若用麻黄汤发汗，则易更伤营血，不能濡养筋脉，使颈项部拘急（85 条）。经常鼻衄之人，或长时间出血的病人，阴血必虚，若误用汗法，更伤阴血，经脉失养，则额上凹陷处之脉急紧。血不养目，则目睛不能转动。血不养心，神不归舍，故见不寐。甚则因血虚失于濡养，阳虚不能温煦，则见身体寒栗震颤（86 条、87 条）。汗为心之液，经常自汗或盗汗之人，必致心阴阳两虚，若强用发汗，阴阳更虚，心失所养，而见神志模糊，不能自主，阴中失润，故小便后尿道疼痛（88 条）。平素中焦有寒之人，虽患太阳表证，亦不可用发汗之法，发汗则更伤中焦阳气，阳虚中焦更寒，蛔喜温而避寒，故可见吐蛔（89 条）。

以上诸条禁汗证，说明阴阳气血虚衰，均应禁用或慎用麻黄汤发汗。因麻黄汤为峻汗之剂，易伤正气。

## 三、太阳病轻证

### （一） 桂枝麻黄各半汤证

**【原文】**太阳病，得之八九日，如疟状[①]，发热恶寒，热多寒少，其人不呕，清便欲自可[②]，一日二三度发。脉微缓[③]者，为欲愈也；脉微而恶寒者，此阴阳[④]俱虚，不可

更发汗更下更吐也；面色反有热色[⑤]者，未欲解也，以其不能得小汗出，身必痒，宜桂枝麻黄各半汤。(23)

**桂枝麻黄各半汤方** 桂枝一两十六铢（去皮） 芍药、生姜（切）、甘草（炙）、麻黄（去节）各一两 大枣四枚（擘） 杏仁二十四枚（汤浸，去皮尖及两仁者）

上七味，以水五升，先煮麻黄一二沸，去上沫，内诸药，煮取一升八合，去滓，温服六合。本云：桂枝汤三合，麻黄汤三合，并为六合，顿服，将息如上法。

**【注解】**

①如疟状：指寒热发作的情况，如同疟疾一样。

②清便欲自可：指大小便尚属正常。清，同圊，古称厕所。

③脉微缓：言脉象已不太浮紧，略微缓和。微，略微之意，非微脉也。

④阴阳：指表里。

⑤热色：红色、赤色之意。

**【释义】** 本条论述太阳病日久出现的各种转归及表郁轻证的证治。太阳病，得之八九日，是指患病日久不愈。尽管如此，尚未出现少阳之呕和阳明之不大便，病人只表现出轻度的发热恶寒，且一天发作二三次，说明邪气仍然稽留于表，尚未入里。热多寒少，说明表邪已微而不甚。

上述情况，可能会发生如下转归：其一，脉由原来之浮紧略微缓和，示大邪已去，正气将复，其病将愈。其二，脉象由浮紧变为微弱，而且恶寒加重，此乃表里之阳气俱虚，不可再用汗吐下法。其三，如果病人面红身痒，这是太阳病日久不解，小邪拂郁于表所致，治疗当用桂枝麻黄各半汤辛温轻剂，小发其汗。

### （二） 桂枝二麻黄一汤证

**【原文】** 服桂枝汤，大汗出，脉洪大者，与桂枝汤，如前法。若形似疟，一日再发[①]者，汗出必解，宜桂枝二麻黄一汤。(25)

**桂枝二麻黄一汤方** 桂枝一两十七（去皮） 芍药一两六铢 麻黄十六铢（去节） 生姜一两六铢（切） 杏仁十六个（去皮尖） 甘草一两二铢（炙） 大枣五枚（擘）

上七味，以水五升，先煮麻黄一二沸，去上沫，内诸药，煮取二升，去滓。温服一升，日三服。本云：桂枝汤二分，麻黄汤一分，合为二升，分再服，今合为一方，将息如前法。

**【注解】**

①一日再发：一天发作两次。

**【释义】** 本条论述服桂枝汤后的两种不同转归和证治。太阳病服桂枝汤，为正治之法。服桂枝汤后，当遍身微汗出为佳，今大汗出，为汗不得法。大汗出后，若见大烦渴不解、脉象洪大有力者，为热入阳明，治用白虎汤。若脉虽洪大，未见大热大渴，邪气仍在太阳之表，故仍从太阳论治，治用桂枝汤。如果见到发热恶寒，呈阵发性发作，而且每天发作一两次，此乃太阳小邪不解，治用桂枝二麻黄一汤。

#### （三） 桂枝二越婢一汤证

**【原文】**太阳病，发热恶寒，热多寒少，脉微弱者，此无阳[1]也，不可发汗，宜桂枝二越婢一汤。(27)

**桂枝二越婢一汤方** 桂枝（去皮）、芍药、麻黄、甘草（炙）各十八铢 大枣四枚（擘） 生姜一两二铢（切） 石膏二十四铢（碎，绵裹）

上七味，以水五升，去滓。温服一升。本云：当裁为越婢汤、桂枝汤，合之饮一升，今合为一方，桂枝汤一分，越婢汤一分。

**【注解】**

①无阳：非为阳虚或亡阳，指肤表阳郁轻微。

**【释义】**本条论述太阳邪郁兼里热轻证的证治。太阳病发热恶寒，但是热多寒少，而且脉由浮紧而稍微变弱，说明邪气虽有化热之势，但表阳郁闭尚轻，故云“此无阳也”。治用桂枝二越婢一汤微发其汗，兼清里热。

## 第三节 太阳病兼证

### 一、太阳中风兼证

#### （一） 桂枝加葛根汤证

**【原文】**太阳病，项背强几几[1]，反汗出恶风者，桂枝加葛根汤主之。(14)

**桂枝加葛根汤方** 葛根四两 麻黄三两（去节） 芍药二两 生姜三两（切） 甘草二两（炙） 大枣十二枚（擘） 桂枝二两（去皮）

上七味，以水一斗，先煮麻黄、葛根，减二升，去上沫，内诸药，煮取三升，去滓。温服一升，覆取微似汗，不须歠粥，余如桂枝法将息及禁忌。

**【注解】**

①项背强几几（shū shū）：形容项背拘急，俯仰不能自如。几几，原意是指短羽之鸟，伸颈欲飞而不能之貌。

**【释义】**本条指出太阳中风证兼经脉不利之证治。汗出恶风，为太阳中风证。风邪客于太阳经，经气不利，津液失布，筋肉失养，故项背拘急，俯仰不得自如。治用桂枝加葛根汤，解肌祛风，升津舒经。

本方以桂枝汤解肌散风，调和营卫。加葛根升津舒经，以缓项背之拘急。

根据宋代林亿所注，桂枝加葛根汤当是桂枝汤加葛根而成，方中麻黄为误入。

### （二） 桂枝加厚朴杏子汤证

**【原文】** 喘家[①]作桂枝汤，加厚朴、杏子佳。(18)

太阳病，下之微喘者，表未解故也，桂枝加厚朴杏子汤主之。(43)

**桂枝加厚朴杏子汤方** 桂枝三两（去皮） 甘草二两（炙） 生姜三两（切） 芍药三两 大枣十二枚（擘） 厚朴二两（炙，去皮） 杏仁五十枚（去皮尖）

上七味，以水七升，微火煮取三升，去滓。温服一升，覆取微似汗。

**【注解】**

①喘家：素患喘息病人。

**【释义】** 上述两条皆为桂枝加厚朴杏子汤证。18 条是指素患喘疾的病人，复感外邪，肺外合皮毛，皮毛受邪，诱发宿疾，气喘加重，治用桂枝加厚朴杏子汤。43 条是太阳中风，误用下法，郁遏肺气而致喘，亦可用桂枝加厚朴杏子汤治疗。方中桂枝汤发汗解肌，厚朴、杏仁降气平喘。

### （三） 桂枝加附子汤证

**【原文】** 太阳病，发汗，遂漏不止[①]，其人恶风，小便难[②]，四肢微急[③]，难以屈伸者，桂枝加附子汤主之。(20)

**桂枝加附子汤方** 桂枝三两（去皮） 芍药三两 甘草三两（炙） 生姜三两（切） 大枣十二枚（擘） 附子一枚（炮，去皮，破八片）

上六味，以水七升，煮取三升，去滓，温服一升。本云（《玉函经》作本方）：桂枝汤，今加附子。将息如前法。

**【注解】**

①遂漏不止：指汗出不断。遂，因而，于是。漏，渗泄不止。

②小便难：小便不畅。

③四肢微急：四肢轻微的拘急，屈伸不得自如。急，拘急。

**【释义】** 本条论述太阳病过汗致阳虚漏汗的证治。太阳病发汗，若汗出淋漓，不但伤津，亦可亡阳。表阳虚衰，营阴不固，故汗出不止。阳虚不能温煦肌肤，而见恶风。津伤则四肢不得滋养，阳亡则四肢不得温煦，故见四肢拘急屈伸不利。小便不利，是由于膀胱气化功能失常所致。本证虽属阴阳两伤，但病机主要在阳虚，故治以扶阳固表。

桂枝加附子汤以桂枝汤调和营卫，且方中桂枝、生姜、甘草辛甘化阳，芍药、大枣补益阴血，加附子温经扶阳，固表止汗。阳复汗止，津液自生。

### （四） 桂枝去芍药汤与桂枝去芍药加附子汤证

**【原文】** 太阳病，下之后，脉促[①]胸满者，桂枝去芍药汤主之。(21)

**桂枝去芍药汤方** 桂枝三两（去皮） 甘草二两（炙） 生姜三两（切） 大枣十二枚（擘）

上四味，以水七升，煮取三升，去滓，温服一升。本云：桂枝汤，今去芍药。将息如前法。

若微寒[②]者，桂枝去芍药加附子汤主之。(22)

**桂枝去芍药加附子汤方** 桂枝三两（去皮） 甘草二两（炙） 生姜三两（切） 大枣十二枚（擘） 附子一枚（炮，去皮，破八片）

上五味，以水七升，煮取三升，去滓，温服一升。本云：桂枝汤，今去芍药加附子。将息如前法。

**【注解】**

①脉促：脉来急促者，非今之促脉。

②微寒：微微恶寒之意。

**【释义】**本条论太阳病误下致胸阳不振的证治。太阳病误下，胸中阳气受挫，胸阳不振，故见胸满。虽下而表邪未解，正气在表抗邪，故其脉来急促。治用桂枝去芍药汤以振奋胸阳。

桂枝去芍药汤方中桂枝、生姜辛温，宣通阳气；大枣、甘草甘温，补益阳气。因芍药微寒，有碍于胸中阳气之振奋，故去之不用。

22 条是承上条脉症的基础上，又增微恶寒一症。说明非但胸阳不振，而且阳气不足。故在桂枝去芍药汤的基础上，加炮附子以扶阳。

### （五） 桂枝加芍药生姜各一两人参三两新加汤证

**【原文】**发汗后，身疼痛，脉沉迟者，桂枝加芍药生姜各一两人参三两新加汤主之。(62)

**桂枝加芍药生姜各一两人参三两新加汤方** 桂枝三两（去皮） 芍药四两 甘草二两（炙） 人参三两 大枣十二枚（擘） 生姜四两（切）

上六味，以水一斗二升，煮取三升，去滓，温服一升。本云：桂枝汤，今加芍药、生姜、人参。

**【释义】**本条论述太阳病汗后营血受伤的证治。汗后身体痛，若仍属太阳表证者，其脉当浮紧，今脉见沉迟，沉脉主里，迟为迟滞，乃营血不足之象，说明汗后营血受伤，肌肉失养，故身体疼痛。治用桂枝加芍药生姜各一两人参三两新加汤，调和营卫，益气养血。

本方是在桂枝汤的基础上重用芍药以养营血，加人参以益气生津，加重生姜以使药力达于肌表。本证身痛，体现不荣则痛之病机，故属虚性疼痛。治在补，不在通。

## 二、太阳伤寒兼证

### （一） 葛根汤证

**【原文】**太阳病，项背强几几，无汗恶风，葛根汤主之。(31)

**葛根汤方** 葛根四两 麻黄三两（去节） 桂枝二两（去皮） 生姜三两（切） 甘草二两（炙） 芍药二两 大枣十二枚（擘）

上七味，以水一斗，先煮麻黄、葛根，减二升，去上沫，内诸药，煮取三升，去滓。温服一升，覆取微似汗，余如桂枝法将息及禁忌，诸汤皆仿此。

**【释义】**本条论述太阳伤寒证兼经气不利的证治。太阳病无汗恶风者，为太阳伤寒证，兼见项背强几几，是由于寒邪凝滞、经脉不利之故，治疗用葛根汤发汗解表，升津舒经。

本条与14条桂枝加葛根汤证相比，均有项背强几几一症，但是本条项背强几几而无汗，是太阳伤寒之兼证；而14条项背强几几反汗出，是太阳中风之兼证，可见汗出与否，是两证鉴别之要点。

本条不用麻黄汤加葛根，而用桂枝汤加葛根、麻黄，是因为桂枝汤方中有芍药、大枣之养血通络，甘草、大枣之甘缓挛急，均可解经脉拘急以治项背强几几。

### （二） 葛根汤及葛根加半夏汤证

**【原文】**太阳与阳明合病者，必自下利，葛根汤主之。(32)

太阳与阳明合病，不下利，但呕者，葛根加半夏汤主之。(33)

**葛根加半夏汤方** 葛根四两 麻黄三两（去皮） 甘草二两（炙） 芍药二两 桂枝二两（去皮） 生姜二两（切） 大枣十二枚（擘） 半夏半升（洗）

**【释义】**上两条论太阳阳明合病之证治。太阳与阳明合病，文中只提出下利一症，是因邪气客于表，而内迫于阳明，津液下泄所致，故下利属轻微的水泻，治用葛根汤解表，表解则利自止，此亦逆流挽舟之法。方中葛根尚有升津止利之功。

如果病人不下利，而恶心呕吐者，治用葛根加半夏汤，方中半夏、生姜为小半夏汤，和胃降逆止呕。

### （三） 大青龙汤证

**【原文】**太阳中风，脉浮紧，发热恶寒，身疼痛，不汗出而烦躁者，大青龙汤主之。若脉微弱，汗出恶风者，不可服之。服之则厥逆[①]，筋惕肉瞤[②]，此为逆也。(38)

伤寒脉浮缓，身不疼，但重[③]，乍有轻时[④]，无少阴证者，大青龙汤发之。(39)

**大青龙汤方** 麻黄六两（去节） 桂枝二两（去皮） 甘草二两（炙） 杏仁四十枚（去皮尖） 生姜三两（切） 大枣十枚（擘） 石膏如鸡子大（碎）

上七味，以水七升，先煮麻黄，减二升，去上沫，内诸药，煮取三升，去滓，温服一升，取微似汗。汗出多者，温粉[⑤]粉之。一服汗出者，停后服。若复服，汗多亡阳，遂虚，恶风，烦躁，不得眠也。

**【注解】**

①厥逆：手足逆冷而不温。

②筋惕肉瞤（shùn）：肌肉跳动。

③但重：只是感到身体沉重。

④乍有轻时：身重亦有减轻的时候。乍，突然。

⑤温粉：古代外治止汗法，后世医家记载不一。

**【释义】**上述两条论太阳伤寒兼阳郁内热的证治。38 条之脉浮紧、身疼痛、不汗出为典型的太阳伤寒证，此时兼见烦躁，是因表闭阳郁，阳郁化热，热扰心神所致。治用大青龙汤发汗解表，兼清热除烦。大青龙汤为发汗之峻剂，若见到脉弱、汗出恶风之阳虚患者，切不可用之。否则，必致大汗亡阳，经脉失养，而见四肢厥冷、肌肉跳动等症。

39 条是继 38 条进一步论述伤寒兼里热证的变证。太阳伤寒，脉当浮紧而身痛，今却脉见浮缓，且身不痛但重，偶尔身重还有减轻的时候，此乃寒邪郁闭太重，故脉不紧而缓涩，身不痛但重滞，表郁或轻或重，故身重有减轻时。因本证之身重脉缓，少阴虚寒证亦可出现，但是少阴病必兼厥逆下利等症，而本证则无，临床当详加鉴别，故曰无少阴证者方可与之。

大青龙汤是麻黄汤倍用麻黄加生石膏、生姜、大枣而成。重用麻黄加生姜，大力开表，故属峻汗之剂。加生石膏，清透郁热以除烦。大枣、甘草以资汗源，共奏发汗解表、清热除烦之功。

大青龙汤因属峻汗之剂，不可多服久服，故曰“一服汗出，停后服”。如果因多服而汗出过多，当用温粉扑之而止汗，以免因汗多亡阳。

## （四） 小青龙汤证

**【原文】**伤寒表不解，心下有水气[①]，干呕，发热而咳，或渴，或利，或噎[②]，或小便不利，少腹满[③]，或喘者，小青龙汤主之。(40)

伤寒，心下有水气，咳而微喘，发热不渴，服汤已，渴者，此寒去欲解也，小青龙汤主之。(41)

**小青龙汤方**　麻黄（去节）、芍药、细辛、干姜、甘草（炙）、桂枝（去皮）各三两　五味子半升　半夏半升（洗）

上八味，以水一升，先煮麻黄，减二升，去上沫，内诸药，煮取三升，去滓，温服一升。若渴，去半夏，加栝楼根三两；若微利，去麻黄，加荛花，如一鸡子，熬[④]令赤色；若噎者，去麻黄，加附子一枚，炮；若小便不利，少腹满者，去麻黄，加茯苓四两；若喘，去麻黄，加杏仁半升，去皮尖。且荛花不治利，麻黄主喘，今此语反之，疑非仲景意。

【注解】

①心下有水气：心下者，胃脘也。水气，水饮之邪。

②噎（yē）：吃东西时食管如有物堵塞感。

③少腹满：小腹胀满。

④熬：即干炒。

【释义】上述两条论太阳伤寒兼心下水饮的证治。“伤寒表不解，心下有水气”为小青龙汤证的病机。文中只提发热，代表太阳伤寒表证。心下有水气，即胃脘有水饮内停。水停胃脘，胃气上逆，故见干呕。水寒射肺，肺失宣降，故见咳嗽。然而水饮为患，变动不居，随气机之升降，可生众多或然症。如水不化津，而见口渴；水走大肠，可见下利；水寒凝滞，气机阻塞，可见噎堵；水饮内停，气化不利，可见小便不利、少腹胀满等。治用小青龙汤辛温解表，兼化水饮。

41 条补叙小青龙汤证的主症及药后寒去欲解的机转。外寒内饮，肺失宣降，故咳而兼喘；因表邪闭郁，故见发热；寒痰水饮，故口不渴。服小青龙汤后，心下水饮得除，津液一时难以上承口舌，可出现口渴现象，故曰“此寒去欲解也”。

小青龙汤中，麻黄、桂枝并用，发汗以解表邪；芍药、桂枝相配，以调和营卫；干姜、细辛温化痰饮；五味子敛肺止咳；半夏降逆化痰；甘草调和诸药，共奏解表蠲饮之功。如因津液不足而口渴者，当去温燥之半夏而加栝楼根生津止渴；若因水奔大肠而微利者，加荛花利水止利；若因寒饮之气凝滞而噎者，加附子温阳散寒；若因水饮内停，小腹胀满、小便不利者，加茯苓以利水；若水饮射肺而作喘者，加杏仁宣肺平喘。麻黄为方中发汗主药，去麻黄似不妥。故方后注云“疑非仲景意”。

## 第四节　太阳病变证

### 一、变证治则

【原文】太阳病三日，已发汗，若吐、若下、若温针①，仍不解者，此为坏病②，桂枝不中与③之也，观其脉证，知犯何逆④，随证治之。(16)

【注解】

①温针：用针刺入穴位，然后用艾绒裹缠在针柄上燃烧，属温补祛寒治法。

②坏病：是因误治后产生的变证。

③不中与：即不可再用此方。

④知犯何逆：即明确知道犯了何种错误治疗而导致变证。

【释义】本条指出太阳病变证发生的原因及其治则。太阳病经过数日，发汗不解，或吐、下、温针诸法皆用过，必因误治导致正虚邪陷，变生他证，此为坏病。此时已不可予桂枝汤解肌，应根据误治后产生的脉症，进行辨证论治，所谓观其脉证，知犯何逆，随证治之。这一原则不仅对坏病的治疗有指导意义，对其他疾病同样有重要的指导意义。

## 二、心阳虚证

### （一） 桂枝甘草汤证

**【原文】** 发汗过多，其人叉手自冒心①，心下悸，欲得按者，桂枝甘草汤主之。(64)

**桂枝甘草汤方** 桂枝四两（去皮） 甘草二两（炙）

上两味，以水三升，煮取一升，去滓，顿服。

**【注解】**

①叉手自冒心：两手交叉按压于心胸部位。叉手，两手交叉。冒，按压。

**【释义】** 本条论述因过汗而损伤心阳之证治。汗为心液，发汗过多，气随津脱，心阳外亡。心阳不足，心失所主，故见心下悸动。心悸，虚则喜按，故其人叉手自冒。治用桂枝甘草汤，温补心阳。

桂枝甘草汤，取桂枝之辛温，配甘草之甘温，辛甘化阳，顿服峻补心阳。

### （二） 桂枝甘草龙骨牡蛎汤证

**【原文】** 火逆①，下之，因烧针②烦躁者，桂枝甘草龙骨牡蛎汤主之。(118)

**桂枝甘草龙骨牡蛎汤方** 桂枝一两（去皮） 甘草二两（炙） 牡蛎二两（熬） 龙骨二两

上四味，以水五升，煮取二升半，去滓。温服八合，日三服。

**【注解】**

①火逆：即误用火法而发生的变证。

②烧针：又称火针，即用火将针烧热，然后刺入穴位。本法多用来治疗寒湿顽痹之证。

**【释义】** 本条论述因火法发汗而致心阳虚的证治。误用火疗，又行攻下，一误再误，心阳大损。心阳虚衰，神失所主，故见烦躁。治用桂枝甘草龙骨牡蛎汤补心阳，镇心神。

本方以桂枝、甘草温补心阳以治本；加龙骨、牡蛎镇潜心神而治标。

### （三） 桂枝去芍药加蜀漆牡蛎龙骨救逆汤证

**【原文】** 伤寒脉浮，医以火迫劫之①，亡阳②，必惊狂，卧起不安者，桂枝去芍药加

蜀漆牡蛎龙骨救逆汤主之。(112)

**桂枝去芍药加蜀漆牡蛎龙骨救逆汤方** 桂枝三两(去皮) 甘草二两(炙) 生姜三两(切) 大枣十二枚(擘) 牡蛎五两(熬) 蜀漆三两(洗去腥) 龙骨四两

上七味,以水一斗二升,先煮蜀漆,减二升,内诸药,煮取三升,去滓。温服一升。本云:桂枝汤,今去芍药,加蜀漆、牡蛎、龙骨。

**【注解】**

①火迫劫之:用火疗强迫发汗。

②亡阳:指亡失心阳。

**【释义】**本条论述以火劫汗心阳外亡之证治。伤寒脉浮,病位在表,当以汗解,若误用火法,必致大汗亡阳,心阳外亡,神失所主,故见卧起不安,甚则惊狂。治用桂枝去芍药加蜀漆牡蛎龙骨救逆汤温补心阳,镇静安神,豁痰止狂。

本方是由桂枝汤去芍药加蜀漆、龙骨、牡蛎而成。以桂枝配甘草、大枣、生姜,温通心阳;龙骨、牡蛎重镇安神;惊狂每因痰扰,加蜀漆以涤痰。

桂枝甘草汤、桂枝甘草龙骨牡蛎汤和桂枝去芍药加蜀漆牡蛎龙骨救逆汤,三方均治疗心阳虚证。桂枝甘草汤证病情较轻,以心悸为主症;桂枝甘草龙骨牡蛎汤证病情复杂,以烦躁为主症;桂枝去芍药加蜀漆牡蛎龙骨救逆汤证病情较重,以惊狂为主症。

### (四) 茯苓桂枝甘草大枣汤证

**【原文】**发汗后,其人脐下悸[1]者,欲作奔豚[2],茯苓桂枝甘草大枣汤主之。(65)

**茯苓桂枝甘草大枣汤方** 茯苓半斤 桂枝四两(去皮) 甘草二两(炙) 大枣十五枚(擘)

上四味,以甘澜水一斗,先煮茯苓,减二升,内诸药,煮取三升,去滓。温服一升,日三服。

作甘澜水法:取水二升,置大盆内,以杓扬之,水上有珠子五六千颗相逐,取用之。

**【注解】**

①脐下悸:指脐下跳动。悸,跳动之意。

②奔豚:以小猪的奔跑状态形容病发时患者自觉有气从少腹上冲咽喉,时发时止,伴胸部憋闷。豚,即小猪。

**【释义】**本条论述心阳虚欲作奔豚的证治。心属火位居于上,肾属水位居于下,若过汗损伤心阳,心火衰不能制水于下,则水邪有上泛之势,脐下悸动不安,犹如奔豚之将作,故曰"欲作奔豚"。治用茯苓桂枝甘草大枣汤,温阳化气,利水平冲。

本方重用茯苓利水宁心,以平冲逆;桂枝温通心阳,又善化气;甘草、大枣培土制水,甘缓平冲。用甘澜水煎药,此法源于《内经》,古人认为甘澜水扬之无力,不助肾邪。

### （五） 桂枝加桂汤证

**【原文】** 烧针令①其汗，针处被寒，核起而赤者，必发奔豚，气从少腹上冲心者，灸其核上各一壮②，与桂枝加桂汤，更加桂枝二两也。(117)

**桂枝加桂汤方** 桂枝五两（去皮） 芍药三两 生姜三两（切） 甘草二两（炙） 大枣十二枚（擘）

上五味，以水七升，煮取三升，去滓。温服一升。本云：桂枝汤，今加桂满五两。所以加桂者，以能泄奔豚气也。

**【注解】**

①令：责令、强迫之意。

②一壮：一个艾炷。

**【释义】** 本条论述心阳虚已发奔豚的证治。用烧针强迫出汗，必大汗而心阳外亡。心阳虚不能镇摄肾水，肾中水寒之邪上冲于心而发奔豚。又因针处寒邪凝聚，故见核起而赤者。治疗外用艾灸针处赤核之上，以温散寒凝。内服桂枝加桂汤，温通心阳，平冲降逆。

桂枝加桂汤以桂枝汤加桂枝二两而成，本方重用桂枝，温通心阳，以制肾水。佐甘草、大枣补土制水，甘缓平冲。芍药苦泄利水，生姜辛温散水，均对肾中水寒之气的上冲有治疗作用。

本方与茯苓桂枝甘草大枣汤相比，均治心阳虚水寒冲逆之奔豚。茯苓桂枝甘草大枣汤重用茯苓，病机以水气上冲为主。而桂枝加桂汤重用桂枝，病机以寒气上冲为主。

## 三、脾阳虚证

### （一） 茯苓桂枝白术甘草汤证

**【原文】** 伤寒，若吐若下后，心下逆满，气上冲胸，起则头眩，脉沉紧，发汗则动经①，身为振振摇②者，茯苓桂枝白术甘草汤主之。(67)

**茯苓桂枝白术甘草汤方** 茯苓四两 桂枝三两（去皮） 白术、甘草（炙）各二两

上四味，以水六升，煮取三升，去滓。分温三服。

**【注解】**

①动经：伤动经脉之气。

②身为振振摇：身体震颤摇动，不能自主。

**【释义】** 本条论述误治伤脾水停心下的证治。文中“茯苓桂枝白术甘草汤主之”应接在“脉沉紧”之后，此为倒装文法。太阳伤寒，本当汗解，若误用吐下，脾胃阳气受伤，不能运化水湿，水停心下，则见心下胀满。水气上冲，则气上冲胸。阳虚不能升清，水气上逆清窍，故起则眩晕。脉沉紧，主内有水饮。治当温阳健脾，化气行水，方

用茯苓桂枝白术甘草汤。如果误用汗法，伤动经脉之气，则身体震颤摇动。

茯苓桂枝白术甘草汤方中重用茯苓淡渗利水，健脾宁心，桂枝温阳化气，白术健脾燥湿，炙甘草健脾和中。全方正合“病痰饮者，当以温药和之”之意。

本方与茯苓桂枝甘草大枣汤比较，仅有一味药之差。但是本方用白术，重在健脾化饮，治在中焦。而茯苓桂枝甘草大枣汤用大枣，且倍用茯苓，重在利水平冲，治在下焦。

### （二）小建中汤证

**【原文】**伤寒二三日，心中悸而烦者，小建中汤主之。(102)

**小建中汤方** 桂枝三两（去皮） 甘草二两（炙） 大枣十二枚（擘） 芍药六两 生姜五两（切） 饴糖一升

上六味，以水七升，煮取三升，去滓，内饴，更上微火消解，温服一升，日三服。呕家不可用建中汤，以甜故也。

**【释义】**本条论述夹虚伤寒的证治。伤寒仅二三日，病人就感到心中悸动不安，这是由于中焦不足，复感外邪，里虚邪扰所致。后将此证称作“夹虚伤寒”，治当建中补脾，调和营卫，寓汗于补，方用小建中汤。

小建中汤是桂枝汤倍用芍药加饴糖而成，芍药补养营血，饴糖甘温益脾，为方中主药；桂枝、生姜温补中阳，解肌祛风；大枣、甘草温补中气，扶正达邪，共奏“建中”之功。

### （三）厚朴生姜半夏甘草人参汤证

**【原文】**发汗后，腹胀满者，厚朴生姜半夏甘草人参汤主之。(66)

**厚朴生姜半夏甘草人参汤方** 厚朴半斤（炙，去皮） 生姜半斤（切） 半夏半升（洗） 甘草二两（炙） 人参一两

上五味，以水一斗，煮取三升，去滓。温服一升，日三服。

**【释义】**本条论述汗后脾虚气滞腹胀的证治。汗伤脾气，脾失健运，气机郁滞，故腹胀满。本证脾虚为本，气滞为标，属虚性胀满。治当健补脾气，行气消胀，方用厚朴生姜半夏甘草人参汤。

方中重用厚朴、生姜、半夏行气除满，以治其标；人参、甘草补中益气，以治其本，体现塞因塞用之治。

## 四、肾阳虚证

### （一）干姜附子汤证

**【原文】**下之后，复发汗，昼日烦躁不得眠，夜而安静，不呕、不渴、无表证，脉

沉微，身无大热者，干姜附子汤主之。(61)

**干姜附子汤方** 干姜一两 附子一枚（生用，去皮，切八片）

上二味，以水三升，煮取一升，去滓，顿服。

**【释义】**本条论述误治后肾阳虚烦躁之证治。下之后复发汗，汗下失序，阳气大虚。阳虚之人，昼日虚阳得天阳之助而能与阴争，故见烦躁；夜间则阳气衰而不能与阴争，每多安静。不见少阳之呕，不见阳明之渴，更无太阳表证，排除三阳病之烦躁。身微热者，恐有格阳亡阳之虞，治当用干姜附子汤急温回阳。

本方用干姜配附子，大力回阳救逆。且一次顿服，单捷小剂，急急回阳。

### （二）真武汤证

**【原文】**太阳病，发汗，汗出不解，其人仍发热，心下悸，头眩，身瞤动，振振欲擗地[①]者，真武汤主之。(82)

**真武汤方** 茯苓、芍药、生姜（切）各三两 白术二两 附子一枚（炮，去皮，破八片）

上五味，以水八升，煮取三升，去滓。温服七合，日三服。

**【注解】**

①振振欲擗（pī）地：即身体颤抖，站立不稳，有欲仆倒在地之状。

**【释义】**本条论述肾阳虚水泛之证治。太阳与少阴相表里，太阳过汗，非但表证不解，且易伤少阴阳气。阳虚不能制水，水气泛滥，上凌于心，而心悸动。水气上蒙清窍，则头目眩晕。水气浸渍肌肉，故肌肉颤动。因眩晕，故身体站立不稳，有将要仆倒在地之状。治当温阳利水，方用真武汤。

真武汤方中附子温阳化气，茯苓淡渗利水，白术燥湿健脾，生姜辛散水气，芍药苦泄通利小便。

真武汤与茯苓桂枝白术甘草汤均治阳虚水停证，茯苓桂枝白术甘草汤治脾阳虚水饮证，病位在中焦，病证较轻；真武汤治肾阳虚水泛证，病位在下焦，病情较重。

## 五、阴阳两虚证

### （一）甘草干姜汤与芍药甘草汤证

**【原文】**伤寒脉浮，自汗出，小便数，心烦，微恶寒，脚挛急[①]，反与桂枝欲攻其表，此误也。得之便厥，咽中干，烦躁吐逆者，作甘草干姜汤与之，以复其阳。若厥欲足温者，更作芍药甘草汤与之，其脚即伸。若胃气不和，谵语[②]者，少与调胃承气汤。若重发汗，复加烧针者，四逆汤主之。(29)

**甘草干姜汤方** 甘草四两（炙） 干姜二两

上二味，以水三升，煮取一升五合，去滓。分温再服。

**芍药甘草汤方** 芍药、甘草（炙）各四两

上二味，以水三升，煮取一升五合，去滓。分温再服。

调胃承气汤方（见阳明病篇）

四逆汤方（见少阴病篇）

**【注解】**

①脚挛急：小腿肌肉拘挛，活动不利。脚，小腿。

②谵语：神志不清，妄言乱语。

**【释义】**本条论述伤寒误治后阴阳两虚的证治。脉浮、汗出、恶风是太阳表虚证；心烦、脚挛急是阴虚筋脉失养；小便频数是阳虚失于摄敛。此证为阴阳两虚之人复感外邪，若不顾正气之虚，径用桂枝汤攻表，必然会更伤阴阳之气。阳气更伤，不能温煦四肢，故见厥逆。阴气更伤，阴液不能上滋，则咽中干。阴液亏虚，心神失养，故见烦躁。寒气犯胃，故见呕逆。治当先温其阳，待阳回厥愈，再补其阴。温阳用甘草干姜汤，补阴用芍药甘草汤。如果阴伤化燥入胃者，燥热扰心，则见谵语，治当少予小承气汤微和胃气，谵语即止。如果重发其汗，复加烧针，必致阳气大伤而见厥逆吐利证，治当用四逆汤回阳救逆。

甘草干姜汤方中干姜配甘草，辛甘化阳，以温中焦之阳。

芍药甘草汤方中芍药益阴通络，甘草缓急柔筋，以治小腿挛急。

### （二）芍药甘草附子汤证

**【原文】**发汗病不解，反恶寒者，虚故也，芍药甘草附子汤主之。(68)

**芍药甘草附子汤方** 芍药、甘草（炙）各三两 附子一枚（去皮，破八片）

上三味，以水五升，煮取一升五合，去滓。分温三服。

**【释义】**本条论述汗后阴阳两虚之证治。所谓病不解，非原来表证不解，指误治发生其他变证。汗多亡阳，阳虚失温，故见恶寒，故曰“虚故也”。以方测证，当兼见阴虚脚挛急。治当扶阳益阴，方用芍药甘草附子汤。

芍药甘草附子汤，方中用附子温阳散寒，芍药、甘草益阴缓急，共奏阴阳两补之功。

### （三）茯苓四逆汤证

**【原文】**发汗若下之，病仍不解，烦躁者，茯苓四逆汤主之。(69)

**茯苓四逆汤方** 茯苓四两 人参一两 附子一枚（生用，去皮，破八片） 甘草二两（炙） 干姜一两半

上五味，以水五升，煮取三升，去滓。温服七合，日三服。

**【释义】**本条论述汗下后阴阳两虚烦躁的证治。既汗且下，阴阳两伤，变生坏病，故曰病仍不解。阴阳两伤，心肾不交，而见昼夜烦躁不安。治当温阳益阴，方用茯苓四

逆汤。

茯苓四逆汤，用附子、干姜回阳救逆，人参益气生津，茯苓宁心安神，甘草补气和中，共奏回阳益阴之功。

本方与干姜附子汤，均治烦躁证，但干姜附子汤急温回阳，治疗阳虚烦躁证。茯苓四逆汤回阳益阴，治疗阴阳两虚烦躁证。

### （四） 炙甘草汤证

**【原文】**伤寒脉结代①，心动悸②，炙甘草汤主之。(177)

**炙甘草汤方** 甘草四两（炙） 生姜三片（切） 人参二两 生地黄一斤 桂枝三两（去皮） 阿胶二两 麦门冬半升（去心） 麻仁半斤 大枣三十枚（擘）

上九味，以清酒③七升，水八升，先煮八味，取三升，去滓。内胶烊消尽。温服一升，日三服。一名复脉汤。

**【注解】**

①脉结代：脉来缓而一止，止无定数者为结脉；脉来缓而一止，止有定数者为代脉。均属于间歇脉。

②心动悸：言其心跳的特别厉害，非同一般之心悸。

③清酒：即米酒。

**【释义】**本条论述心阴阳两虚的证治。素体心阴阳不足，复感寒邪，太阳之邪直传少阴，心阳虚鼓动无力，脉道滞涩，故脉结代。心阴虚心失所养，故心动悸。治用炙甘草汤养心阴，温心阳，复心脉。

炙甘草汤又名复脉汤，方中重用炙甘草，补心气以滋化源；麦冬、生地、麻仁、阿胶、人参、大枣养心阴以充脉体；桂枝、生姜、清酒温心阳以通血脉，共奏益气养血，通阳复脉之功。

## 六、热证

### （一） 栀子豉汤证

**【原文】**发汗吐下后，虚烦①不得眠，若剧者，必反复颠倒，心中懊侬②，栀子豉汤主之。若少气③者，栀子甘草豉汤主之；若呕者，栀子生姜豉汤主之。(76)

**栀子豉汤方** 栀子十四个（擘） 香豉四合（绵裹）

上二味，以水四升，先煮栀子得二升半，内豉，煮取一升半，去滓。分为二服，温进一服（得吐者，止后服）。

**栀子甘草豉汤方** 栀子十四个（擘） 甘草二两（炙） 香豉四合（绵裹）

上三味，以水四升，先煮栀子、甘草，取二升半，内豉，煮取一升半，去滓。分二服，温进一服（得吐者，止后服）。

**栀子生姜豉汤方** 栀子十四个（擘） 生姜五两（切） 香豉四合（绵裹）

上三味，以水四升，先煮栀子、生姜，取二升半，内豉，煮取一升半，去滓。分二服，温进一服（得吐者，止后服）。

**【注解】**

①虚烦：指无形邪热郁扰胸膈而致的烦躁。虚，非为正气之虚，指邪热之无形。

②心中懊侬：指心中烦乱之甚。

③少气：指气息微弱。

**【释义】**本条论述误治后邪热郁扰胸膈的证治。发汗吐下后，表热内陷，郁于胸膈，扰于心神，故虚烦不得眠，甚则心中懊侬，反复颠倒。治用栀子豉汤清宣郁热。

若兼中气不足，气息微弱者，治用栀子甘草豉汤清热宣郁，补益中气。若兼胃失和降而呕吐者，治用栀子生姜豉汤清热宣郁，和胃止呕。

栀子豉汤由栀子和淡豆豉两味药组成，栀子性味苦寒，导热下行；豆豉气味轻薄，宣散郁热。二药相伍，一降一宣，胸中郁热得解。

使用本方时，要先煎栀子，取尽其味，后下豆豉，以存其气。方后注“得吐者止后服”，个别病人服药后，火郁得宣，可见呕吐，吐后郁热尽出，虚烦自愈。

**【原文】**发汗，若下之而烦热，胸中窒①者，栀子豉汤主之。(77)

伤寒五六日，大下之后，身热不去，心中结痛②者，未欲解也，栀子豉汤主之。(78)

**【注解】**

①胸中窒：自觉胸中有堵塞感。窒者，塞也。

②心中结痛：心中结滞疼痛。

**【释义】**上述两条补充论述栀子豉汤证。邪热郁于胸膈，胸中气机郁滞，故胸中窒塞。若进而影响胃脘气机，则心中结痛。无论胸中窒塞或心中结痛，病机仍属邪热郁阻，治以栀子豉汤清宣郁热。

**【原文】**伤寒下后，心烦，腹满，卧起不安者，栀子厚朴汤主之。(79)

**栀子厚朴汤方** 栀子十四枚（擘） 厚朴四两（姜炙） 枳实四枚（水浸，炙令黄）

上三味，以水三升半，煮取一升半，去滓。分二服，温进一服（得吐者，止后服）。

**【释义】**本条论述虚烦兼腹满的证治。表热内陷，若波及脘腹，气机郁滞，虚烦兼见腹满。治当用栀子厚朴汤，方中栀子清热宣郁，厚朴、枳实行气消满。邪陷偏下，故去豆豉之宣散。

**【原文】**伤寒，医以丸药①大下之，身热不去，微烦者，栀子干姜汤主之。(80)

**栀子干姜汤方** 栀子十四个（擘） 干姜二两

上二味，以水三升半，煮取一升半，去滓。分二服，温进一服（得吐者，止后服）。

**【注解】**

①丸药：在汉代常用的一种具有泻下作用的成药。

**【释义】**本条论述虚烦兼中寒的证治。太阳伤寒医以丸药下之，致表热内陷胸膈，且伤及中焦阳气，邪热内郁，故身热不去而微烦。以方测证当有中焦虚寒之腹痛、下利等症。治当清热除烦，温中散寒，方用栀子干姜汤。

栀子干姜汤方中栀子清上焦之热以除烦，干姜温中焦之阳以散寒。如此清上温中，寒热并用。

## （二） 麻黄杏仁甘草石膏汤证

**【原文】**发汗后，不可更行桂枝汤，汗出而喘，无大热者，可与麻黄杏仁甘草石膏汤。(63)

下后，不可更行桂枝汤，汗出而喘，无大热者，可与麻黄杏仁甘草石膏汤。(162)

**麻黄杏仁甘草石膏汤方** 麻黄四两（去节） 杏仁五十个（去皮尖） 甘草二两（炙） 石膏半斤（碎，绵裹）

上四味，以水七升，煮取麻黄煎二升，去上沫，内诸药，煮取二升，去滓，温服一升。

**【释义】**上两条论述邪热壅肺作喘的证治。从“不可更行桂枝汤”推知，在汗下之前，病属太阳表证。肺合皮毛，汗下误治，邪热壅肺，肺失宣降，故见气喘。热迫津液外泄，故见汗出。邪热内蒸，故见身热。所谓无大热者，乃表无大热，以示大热内郁不达于外。当用麻黄杏仁甘草石膏汤清热宣肺平喘。

麻黄杏仁甘草石膏汤方中麻黄配石膏清宣肺热，麻黄配杏仁宣降肺气，甘草调和诸药。重用石膏提示此方乃清热之剂。

## （三） 白虎加人参汤证

**【原文】**服桂枝汤，大汗出后，大烦渴不解，脉洪大者，白虎加人参汤主之。(26)

**白虎加人参汤方** （见阳明病篇）

**【释义】**本条论述阳明热盛、气津两伤证治。服桂枝汤而大汗出，为汗不得法，邪热内陷阳明。大汗伤津在前，热邪灼津在后，故大烦渴不解。热盛阳明，气血充盈，故脉象洪大。治用白虎加人参汤清热益气生津。

## （四） 葛根黄芩黄连汤证

**【原文】**太阳病，桂枝证，医反下之，利遂不止，脉促者，表未解也，喘而汗出

者，葛根黄芩黄连汤主之。(34)

**葛根黄芩黄连汤方**　葛根半斤　甘草二两（炙）　黄芩三两　黄连三两

上四味，以水八升，先煮葛根，减二升，内诸药，煮取二升，去滓。分温再服。

**【释义】**本条论述里热兼表下利之证治。太阳病桂枝证，医反误用下法，邪热内迫于肠则下利不止。正气虽因误下受挫，但仍有抗邪外出之势，故脉见促急。表邪陷而未尽，故曰表未解也。邪热迫肺则喘。邪热蒸津外泄则汗出。治用葛根黄芩黄连汤解表清里。

葛根黄芩黄连汤重用葛根外散表热，又升清止利；黄芩、黄连苦寒清热，坚阴止利；炙甘草调和诸药。

葛根黄芩黄连汤与葛根汤两方均治下利，但葛根汤治太阳与阳明合病之下利，以表邪为主。葛根黄芩黄连汤是治邪热内陷大肠之下利，以里热为重。

### （五）黄芩汤与黄芩加半夏生姜汤证

**【原文】**太阳与少阳合病，自下利者，与黄芩汤。若呕者，黄芩加半夏生姜汤主之。(172)

**黄芩汤方**　黄芩三两　芍药二两　甘草二两（炙）　大枣十二枚（擘）

上四味，以水一斗，煮取三升，去滓。温服一升，日再夜一服。

**黄芩加半夏生姜汤方**　黄芩三两　芍药二两　甘草二两（炙）　大枣十二枚（擘）　半夏半升（洗）　生姜一两半（一方三两，切）

上六味，以水一斗，去滓。温服一升，日再夜一服。

**【释义】**本方论述太阳与少阳合病的证治。既言合病，说明太阳与少阳两经同时受邪。邪犯少阳，胆热内迫阳明，故自下利。多见下利后重、泻下黏秽、肛门灼热等症。治用黄芩汤清热坚阴止利。如果少阳邪热犯胃，胃失和降而见呕吐者，治当用黄芩加半夏生姜汤清热和胃止呕。

黄芩汤方中黄芩苦寒，清泻胆火，燥湿止利；芍药苦寒，调血泄邪，通络止痛；甘草、大枣，缓急止痛，顾护中气。如果呕吐者，另加半夏生姜，和胃止呕。

黄芩汤用治热性下利，后世所用的芍药汤，即由黄芩汤化裁而来，故被称为“万世治痢之祖”。

## 七、上热下寒证

**【原文】**伤寒，胸中有热，胃中有邪气，腹中痛，欲呕吐者，黄连汤主之。(173)

**黄连汤方**　黄连三两　甘草三两（炙）　干姜三两　桂枝三两（去皮）　人参二两　半夏半升（洗）　大枣十二枚（擘）

上七味，以水一斗，煮取六升，去滓。温服，昼三夜二。

**【释义】**本条论述上热下寒的证治。伤寒，泛指一切外感疾病。胸中有热，即在上之胸脘有热。胃中有邪气，即在下之脾胃有寒，故形成上热下寒格局。邪热扰胃，故见呕吐。寒凝脾络，则腹中疼痛。治用黄连汤清上温下。

黄连汤方中用黄连之苦寒以清上热，干姜之辛热以温下寒。桂枝之辛温，以通上下阳气。人参、甘草、大枣补脾益胃，以复中焦之升降。半夏和胃降逆止呕。

## 八、蓄水证

**【原文】**太阳病，发汗后，大汗出，胃中干，烦躁不得眠，欲得饮水者，少少与饮之，令胃气和则愈。若脉浮，小便不利，微热，消渴[①]者，五苓散主之。(71)

发汗已，脉浮数，烦渴者，五苓散主之。(72)

伤寒，汗出而渴者，五苓散主之；不渴者，茯苓甘草汤主之。(73)

中风发热，六七日不解而烦，有表里证，渴欲饮水，水入则吐者，名曰水逆[②]，五苓散主之。(74)

**五苓散方** 猪苓十八铢（去皮） 泽泻一两六铢 白术十八铢 茯苓十八铢 桂枝半两（去皮）

上五味，捣为散，以白饮[③]和服方寸匕[④]，日三服。多饮暖水，汗出愈，如法将息。

**茯苓甘草汤方** 茯苓二两 桂枝二两（去皮） 甘草一两（炙） 生姜三两（切）

上四味，以水四升，煮取二升，去滓。分温三服。

**【注解】**

①消渴：口渴较甚，急于饮水。非为杂病中的消渴病。

②水逆：因水气上逆而呕吐。

③白饮：米汤。

④方寸匕：是古代量药的一种器皿。因其边长一寸，故曰方寸匕。

**【释义】**71 条主要论述蓄水证的病因及证治。太阳病发汗，若大汗出，可产生两种转归：一种是大汗伤及胃中津液，燥热内生，故烦躁不得眠。由于属一时性津伤，无须药治，少与饮水，使胃津渐复，就会自愈。另一种情况是本条的重点。即大汗伤及三焦膀胱阳气，三焦乃水道，膀胱属州都，二腑气化失职，水饮内停，津液难以上承口舌，则消渴；不能下输膀胱，则小便不利。脉浮、身热是太阳表邪未解。治疗用五苓散温阳化气解表。

72 条补充蓄水证的脉症。文中提出发汗后，脉见浮数，说明表邪未解。又见烦渴，同上条之消渴，乃化气不利，津液不得上承。

73 条以口渴与不渴鉴别三焦蓄水与胃腑停水。五苓散与茯苓甘草汤证都是治疗水饮之方，五苓散证属三焦蓄水，上中下焦水道均气化不利，难以输津，故口渴较重。而茯苓甘草汤证只水停胃脘，上下二焦尚气化正常，可输津于口，所以虽为停水证，而口不渴。

74 条补充论述蓄水重证的临床特点。未提及发汗，说明不经误治，亦可形成蓄水证。本条的重点是“水逆”。蓄水证口渴较重，甚至渴饮不止。但因宿水内停，新水难以受纳，故饮后则吐，吐后仍渴，再饮再吐，此名水逆。

五苓散以猪苓、茯苓、泽泻淡渗利水，白术健脾化湿，桂枝通阳化气，兼以解表。以白饮和服，有服桂枝汤啜粥之意。“多饮暖水”可助药力行津液而散表邪。

## 九、蓄血证

### （一）桃核承气汤证

**【原文】**太阳病不解，热结膀胱[①]，其人如狂[②]，血自下，下者愈。其外不解者，尚未可攻，当先解其外。外解已，但少腹急结[③]者，乃可攻之，宜桃核承气汤。(106)

**桃核承气汤方** 桃仁五十个（去皮尖） 大黄四两 桂枝二两（去皮） 甘草二两（炙） 芒硝二两

上五味，以水七升，煮取二升半，去滓，内芒硝，更上火微沸，下火。先食[④]温服五合，日三服，当微利。

**【注解】**

①热结膀胱：指邪热与血结于下焦。膀胱，泛指下焦部位。

②如狂：神志轻度异常，似狂非狂之状。

③少腹急结：下腹部拘急板结之状。

④先食：先于食，即在吃饭前服药。

**【释义】**本条论述蓄血轻证的证治。若素体下焦血行不畅，内有瘀滞，当太阳病不解，表热内陷，则热邪与瘀滞相搏，从而形成“热结膀胱”的下焦蓄血证。血热搏结，瘀热上扰于心，故出现神志轻度异常，似狂非狂之状。下焦经脉瘀肿，故少腹拘急板结。本证神乱尚轻，只是如狂；血结尚轻，只是拘急，故为蓄血轻证。病势轻浅，所以有“血自下，下者愈”的转机。下焦瘀血而兼有表证者，必须先解表，表解后瘀血尚在，当用桃核承气汤泄热逐瘀。

桃核承气汤方中以桃仁、大黄为主，桃仁活血化瘀，大黄泄热逐瘀；桂枝辛温，温通血脉，又防硝黄过寒凝血；芒硝咸寒，泄热软坚；甘草调和诸药，共奏逐瘀泄热之功。

### （二）抵当汤证

**【原文】**太阳病六七日，表证仍在，脉微而沉，反不结胸[①]，其人发狂者，以热在下焦，少腹当鞕[②]满，小便自利者，下血乃愈。所以然者，以太阳随经，瘀热在里故也。抵当汤主之。(124)

太阳病身黄，脉沉结，少腹鞕，小便不利者，为无血也。小便自利，其人如狂者，血证谛也，抵当汤主之。(125)

**抵当汤方** 水蛭（熬）、虻虫（去翅足，熬）各三十个 桃仁二十个（去皮尖） 大黄三两（酒洗）

上四味，以水五升，煮取三升，去滓。温服一升，不下，更服。

【注解】

①结胸：病证名。有形之实邪结于胸中及脘腹以硬满疼痛为主的一种证。

②鞕：硬之古字。

【释义】上述两条皆论述蓄血重证的证治。124 条“抵当汤主之”一句，当接在“下血乃愈”之后，为倒装句。太阳病已经六七天，但是表证仍在。既然表证不解，其脉象应浮，今脉反沉微，说明表邪深陷。表邪内陷，有形成结胸的可能，今“反不结胸，其人如狂”，说明没有结胸，而是表热随经内陷下焦，与血相结而成蓄血证。故曰“以热在下焦”。发狂较如狂为重，硬满较拘急为甚，故属蓄血重证。热与血结，病在血分，与气分水饮无关，故小便自利，此亦是区别蓄血证与蓄水证的关键。

125 条继上条补充了瘀血发黄的证治。肝藏血，主疏泄，血热瘀结，肝胆失其疏泄，胆汁外溢，故见身黄。身黄若见小便不利者，多属湿热，今小便自利，且见如狂等症，属蓄血证无疑，治疗用抵当汤破血逐瘀。

抵当汤是破血逐瘀之峻剂，方中用水蛭、虻虫直入血络，破血逐瘀；佐桃仁活血化瘀，大黄泄热逐瘀。本方破血力峻，当中病即止。

### （三） 抵当丸证

【原文】伤寒有热，少腹满，应小便不利，今反利者，为有血也，当下之，不可余药[①]，宜抵当丸。(126)

**抵当丸方** 水蛭二十个（熬） 虻虫二十个（去翅足，熬） 桃仁二十五个（去皮尖） 大黄三两

上四味，捣分四丸。以水一升煮一丸。取七合服之。晬时[②]当下血，若不下者，更服。

【注解】

①不可余药：不可用其他药物治疗。

②晬时：周时，一昼夜。

【释义】本条再次论述蓄血证的鉴别要点及缓治之法。少腹胀满之症，有病在血分和病在气分之别，若属病在气分的蓄水证，当小便不利，今小便自利，故可断为蓄血证。本证只少腹胀满，尚无如狂发狂，病势较缓，故用抵当丸治之。抵当丸的药物与抵当汤相同，但水蛭、虻虫是抵当汤的三分之二，且改汤剂为丸剂，取峻药缓行之意。

## 十、结胸证

### （一） 热实结胸证

#### 1. 大陷胸汤证

【原文】伤寒六七日，结胸热实，脉沉而紧，心下痛，按之石鞕，大陷胸汤主之。(135)

**大陷胸汤方** 大黄六两（去皮） 芒硝一升 甘遂一钱匕

上三味，以水六升，先煮大黄，去二升，去滓，内芒硝，煮一两沸，内甘遂末。温服一升。得快利，止后服。

**【释义】** 本条简要论述大结胸证的主要脉症及其治法。结胸证是热与痰水相结于胸膈及脘腹的病证。伤寒六七日，虽未经误治，表热亦可内陷胸脘。热邪与痰水相结，心下脘腹疼痛，且按之石硬。沉脉主里，紧脉主痛，脉见沉紧，说明热邪与痰水凝结，气闭不通。治用大陷胸汤泄热逐水开结。

大陷胸汤方中甘遂攻逐水饮为主药，大黄、芒硝以泄热破结。因本方逐水之力猛，不可多服久服，故曰“得快利，止后服”。

**【原文】** 太阳病，脉浮而动①数，浮则为风，数则为热，动则为痛，数则为虚。头痛发热，微盗汗出，而反恶寒者，表未解也。医反下之，动数变迟，膈内拒痛，胃中空虚，客气②动膈，短气燥烦，心中懊侬，阳气③内陷，心中因鞕，则为结胸，大陷胸汤主之。若不结胸，但头汗出，余处无汗，剂④颈而还，小便不利，身必发黄。（134）

**【注解】**

①动：非为动脉，当动词解，躁动之意。

②客气：指邪气。

③阳气：指邪热。

④剂：音义同齐。

**【释义】** 本条主要论述太阳病误下后形成结胸的原因及过程，全文共分三段。

第一段，从“太阳病”至“表未解也”，论述太阳表证未解的脉症。“太阳病，脉浮而动数”，脉浮为风邪在表，动数为邪热充斥，故曰“浮则为风，数则为热”。表邪郁阻，经气不利而疼痛，故曰“动则为痛”。表热未与有形之邪相结，故谓“数则为虚”。人寐则卫阳行于里，阳热蒸于外，故微盗汗出。今反恶寒，说明病仍在表，故曰“表未解也”。

第二段，从“医反下之”至“大陷胸汤主之，”论述误下后形成大结胸的证治。误用攻下，邪热内陷，故脉则由动数变为迟缓。水热互结于胸膈，故“膈内拒痛”。胃气因误下而空虚，邪气乘虚而入于胸膈，故曰“胃气空虚，客气动膈”。邪热内陷胸中，扰乱心神，气机受阻，故“短气燥烦，心中懊侬”。既为“客气动膈”的结胸证，治用大陷胸汤泄热逐水破结。

第三段，从“若不结胸”至结尾，论述误下后形成湿热发黄的转归。热与湿相结，湿热不能外越，只能上蒸，故“但头汗出，剂颈而还”。湿热郁结，气化失常，故“小便不利”。湿热郁蒸，其身必黄。

**2. 大陷胸丸证**

**【原文】** 病发于阳，而反下之，热入因作结胸；病发于阴，而反下之，因作痞也。

所以成结胸者，以下之太早故也。结胸者，项亦强，如柔痓[①]状，下之则和，宜大陷胸丸。(131)

**大陷胸丸方** 大黄半斤 葶苈子半斤（熬） 芒硝半升 杏仁半升（去皮尖，熬黑）

上四味，捣筛二味，内杏仁、芒硝，合研如脂，和散取如弹丸一枚，另捣甘遂末一钱匕，白蜜二合，水二升，煮取一升，温顿服之，一宿乃下。如不下，更服，取下为效。禁如药法。

**【注解】**

①柔痓：是以项背强直、角弓反张为主的一种证候，兼以汗出者为柔痓，无汗者为刚痓。

**【释义】**本条论述结胸和痞证的成因及结胸偏上的证治。太阳病误用下法，致表热内陷与胸脘痰水相结，遂成热实结胸证，这就是“病发于阳而反下之，热入因作结胸”的含义。至于后句“病发于阴”，是指阴有病，即使下之亦无热可入，不会形成结胸的，至多可能形成痞证。此句为借宾定主，以反衬“热入”而成结胸的特征。

凡热实结胸，必脘腹硬痛，若伴颈项强直、状如柔痓者，说明邪结病位偏高，经脉受阻，津液不布，筋肉失养所致。邪在高位治宜缓，故用大陷胸丸缓攻痰水。

大陷胸丸是由大陷胸汤加葶苈子、杏仁、白蜜而成，且变汤剂为丸剂，以取峻药缓行之意。方中大黄、芒硝泄热破结，甘遂攻逐水邪，葶苈子泻肺之水，杏仁利肺之气，气行则水行，加白蜜之甘缓，以作用于上。

**3. 小陷胸汤证**

**【原文】**小结胸病，正在心下[①]，按之则痛，脉浮滑者，小陷胸汤主之。(146)

**小陷胸汤方** 黄连一两 半夏半升（洗） 栝楼实大者一枚

上三味，以水六升，先煮栝楼，取三升，去滓，内诸药，煮取二升，去滓。分温三服。

**【注解】**

①心下：胃脘。

**【释义】**本条论述小结胸的证治。小结胸病，是热与痰互结心下，病位局限，故其疼痛仅局限于胃脘部。而且疼痛程度较轻，按之疼痛，不按不痛。脉见浮滑，浮脉主热盛，滑脉主痰壅，脉浮滑为痰热凝结，治疗用小陷胸汤泄热涤痰开结。

小陷胸汤方中用黄连之苦寒，泻心下之热结；用栝楼之甘寒，清热涤痰开结；半夏之辛温，化痰去饮开结。

### （二） 寒实结胸证

**【原文】**病在阳，应以汗解之，反以冷水潠[①]之，若灌之，其热被劫不得去，弥更[②]益烦，肉上粟起[③]，意欲饮水，反不渴者，服文蛤散。若不差者，与五苓散。寒实结

胸，无热证者，与小陷胸汤，三物白散亦可服。(141)

**文蛤散方** 文蛤五两

上一味为散，以沸汤和一方寸匕服，汤用五合。

**三物白散方** 桔梗三分 巴豆一分（去皮心，熬黑，研如脂） 贝母三分

上三味，为散，内巴豆更于臼中杵之，以白饮和服。强人半钱匕，羸者减之。病在膈上必吐，在膈下必利。不利，进热粥一杯；利过不止，进冷粥一杯。

**【注解】**

①潠（xùn）：以冷水喷洒病人，是古代退热的方法。

②弥更：更加之意。

③肉上粟起：俗称起鸡皮疙瘩。

**【释义】**本条论述寒实结胸的证治。可分两段来理解，第一段从“病在阳”至“与五苓散”，论述太阳误治后湿邪郁闭的证治。第二段从“寒实结胸”至文末，论述寒实结胸的证治。病在阳，即病在太阳之表，当以发汗，反用冷水喷洒退热，使腠理更加郁闭，湿热不得宣散，故肉上粟起。治用文蛤散清热宣郁化湿。若用文蛤散病不愈而见烦渴者，说明表邪已影响三焦的气化，当用五苓散化气行水。

如果患者素体阳虚湿盛，用冷水喷洒之后，则致阴寒水湿内结，而成寒实结胸证。寒实结胸由于寒水气凝，也可出现脘腹硬满疼痛等症，但决无心烦口渴等热郁之症。治用三物白散，散寒逐饮开结。

桔梗、巴豆、贝母三药皆色白，故称三物白散。方中巴豆攻逐水饮，贝母消痰开结，桔梗开宣肺气，引诸药作用于上。三药共奏散寒逐饮开结之功。因本方泻下之力猛，用白饮和服，既可护胃气，又可制巴豆之毒性。

### （三）结胸证辨证

**【原文】**伤寒十余日，热结在里，复往来寒热者，与大柴胡汤。但结胸无大热者此为水结在胸胁也。但头汗出者，大陷胸汤主之。(136)

太阳病，重发汗而复下之，不大便五六日，舌上燥而渴，日晡所①小有潮热②，从心下至少腹鞕满而痛不可近者，大陷胸汤主之。(137)

**【注解】**

①日晡所：日晡，指申时前后。所，约略之词。

②潮热：是指发热如同海水涨潮一般，按时而至。

**【释义】**上述两条均论结胸证的辨证。136 条是言结胸类少阳证的辨证。伤寒十余日，热结在里，若邪热结于少阳，使少阳枢机不利，必见往来寒热等症，治用大柴胡汤。若邪热与水结于胸胁，则见胸胁及腹部满痛，由于水热互结，故身无大热。水热上蒸，故见头汗出，治用大陷胸汤。137 条是言结胸类阳明证的辨证，太阳病误治后，邪热内陷，既可成为结胸证，又可成为阳明实证，二者均可见腹痛、不大便、口舌燥渴等

阳热实证，但是结胸证是邪热与痰水相结于胸腹，故腹痛范围大，即从心下至少腹硬满而痛不可近；而阳明实证是邪热与燥屎相结于肠，故腹痛范围小，仅绕脐疼痛。另外阳明腑实证是日晡潮热，程度较重，治疗用大承气汤；而结胸证是日晡小有潮热，程度较轻，治疗用大陷胸汤。

## 十一、痞证

### （一） 痞证的形成

**【原文】**脉浮而紧，而复下之，紧反入里，则作痞。按之自濡[①]，但气痞[②]耳。(151)

**【注解】**

①濡：柔软之意。

②气痞：相对痞硬而言，指无形之邪结为病。

**【释义】**本条论述痞证的成因及气痞的临床特点。脉浮而紧示病在太阳，而反下之，表邪内陷心下，气机闭塞不通而成心下痞证，故曰“紧反入里，则作痞”。这里的“紧”当作邪气理解。痞病以心下（胃脘）痞塞胀满为临床特征，邪结成痞，又为有形与无形之分，若心下痞满，按之柔软无物，不硬不痛，则属无形之气热壅滞，称“气痞”。若心下痞满，按之较硬，有抵抗感，则属有形之痰湿阻滞，称为痞硬。

### （二） 痞证的证治

#### 1. 半夏泻心汤证

**【原文】**伤寒五六日，呕而发热者，柴胡汤证具，而以他药下之，柴胡证仍在者，复与柴胡汤。此虽已下之，不为逆，必蒸蒸而振，却发热汗出而解。若心下满而硬痛者，此为结胸也，大陷胸汤主之。但满而不痛者，此为痞，柴胡不中[①]与之，宜半夏泻心汤。(149)

**半夏泻心汤方**　半夏半升（洗）　黄芩、干姜、人参、甘草（炙）各三两　黄连一两　大枣十二枚（擘）

上七味，以水一斗，煮取六升，去滓，再煎取三升。温服一升，日三服。

**【注解】**

①不中：不允许的意思。

**【释义】**本条论述少阳病误治后形成痞证的辨治。“呕而发热”者，病属少阳，治当用小柴胡汤和解少阳，但医者却予他药下之，误治可出现三种不同的转归：其一，虽经误下，邪气未陷，少阳病仍在者，仍然可用小柴胡汤。但是误下而正气受挫，因此再次服小柴胡汤后，会出现“蒸蒸而振，却发热汗出而解”的“战汗”情况。其二，误下致邪热入里，与胸中痰水互结，形成心下满而硬痛的热实结胸证，治疗当用大陷胸汤泄热逐水开结。其三，误下伤及脾胃，致胃气呆滞，湿浊中阻，升降失常，形成心下“但满而不痛”的痞证。治当用半夏泻心汤辛开苦降，泻心消痞。

文中“但满而不痛”是辨证的眼目，亦是和心下硬疼痛拒按的结胸证鉴别的关键。半夏泻心汤证，除心下胃脘部堵塞满闷为主外，同时兼见呕吐、下利、肠鸣诸症。

半夏泻心汤是泻心汤类方的代表方，方中以半夏为主，辛开散结以泻心消痞，燥湿降逆以调中和胃。干姜与黄连、黄芩相伍，干姜辛开，芩连苦降，辛开苦降，泻心消痞，此乃舍性取用之法。且干姜化痰，芩连燥湿，正应湿浊中阻之病机。人参、甘草、大枣之甘温，以补脾胃之虚，复运化升降之常。

**2. 生姜泻心汤证**

**【原文】**伤寒汗出，解之后，胃中不和，心下痞硬，干噫食臭①，胁下有水气，腹中雷鸣②，下利者，生姜泻心汤主之。(157)

**生姜泻心汤方** 生姜四两（切） 甘草三两（炙） 人参三两 干姜一两 黄芩三两 半夏半升（洗） 黄连一两 大枣十二枚

上八味，以水一斗，煮取六升，去滓，再煮取二升，温服一升，日三升。

**【注解】**

①干噫食臭：嗳气有未消化之食味。噫，同嗳。

②腹中雷鸣：腹中有肠鸣声。

**【释义】**本条论述痞证兼水气的证治。伤寒汗出表证解后，反见“心下痞硬，干噫食臭”。这是由于汗后脾胃受损，运化失职，湿浊中阻，升降失常。腹中雷鸣下利，为胃肠水气不化，气机逆乱。治当消痞散饮，方用生姜泻心汤。

生姜泻心汤是半夏泻心汤减干姜之量、加生姜而成。其方义与半夏泻心汤基本相同，均属“辛开苦降，泻心消痞”法，但是生姜泻心汤以生姜为主药，意在宣散水饮。因重用生姜，故减干姜用量。

**3. 甘草泻心汤证**

**【原文】**伤寒中风，医反下之，其人下利，日数十行，谷不化，腹中雷鸣，心下痞硬而满，干呕，心烦不得安。医见心下痞，谓病不尽，复下之，其痞益甚。此非结热，但以胃中虚，客气上逆，故使硬也。甘草泻心汤主之。(158)

**甘草泻心汤方** 甘草四两（炙） 黄芩三两 半夏半升（洗） 大枣十二枚（擘） 黄连一两 干姜三两

上六味，以水一斗，煮取六升，去滓，再煎取三升。温服一升，日三服。

**【释义】**本条论述痞证兼胃虚下利较甚的证治。下利日数十行而完谷不化，是本条的重点，说明胃气内虚，泻利急迫较为严重。“此非结热，但以胃中虚，客气上逆，故使硬也”是自注句，意在说明心下痞硬，并不是由于热实内结，而是脾胃气虚，升降失常，胃气上逆所致。治当用甘草泻心汤补虚消痞，缓急止利。

甘草泻心汤即半夏泻心汤重用甘草，意在补益脾胃，缓急止利。甘草泻心汤原方中没有人参，根据《金匮要略》《千金翼方》和《外台秘要》所载之甘草泻心汤均有人参，而且本证因屡经误下，脾胃之气重伤，更宜重用炙甘草配人参健脾补虚。

半夏泻心汤、生姜泻心汤和甘草泻心汤三方，均治胃气呆滞，湿浊中阻，升降失常之心下痞硬，均体现了泻心消痞之治。半夏泻心汤是其基本方，水气偏重者，表现以水饮犯胃之干噫食臭、腹中雷鸣为主，用生姜泻心汤，方中重用生姜以和胃散饮。胃虚偏重者，表现以下利频繁、完谷不化为主，用甘草泻心汤，方中重用炙甘草以补中焦脾胃之虚。

**4. 大黄黄连泻心汤证**

**【原文】**心下痞，按之濡，其脉关上浮者，大黄黄连泻心汤主之。(154)

**大黄黄连泻心汤方**　大黄二两　黄连一两

上两味，以麻沸汤①二升渍②之，须臾，绞去滓。分温再服。

**【注解】**

①麻沸汤：滚开的水，亦称沸水。

②渍：浸泡之意。

**【释义】**本条论述热痞的证治。心下痞，按之濡，为气痞。关部以候中焦，浮主阳热过盛，关上脉浮，是热结中焦。既是热痞，可兼见心烦、口渴、小便短赤，甚则齿衄、鼻衄、舌红苔黄、脉数等症，治用大黄黄连泻心汤，泄热消痞。

大黄黄连泻心汤方中用大黄泻火开闭，黄连清泻胃热，共奏清热泻火消痞之功。本方用药之妙在于以麻沸汤浸泡，以取大黄、黄连轻清之气，清中焦无形之邪热，又可避免泻下败胃之弊。

**5. 附子泻心汤证**

**【原文】**心下痞，而复恶寒汗出者，附子泻心汤主之。(155)

**附子泻心汤方**　大黄二两　黄连一两　黄芩一两　附子一枚（炮，去皮，破，另煮取汁）

上四味，切三味，以麻沸汤二升渍之，须臾，绞去滓，内附子汁。分温再服。

**【释义】**本条论述热痞兼阳虚的证治。恶寒汗出，若属太阳表证，必兼发热，今但恶寒汗出，则属表阳虚。因阳虚失其温煦，故见恶寒。阳虚失其固摄，故见汗出。治应清热消痞，兼温阳固表，方用附子泻心汤。

附子泻心汤是大黄黄连泻心汤加炮附子组成。用大黄、黄连清热消痞，附子温阳固表。以麻沸汤浸泡大黄、黄连以取其气，专煎附子以厚其味，一则清热消痞，二则温阳止汗，诚如清代尤在泾所云："寒热异其气，生熟异其性，药虽同行，而功则各奏，乃先圣之妙用也。"

### （三）痞证的辨证

**1. 五苓散证**

**【原文】**本以下之，故心下痞，与泻心汤，痞不解。其人渴而口燥烦，小便不利

者，五苓散主之。一方云，忍之一日乃愈。(156)

【释义】本条论述水饮致痞的辨证。“本以下之，故心下痞”是说误用下法，成心下痞。按常规辨证思维，心下痞当与泻心汤，但服药后痞不解，则证明非半夏泻心汤之痞证。参以口渴咽燥、小便不利等症，知为水饮内停中焦致痞。故治用五苓散利水，水利则痞自解。

**2. 旋覆代赭汤证**

【原文】伤寒发汗，若吐、若下，解后，心下痞硬，噫气不除者，旋覆代赭汤主之。(161)

**旋覆代赭汤方** 旋覆花三两 人参二两 生姜五两 代赭石一两 甘草三两（炙） 半夏半升（洗） 大枣十二枚（擘）

上七味，以水一斗，煮取六升，去滓，再煎取三升。温服一升，日三服。

【释义】本条论述痰气痞塞的辨证。汗吐下后，伤及脾胃，运化失职，痰气郁阻，故见心下痞硬。升降失常，胃气上逆，故见噫气不除。本证虽有心下痞硬，却非半夏泻心汤所能治。噫气不除是本证的主症，治当用旋覆代赭汤化痰和胃降逆。

旋覆代赭汤以旋覆花为主药，和降胃气；代赭石重镇降逆；半夏、生姜和胃止呕，化痰散结；人参、甘草、大枣补益脾胃，加强运化，调节升降。

**3. 赤石脂禹余粮汤证**

【原文】伤寒服汤药，下利不止，心下痞硬，服泻心汤已，复以他药下之，利不止，医以理中与之，利益甚。理中者，理中焦，此利在下焦，赤石脂禹余粮汤主之。复不止者，当利其小便。(159)

**赤石脂禹余粮汤方** 赤石脂一斤（碎） 禹余粮一斤（碎）

上二味，以水六升，煮取二升，去滓。分温三服。

【释义】本条论述中焦虚寒心下痞硬、下利不止的辨证。伤寒服汤药，致中焦虚寒，见下利不止，心下痞硬，应辨为虚寒下利，当用理中汤。但医见心下痞，即服用泻心汤，以虚为实，自然痞利不愈。服泻心汤不愈，更误为实邪结滞，复以他药下之，一错再错，伤及下焦，致滑脱不禁，故理中汤亦不效。治当用赤石脂禹余粮汤涩肠止利。如果服赤石脂禹粮汤后，下利还不止者，当利小便以实大便。

赤石脂禹余粮汤方中赤石脂甘酸性温，禹余粮甘涩性平，二药涩肠固脱止利，善治久利滑脱不禁之证。

**4. 大柴胡汤证**

【原文】伤寒发热，汗出不解，心中痞硬，呕吐而下利者，大柴胡汤主之。(165)

**大柴胡汤方** （见少阳病篇）

【释义】本条论述少阳邪结致痞的辨证。伤寒发热，邪入少阳，枢机不利，胆气犯胃，气机阻滞，故心中痞硬。虽亦伴呕吐下利，但非半夏泻心汤之痞，而是少阳胆腑之病，故治用大柴胡汤和解少阳，祛邪开结。

**5. 桂枝人参汤证**

**【原文】** 太阳病，外证未除，而数下[①]之，遂协热而利[②]，利下不止，心下痞鞕，表里不解者，桂枝人参汤主之。(163)

**桂枝人参汤方** 桂枝四两（别切） 甘草四两（炙） 白术三两 人参三两 干姜三两

上五味，以水九升，先煮四味，取五升，内桂，更煮，取三升，去滓。温服一升，日再夜一服。

**【注解】**

①数下：反复多次使用下法。

②协热而利：表证未解兼有下利。

**【释义】** 本条论述协热下利中寒致痞的辨治。太阳病外证未除，反复攻下，致脾阳大伤，中焦虚寒，下利不止。寒浊阻滞，心下痞硬。又因表邪未解，故仍有表热，后世称之为“协热利”。治当用桂枝人参汤温中止利，兼解表邪。

桂枝人参汤是由理中汤加桂枝而成，方中甘草、人参、白术健脾补气；干姜温中散寒。重用桂枝，外解表邪，内温中阳。

# 第五节　太阳病类似证

## 一、桂枝去桂加茯苓白术汤证

**【原文】** 服桂枝汤，或下之，仍头项强痛，翕翕发热，无汗，心下满微痛，小便不利者，桂枝去桂加茯苓白术汤主之。(28)

**桂枝去桂加茯苓白术汤方** 芍药三两 甘草二两（炙） 生姜三两（切） 白术、茯苓各三两 大枣十二枚（擘）

上六味，以水八升，煮取三升，去滓，温服一升。小便利则愈。本云：桂枝汤，今去桂枝加茯苓、白术。

**【释义】** 本条论因水气内结出现太阳类似证的辨治。文中“仍”字当予以重视，此字说明，在汗下之前就具有头痛发热与心下满痛诸症，亦证明汗法与下法均无效用，进而证明“头项强痛，翕翕发热，无汗”绝非太阳表证，亦非阳明里证。通过“小便不利”知水气为病；通过“心下满痛”又进而知为水结心下。所以本证的病机为水气内结，阳气不宣，膀胱气化失常。太阳腑气不宣，则致太阳经气不利。太阳主肤表统营卫，其经气不利，则肌表营卫失调，故亦可出现类似外邪导致的太阳表证的表现。但这是水气内结、里气不调而产生的肌表反应，即是由里邪导致的太阳病类似证。故其治不当解表，必须开泄水结，宣畅气机，通利小便。水结一开，小便畅利，阳气通达，非但心下满痛、小便不利自愈，头项强痛、翕翕发热等类似太阳病的表证，亦会随之而愈。

故治以开结利水，宣通表里，桂枝去桂加茯苓白术汤主之。

本方为桂枝汤去桂加茯苓、白术而成。方以芍药、白术、茯苓为主药，芍药开泄水结，通利小便；白术健脾散水；茯苓淡渗利水；大枣、甘草补土制水。水结得开，小便通利，里气得通，表气亦和，诸症悉除。

## 二、瓜蒂散证

**【原文】** 病如桂枝证，头不痛，项不强，寸脉微浮，胸中痞鞕，气上冲喉咽不得息[①]者，此为胸有寒[②]也。当吐之，宜瓜蒂散。(166)

**瓜蒂散方** 瓜蒂一分（熬黄） 赤小豆一分

上二味，各别捣碎，为散已，合治之，取一钱匕。以香豉一合，用热汤七合，煮作稀糜，去滓，取汁和散，温顿服之。不吐者，少少加，得快吐，乃止。诸亡血、虚家，不可与瓜蒂散。

**【注解】**

①不得息：呼吸困难。

②寒：此指寒痰水饮。

**【释义】** 本条论因痰阻胸膈出现太阳类似证的辨治。既云“病如桂枝证”，就说明绝非“桂枝证”，仅是“如”而已。同时亦说明，当有发热、恶风、汗出等症。但头不痛，项不强，这就排除了太阳经络受邪为病的可能，因而也就排除了太阳表证。“胸有寒”是本证的真实病机，痰阻胸膈，胸阳失宣，故易致肤表营卫失和，从而产生“病如桂枝证”的太阳类似证的表现。

“胸中痞硬”为痰阻高位，气机不畅。“气上冲喉咽不得息”为正气欲驱邪外出夹痰气冲逆于上所致。“寸脉微浮”为病位偏上，邪有上越之势。病在上者，因而越之，故用瓜蒂散涌吐痰实。痰浊涌出，胸阳宣通，营卫调和，“如桂枝证”自然消失。

瓜蒂味苦，赤小豆味酸，酸苦涌泄，又得香豉轻宣升浮，故为涌吐之方，善治痰食壅阻胸脘之疾。香豉煮糜送药，又有固护胃气之意，以瓜蒂有毒，且方为峻吐之剂故也。

**目标测试**

1. 太阳伤寒证与太阳中风证的联系与区别。
2. 小青龙汤证的病因病机是什么？
3. 五苓散证的病因病机是什么？
4. 真武汤证的病因病机是什么？它和苓桂术甘汤证有何区别？
5. 半夏泻心汤、生姜泻心汤和甘草泻心汤的区别。

# 第二章　辨阳明病脉证并治

学习目标

1. 掌握阳明病的基本特点。
2. 熟悉阳明病提纲、分类、本证及变证的主要证治。
3. 了解阳明病兼证、类似证。

阳明，即阳气极盛之意，又称盛阳。《素问·至真要大论》云："阳明何谓也？岐伯曰：两阳合明也。""两阳合明"亦是阳气多盛的意思。

阳明，包括手阳明大肠与足阳明胃。胃为水谷之海，司纳主降，腐熟水谷。大肠主传导糟粕。人体所摄之水谷，在盛阳的作用下，通过胃肠腐熟消化，传导排泄，以维系人体的生命活动。可知收纳、腐熟、传导、排泄，是阳明胃肠的基本功能。

阳明与太阴相表里，阳明主燥，主降，主受纳腐熟水谷；太阴主湿，主升，主运化转输精微。阳明燥气有余，湿气不足，易化燥而为太阴病。阳明与太阴相济为用，以共同完成水谷之受纳、腐熟、运化及传导作用。

阳明病是病邪侵袭阳明，致使胃肠功能失常，邪气从燥化热，形成里热里实的病变。阳明病的成因有二：一是本经受邪自发。多为素具阳明体质，外邪直中阳明，化热化燥而致；二是它经病转属。主要是太阳病不愈，或误治伤津，病邪入里化热化燥而致。阳明病以大便结硬和排便困难为临床特征，仲景称之为"胃家实"。燥、热、结、实是阳明病的基本病机。

阳明病主要分为两大类型：一是阳明热证，属无形热邪炽盛充斥内外，以壮热烦渴、脉象洪大为其特点；二是阳明实证，属有型燥热内结，即燥热与宿食糟粕结滞于胃肠，以腹满便硬、脉象沉实为特点。

阳明病热证宜清，实证宜下，故阳明病之治法主要有清法和下法。清法治用白虎汤，下法则有承气汤的攻下、麻子仁丸的润下。

阳明病篇除主要论述阳明热证、实证外，还论述了兼证、变证。兼证有兼表虚证、表实证；变证有发黄证、蓄水证、蓄血证等。

# 第一节 阳明病纲要

## 一、阳明病提纲

**【原文】** 阳明之为病，胃家实是也。(180)

**【释义】** 本条为阳明病的提纲。胃家，泛指胃肠道，是言阳明病的病位。实，指有形之宿食粪便留滞，燥热阻滞肠道，而成胃肠实热证。实，代表了阳明病的性质。胃家实，指出了阳明病的病位、病性和病证特点，故为阳明病的提纲。

## 二、阳明病分类

**【原文】** 问曰：病有太阳阳明，有正阳阳明，有少阳阳明，何谓也？答曰：太阳阳明者，脾约①是也；正阳阳明者，胃家实是也；少阳阳明者，发汗，利小便已，胃中燥烦实，大便难是也。(179)

**【注解】**

①脾约：脾津穷约，致胃肠干燥大便秘结。

**【释义】** 本条论述阳明实证的三种类型。阳明病的分类以三阳命名，其命名的含义亦与三阳经同，即以阳气之多少分类。其一是脾不能为胃运行津液，从而形成胃热津亏肠燥之便秘，即脾津穷约导致的便秘，故称脾约。因阳热稍多，又称太阳阳明。其二是燥热内结，腑气不通的便秘，因此型阳明病阳热最盛最多，故称正阳阳明。又因此型为最典型的阳明病型，故 180 条以“胃家实”作为阳明提纲证。其三是误用发汗或利小便之法，津伤成燥致大便困难。因此型纯属津燥便秘，阳热最少，故称为少阳阳明。

## 三、阳明病外证

**【原文】** 问曰：阳明病外证云何？答曰：身热，汗自出，不恶寒，反恶热也。(182)

**【释义】** 本条论述阳明病的外证。阳明病位在里，里热炽盛，邪热由内向外蒸腾，所以阳明病之热是蒸蒸发热。里热蒸腾，迫津外泄，故见汗出接连不断。阳明病虽汗出而热不衰，而且不恶寒反恶热。

# 第二节 阳明病本证

## 一、阳明热证

### （一）白虎汤证

**【原文】**三阳合病[①]，腹满身重，难以转侧，口不仁[②]，面垢[③]，谵语，遗尿。发汗则谵语。下之则额上生汗，手足逆冷。若自汗出者，白虎汤主之。(219)

**白虎汤方** 知母六两 石膏一斤（碎） 甘草二两（炙） 粳米六合

上四味，以水一斗，煮米熟，汤成，去滓。温服一升，日三服。

**【注解】**

①三阳合病：即太阳、阳明、少阳同时发病。

②口不仁：言语不利，食不知味。

③面垢：因汗出面部如蒙油垢，后世称油妆。

**【释义】**本条论述三阳合病偏重于阳明的证治。“若自汗出者，白虎汤主之”，应接在“谵语遗尿”之后，此属倒装句。阳明热盛，胃气壅滞，故见腹满。热壅肌肉，故见身重。口为胃之窍，浊热上熏，故口不仁。热汗上蒸于面，则面部污浊油垢。热扰神明，则见谵语。热盛神昏，膀胱失约，故见遗尿。热迫津泄，故见自汗出。由此可见，热邪虽波及太阳、少阳，但以阳明热盛为主，治当清泄阳明里热，方用白虎汤。若治从太阳，辛温助热，燥热更盛，而谵语加重。若误用攻下，则重伤阴液，阳无所依，阳气上脱，则额头汗出，四肢厥冷，此皆为误治。

白虎汤方中重用石膏，辛甘大寒，清阳明气热；知母甘苦而寒，佐石膏清热泻火；粳米、甘草护胃和中。

### （二）白虎加人参汤证

**【原文】**伤寒若吐若下后，七八日不解，热结在里[①]，表里俱热，时时恶风，大渴，舌上干燥而烦[②]，欲饮水数升者，白虎加人参汤主之。(168)

伤寒无大热，口燥渴，心烦，背微恶寒者，白虎加人参汤主之。(169)

伤寒，脉浮，发热无汗，其表不解，不可与白虎汤。渴欲饮水，无表证者，白虎加人参汤主之。(170)

**白虎加人参汤方** 知母六两 石膏一斤（碎，绵裹） 甘草二两（炙） 粳米六合 人参三两

上五味，以水一斗，煮米熟汤成，去滓。温服一升，日三服。

【注解】

①热结在里：即邪热蕴盛于内。

②舌上干燥而烦：指口舌干燥之甚。烦者，甚也。

【释义】上述三条论阳明热盛津伤气耗之证。168 条的“热结在里，表里俱热”是阳明热证的病机。邪热盛于阳明，里热蒸腾内外，故全身表里俱热。168 条的“大渴，舌上干燥而烦，欲饮水数升”，169 条的“口燥渴”及 170 条的“渴欲饮水”为病证的重点，说明热灼津伤之病机。168 条的“时时恶风”与 169 条的“无大热”“背微恶寒”，说明阳热内郁，不达于表的病机。治用白虎加人参汤，白虎汤清热，加人参益气生津。

170 条指出白虎汤的禁忌及其使用原则。白虎汤为辛凉清热重剂，必须在表邪已解，里热已盛方可使用，否则必因寒凉冰伏，而致变证。

## 二、阳明实证

### （一） 承气汤证

#### 1. 调胃承气汤证

【原文】太阳病三日，发汗不解，蒸蒸发热[①]者，属胃[②]也，调胃承气汤主之。(248)

阳明病，不吐，不下，心烦者，可与调胃承气汤。(207)

伤寒吐后，腹胀满者，与调胃承气汤。(249)

**调胃承气汤方** 甘草二两（炙） 芒硝半升 大黄四两（清酒洗）

上三味，切，以水三升，煮取二物至一升，去滓，内芒硝，更上微火煮一二沸，温顿服之，以调胃气。

【注解】

①蒸蒸发热：犹如炊笼由内向外蒸腾之发热。

②属胃：转属阳明之意。

【释义】三条论述正阳阳明胃家实燥热偏盛的证治。蒸蒸发热是重点，这是阳明燥热炽盛，由内向外蒸腾之故。又因燥热壅盛阳明，必伴心烦、腹胀、便秘、谵语、汗出等症。治用调胃承气汤泄热和胃。

调胃承气汤中大黄泄热通便，推陈致新；重用芒硝，清泄胃热，软坚通便；炙甘草缓泻胃热，又防硝黄过寒伤胃，体现“调胃”之旨。

#### 2. 小承气汤证

【原文】阳明病，其人多汗，以津液外出，胃中燥，大便必硬，硬则谵语，小承气汤主之。若一服谵语止者，更莫复服。(213)

阳明病，谵语，发潮热，脉滑而疾[①]者，小承气汤主之。因与承气汤一升，腹中转

气[2]者，更服一升；若不转气者，勿更与之，明日又不大便，脉反微涩者，里虚也，为难治，不可更与承气汤也。(214)

太阳病，若吐、若下、若发汗后，微烦，小便数，大便因鞕者，与小承气汤，和之愈。(250)

**小承气汤方** 大黄四两（酒洗） 厚朴二两（炙，去皮） 枳实三枚（大者，炙）

上三味，以水四升，煮取一升二合，去滓，分温二服。初服汤当更衣[3]，不尔者尽饮之。若更衣者，勿服之。

**【注解】**

①脉滑而疾：指脉象应指圆滑流利而快速。

②腹中转气：腹中出现肠鸣声。

③更衣：上厕所，此指大便。

**【释义】**三条论述正阳阳明胃家实偏燥结便硬的证治。213 条是言阳明病因汗多津伤，津伤则胃燥，胃燥则便硬，所以大便结硬是本证的重点。治用小承气汤通便泄热。

214 条指出小承气汤之脉症及其治疗禁例。阳明病，症见潮热、谵语者，治当用大承汤峻下。今脉不沉实，反见滑疾，说明燥结未坚，当试用小承气汤缓下。腹中转气者，说明胃肠有燥屎内结，可再服一升，以攻下燥屎。如果不转气，说明肠中非燥结所阻，多为大便初硬后溏之痼瘕证，故勿更与之。倘若明日还不大便，而且脉象变为微涩，微脉为气虚，涩脉为血少，这是气血不足之象，不可再予承气汤攻下。因里虚邪实，邪实非下不可，而里虚欲攻不能，故为难治。

250 条是言太阳病屡经误治，津伤化燥，燥热内结，故大便硬。但因燥热初结，大便硬而未坚，故仍予小承气汤治疗。

小承气汤方中用大黄泄热去实，厚朴、枳实行气通便。本方泄热之力逊于调胃承气汤，而通便之力大于调胃承气汤。

**3. 大承气汤证**

**【原文】**二阳并病，太阳证罢，但发潮热，手足漐漐汗出，大便难而谵语者，下之则愈，宜大承气汤。(220)

伤寒，若吐，若下后，不解，不大便五六日，上至十余日，日晡所发潮热，不恶寒，独语如见鬼状。若剧者，发则不识人，循衣摸床[1]，惕而不安，微喘直视，脉弦者生，涩者死。微者，但发热谵语者，大承气汤主之。若一服利，则止后服。(212)

**大承气汤方** 大黄四两（酒洗） 厚朴半斤（炙，去皮） 枳实五枚（炙） 芒硝三合

上四味，以水一斗，去滓，内芒硝，更上微火一二沸。分温再服。得下，余勿服。

**【注解】**

①循衣摸床：患者昏迷时两手无意识地反复摩擦衣被、床沿。

**【释义】**220 条论述二阳并病转属阳明的证治。大便难伴见潮热、谵语，即为大承

气汤的适应证。热聚胃腑，随阳明气旺时蒸腾于外，故见潮热。胃热循经上扰心神，故见谵语。热盛伤津，难以周身作汗，仅蒸发于四肢，故手足汗出。还当见腹满疼痛，脉沉实有力等。治用大承气汤通下腑实，荡涤燥结。

212 条论述阳明胃家实危重证的证治及预后。阳明病发展至危重阶段，会出现热盛神昏、液竭津枯、阴虚风动之象，如神昏之不识人、直视、循衣摸床、惕而不安等症。还会出现肺气上脱之象，如微喘。预后当辨之于脉，脉弦者，为阴液未尽，正气尚存，有一线生机。脉涩者，为阴液已竭，预后不佳。

大承气汤为攻下峻剂，方中用大黄泄热去实，推陈致新；芒硝软坚散结，润燥通便；枳实、厚朴理气消胀，行气通便。因本方泻下之力猛，在使用时应把握分寸，所谓“得下，余勿服”。临床使用本方时应注意其煎煮方法，即后下大黄以取气锐力峻。

调胃承气汤、小承气汤和大承气汤，皆为泄热攻下之剂，均用于正阳阳明胃家实证。调胃承气汤证以燥热偏盛为主，见大便不通、蒸蒸发热、腹部胀满等症，治以泄热为主。小承气汤证以燥结偏盛为主，见大便结硬、腹满胀痛、脉象滑疾等症，治以通便为主。大承气汤为峻下之剂，治疗阳明腑实重证，燥热结实俱备，见便硬燥屎，腹满疼痛，潮热谵语，手足汗出，甚则循衣摸床、惕而不安、微喘直视等症，脉沉实有力。治以攻下实热，荡涤燥结。

**【原文】**伤寒六七日，目中不了了①，睛不和②，无表里证③，大便难，身微热者，此为实也。急下之，宜大承气汤。(252)

阳明病，发热汗多者，急下之，宜大承气汤。(253)

发汗不减，腹满痛者，急下之，宜大承气汤。(254)

**【注解】**

①目中不了了：视物不清，目睛晦暗无光。

②睛不和：眼球发呆转动不灵活。

③无表里证：无明显的阳明外证和里证。

**【释义】**三条论述阳明急下三证。252 条“目睛不了了，睛不和”为热灼阴液，阴精将竭，精气不能上荣于目所致。253 条“汗多”为热迫津液外亡，有不尽不止之势。254 条“腹满痛者”为燥热驰张，无水舟停。后世称此三条为“阳明三急下证”，每条论述的角度不同，但邪热炽盛，化燥竭阴，是其共同的病机特点。因此三证均属阳明之危重证，治疗均以大承气汤急下存阴，此乃釜底抽薪之法。后世温病学家的新加黄龙汤、增液承气汤，攻补兼施，则更为适宜。

**4. 承气汤禁例**

**【原文】**阳明病，不能食，攻其热必哕，所以然者，胃中虚冷故也。以其人本虚，攻其热必哕。(194)

伤寒呕多，虽有阳明病证，不可攻之。(204)

阳明病，心下硬满者，不可攻之。攻之，利遂不止者死，利止者愈。(205)

阳明病，面合赤色[①]，不可攻之。必发热，色黄者，小便不利也。(206)

**【注解】**

①面合赤色：满面通红。

**【释义】**以上四条均论阳明病攻下禁例。194条言胃中虚冷者，不可用承气汤攻下，否则必因苦寒败胃，胃气上逆，而致哕逆不止。204条的“呕多”是邪在少阳，治当用小柴胡汤。205条强调心下硬满，病位偏高者，不可用承气汤攻下。206条强调阳明气热，腑实未成者，不可下之。若误用攻下，必苦寒伤脾，水湿不化，湿热相结，而成发黄。

### （二）麻子仁丸证

**【原文】**趺阳脉[①]浮而涩，浮则胃气强，涩则小便数，浮涩相抟，大便则硬，其脾为约，麻子仁丸主之。(247)

**麻子仁丸方** 麻子仁二升 芍药半斤 枳实半斤（炙） 大黄一斤（去皮） 厚朴一尺（炙，去皮） 杏仁一升（去皮尖，熬，别作脂）

上六味，蜜和丸，如梧桐子大，饮服十丸，日三服，渐加，以知为度。

**【注解】**

①趺阳脉：在足背第二和第三跖骨间动脉搏动之处，属足阳明胃经。

**【释义】**本条论述太阳阳明脾约的证治。趺阳以候胃，浮为阳脉，趺阳脉浮，主胃有余热；涩属阴脉，趺阳脉涩，主脾阴不足。脾为胃行其津液，今脾阴不足，无以行津；肠中失润，故大便硬，而成脾约。胃有燥热，迫津渗漏，故小便频数。脾约证重在肠燥，故大便虽难，但无所苦，治用麻子仁丸润肠通便。

麻子仁丸是由小承气汤加麻仁、杏仁、白芍、蜂蜜而成，方中麻子仁润肠通便，杏仁利肺气，润大肠，芍药滋养阴血，蜂蜜润肠通便，小承气汤行气通便。方用丸剂，意在缓下。

## 三、阳明中寒证

### （一）吴茱萸汤证

**【原文】**食谷欲呕，属阳明也，吴茱萸汤主之。得汤反剧者，属上焦也。(243)

**吴茱萸汤方** 吴茱萸一升（洗） 人参三两 生姜六两（切） 大枣十二枚（擘）

上四味，以水七升，煮取三升，去滓。温服七合，日三服。

**【释义】**本条论述阳明中寒呕吐的证治。脾主升清，胃主降浊，胃气不降，则病呕吐。但胃气上逆呕吐，有寒热之别。食入即吐者多属热，朝食暮吐者多属寒。本条食后泛泛欲吐，这是胃中寒浊得热欲散的缘故。治用吴茱萸汤温胃降浊。若服吴茱萸汤后呕吐反而加重，是郁积胃上口之寒浊溃而上行之故，吐尽寒浊病亦自愈。

吴茱萸汤方中吴茱萸温中散寒，降逆止呕；重用生姜，散饮降浊，和胃止呕；人参、大枣补虚和中。

#### （二） 四逆汤证

**【原文】** 脉浮而迟，表热里寒，下利清谷者，四逆汤主之。(225)

**四逆汤方**（见少阴病篇）

**【释义】** 本条论述中焦虚寒下利的证治。脉浮而迟，是表热里寒证。中焦虚寒，运化失常，故下利清谷。表里兼病而以里虚为主者，治先用四逆汤温中散寒止利。

## 第三节　阳明病兼证

### 一、兼表虚证

**【原文】** 阳明病，脉迟①，汗出多微恶寒者，表未解也，可发汗，宜桂枝汤。(234)

**【注解】**

①脉迟：即迟滞缓涩之意。

**【释义】** 本条论述阳明病兼表虚证的证治。阳明病，因燥热阻滞，故见脉迟滞而有力，兼见汗出微恶风寒之表虚证。根据表兼里实证的治疗原则，当先用桂枝汤以解表，表解再行攻下。

### 二、兼表实证

**【原文】** 阳明病，脉浮，无汗而喘者，发汗则愈，宜麻黄汤。(235)

**【释义】** 本条论述阳明病兼表实的证治。脉浮、无汗而喘，为伤寒表实证。只云阳明病，是详表而略里。表兼里实证，治当先用麻黄汤发汗。

## 第四节　阳明病变证

### 一、发黄证

#### （一） 湿热发黄证

**1. 茵陈蒿汤证**

**【原文】** 阳明病，发热汗出者，此为热越①，不能发黄也。但头汗出，身无汗，剂②颈而还，小便不利，渴饮水浆③者，此为瘀热④在里，身必发黄，茵陈蒿汤主之。(236)

伤寒七八日，身黄如橘子色，小便不利，腹微满者，茵陈蒿汤主之。(260)

**茵陈蒿汤方** 茵陈蒿六两 栀子十四枚（擘） 大黄二两（去皮）

上三味，以水一斗二升，先煮茵陈，减六升，内二味，煮取三升，去滓。分三服。小便当利，尿如皂荚汁状，色正赤，一宿腹减，黄从小便去也。

**【注解】**

①热越：即里热向外发散。

②剂：古同“齐”。

③水浆：泛指水、果汁等饮品。

④瘀热：热邪郁滞。

**【释义】**上二条论述湿热发黄偏里的证治。阳明病若发热而周身汗出，则热随津液外泄，故不会发黄。如果热与湿合，湿热胶结，热邪不得外越而上蒸，而但头汗出，周身无汗；湿邪不得下渗，而小便不利。湿热交阻，津液不布，而口渴欲饮。湿热内阻，肝胆疏泄不利，熏蒸于外，而见身黄，且黄色鲜明如橘子色。又因湿热中阻，故伴腹满。治用茵陈蒿汤清热利湿退黄。

茵陈蒿汤方中重用茵陈清热利湿退黄，为治黄之专药。栀子清泄三焦，通利水道，从前阴下泄湿热；大黄清泄瘀热，通利大便，从后阴下泄湿热，如此前后分消，退黄最速。故方后注云：“一宿腹减，黄从小便去也。”

**2. 栀子柏皮汤证**

**【原文】**伤寒，身黄，发热者，栀子柏皮汤主之。(261)

**栀子柏皮汤方** 肥栀子十五个（擘） 甘草一两（炙） 黄柏二两

上三味，以水四升，煮取一升半，去滓。分温再服。

**【释义】**本条论述发黄热重于湿的证治。伤寒身黄发热，既无恶寒之表证，又无腹满不大便之里证，此属热重于湿之发黄。治用栀子柏皮汤清热利湿退黄。

本方用栀子之苦寒，清利湿热；黄柏之苦寒，清热燥湿；甘草甘缓和中，且可佐制栀子、黄柏之苦寒。

**3. 麻黄连轺赤小豆汤证**

**【原文】**伤寒，瘀热在里，身必黄，麻黄连轺[①]赤小豆汤主之。(262)

**麻黄连轺赤小豆汤方** 麻黄二两（去节） 连轺二两 杏仁四十个（去皮尖） 赤小豆一升 大枣十二枚（擘） 生梓白皮一升（切） 生姜二两（切） 甘草二两（炙）

上八味，以潦水[②]一斗，先煮麻黄再沸，去上沫，内诸药。煮取三升，去滓。分温再服，半日服尽。

**【注解】**

①连轺：连翘之根。

②潦水：在地面上积存的雨水。

**【释义】**本条论述湿热发黄偏表的证治。瘀热在里，即湿邪与热邪郁阻于里，故见身黄。湿热发黄而偏表者，当见发热、无汗、身痒等症。治用麻黄连轺赤小豆汤清热散湿退黄。

麻黄连轺赤小豆汤方中以麻黄、杏仁、生姜，发汗以宣散郁热，使湿热从上而出；赤小豆清热利湿，使湿邪从下而解，如此上下分消，退黄最速。生梓白皮清热除湿。连轺为连翘的根，有清热解毒之功，今多用连翘代之。甘草、大枣调和脾胃。本方取潦水煎煮，取其无根味薄，免助湿邪之弊。

### （二）寒湿发黄证

**【原文】**伤寒发汗已，身目为黄。所以然者，以寒湿在里不解故也。以为不可下也，于寒湿中求之。(259)

**【释义】**本条辨寒湿发黄的证治及禁忌。寒湿发黄，亦称阴黄，为寒湿蕴结，肝胆疏泄不利所致。治当温阳利湿退黄，所谓“于寒湿中求之”。

## 二、蓄水证

**【原文】**若脉浮，发热，渴欲饮水，小便不利者，猪苓汤主之。(223)

**猪苓汤方** 猪苓（去皮）、茯苓、泽泻、阿胶、滑石（碎）各一两

上五味，以水四升，先煮四味，取二升，去滓，内阿胶烊消。温服七合，日三服。

**【释义】**本条论述阳明误下阴伤水热互结的证治。误下致热邪下陷膀胱，水热互结，气化失职，故小便不利。渴欲饮水是误下伤阴与津不上承所致。膀胱腑热循经外蒸肌表，故脉浮发热。治当清热利水，方用猪苓汤。

猪苓汤方中用猪苓、茯苓、泽泻淡渗利水，滑石利尿泄热，阿胶滋阴润燥，共奏育阴清热利水之功。

## 三、蓄血证

**【原文】**阳明病，其人喜忘①者，必有畜血②，所以然者，本有久瘀血，故令喜忘。屎虽硬，大便反易，其色必黑者，宜抵当汤下之。(237)

**【注解】**

①喜忘：善忘之意。

②畜血：瘀血。畜，同蓄。

**【释义】**本条论述阳明蓄血的证治。阳明燥热与素体瘀血相结，形成阳明蓄血证。心主血藏神，阳明瘀热扰心，故其人喜忘。瘀血结于下，与肠中燥屎相合，故其人大便虽硬，但色黑而易解。治当泄热破血逐瘀，方用抵当汤。

阳明蓄血与太阳蓄血证同属下焦瘀血证，均可见神志病变。但是太阳蓄血证，是邪热随经入里与血相结而成，病势较急，故其表现以发狂、如狂为主；阳明蓄血证，是阳

明燥热与素体之瘀血相结而成，病势较缓，故表现以善忘为主。

## 目标测试

1. 白虎汤证临床特点的“四大症”各是什么？
2. 说明大承气汤、小承气汤和调胃承气汤的异同。
3. 阳明发黄的分证治疗。

# 第三章　辨少阳病脉证并治

学习目标

1. 掌握少阳病的基本特点。
2. 熟悉少阳病提纲、分类、本证及变证的主要证治。
3. 了解少阳病兼证、类似证。

少阳，亦称少火，即阳气较少之意。人身阳气，盛极为阳明，广极为太阳，阳气未盛未大之初，则谓之一阳，或称嫩阳。因为少阳主生发活动，故有“少火生气”的作用。

少阳，包括手少阳三焦和足少阳胆。《伤寒论》的少阳病主要论述的是足少阳胆的病变。胆位于中焦，内寄相火，主持疏泄。疏泄正常，阳气宣达于内外，以发挥温煦之功。且助脾胃之运化，调节情志之畅达。胆经上布胸中，下走胁肋。少阳位于半表半里，外连表，内连里，有枢转表里气机之功，故少阳一经，是阳气升降出入的枢纽，如《内经》所云“少阳为枢”。

少阳胆腑，居于胁下，内附于肝，经络相通，脏腑相连，相火正常敷布于内，是厥阴的作用；正常枢转于外，是少阳的作用。故少阳与厥阴互为表里。

少阳病是病邪侵袭少阳半表半里，影响少火之敷布与枢机之运转，而出现的少火被郁与枢机不利的病变。其病既非太阳表证，亦非阳明里证，而属半表半里证。

少阳病的成因有二：一是外邪直犯少阳本经而发病。二是太阳病转属少阳而发病。自发的少阳病，病变以少火被郁为主，可见口苦、咽干、目眩等症；转属的少阳病，以半表半里枢机不利为主，可见往来寒热、胸胁苦满、默默不欲饮食、心烦喜呕等症。

少阳病，根据其病位深浅、病情轻重分为小柴胡汤证与大柴胡汤证。邪结较轻，偏于半表者，为小柴胡汤证；邪结较重，偏于半里者，为大柴胡汤证。

在表当汗，在里宜下，邪入少阳，病位半表半里，汗下皆不可，只有调和一法，发散郁火，运转枢机。故少阳病治以和法，以柴胡汤为代表方，汗吐下之法均属禁忌之例。

少阳外邻太阳之表，内近阳明之里，病邪每多传变，病证常有兼夹。有少阳兼太阳表证，治以柴胡桂枝汤；少阳兼阳明里热，治以柴胡加芒硝汤；少阳兼水饮内结，治以柴胡桂枝干姜汤；少阳火郁烦惊谵语，治以柴胡加龙骨牡蛎汤。

## 第一节 少阳病纲要

### 一、少阳病提纲

**【原文】** 少阳之为病，口苦，咽干，目眩也。（263）

**【释义】** 少阳主疏泄，内寄相火，性喜条达。病入少阳，少火被郁，势必上炎，上走空窍。口苦，是邪从火化，胆火上炎；咽干，是火盛灼津，津伤失润；目眩，是风火上扇。上述三症，均表现出少火被郁的特征，故为少阳病提纲。

目眩一症，为少阳病所独有。若仅见口苦咽干而不目眩，也可能是阳明热证。目为肝胆之窍，眩乃风木之象，故只有目眩才是少火被郁，风火相煽的特征。

### 二、少阳病分类

**【原文】** 少阳中风，两耳无所闻，目赤，胸中满而烦者，不可吐下，吐下则悸而惊。（264）

伤寒，脉弦细，头痛发热者，属少阳。少阳不可发汗，发汗则谵语，此属胃。胃和则愈；胃不和，烦而悸。（265）

**【释义】** 264条之少阳中风是外邪侵入少阳，从阳化火，循经上冲，干扰清窍，故耳聋、目赤；火邪内郁胸胁，经气不利，故胸中满；胆热上扰心窍，心神不安则烦。上述症状，火象明显，性质属阳，故名“少阳中风”。

265条与上条对比，没有目赤、胸中满而烦等风火症状，仅是头痛、发热、脉弦细，相对而言，火象不显，故称“少阳伤寒”。头痛发热，为三阳病共有症状。若属太阳表证，其头痛多在后脑，且必兼恶寒发热、脉浮等脉症，治宜汗解；若属阳明里证，其头痛多在前额，但发热不恶寒，反恶热，且必与口渴、脉大等症并见，治宜清下；若脉不浮不大而弦细，其发热不恶寒，亦不恶热，且头痛重点在两侧，况弦又是少阳之主脉，当属少阳无疑。

264条因胸中满而烦，易误诊为胸中有实邪，所以指出不可吐下。265条因头痛发热，易误诊为太阳表证，故指出不可发汗。两条互参，说明治少阳病有汗、吐、下三禁。

## 第二节 少阳病本证

### 一、小柴胡汤证

**【原文】** 伤寒五六日，中风，往来寒热①，胸胁苦满②，嘿嘿③不欲饮食，心烦喜

呕，或胸中烦而不呕，或渴，或腹中痛，或胁下痞鞕，或心下悸、小便不利，或不渴、身有微热，或咳者，小柴胡汤主之。(96)

**小柴胡汤方** 柴胡半斤 黄芩三两 人参三两 半夏半升（洗） 甘草（炙）、生姜（切）各三两 大枣十二枚（擘）

上七味，以水一斗二升，煮取六升，去滓，再煎取三升，温服一升，日三服。

若胸中烦而不呕者，去半夏、人参，加栝楼实一枚；若渴，去半夏，加人参合前成四两半，栝楼根四两；若腹中痛者，去黄芩，加芍药三两；若胁下痞鞕，去大枣，加牡蛎四两；若心下悸、小便不利者，去黄芩，加茯苓四两；若不渴、外有微热者，去人参，加桂枝三两，温覆微汗愈；若咳者，去人参、大枣、生姜，加五味子半升、干姜二两。

**【注解】**

①往来寒热：即发热与恶寒交替出现。

②胸胁苦满：病人苦于胸胁满闷。苦，作动词用；满，意义同闷。

③嘿嘿：形容词，即表情沉默，不欲言语。嘿，同默。

**【释义】**少阳的经脉布胁肋。胁肋属于半表半里，外与太阳相邻，所以伤寒五六日或中风，往往邪入胁下而转属少阳。

邪结胁下，阳气出入受阻，郁遏而不能外达，则不发热而恶寒；蓄极得通，阳气向外，又发热而不恶寒，正邪分争于半表半里，互有胜负，故形成往来寒热。少阳经布于胸胁，邪结此处，经气不利，必胸胁苦满，甚则胁下痞硬；胆失疏泄，胆火内郁，情志不遂，故心烦、默默不语；胆热犯胃，胃失和降，则不欲饮食，且常常作呕。以上为小柴胡汤证的四大主症，都是由少阳枢机不利所致，故用小柴胡汤，宣达枢机，和解少阳。

少阳为枢，其气通行于上中下三焦，邪入少阳，不但能出现上述症状，还能波及其他脏腑，而出现许多或然症，如邪郁胸胁，未及胃腑，则胸中烦而不呕；若涉及阳明，化燥伤津，则渴；若犯及太阴，致脾络不通，则腹中痛；若邪结胁下，经气郁滞较重，则不仅苦满，而且痞硬；若影响三焦通调水道的功能，则致水饮内停之证，出现小便不利，或因水气凌心而出现心下悸；若表邪未尽，则口不渴而身有微热；若寒邪犯肺则咳。上述兼证，均因少阳枢机不利，波及它脏所致，故其治法均应在小柴胡汤的基础上，随症加减。

小柴胡汤中，柴胡气味轻清，疏半表之邪；黄芩气味苦寒，清半之里热。柴芩合用，和解半表半里。半夏、生姜降逆止呕。人参、甘草、大枣益气和中，扶正祛邪。本方有调达上下，宣通内外，和畅气机的作用。

**【原文】**本太阳病不解，转入少阳者，胁下硬满，干呕不能食，往来寒热，尚未吐下，脉沉紧者，与小柴胡汤。(266)

伤寒四五日，身热恶风，颈项强，胁下满，手足温而渴者，小柴胡汤主之。(99)

伤寒，阳脉①涩，阴脉②弦，法当腹中急痛，先与小建中汤；不差③者，小柴胡汤主之。(100)

伤寒中风，有柴胡证，但见一证便是，不必悉具。凡柴胡汤病证而下之，若柴胡证不罢者，复与柴胡汤，必蒸蒸而振④，却复发热汗出而解。(101)

**【注解】**

①阳脉：寸部脉。

②阴脉：尺部脉。

③不差：谓病不愈。

④蒸蒸而振：形容里热外透，全身发热，并兼战栗不安之状。

**【释义】**以上条文主要论述少阳病的辨治方法及小柴胡汤的运用原则。266条补述太阳病不解转属少阳，症状由发热恶寒变为往来寒热，脉由浮紧变为沉紧，同时又有胁下硬满、干呕不能食等症出现，说明疾病的动态变化。

99条指出伤寒四五日，身热恶风，颈项强，又见胁下满，是太阳表邪未罢而又进入少阳。身热恶风，颈项强，虽属太阳表邪未尽，但手足不热而温，说明表邪已轻，里热未盛。本条的辨证要点在“手足温而渴”。因太阳、阳明阳气较多，病则手足热；少阴与厥阴阳气虚少，病则手足寒；太阴虽然手足温，但不渴；阳明虽然渴，但手足热。今手足温与渴并见，同时又有“胁下满”，则知邪已入少阳。

100条是以脉象言病机。阳脉涩，“涩”示不足，说明阳气虚少；阴脉弦，“弦”示有余，说明阴寒较盛。《素问·痹论》云“痛者，寒气多也，有寒故痛也”。所以“腹中急痛”，首先应考虑是中焦虚寒。治应先用小建中汤，温中补虚，散寒止痛。服汤后，腹痛不瘥，证明非中焦虚寒，考虑“弦”乃少阳之主脉，腹痛又是小柴胡汤的兼症，当属木邪乘土所致。故再予小柴胡汤和解少阳。

101条的重点是说明使用小柴胡汤的原则。邪入少阳，病在半表半里，外连表内连里，故症状比较复杂；少阳枢机不利，故症状又变化无常。所以仲景提出临证运用小柴胡汤的一条原则，即“有柴胡证，但见一证便是，不必悉具”。但这“一证”，必须符合少火被郁，或邪结胁下、枢机不利的病理机制，方可运用小柴胡汤。如“往来寒热”“胸胁苦满”“呕而发热”“伤寒脉弦细”等都是。

## 二、大柴胡汤证

**【原文】**太阳病，过经十余日，反二三下之，后四五日，柴胡证仍在者，先与小柴胡汤；呕不止，心下急①，郁郁微烦者，为未解也，与大柴胡汤下之则愈。(103)

**大柴胡汤方** 柴胡半斤 黄芩三两 芍药三两 半夏半升（洗） 生姜五两（切） 枳实四枚（炙） 大枣十二枚（擘）

上七味，以水一斗二升，煮取六升，去滓，再煮取三升。温服一升，日三服。一方，加大黄二两，若不加，恐不为大柴胡汤。

**【注解】**

①心下急：指胃脘部有拘急不舒的感觉。心下，指胃脘部。急，有窘迫之势。

**【释义】**大柴胡汤证属少阳病重证。本条从“柴胡证仍在”的“仍”字和“呕不止”来看，分明是未下之前就已出现了柴胡证，妄用下法，邪气尚未内陷，柴胡证仍在，故先予小柴胡汤和解少阳。若服小柴胡汤后，呕仍不止，并见心下急、郁郁微烦等症，是病情深重，邪已偏于半里。小柴胡汤力不能所及，故改用大柴胡汤。

呕与烦，是大小柴胡汤的共有症状，惟“心下急”较之“胁下痞硬”邪结已偏于里，为大柴胡汤的独有症，也是辨证的关键。

大柴胡汤是小柴胡汤去人参、甘草加枳实、芍药组成。因柴胡证未解，故用小柴胡汤枢转少阳。半里之邪气结滞，加枳实、芍药开心下结气。由于本证以邪结为重心，故可去人参、甘草之补，又免甘生中满之弊。本方为一方二法，其加大黄，是因郁热邪结更加严重，加大黄荡涤结气实邪。

## 第三节　少阳病兼证

### 一、柴胡桂枝汤证

**【原文】**伤寒六七日，发热微恶寒，支节烦疼[①]，微呕，心下支结[②]，外证未去者，柴胡桂枝汤主之。(146)

**柴胡桂枝汤方**　桂枝一两半（去皮）　黄芩一两半　人参一两半　甘草一两（炙）　半夏二合半（洗）　芍药一两半　大枣六枚（擘）　生姜一两半（切）　柴胡四两

上九味，以水七升，煮取三升，去滓。温服一升。

**【注解】**

①支节烦痛：四肢关节疼痛。支，通肢。

②心下支结：心下有支撑满闷感，即胸胁苦满之轻型。

**【释义】**本条论述太阳少阳并病的证治。发热、微恶寒、肢节烦疼，是伤寒表邪尚存；微呕、心下支结，是外邪初入少阳。本证先病太阳，又病少阳，属太阳少阳并病。治当太少两解，方用柴胡桂枝汤。

柴胡桂枝汤取小柴胡汤、桂枝汤原剂量各半，合而成方。因太阳少阳两经的症状都很轻微，故以桂枝汤剂量之半，调和营卫，解肌散邪；以小柴胡汤剂量之半，枢转少阳，宣展气机。

### 二、柴胡加芒硝汤证

**【原文】**伤寒十三日不解，胸胁满而呕，日晡所发潮热，已而微利[①]。此本柴胡证，下之以不得利；今反利者，知医以丸药下之，此非其治也。潮热者，实也，先宜服小柴胡汤以解外，后以柴胡加芒硝汤主之。(104)

**柴胡加芒硝汤方** 柴胡二两十六铢 黄芩一两 人参一两 甘草一两（炙） 生姜一两（切） 半夏二十铢（本云五枚，洗） 大枣四枚（擘） 芒硝二两

上八味，以水四升，煮取二升，去滓，内芒硝，更煮微沸，分温再服，不解更作。

**【注解】**

①已而微利：即不久又出现微微下利的症状。“已而”是时间副词，指时间较为短暂。

**【释义】**本条论少阳兼阳明的证治。胸胁满而呕，为邪入少阳，枢机不利。日晡所发潮热，则说明热邪深入阳明。此时应用枢转少阳兼清泄里热之剂治之，其诸症可除。为何续见微利？这是因为，“此本柴胡证”本不当下，即使用过大柴胡汤下之，亦应一利即止。“今反利者”，寻其原因，为误用丸药攻下所致。故曰：“医以丸药下之，非其治也。”少阳病未解，故治当先用小柴胡汤以解外，再用柴胡加芒硝汤，于枢转少阳中兼治阳明潮热，其病可愈。

柴胡加芒硝汤是用小柴胡汤原剂量的三分之一，又加芒硝一味组成。因本证虽已微利，但潮热未除，故加芒硝以泄里热，更用小剂量的小柴胡汤，以防少阳未尽之邪继续内陷。

## 三、柴胡桂枝干姜汤证

**【原文】**伤寒五六日，已发汗而复下之，胸胁满微结，小便不利，渴而不呕，但头汗出，往来寒热，心烦者，此为未解也，柴胡桂枝干姜汤主之。(147)

**柴胡桂枝干姜汤方** 柴胡半斤 桂枝三两（去皮） 干姜二两 栝楼根四两 黄芩三两 牡蛎二两（熬） 甘草二两（炙）

上七味，以水一斗二升，煮取六升，去滓，再煎取三升。温服一升，日三服。初服微烦，复服，汗出便愈。

**【释义】**本条论少阳兼痰饮内结的证治。胸胁满微结，往来寒热，心烦，表明外邪已进入少阳，为柴胡证。但今渴与小便不利并见，此为少阳兼痰饮内结之候。因少阳枢机不利，致三焦决渎失职，痰饮结而不化，津不上承，则口渴；水不下行，则小便不利。但头出汗，是痰阻阳郁之征。不呕，提示胃气尚和。治以柴胡桂枝干姜汤，枢转少阳兼化痰饮。

柴胡桂枝干姜汤是由小柴胡汤去半夏、人参、大枣、生姜，加桂枝、栝楼根、牡蛎、干姜组成。因不呕，故去半夏、生姜；因水饮内结，故去人参、大枣之壅补。方中柴胡、黄芩并用，以枢转少阳；栝楼根、牡蛎同用，以清热生津，化痰软坚；桂枝、干姜合用，以振奋阳气，温化痰饮。

## 四、柴胡加龙骨牡蛎汤证

**【原文】**伤寒八九日，下之，胸满烦惊，小便不利，谵语，一身尽重，不可转侧者，柴胡加龙骨牡蛎汤主之。(107)

**柴胡加龙骨牡蛎汤方** 柴胡四两 龙骨、黄芩、生姜（切）、铅丹、人参、桂枝(去皮)、茯苓各一两半 半夏二合半（洗） 大黄二两 牡蛎一两半（熬） 大枣六枚(擘)

上十二味，以水八升，煮取四升，内大黄，切如棋子，更煮一两沸，去滓，温服一升。本云：柴胡汤，今加龙骨等。

**【释义】**本条论少阳胆火扰乱肝魂的证治。误下后邪陷少阳，使无形邪火不能外散，反乱于胸中，则胸中更加烦满；火扰肝魂，则惊惕不安而谵语；枢机受挫，三焦既不能外通肌腠，又不能下输膀胱，所以一身尽重，小便不利。治用柴胡加龙骨牡蛎汤，枢转少阳，镇静安魂。

柴胡加龙骨牡蛎汤用小柴胡汤原量之半，去甘草加龙骨、牡蛎、铅丹、大黄、茯苓、桂枝组成。用小柴胡汤，以枢转少阳；加桂枝，助其解外；加茯苓，宁心安神，通利小便；加龙骨、牡蛎、铅丹，重镇安魂，以治谵语；加大黄清泻里热，以治烦惊。

### 目标测试

1. 少阳病提纲的辨证意义是什么?
2. 小柴胡汤、大柴胡汤的病因、病机、主症、治法及方药分别是什么?
3. 如何理解小柴胡汤“但见一症便是”?

# 第四章　辨太阴病脉证并治

学习目标

1. 掌握太阴病的基本特点。
2. 熟悉太阴病提纲、分类、本证及变证的主要证治。
3. 了解太阴病兼证、类似证。

太阴，即阴气较多之意。三阴是根据阴气的多少而分为太阴、少阴、厥阴。太阴主津液，故阴气较多，为阴中之“至阴”，又有“盛阴”“三阴”之称。

太阴包括手太阴肺与足太阴脾，《伤寒论》的太阴病，主要论述的是足太阴脾的病变。足太阴脾，属土主湿，位于中焦，其经脉布行于腹。主要功能是主运化，其气以升为顺。故太阴脾脏又有“后天之本”之称。

太阴与阳明互为表里，太阴脾与阳明胃以膜相连。胃司纳主燥，脾司运主湿，脾主升，胃主降，二者升降协调，燥湿相济，相辅相成，相互制约，共同完成对水谷的受纳、腐熟、运化、吸收及输布。若为病胃则多属热、燥、实，脾则多属虚、寒、湿，所以又有“实则阳明，虚则太阴”之说。

太阴病是以脾阳虚衰，运化失职，寒湿内盛为主要病理变化的疾病。

太阴病成因有二：一是脾阳素虚，或内有寒湿，复感外邪，致脾虚不运，寒湿内停。二是三阳病误治，伤及脾阳，致脾虚失运，寒湿内阻；或邪陷脾络，脾络不通。所以太阴病的性质以脾脏的虚、寒、湿为特点，即以脾阳虚衰、寒湿内盛、运化失职、升降失常为基本病机，以腹满而吐、下利、食不下、腹痛为主要证候。

太阴病有表证、里证之分。太阴病表证，乃素具太阴体质，又复感外邪发病，以脉浮、发热恶风、肢体痛楚为主要证候特点。太阴病里证，又有里虚证与里实证之分。里虚证，以自利不渴为特点；里实证，以腹满时痛、大实痛为特点。

太阴病的治法，仲景明确指出“当温之”，即温阳祛寒、健脾化湿，方药是四逆汤一类的温阳之方。又根据病型的不同，太阴病表证可用汗法，治以桂枝汤。太阴里实证当温通脾络，治以桂枝加芍药汤、桂枝加大黄汤。

# 第一节 太阴病纲要

**【原文】** 太阴之为病，腹满而吐，食不下①，自利益甚，时腹自痛。若下之，必胸下结硬②。(273)

**【注解】**

①食不下：指食欲不振。

②胸下结硬：指胃脘部痞满结硬。

**【释义】** 太阴属土主湿，在脏为脾。脾主运化，司大腹。若脾阳不振，运化失职，寒湿内盛，气机不畅，则腹必胀满。寒湿中阻，升降失调，浊阴不降，则呕吐；清气不升，则下利，且愈利愈虚，愈虚则利益甚。脾虚不运，则不欲食。寒凝脾络，脾络不通，则时腹自痛。上述诸症，反映出脾阳虚衰、寒湿内盛的特点，故为太阴病提纲。

# 第二节 太阴病本证

## 一、太阴病表证

**【原文】** 太阴病，脉浮者，可发汗，宜桂枝汤。(276)

**【释义】** 本条是举脉略症。以方推测当有发热、恶寒、四肢疼痛等表证。冠太阴病，乃言体质，即指素体脾阳不足，内有寒湿。有表证就当发汗，但太阴表证，兼脾阳不足，脉必浮弱，不可峻汗，只宜桂枝汤缓发其汗。且桂枝汤中，尚有桂枝、生姜之温阳，芍药、大枣之补虚。汗后不仅表证可解，也防止太阴里证的出现，实含有“治未病”之意。

## 二、太阴病里证

### （一）太阴里寒证

**【原文】** 自利不渴者，属太阴，以其脏有寒①故也。当温之，宜服四逆辈②。(277)

**【注解】**

①脏有寒：指脾脏虚寒而言。

②四逆辈：指四逆汤之类的方剂。

**【释义】** 本条言太阴病之证治，故只突出太阴虚寒自利不渴的辨证要点。“自利”是太阴病的主症，因脾主升清，若脾阳虚衰，运化失职，则清气不升而下利。“不渴”是本条的辨证要点，因太阴主湿，以“不渴”提示太阴脾湿的特征。故仲景明确指出“自利不渴者，属太阴”。既然病属太阴，是里虚寒证，其治法就“当温之”，灵活选用四逆汤、理中汤一类方剂，即“四逆辈”之谓。

### （二）太阴里实证

**【原文】** 本太阳病，医反下之，因而腹满时痛者，属太阴也，桂枝加芍药汤主之；大实痛①者，桂枝加大黄汤主之。(279)

太阴为病，脉弱，其人续自便利，设当行②大黄芍药者，宜减之，以其人胃气弱，易动故也。(280)

**桂枝加芍药汤方** 桂枝三两（去皮） 芍药六两 甘草二两（炙） 大枣十二枚（擘） 生姜三两（切）

上五味，以水七升，煮取三升（去滓）。温分三服。本云：桂枝汤，今加芍药。

**桂枝加大黄汤方** 桂枝三两（去皮） 大黄二两 芍药六两 生姜三两（切） 甘草二两（炙） 大枣十二枚（擘）

上六味，以水七升，煮取三升，去滓。温服一升，日三服。

**【注解】**

①大实痛：痛而拒按。

②行：作“用”字解，即使用之意。

**【释义】** 上两条论太阴寒凝脾络腹痛的证治。太阳病误下，损伤脾阳，致寒凝脾络，脾络不通，因而腹满时痛。轻者，脾络郁滞不重，时通时阻，故腹满时痛；重者，脾络瘀滞较重，闭阻不通，腹部持续作痛，且痛而拒按，即“大实痛”。轻者治用桂枝加芍药汤，重则治用桂枝加大黄汤。

桂枝加芍药汤由桂枝汤倍用芍药组成。桂枝、生姜温阳通络；倍用芍药，破血痹，通脾络，止腹痛；大枣、甘草，补中益气，缓急止痛。本方具有除血痹，通脾络，温阳散寒，缓急止痛之功效。若脾络郁滞过重，致痛而拒按者，在上方基础上再加大黄，活血祛瘀，以助芍药通络止痛。

280 条承上条而来，是说此为脏虚络实，因此运用大黄、芍药时应慎重，当酌减其用量。因素体脾胃阳虚，用药稍有不慎，则更损伤脾胃，导致下利不止。故仲景明确指出“以其人胃气弱，易动故也”。亦证明本方用大黄并非泻阳明腑实，而是活血破瘀，以泄太阴脾络之邪。

**目标测试**

1. 太阴病提纲及其脉症机理是什么？
2. 如何理解“自利不渴者，属太阴”？
3. 如何鉴别太阴里实证“大实痛”与“胃家实”的腹痛？

# 第五章　辨少阴病脉证并治

学习目标

1. 掌握少阴病的基本特点。
2. 熟悉少阴病提纲、分类、本证及变证的主要证治。
3. 了解少阴病兼证、类似证。

少阴，即阴气较少之意。故少阴为阴中之“小阴”，又称“二阴”。

少阴包括手少阴心及足少阴肾。手少阴心属火，主藏神，主血脉，为一身之主；足少阴肾属水，主藏精，主水液，内寓真阴真阳，为先天之本。因此，少阴具有水火二气的妙用。在正常情况下，心火下降于肾以暖肾水，使水不寒；肾水上济于心，以制心火，使火不亢。水升火降，彼此交通，相辅相成，相制相约，维持人体的阴阳平衡，避免疾病的发生。

少阴病的发生，有直中和转属两个方面。直中，多素体少阴阳虚或阴虚，复感外邪，邪气直犯少阴而发病。转属，指病在它经失治误治，损伤阴阳之气转属少阴。因太阳与少阴为表里关系，故太阳病最易转入少阴。少阴病以心肾虚衰、水火不交为主要病机，以脉微细、但欲寐为主要特征。

少阴病有表证、里证之分。少阴表证以脉沉、发热为主症。少阴里证又分为寒化证、热化证。寒化证以恶寒、蜷卧、小便清长、手足厥冷、下利清谷、脉微等里虚寒脉症为特点；热化证以心烦不寐、舌红少苔、脉细数等阴虚火旺脉症为特点。另外，还有少阴咽痛证、少阴三急下证。

少阴表证治宜温经解表，代表方为麻黄细辛附子汤。少阴里证则根据不同病证，随证施治。少阴寒化证治宜温经扶阳，以四逆汤类方为代表方；少阴热化证治宜育阴清热，以黄连阿胶汤为代表方；少阴咽痛证根据虚、实、寒、热的不同，治以猪肤汤、甘草汤、桔梗汤、苦酒汤、半夏散及汤等方；少阴急下证则用大承气汤急下存阴。

少阴病除本证外，尚有吴茱萸汤证、四逆散证等类似证。

## 第一节　少阴病纲要

**【原文】** 少阴之为病，脉微细，但欲寐①也。(281)

【注解】

①但欲寐：精神萎靡，呈似睡非睡状态。

【释义】少阴病的基本病机是心肾虚衰，水火不交。脉微，指脉的搏动力小，心藏神属火，火衰则鼓脉无力，故脉微；脉细，指脉的轮廓小，肾藏精属水，水虚则阴血不足，脉失充盈，故脉细。心虚神不充则精神萎靡不振，肾虚精不足则体力疲惫，因此患者呈现似睡非睡、闭目蜷卧、懒言懒动等极度衰弱的病态。脉微细反映阴阳俱损，但欲寐反映心肾虚衰。以此脉症说明少阴病是心肾阴阳俱虚，即以全身性虚衰为病理特征的疾病。这与太阴病单纯中焦脾阳虚衰有着本质的不同。此脉症反映了心为一身之主、肾为先天之本的病理特征，故作为少阴病的提纲证。

## 第二节　少阴病本证

### 一、少阴病表证

【原文】少阴病，始得之，反发热，脉沉者，麻黄细辛附子汤主之。(301)

**麻黄细辛附子汤方**　麻黄二两（去节）　细辛二两　附子一枚（炮，去皮，破八片）

上三味，以水一斗，先煮麻黄，减二升，去上沫，内诸药，煮取三升，去滓，温服一升，日三服。

少阴病，得之二三日，麻黄附子甘草汤微发汗，以二三日无里证，故微发汗也。(302)

**麻黄附子甘草汤方**　麻黄二两（去节）　甘草二两（炙）　附子一枚（炮，去皮，破八片）

上三味，以水七升，先煮麻黄一两沸，去上沫，内诸药，煮取三升，去滓，温服一升，日三服。

【释义】少阴病多为里虚寒证，一般无发热，正如原文第7条所说："无热恶寒者，发于阴也。"素体少阴里虚，复被风寒外袭，故发病初期可见发热表证，这是卫阳郁于肌表所致。但由于肾阳虚于里，故虽见表证之发热，脉却不浮而沉。由此可知，发热示病在表，脉沉示虚在里。此时还未出现厥利等典型的里虚寒证，故称少阴表证。治当温经解表。

方中麻黄发汗以解表邪，附子温经兼顾里虚，细辛气味辛温雄烈，通达内外，外助麻黄以解表，内合附子以温经，三药合用，共奏温经解表之效。

302条当与上条合参，"二三日无里证"是本证的辨证要点。一者说明邪虽在表，但表邪已衰；二者说明里虚不甚，尚未传变。本证较上证更为轻浅，因此微发其汗即可。用麻黄细辛附子汤，减去细辛，加炙甘草。因表邪更轻，故不需细辛外通内助；用炙甘草之甘缓以达微微发汗之目的。

## 二、少阴病里证

### （一）少阴寒化证

**1. 四逆汤证**

**【原文】**少阴病，欲吐不吐①，心烦但欲寐，五六日自利而渴者，属少阴也。虚故引水自救。若小便色白②者，少阴病形悉具。小便白者，以下焦虚有寒，不能制水，故令色白也。(282)

少阴病，脉沉者，急温之，宜四逆汤。(323)

**四逆汤方** 甘草二两（炙） 干姜一两半 附子一枚（生用，去皮，破八片）

上三味，以水三升，煮取一升二合，去滓。分温再服。强人可大附子一枚，干姜三两。

**【注解】**

①欲吐不吐：泛泛恶心。

②小便色白：小便清长。

**【释义】**282 条论少阴寒化证的辨证。但欲寐是少阴为病的特征，“自利而渴”是本条的辨证重点。肾司二便，命门火衰，失于固摄；脾阳虚衰，失于运化，均致下利。但少阴下利与太阴下利虽同属虚寒下利，却有渴与不渴之别。太阴主湿，故不渴。而少阴病阴气本少，阳虚又不能蒸腾津液上承，故口渴。原文云“引水自救”，意即饮水救阴。

另一辨证重点是“小便色白。”《素问·至真要大论》曰：“诸病水液，澄澈清冷，皆属于寒。”故小便清长是辨少阴虚寒证的重要依据。亦即原文所谓“小便色白者，以下焦虚有寒，不能制水，故令色白也。”在但欲寐与自利而渴的基础上，又见有小便清长，则可确诊为少阴病。故文中曰“少阴病形悉具”。本证属典型的少阴寒化证，治宜回阳救逆，当用四逆汤。

323 条以脉代证，提示少阴病施治宜早，切勿拖延。“急温之”之“急”为重点。脉沉尚未至微细，说明阳虚并不太甚，既然病情未至危重，为何又强调“急温”呢？“急”字落实于何处呢？关键在于病入少阴，涉及人体根本，每每阳亡迅速，死证颇多。所以，少阴之治，贵在及时。本条体现了中医“治未病”的预防思想，尤当重视。

四逆汤为回阳救逆之代表方，因主治少阴阳虚阴盛而致的四肢逆冷，故方名四逆。方中附子温补肾阳，干姜温中散寒。姜附配合，附子走而不守，干姜守而不走，二药相须为用，温阳力大且持久，甘草补中调药。三药合用，为回阳救逆代表方。

**2. 通脉四逆汤证**

**【原文】**少阴病，下利清谷，里寒外热，手足厥逆，脉微欲绝，身反不恶寒，其人

面色赤，或腹痛，或干呕，或咽痛，或利止脉不出者，通脉四逆汤主之。(317)

**通脉四逆汤方**　甘草二两（炙）　附子大者一枚（生用，去皮，破八片）　干姜三两（强人可四两）

上三味，以水三升，煮取一升二合，去滓。分温再服，其脉即出者愈。面色赤者，加葱九茎；腹中痛者，去葱，加芍药二两；呕者，加生姜二两；咽痛者，去芍药，加桔梗一两；利止脉不出者，去桔梗，加人参二两，病皆与方相应者，乃服之。

**【释义】**本条论少阴寒化重证的证治。“里寒外热”是本证病机及证候特点。“里寒”是指少阴阳衰阴盛而致下利清谷、手足厥逆诸症。但在此基础上又见脉微欲绝，比四逆汤证的脉沉、脉微细更为严重。此脉的出现说明真阳衰竭、脉气不继之危象，绝非一般性少阴寒化证可比。“外热”乃阴盛格阳所致。虚阳格于外，故身反不恶寒；虚阳浮于上，则见面色赤等假热现象。证已现真寒假热，若病情进一步恶化，则极易导致阴阳离决，故须大力回阳，温通脉气，用通脉四逆汤。

通脉四逆汤与四逆汤药味相同，但重用附子，倍用干姜，以大辛大热之药，急驱内寒，破阴回阳，通达脉气，故方名为通脉四逆汤，以区别于四逆汤。面赤，加葱白宣通上下阳气；腹痛，加芍药通泄脾络；干呕，加生姜温胃降逆；咽痛，加桔梗利咽止疼；利止脉不出，加人参大补气阴，以救阴竭。

**3. 白通汤与白通加猪胆汁汤证**

**【原文】**少阴病，下利，白通汤主之。(314)

**白通汤方**　葱白四茎　干姜一两　附子一枚（生，去皮，破八片）

上三味，以水三升，煮取一升，去滓。分温再服。

少阴病，下利，脉微者，与白通汤。利不止，厥逆无脉，干呕烦者，白通加猪胆汁汤主之。服汤脉暴出①者死，微续②者生。(315)

**白通加猪胆汁汤方**　葱白四茎　干姜一两　附子一枚（生，去皮，破八片）　人尿五合　猪胆汁一合

上五味，以水三升，煮取一升，去滓，内胆汁、人尿，和令相得。分温再服。若无胆，亦可用。

**【注解】**

①脉暴出：脉搏突然浮大。

②微续：指脉搏从无到有，由小变大，逐渐浮起。

**【释义】**上两条论少阴寒化证的另一情况。314条虽述症简略，但以方测证及结合315条，当还有脉微、厥逆、蜷卧、恶寒等症。从两方用葱白推测，本证属虚阳下陷，失于固摄，可知此下利具有滑脱的特点。故用白通汤温阳举陷，通达阳气。方用葱白宣通阳气，启发下陷之阳，方名白通，亦取此意。

315条承314条补述寒病格拒热药的处理方法。下利、脉微，为阴盛阳衰，服白通汤后当阳复利止，脉气渐出。然而下利仍不止，脉微发展至无脉，又出现厥逆，病

情进一步加重，说明白通汤未能奏效。何以会热之不热呢？通过“干呕烦者”则知，此是阳药被寒邪格拒，药入即吐，非药不对症。遵照《素问·至直要大论》“甚者从之”的治疗原则，在白通汤中反佐寒药，以从阴引阳，消除格拒，故用白通加猪胆汁汤。

病至格拒热药，阳脱阴竭之危候已现，故服白通加猪胆汁汤后，仍可能出现顺、逆两种转归：药后脉突然浮大躁动者，是阴液枯竭，无根之阳浮越，是为死候；脉由小渐大，由弱渐强，则是阴液未竭，阳气渐复，预后较好。

方中白通汤温经回阳，宣通上下。加猪胆汁与人尿，咸寒苦降，与阴邪同气相投，故能引白通汤直入阴中，以解阴阳格拒之势，使之发挥破阴回阳之功效。

**4. 真武汤证**

**【原文】**少阴病，二三日不已，至四五日，腹痛，小便不利，四肢沉重疼痛，自下利者，此为有水气。其人或咳，或小便利，或下利，或呕者，真武汤主之。(316)

**真武汤方**（方见太阳病篇）

**【释义】**本条论少阴阳虚水气证的证治。肾主水液，为水之下源，寒邪直中少阴，肾阳虚衰的程度逐渐加重，致使水气不化，水饮泛滥。水湿浸渍肌肉，则四肢水肿，沉重疼痛；阳虚失于气化，则小便不利；水气下注大肠，则自利；寒水阻于脾络，脾络不通，则腹痛。

水气致病，流动不居，随气机升降，无处不到。故除了上述主症，尚有众多或然症：水气射肺，肺气不利则咳；水气犯胃，胃气上逆则呕；肾司二便，肾阳虚衰，失于固摄，则小便清长，下利加重。

**5. 附子汤证**

**【原文】**少阴病得之一二日，口中和①，其背恶寒者，当灸之，附子汤主之。(304)

少阴病，身体痛，手足寒，骨节痛，脉沉者，附子汤主之。(305)

**附子汤方** 附子二枚（炮，去皮，破八片） 茯苓三两 人参二两 白术四两 芍药三两

上五味，以水八升，煮取三升，去滓。温服一升，日三服。

**【注解】**

①口中和：指口中不苦、不燥、不渴。

**【释义】**304条论寒湿身痛证的辨证。“口中和”是本条的审证要点。口中和并非病证，是指口中不苦、不燥、不渴，主要为排除热证而提出的鉴别指征。肾阳不足，寒湿阻碍，使阳气不能通达于背，背部失于温养，故背恶寒。除治以附子汤温阳化湿，还可“灸之”，去寒通阳，使阳气畅通，药力则更好地发挥效用。一般认为，当灸大椎、关元、气海等穴。

305条论寒湿疼痛证的证治。阳气虚衰，寒湿失于温化，留驻于筋脉骨节肌肉，经脉受阻，经气不利，故身体骨节疼痛；阳气虚衰，不能达于四肢，故手足寒；阳虚湿

遏，故脉沉。治同用温阳散寒，化湿止痛的附子汤。

附子汤与真武汤药味基本相同，皆用附术苓芍，所不同处，附子汤附、术倍用，并配伍人参，重在散寒止痛，温补元气；真武汤附、术半量，更佐生姜，重在补肾助阳，温散水气。

**6. 桃花汤证**

**【原文】** 少阴病，下利便脓血者，桃花汤主之。(306)

少阴病，二三日至四五日，腹痛，小便不利，下利不止，便脓血者，桃花汤主之。(307)

**桃花汤方** 赤石脂一斤（一半全用，一半筛末） 干姜一两 粳米一升

上三味，以水七升，煮米令熟，去滓。温服七合，内赤石脂末方寸匕，日三服。若一服愈，余勿服。

**【释义】** 两条论少阴虚寒下利便脓血的证治。便脓血是本条主症。少阴经脉络小肠，阳虚失于气化，寒湿郁滞小肠，使小肠络脉受伤，故下利便脓血。因是脾肾阳虚，失于固摄，故本证下利，必滑脱不禁。又因是寒湿凝滞，故脓血利必腥而不臭，白多红少，甚则纯下白冻，且伴腹痛绵绵、喜温喜按、舌淡苔白、脉沉弱等症。

桃花汤重用赤石脂，温阳涩肠，固脱止利；干姜温中散寒，亦能止血；佐粳米养胃和中。三药合用，共奏涩肠固脱之功效。

本方煎服法独具新意，赤石脂一半入煎，取其温涩之气，从整体求治；一半为末冲服，取其黏附肠中，加强收敛涩肠之效，从局部求治。整体局部并举，取效尤速，可谓药治之巧。

## （二） 少阴热化证

**1. 黄连阿胶汤证**

**【原文】** 少阴病，得之二三日以上，心中烦，不得卧①，黄连阿胶汤主之。(303)

**黄连阿胶汤方** 黄连四两 黄芩二两 芍药二两 鸡子黄二枚 阿胶三两，一云三挺

上五味，以水六升，先煮三物，取二升，去滓，内胶烊尽，小冷，内鸡子黄，搅令相得，温服七合，日三服。

**【注解】**

①不得卧：睡不着觉。

**【释义】** 本条论少阴热化阴虚火旺、心肾不交的证治。少阴热化证多由素体阴虚，复感外邪，二三日后，邪从热化，虚火更旺。少阴属心肾，心属火，肾属水。肾水亏虚，不能上制心火，心火独亢于上，则“心中烦，不得卧”。本条叙症简略，以方测证，临床当伴见口干咽燥、舌红少苔、脉沉细数等脉症。

黄连阿胶汤方用黄芩、黄连清泻心火，芍药、阿胶滋阴养血，鸡子黄为血肉有情之

品，擅入心肾，滋阴养血。

**2. 猪苓汤证**

**【原文】** 少阴病，下利六七日，咳而呕渴，心烦不得眠者，猪苓汤主之。(319)

**猪苓汤方**（方见阳明病篇）

**【释义】**

此证属少阴虚热与水邪互结于下焦的水气证。阴虚内热，热扰心神故心烦不得眠。水气为患，流动不居，偏渗大肠则下利，上逆犯胃则呕吐，水气射肺则咳喘，水津不布则口渴。治当育阴清热利水，方用猪苓汤。

## 三、少阴咽痛证

**【原文】** 少阴病，下利，咽痛，胸满，心烦，猪肤汤主之。(310)

**猪肤汤方** 猪肤[①]一斤

上一味，以水一斗，煮取五升，去滓，加白蜜一升，白粉[②]五合，熬香，和令相得，温分六服。

少阴病二三日，咽痛者，可与甘草汤；不差，与桔梗汤。(311)

**甘草汤方** 甘草二两

上一味，以水三升，煮取一升半，去滓。温服七合，日二服。

**桔梗汤方** 桔梗一两 甘草二两

上二味，以水三升，煮取一升，去滓。温分再服。

少阴病，咽中伤，生疮[③]，不能语言，声不出者，苦酒汤主之。(312)

**苦酒汤方** 半夏十四枚（洗，破如枣核） 鸡子一枚（去黄） 内上苦酒，着鸡子壳中

上二味，内半夏着苦酒[④]中，以鸡子壳置刀环[⑤]中，安火上，令三沸，去滓。少少含咽之。不差，更作三剂。

少阴病，咽中痛，半夏散及汤主之。(313)

**半夏散及汤方** 半夏（洗） 桂枝（去皮） 甘草（炙）

上三味，等分，各别捣筛已，合治之。白饮和服方寸匕，日三服。若不能服散者，以水一升，煎七沸，内散两方寸匕，更煮三沸，下火令小冷，少少咽之。半夏有毒，不当散服。

**【注解】**

①猪肤：刮去内脂及外垢的猪皮。

②白粉：米粉。

③生疮：指咽喉部发生糜烂。

④苦酒：米醋。

⑤刀环：刀柄端之圆环。

【释义】以上诸条论述少阴病不同类型咽痛证的证治。310 条论少阴虚热咽痛。手少阴之脉上夹于咽，足少阴之脉上循喉咙，少阴虚热上浮，循经熏于咽喉则咽痛。少阴之脉其支者从肺出而络心注于胸中，虚热循经上扰，经气不利，故见胸满、心烦。本证咽痛为虚火上炎，特点是咽红不肿，疼痛亦轻，与实热的红肿热痛有别。

猪肤汤为甘润平补之剂，方中猪肤性味甘寒，能滋肾养阴，兼清虚热；米粉甘平，健脾止泻；白蜜甘润，润肺滋燥。三药合用，为治阴虚咽痛之良方。

311 条论风热咽痛。证分轻重两种，轻者，咽痛不重，轻度红肿，故只用生甘草清热解毒。若服后咽痛不除，为客热咽痛之重者，再加桔梗开肺利咽，咽痛则愈。

312 条是痰火咽痛。痰火互结于咽部，咽部红肿糜烂，咽肿闭阻气道，乃致不能语言，影响发声。故治以苦酒汤敛疮消肿。

方中半夏涤痰散结，鸡子白甘寒清润利咽，米醋消肿敛疮。

本方煎法、服法有其特点。煎法系以鸡子一枚，去黄留白，加入半夏、苦酒，将鸡子壳置刀环上，微火煎三沸，去滓备用。服法是少少含咽，意在使药物直接、持续作用于咽部而提高疗效。

313 条论客寒咽痛，属寒邪郁闭咽喉，故临床虽见咽痛，但不红肿，多伴有恶寒、气逆、痰多等症。

半夏散中半夏涤痰开结，桂枝通阳祛寒，甘草缓急止痛。方名半夏散及汤，指既可为散剂，亦可作汤服。

## 四、少阴急下证

【原文】少阴病，得之二三日，口燥咽干者，急下之，宜大承气汤。(320)

少阴病，自利清水，色纯青，心下必痛，口干燥者，可下之，宜大承气汤。(321)

少阴病，六七日，腹胀，不大便者，急下之，宜大承气汤。(322)

【释义】以上诸条论少阴病急下证的证治。320 条的“口燥咽干”是审证要点。提示邪热炽盛，肾阴枯竭，失于润泽。治以大承气汤，泻燥热之结，救将竭之阴。

321 条“自利清水”是审证要点。燥屎内结，迫津旁流，故曰“自利清水”。“色纯青”是指所下之物皆为黑色污水，臭秽难闻。燥屎宿食内结，腑气闭阻不通，故心下必痛而拒按。燥热内炽，灼伤真阴，必口干燥。燥热本甚，加之旁流迫液外泄，亡阴在即，故急下之，以求燥屎去，旁流止，阴液存。

322 条“腹胀不大便”为审证要点。腹胀、不大便，即所谓的无水舟停，以此说明燥屎内结、壅滞的程度甚重。特点为腹满不通，痛而拒按。燥热极甚，热灼真阴，故须急下以救肾水。

少阴急下证三条，述症虽简，但均治以大承气汤，推知其因有二：或阳明燥结，消灼真阴，由阳明涉及少阴。或平素阴虚，邪从燥化，胃肠干燥。虽病因不一，但病及少阴、肾阴将竭的病机是一致的，阳明燥热是本证的根源，要救少阴，必泻阳明，故应急下。意在提示救治固护少阴之阴的重要性。

## 第三节 少阴病类似证

### 一、吴茱萸汤证

**【原文】** 少阴病，吐利，手足逆冷，烦躁欲死[①]者，吴茱萸汤主之（309）

吴茱萸汤方（方见阳明病篇）

**【注解】**

①烦躁欲死：形容烦躁难忍。

**【释义】** 本证为中阳虚衰、寒浊阻塞所致。胃寒生浊，升降失司，故症见上吐下利；中阳本虚加之浊阴中阻，使阳气失温，故手足逆冷；气机逆乱，吐泻交作，患者极度烦乱不安，即所谓"烦躁欲死"。治当温胃降浊，用吴茱萸汤。服后寒浊一开，升降正常，诸症悉愈。

### 二、四逆散证

**【原文】** 少阴病，四逆，其人或咳，或悸，或小便不利，或腹中痛，或泄利下重[①]者，四逆散主之。(318)

**四逆散方** 甘草（炙）、枳实（破，水渍，炙干）、柴胡、芍药

上四味，各十分，捣筛，白饮和服方寸匕，日三服。咳者，加五味子、干姜各五分，并主下利。悸者，加桂枝五分。小便不利者，加茯苓五分。腹中痛者，加附子一枚，炮令坼[①]。泄利下重[②]者，先以水五升，煮薤白三升，煮取三升，去滓，以散三方寸匕，内汤中，煮取一升半，分温再服。

**【注解】**

①坼（chè）：碎裂之义。

②泄利下重：指大便重坠不爽。

**【释义】** 本条首冠"少阴病，四逆"，目的在于与少阴寒化证类证以鉴别，以揭示四逆散证与四逆汤证所治"四逆"的本质不同。其病机一为阳郁属实，一为阳虚属虚。虽同名"四逆"，但一方名"散"，一方名"汤"，旨在说明两种"四逆"证治的原则区别。

从临床看，四逆散证当以"腹中痛"与"泄利下重"为重点，反映湿郁阳阻、肝郁气滞的病机。由于本证阳郁欠通，易致四肢厥逆，故在此以"四逆"为主症，意在与少阴寒化厥逆证鉴别。

四逆散方中柴胡疏肝解郁、通达气机；枳实行气导滞，化痰散结；芍药苦泄破结，缓急止痛；甘草调和诸药。四药合用，则气机畅，湿气去，阳气通，故四肢厥逆可除。

小便不利，加茯苓淡渗利水；咳，加干姜、五味子温肺敛气；心悸，加桂枝温壮心阳；腹中痛，加附子助阳化湿止痛；泄利下重，加薤白通阳行滞。

**目标测试**

1. 少阴病提纲证的脉症机理是什么？
2. 少阴寒化证、少阴热化证各类型的主症、病机、治法及方药是什么？
3. 真武汤证与附子汤证的异同点？
4. “少阴病，脉沉者，急温之”有何意义？

# 第六章　辨厥阴病脉证并治

学习目标

1. 掌握厥阴病的基本特点。
2. 熟悉厥阴病提纲、本证的主要证治。
3. 了解厥阴病类似证。

厥阴乃阴气最少之意。《素问·至真要大论》称厥阴为“两阴交尽”。厥阴又称为“一阴”。《素问·阴阳类论》又云“一阴至绝作朔晦”。所谓“作朔晦”即是阴阳交接转化之机的形象描述，亦有阴尽阳生之意。物极则必反，阴尽则阳生，所以厥阴又与阴阳气的交替转换有着密切关系。

厥阴包括手厥阴心包络与足厥阴肝，《伤寒论》的厥阴病主论足厥阴肝病。肝为血脏，体阴而用阳，性喜条达，功主疏泄。其疏泄功能，主要体现在对气机（阳气）运转、脾胃消化及情志调节诸方面。肝又位居中焦，内寄相火。中焦乃人体之枢机所在，阳气由里达表，由阴出阳，外而不内，则为少阳所主；反之，阳气由表达里，由阳入阴，内而不外，则由厥阴所主，故厥阴与少阳互为表里。

厥阴为病，就是肝脏功能失调与阴阳枢转失常的疾病。并且具有阴尽阳生、寒热错杂、厥热往来等特异的病理及证候特征。厥阴病的成因有二：一是平素厥阴功能失调，或素体阳虚，或素体阳郁，或素体寒热失调，或素体疏泄失常，又复感外邪，邪气直中厥阴，形成本经自发的厥阴病。二是其他经病，失治、误治，伤及厥阴，引邪入里，形成转属的厥阴病。厥阴病本证，主要有五种：一是上热下寒的厥阴提纲证，二是肝热下注的厥阴热利证，三是肝寒犯胃的厥阴寒呕证，四是阴阳气不相顺接的厥阴厥逆证，五是阳气交替进退的厥热胜复证。

厥阴病的治法比较复杂，上热下寒证，治当寒热并用，清上温下，滋养肝阴，方用乌梅丸加减。厥阴寒厥证，治当温通肝经，养血散寒，方用当归四逆汤。厥阴热利证，治当清肝解毒，燥湿止利，方用白头翁汤。厥阴寒呕证，治当温肝散寒，和胃降逆，方用吴茱萸汤。

厥阴病篇除本证外，尚罗列大量的类似证，围绕本证的上热下寒、厥、利、呕四大症，分别进行了举例类述鉴别。

## 第一节 厥阴病纲要

**【原文】**厥阴之为病，消渴，气上撞心，心中疼热，饥而不欲食，食则吐蛔。下之利不止。(326)

**【释义】**本条论述厥阴病提纲证。厥阴肝脏，内寄相火，功主疏泄。厥阴为病，相火内炽，疏泄失常，气机逆乱。肝气横逆上冲，则气上撞心。肝火横逆犯胃，则心中疼热。肝火炽盛，消灼阴液，则见消渴。火盛消谷则易饥，木不疏土则虽饥而不欲食。肝热上炎，火失敷布，则脾虚肠寒，蛔虫喜温恶寒，不安躁动而上窜，则随气逆而吐出，可知"吐蛔"提示下寒。由于本证属上热下寒证，反映了厥阴阴尽阳生、寒热错杂的致病特征，故以此作为提纲证。

若以无形之相火为有形之实火，以厥阴病为阳明病，误用下法，则必因苦寒更伤阳气，使下寒益甚，发生下利不止的变证。同时，从"下之利不止"，亦证明本证隐伏着下寒。

## 第二节 厥阴病本证

### 一、厥阴病寒证

#### （一） 寒厥证

**【原文】**手足厥寒，脉细欲绝者，当归四逆汤主之。(351)

若其人内有久寒[①]者，宜当归四逆加吴茱萸生姜汤。(352)

**当归四逆汤方** 当归三两 桂枝三两（去皮） 芍药三两 细辛三两 甘草二两（炙） 通草二两 大枣二十五枚（擘，一法十二枚）

上七味，以水八升，煮取三升，去滓。温服一升，日三服。

**当归四逆加吴茱萸生姜汤方** 当归三两 芍药三两 甘草二两（炙） 通草二两 大枣二十五枚（擘） 桂枝三两（去皮） 细辛三两 生姜半斤（切） 吴茱萸二升

上九味，以水六升，清酒六升和，煮取五升，去滓。温分五服。(一方，水酒各四升)

**【注解】**

①久寒：脏腑陈寒痼冷。

**【释义】**本条论厥阴血虚寒凝证的证治。脉细欲绝是辨证之眼目。厥逆兼见脉微欲绝，为病在少阴，当治以四逆汤类。而脉细主血虚，系平素肝血虚少，复感寒邪，寒凝经脉，血行不畅，四肢失于温养，故手足厥寒。称"厥寒"不称"厥逆"，提示手足寒凉的程度较轻。

由于本证病变主在经脉血分，阳虚不甚，且兼血虚，故治不用姜附温脏回阳，而用当归四逆汤温通肝经，养血散寒。

当归四逆汤以当归与桂枝为主药。当归合芍药，养血通络；桂枝合细辛，温经散寒；大枣、甘草补益气血；通草专通血脉。全方具有温阳、养血、通络的三大功用，是治疗血虚寒凝经脉的良方。

“若其人内有久寒者”，加吴茱萸、生姜，温肝散寒，以温为主。更用清酒煎药，酒性温通，又善行血，可加强温通血络、祛除寒邪的作用。

### （二） 寒呕证

**【原文】** 干呕，吐涎沫，头痛者，吴茱萸汤主之。（378）

**【释义】** 本条论厥阴寒呕证的证治。肝主疏泄，厥阴内寒，疏泄失常，横逆犯胃，胃寒生浊，浊阴上逆，故干呕，吐涎沫。肝脉与督脉会于巅，肝经寒气，循经上逆，寒凝肝脉，气血不通，则巅顶作痛。法当温肝降浊，方用吴茱萸汤。

阳经皆走于头，故三阳为病均有头痛。三阴经则不然，惟独厥阴经上走巅顶，故三阴为病，只厥阴经有头痛。厥阴头痛，一般以巅顶部痛为主，治以吴茱萸，此药入肝散寒，尤善降浊，为治厥阴寒浊头痛之要药。

《伤寒论》中阐述吴茱萸汤证共三条，各有用意：一为阳明病篇“食谷欲呕”（243），主要论述阳明寒证，以揭示阳明亦有虚寒之证，突出了双向辨证思维。二为少阴病篇“吐利，手足逆冷，烦躁欲死”（309），主要从少阴病类似证的角度，揭示与少阴寒化证鉴别诊断的辨证意义。三为本条“干呕，吐涎沫，头痛”，主要论述厥阴病本证，并与厥阴热证相类比，揭示厥阴肝病，寒有上逆（呕吐）、热有下注（热利）的逆向病机与证型。三条见症有别，但病在肝胃、阴寒内盛、浊阴上逆的病机却是一致的。而吴茱萸汤，主温肝胃，又善降逆，所以异病而同治。

## 二、厥阴病热证

### （一） 热利证

**【原文】** 热利下重[①]者，白头翁汤主之。（371）

下利，欲饮水者，以有热故也。白头翁汤主之。（373）

**白头翁汤方** 白头翁三两 黄柏三两 黄连三两 秦皮三两

上四味，以水七升，煮取二升，去滓。温服一升。不愈，更服一升。

**【注解】**

①下重：里急后重。

**【释义】** 371 条论厥阴热利的证治。“热利”，乃概括地指出病证与病性。包括下利脓血、红多白少、或纯下鲜血、发热口渴、尿赤苔黄、肛门灼热、脉象弦数等脉症。

“下重”，为本证的辨证眼目，指腹痛急迫，肛门坠重，利下不爽，后世称“里急后重”。机理为肝失疏泄，热盛气滞，下迫大肠，湿热火毒，郁滞肠道，损伤肠络所致。病在厥阴，证属实热，故称厥阴热利。治宜白头翁汤清肝泄热，解毒止利。

373 条“下利，欲饮水者”是补充厥阴热利的临床辨证。

白头翁汤方中白头翁、秦皮，入肝清热凉血，解毒止痢；黄连、黄柏，清热燥湿，坚阴止痢。

白头翁汤与葛根黄芩黄连汤均治热利，但白头翁汤主治肝热痢疾，以下痢脓血、里急后重为特征；葛根黄芩黄连汤主治湿热泄泻，以泻水样便、发热汗出为特征。

白头翁汤与桃花汤均治下利便脓血，但白头翁汤证属热属实，便脓血，红多白少，伴肛门灼热、舌红苔黄；桃花汤证属虚属寒，便脓血，白多红少，伴滑脱不禁、舌淡苔白。

### （二） 热厥证

**【原文】**伤寒热少微厥[①]，指头寒，嘿嘿不欲食，烦躁。数日，小便利，色白者，此热除也。欲得食，其病为愈。若厥而呕，胸胁烦满者，其后必便血。(339)

呕而发热者，小柴胡汤主之。(379)

**【注解】**

①热少微厥：热少，指发热较轻；微厥，指厥冷较轻。

**【释义】**339 条论厥阴热厥轻证的辨证。厥阴与少阳互为表里，少阳主外，厥阴主内，阳热外而不内则发热，病属少阳；阳热内而不外则厥逆，病属厥阴。本条热少，提示阳气外出不多；微厥，则说明阳气内闭亦轻。故病情变化介于少阳厥阴之间，尚不稳定。既然“指头寒”，从厥阴而言，这自然属厥阴热厥轻证。此时病机经“数日”后可有两种转归：一是由阴出阳，里热消除，疾病向愈，其表现为微厥指头寒消失，小便由赤转清，不欲食转为欲得食。二是由阳入阴，里热内闭，病情深重，形成典型的厥阴热厥证，其表现为，指头寒发展为手足厥，不欲食发展为呕逆，烦躁发展为胸胁烦满，病势深入，热深厥深。厥阴主藏血，内热日久，必伤及血络，有热迫血行的趋势，故称“其后必便血”。

379 条论厥阴热厥转出少阳的证治。呕吐，是厥阴病与少阳病所共有的症状，但“发热”却是少阳病所常见。所以本条发热是辨证之眼目。厥阴病当呕而厥逆，若由厥逆转变为发热，则揭示病气由阴出阳，由里达表，即由厥阴转出少阳。此时自当予小柴胡汤，枢转少阳之邪，宣散少阳之热。

## 三、厥热胜复证

**【原文】**伤寒，先厥，后发热而利者，必自止；见厥复利。(331)

伤寒病，厥五日，热亦五日。设六日当复厥，不厥者自愈。厥终不过五日，以热五

日，故知自愈。(336)

伤寒厥四日，热反三日，复厥五日，其病为进。寒多热少，阳气退，故为进也。(342)

伤寒发热四日，厥反三日，复热四日，厥少热多者，其病当愈。四日至七日热不除者，必便脓血。(341)

伤寒，先厥后发热，下利必自止。而反汗出咽中痛者，其喉为痹[①]。发热无汗，而利必自止；若不止，必便脓血。便脓血者，其喉不痹。(334)

伤寒，始发热六日，厥反九日而利。凡厥利者，当不能食；今反能食者，恐为除中[②]。食以索饼[③]，不发热者，知胃气尚在，必愈。恐暴热来出而复去也。后三日脉[④]之，其热续在者，期之旦日[⑤]夜半愈。所以然者，本发热六日，厥反九日，复发热三日，并前六日，亦为九日，与厥相应，故期之旦日夜半愈。后三日脉之而脉数，其热不罢者，此为热气有余，必发痈脓也。(332)

伤寒脉迟，六七日，而反与黄芩汤彻[⑥]其热，脉迟为寒，今与黄芩汤复除其热，腹中应冷，当不能食，今反能食，此名除中，必死。(333)

**【注解】**

①其喉为痹：咽喉肿痛，闭阻不利。

②除中：古证名，即中气消除之意，表现为胃阳将绝而反能食。

③食以索饼：食，读"饲"，给他人东西吃。索饼，以麦粉做成的条索状食品，如面条之类。

④脉：作动词用，诊察之义。

⑤旦日：明天。

⑥彻：通撤，除也。即治疗之意。

**【释义】**厥热胜复，是厥逆与发热交替出现，属厥阴为病的临床特征之一。厥示阴寒胜，热示阳气复。以上诸条描述了厥阴由寒厥转发热，又由发热转寒厥的过程与现象。以此标志阳气进退，病情轻重的转化关系。对临床和判断病势，推测预后有一定的指导意义。

厥阴与少阳相表里，少阳为半表半里，故有寒热往来；厥阴为阴阳之界，则有厥热胜复。这种厥热交替胜复的特殊现象，是厥阴阴尽阳生转化机制发生病理改变的外在反映，故三阴病唯厥阴病才有厥热胜复。

## 第三节　厥阴病类似证

### 一、上热下寒证

#### （一）干姜黄芩黄连人参汤证

**【原文】**伤寒本自寒下，医复吐下之，寒格[①]，更逆吐下，若食入口即吐，干姜黄

芩黄连人参汤主之。(359)

**干姜黄芩黄连人参汤方** 干姜、黄芩、黄连、人参各三两

上四味，以水六升，煮取二升，去滓。分温再服。

**【注解】**

①寒格：指上热与下寒相格拒。

**【释义】**本条论上热下寒证的辨治。伤寒本自寒下，指素有虚寒便溏，加以复感外邪，本当先温里后解表，医误用吐下，致表热内陷于上，里阳更伤于下，从而形成寒热格拒的上热下寒证。热在上气逆不降，故食入口即吐；寒在下脾虚失运，故下利益甚。治当清上温下，用干姜黄芩黄连人参汤。

方中芩、连清上热，以除呕吐；干姜温下寒，以治下利；吐下伤脾，中气必虚，用人参以扶正。中焦乃气机之枢，人参之补，尚有温健中气，恢复升降，以消除格拒的功用。本方只煎一次，亦取轻清之气，使药力分走上下，以消除寒热格拒。

本方与黄连汤均治脾胃升降失常、寒热上下格拒的上热下寒证。黄连汤以欲呕吐和腹中痛为主，是未经误下自然演变的上热下寒证，故其治也缓，其药较多。而本证属误下形成，发病骤急，故其治也急，其药也简，突出急急救误的组方治疗思路。

### （二）麻黄升麻汤证

伤寒六七日，大下后，寸脉沉而迟，手足厥逆，下部脉[①]不至，喉咽不利，唾脓血，泄利不止者，为难治，麻黄升麻汤主之。(357)

**麻黄升麻汤方** 麻黄二两半（去节） 升麻一两一分 当归一两一分 知母十八铢 黄芩十八铢 葳蕤（一作菖蒲）十八铢 芍药六铢 天门冬六铢（去心） 桂枝六铢（去皮） 茯苓六铢 甘草六铢（炙） 石膏六铢（碎、绵裹） 白术六铢 干姜六铢

上十四味，以水一斗，先煮麻黄一两沸，去上沫，内诸药，煮取三升，去滓。分温三服。相去如炊三斗米顷，令尽。汗出愈。

**【注解】**

①下部脉：指尺部脉。

**【释义】**此条亦论误治所致的上热下寒证的辨治。误下之后，表邪陷于上，胸肺郁热。里阳伤于下，脾肠虚寒。阳郁膈上，故寸脉沉迟艰涩；热邪闭阻，则喉咽不利疼痛；热伤肺络，则唾脓血。阳气下伤，阴气下泄，阴阳两虚，故下部脉不至；脾虚肠寒，故泄利不止。手足厥逆，是因上阳郁而不宣，下阳虚而失温。本证非但上热下寒，亦虚实兼夹；非但病在气分，亦伤及血分，故为难治。

方中麻黄、升麻为君，发越郁阳；当归为臣，温润补血。三药用量最重，故为主药。其他药用量极小，分作两组：一组清热滋阴，主治喉痹脓血，药有知母、黄芩、葳蕤、天冬、石膏、芍药；一组温阳补脾，主治泄利不止，药有茯苓、桂枝、白术、干姜、甘草。本方药物虽多，但寒热并用，攻补兼施，与阳郁邪陷、上热下寒、虚实杂夹

的病机正相适宜。

本证与干姜黄芩黄连人参汤证，虽同为上热下寒，却非属厥阴本病，一者为肺热肠寒，一者为胃热脾寒。

## 二、厥证

### （一）厥证的病机与特征

**【原文】** 凡厥者，阴阳气不相顺接，便为厥。厥者，手足逆冷者是也。（337）

**【释义】** 厥证的临床特征为手足逆冷，亦是厥阴病的常见证候。厥阴为阴尽阳生之脏，主一身阴阳气的交接转换，故厥逆一症最能体现厥阴病的本质及特点。

厥证的总病机为“阴阳气不相顺接”，阴主内，阳主外，故阴阳气指表里气，亦即表里之阳气。阳气生于脏腑，布于四肢，内外贯通，表里连接，如此则四肢温和。若因某种因素，如阳气内虚，或阳气内郁，均致表里之阳气不能顺达于四肢，产生厥逆，即“阴阳气不相顺接便为厥”之谓。

### （二）厥证的类型与证治

#### 1. 热厥证

**【原文】** 伤寒，一二日至四五日，厥者必发热，前热者后必厥。厥深者热亦深，厥微者热亦微，厥应下之，而反发汗者，必口伤烂赤。（335）

伤寒脉滑而厥者，里有热，白虎汤主之。（350）

**【释义】** 335条论热厥的病机及辨治。所谓热厥，乃阳热内郁，不达四肢所导致。热厥临床有三种证候特征：一是厥热并存，即原文“厥者必发热”。二是先发热渐至厥冷，即原文“前热者后必厥”。三是由热转厥需要四五日的发展过程，即厥是热的深化。所以热厥病机的特点是：热闭程度越深重，则肢体厥冷越甚；热闭程度越轻浅，则肢体厥冷越轻，即原文“厥深者热亦深，厥微者热亦微”。

350条举例说明热厥的证治。且以脉滑为辨证之眼目。因厥有寒热之别，寒厥阳虚，脉必沉微。而今脉滑，滑属阳脉，主热主实，证明此厥必为热邪郁遏、不达四肢所致，故云“里有热”，为真热假寒证。治当寒因寒用，宜白虎汤清透热邪，热清阳通，厥逆可愈。

#### 2. 寒厥证

**【原文】** 大汗出，热不去，内拘急①，四肢疼，又下利厥逆而恶寒者，四逆汤主之。（353）

大汗，若大下利而厥冷者，四逆汤主之。（354）

**【注解】**

①内拘急：指腹内挛急不舒。

【释义】上两条论述少阴阳虚厥逆的辨治。太阳病发汗太过，一则易致表邪不尽，二则易致阳气外亡。本证的热不去而恶寒，即为表证仍在。四肢疼痛，腹内拘急，则为阳虚失温、阴虚失养所致。又见下利厥逆，为阳衰寒盛。因厥逆已见，阳亡在即，故以四逆汤回阳救逆。

**3. 蛔厥证**

**【原文】**伤寒，脉微而厥，至七八日肤冷，其人躁无暂安时者，此为脏厥①，非蛔厥②也。蛔厥者，其人当吐蛔，今病者静而复时烦者，此为脏寒③，蛔上入其膈，故烦，须臾复止，得食而呕，又烦者，蛔闻食臭出，其人常自吐蛔。蛔厥者，乌梅丸主之。又主久利。（338）

**乌梅丸方**　乌梅三百枚　细辛六两　干姜十两　黄连十六两　附子六两（炮，去皮）　当归四两　黄柏六两　桂枝六两（去皮）　人参六两　蜀椒四两（出汗④）

上十味，异捣筛⑤，合治之。以苦酒渍乌梅一宿，去核，蒸之五斗米下，饭熟捣成泥，和药令相得，内臼中，与蜜杵二千下，丸如梧桐子大。先食⑥饮服十丸，日三服。稍加至二十丸，禁生冷、滑物、臭食等。

**【注解】**

①脏厥：内脏阳气衰微而引起的四肢厥逆。

②蛔厥：蛔虫扰动，阴阳气不相顺接而致的四肢厥逆。

③脏寒：此处指脾肠虚寒。

④出汗：炒至水分与油质渗出。

⑤异捣筛：分别捣药，筛出细末。

⑥先食：进食之前。

**【释义】**本条论述蛔厥的辨治。以与脏厥相对比的形式，阐述蛔厥的脉症特点。脏厥属阳衰寒厥，具有三个特点：其一，厥逆程度严重，可冷过肘膝，甚至通体皆冷。其二，必见脉微，甚至脉微欲绝。其三，阴盛格阳，虚阳躁动，神气浮躁，且无暂安时。反映了真阳大虚、脏气垂绝的寒厥危候。蛔厥则不然，因病机为蛔扰，而非阳衰，所以蛔厥的临床脉症有如下特点：其一，四肢虽厥，但程度较轻，一般不会冷过肘膝，更不会通体皆冷。其二，有吐蛔病史（常自吐蛔）。其三，不躁而烦，且时静时烦，有阵发性的发病特点。蛔虫喜温恶寒，蛔扰不安，证明膈胃有热，脾肠有寒，蛔窜上扰，气血逆乱，故其厥与烦均有阵发性的特点。厥逆，因于蛔虫扰动；蛔扰，又因于上热下寒。故本证之治，当清上温下以治其本，安蛔驱蛔以治其标，乌梅丸是其主方。

乌梅丸组方是针对上热下寒及蛔虫得酸则静、得苦则下、得辛则伏的特性而设的。本方分为四部分：重用乌梅，以酸制蛔，为方中主药。蜀椒、桂枝、干姜、附子、细辛，辛以制蛔，兼温下寒。黄连、黄柏，苦以驱蛔，兼清上热。当归、人参、白蜜、米粉，调补气血。如此则上热清、下寒祛、气血调、蛔虫安，而厥逆自然得愈。此方后世奉为治虫之祖方。

仲景指出此方“又主久利”，意在切不可把乌梅丸视为治虫专剂。所谓久利，乃慢性长期泻利，这种下利证，不但气血双虚，且易致阴阳紊乱，寒热错杂。乌梅丸中，乌梅味酸，滋补阴液，酸敛固脱；热性药，温阳散寒以止利；寒性药，清热厚肠以利止；当归、人参，气血双补，扶正祛邪。可知此方清、温、补、涩诸功俱全，且剂型为丸，尤善治慢性之疾，故为治久利之良方。

**4. 痰厥证**

**【原文】**病人手足厥冷，脉乍紧者，邪①结在胸中，心下满而烦，饥不能食者，病在胸中，当须吐之，宜瓜蒂散。(355)

**【注解】**

①邪：此指痰浊。

**【释义】**本条论痰厥的辨治。胸中乃宗气所聚，若痰邪郁阻胸膈，阳气被遏，宗气不宣，难以通达四肢，故亦会导致手足厥冷。心下满而烦与饥不能食，皆痰食内积中焦、气机内外不通之故。痰结气滞，血行不畅，故脉乍紧。总之，邪结胸脘，病位偏高，故用瓜蒂散吐之。痰食涌出，阳气得通，宗气得宣，厥冷自止。

**5. 水厥证**

**【原文】**伤寒，厥而心下悸，宜先治水，当服茯苓甘草汤，却治其厥。不尔①，水渍入胃②，必作利也。(356)

**【注解】**

①不尔：不如此。

②水渍入胃：水饮浸渍，下入大肠。胃，此指大肠。

**【释义】**本条论水厥的辨治。厥与心下悸并见，辨证之眼目应为心下悸。心下悸属水饮为病的常见症，乃水气凌心所致。以此为辨，则知此厥为水饮内停，阳气阻遏，不达四肢所致。既属水饮厥证，治当温化水饮，宜用茯苓甘草汤温胃散饮。水饮散，则阳气通；阳气通，则厥逆回。若以变为常，以厥为寒，不治其水，却治其厥，则治与病反，非但厥逆不回，反致水饮下渗大肠，发生下利的变证。

## 三、下利证

**【原文】**下利腹胀满，身体疼痛者，先温其里，乃攻其表。温里宜四逆汤，攻表宜桂枝汤。(372)

下利清谷，里寒外热，汗出而厥者，通脉四逆汤主之。(370)

**【释义】**上两条论述虚寒下利的辨治。下利腹胀满，是脾肾阳虚，运化失职，清气不升，浊阴中阻。身体疼痛者，属表邪未尽。本证根本已伤，病重且急，治当先温其里，待里阳恢复，大便正常，然后治表。

370 条下利清谷，与厥并见，乃脾肾阳虚之少阴寒化证，此时若发热、汗出，则为阴盛格阳，虚阳外浮，元气脱散之真寒假热证。病势极危，非大力破阴回阳而难救垂危，故治用通脉四逆汤以挽残阳欲脱之势。

**【原文】** 下利谵语者，有燥屎也。宜小承气汤。(374)

**【释义】** 本条论热结旁流的辨治。谵语一症，多为热扰心神，故下利与谵语并见，知是热利。但厥阴热利，下利多兼下重。而阳明热利，则下利每伴谵语。因胃络上通于心，故阳明热证最多谵语。阳明热实，本当便硬，此下利必为燥屎内结，津液旁流所致。与“少阴病，自利清水，色纯青，心下必痛，口干燥者，可下之，宜大承气汤”的病机相似，只是病情较轻。其下利为假象，燥结是本质，故仲景称“有燥屎也”。治当通因通用，宜小承气汤通下里结，里实去则谵语下利自止。

## 四、呕哕证

**【原文】** 呕而脉弱，小便复利，身有微热，见厥者难治，四逆汤主之。(377)

伤寒，哕而腹满，视其前后①，知何部不利，利之即愈。(381)

**【注解】**

①前后：此指前阴、后阴。

**【释义】** 上两条论呕哕证的辨治。呕吐一症，本为胃气上逆，六经病均可见之。377条之呕，与脉弱并见，则属虚寒无疑。若更兼小便复利与手足厥逆，则属少阴虚寒无疑。小便复利，是遗溺失禁。肾主二便，肾阳大衰，失于固摄，故有此症。手足厥逆，乃阳虚阴盛，失于温煦。如此身有微热，则知非阳气来复，恐属阴盛格阳，虚阳外浮，病情较重，故曰“难治”。

少阴为病，呕非主症，本条之所以将“呕”标在条首，用意十分明确，即与厥阴寒呕证相类而鉴别。

哕证有虚实，381条哕兼腹满，则属实证。邪气壅滞，气机不利，滞则腹满，逆则生哕。“视其前后，知何部不利”，前后，指前阴与后阴，亦即观察大便与小便，若哕而兼小便不利，则必是水饮之邪阻滞，气机不利而上逆，治当利其小便，若哕而大便不通，则必是宿食之邪阻滞，气机不利而上逆，治当通其大便。邪祛则气调，气调则哕止。

### 目标测试

1. 厥阴提纲及其脉症机理是什么？
2. 厥阴寒证有哪几类？其脉症、病机、治法和方药各是什么？
3. 蛔厥的临床表现特点是什么？
4. 白头翁汤与桃花汤均治下利便脓血，临证如何区别？
5. 试述乌梅丸的证治及组方。
6. 结合吴茱萸汤在阳明、少阴及厥阴病篇的原文，分析异病同治的道理。

# 第三篇 《金匮要略》选读

## 概 述

学习目标

1. 熟悉《金匮要略》的作者与沿革。
2. 熟悉《金匮要略》的基本内容、编写体例。

《金匮要略方论》系东汉著名医家张机所著《伤寒杂病论》的杂病部分，也是我国现存最早的一部理法方药悉备的研究杂病的专著。千百年来一直指导着中医临床实践和理论研究，对后世临床医学的发展有着重要贡献和深远影响，被历代医家奉为圭臬，誉为“方书之祖、医方之经”以及治疗杂病的典范。

### 一、作者与沿革

张机，字仲景（约150—219年），东汉南阳郡涅阳（今河南南阳）人。

因战乱等原因，此书从东汉至西晋，未见流传。后经西晋太医令王叔和收集，将原书伤寒部分整理并编次为《伤寒论》，而杂病部分则散见于其他文献当中。直到北宋初期，翰林学士王洙在翰林院所存残书中发现三卷本《金匮玉函要略方》，上卷讲伤寒病，中卷讲杂病，下卷记载方剂及妇科病的治疗。因当时有王叔和校定的《伤寒论》单行本传世，故将中、下卷和治疗妇人病部分编次整理，并将原下卷方剂、各家方书中所载仲景治疗杂病的医方和后世医家良方分列于各证候之下，形成《金匮要略方论》。

### 二、内容与体例

“脏腑经络先后病脉证第一”在全书中具有纲领性意义，属于总论；从第二篇“痉湿病”到第十七篇“呕吐哕下利”，属于内科疾病；第十八篇“疮痈肠痈浸淫病”，属于外科病；第十九篇是不便归类的几种疾病；第二十至二十二篇，专论妇产科疾病；最后三篇，为杂疗方和食物禁忌。

本教材选用宋·林亿等注次，明赵开美校刻本，共 25 篇，按病分篇编排，每篇以条文形式论述。本教材选取其中 17 篇，基本按原文排序，原条文号码不变。

# 第一章　脏腑经络先后病脉证第一

学习目标

1. 掌握发病基本原理及相应的预防方法，治未病等治疗原则。
2. 熟悉病因致病的三种途径、辨证论治原则。
3. 了解本篇为全书的总纲及篇名含义。

本篇论述脏腑经络先后病脉证，属全书概论性质，对杂病的病因、病机、诊断、治疗及预防等方面，通过举例作出原则性的提示，在全书中具有纲领性的意义。

## 第一节　发病及预防

### 一、已病防传，虚实异治

**【原文】** 问曰：上工①治未病②，何也？师曰：夫治未病者，见肝之病，知肝传脾，当先实脾③，四季脾旺④不受邪，即勿补之；中工不晓相传，见肝之病，不解实脾，惟治肝也。

夫肝之病，补用酸，助用焦苦，益用甘味之药调之。酸入肝，焦苦入心，甘入脾。脾能伤肾，肾气微弱，则水不行；水不行，则心火气盛；心火气盛，则伤肺，肺被伤，则金气不行；金气不行，则肝气盛。故实脾，则肝自愈。此治肝补脾之要妙也。肝虚则用此法，实则不在用之。

经曰："虚虚实实，补不足，损有余。"是其义也。余脏准此。(1)

**【注解】**

①上工：指高明的医生。

②治未病：这里指治未病的脏腑。

③实脾：调补脾脏之意。

④四季脾旺：脾属土，土寄旺于四季，故云四季脾旺。

**【释义】** 本条从人体脏腑相关的整体观出发，论述杂病的治疗法则。从五行生克制化关系来说明脏腑在生理情况下相互资生，相互制约；在病理情况下，相互影响，相互传变。

首先本条含有“既病防传，先治未病之脏”思想。脏腑病变传变的规律是：“五脏受气于其所生，传之于其所胜”，“五脏相通，移皆有次”（《素问·玉机真脏论》）。肝木能克伐脾土，如见肝实之病，应认识到肝病最易传脾，在治肝的同时，要注意调补脾脏，就是治其未病。其目的是使脾脏正气充实，防止肝病的蔓延。传变有虚实之分，肝实则传，肝虚则不传；脾虚受传，脾实则不受传。如果脾脏本气旺盛，则可不必实脾。反之，见肝之病，不解实脾，惟治其肝，就是缺乏整体观的治法，就不能收到满意的效果。

其次，指出治病当分虚实，并举肝病为例。肝病，补用酸，助用焦苦，益用甘味之药调之，这是肝虚的治法。酸入肝，补之以本味；焦苦入心，心为肝之子，子能令母实，所以助用焦苦；甘味之药能够调和中气，《难经·十四难》：“损其肝者缓其中。”所以益用甘味之药。至于肝实病证，便须泻肝顾脾，上法就不适用。

对“酸入肝……此治肝补脾之要妙也”十七句的认识，主要有两种观点，一种认为是衍文，非仲景原文；一种解释是仲景从整体观念出发，根据脏腑五行生克制化的原理，从多个脏腑进行治疗，以达到纠正肝虚的目的，这里的“伤”字，不能作伤害解，而应作制约来理解。

本条最后引用经文，强调杂病虚实异治原则。虚者补之，补其不足；实者泻之，损其有余。肝病如此，其他诸脏以此类推。

## 二、病因分类，早期防治

**【原文】** 夫人禀①五常②，因风气而生长，风气③虽能生万物，亦能害万物，如水能浮舟，亦能覆舟。若五脏元真通畅，人即安和。客气邪风④，中人多死。千般疢难⑤，不越三条：一者，经络受邪，入脏腑，为内所因也；二者，四肢九窍，血脉相传，壅塞不通，为外皮肤所中也；三者，房室、金刃、虫兽所伤。以此详之，病由都尽。

若人能养慎，不令邪风干忤⑥经络；适中经络，未流传脏腑，即医治之。四肢才觉重滞，即导引、吐纳⑦、针灸、膏摩⑧，勿令九窍闭塞；更能无犯王法⑨、禽兽灾伤，房室勿令竭乏，服食⑩节其冷、热、苦、酸、辛、甘，不遗形体有衰，病则无由入其腠理。腠者，是三焦通会元真之处，为血气所注；理者，是皮肤脏腑之文理也。(2)

**【注解】**

①禀：受。

②五常：即五行。

③风气：这里指自然界的气候。

④客气邪风：外至曰客，不正曰邪，指致病的不正常气候。

⑤疢难：即疾病。

⑥干忤：指侵犯。

⑦吐纳：是调整呼吸的一种养生却病方法。

⑧膏摩：用药膏摩擦体表一定部位的外治方法。

⑨无犯王法：是指不要触犯国家的法令。王法，国家法令。

⑩服食：即衣服、饮食。《灵枢·师传篇》“食饮衣服，亦欲适寒温。”

**【释义】**《内经》云：“人禀天地之气生，四时之法成”，“天地合气，名之曰人”。天布五行，以运万类。人禀先天之五行而成形，又禀后天五行而生长，故曰人禀五常。万物生长化收藏，均有赖于自然界气候的正常。异常的气候则能伤害万物，人体亦不例外。如“水能浮舟，亦能覆舟”一样。疾病的发生取决于正邪两个方面。如果人体正气充盛，畅通无阻，平素注意摄生，养护正气，所谓“虚邪贼风，避之有时”，“饮食有节，起居有常”，则抗病力强，邪气就不能逾越腠理屏障而侵害人体。所谓“正气存内，邪不可干”。在这里仲景强调平时注意养慎的重要性。

其次仲景将病因分为三条：一是经络受邪之后，脏腑正气虚弱之人，很快传入脏腑，而为内因；二是肌表受邪之后，因脏腑正气强，邪气仅在血脉传注，使四肢九窍壅塞不通，而为外因；三是以房室、金刃、虫兽所伤，而另为一因。本条对后世三因学说的创立具有启发作用。本条的三因说与宋·陈无择的三因说不同，陈氏以六淫邪气为外因，五脏情志所伤为内因，而以饮食、房室、金刃为不内外因，注意加以区别。

此外，本篇还含有预防为主，已病早治的思想。邪气传变的途径一般为由表入里、由浅入深、由脏及腑。未病之前，要注意摄生预防，既病之后，要及早治疗，防止病邪深入蔓延。一旦经络中病，在其未传脏腑之前，就要及早治疗。平素未病之前，四肢才觉重滞，经络气血运行稍有不畅，元真欠于通畅，即用导引、吐纳等法积极治疗。还要在房室、饮食、起居等方面注意调节，并防备意外灾伤。

## 第二节 病因病机

### 一、反常气候

**【原文】**问曰：有未至而至[①]，有至而不至，有至而不去，有至而太过，何谓也？师曰：冬至之后，甲子[②]夜半少阳[③]起，少阳之时，阳始生，天得温和。以未得甲子，天因温和，此为未至而至也；以得甲子，而天未温和，为至而不至也；以得甲子，而天大寒不解，此为至而不去也；以得甲子，而天温如盛夏五六月时，此为至而太过也。(8)

**【注解】**

①未至而至：前面的“至”字是指时令到，后面的“至”字是指时令相应的气候到。

②甲子：是古代用天干和地支配合起来计算年月日的方法。这里指冬至后六十日第一个甲子夜半，此时正当雨水节气。

③少阳：古代用来代表时令的名称。

【释义】本条论述节令和气候应该适应，太过、不及都会引起疾病的发生。

冬至之后的雨水节气，此时正是少阳当令的时候，因为阳气开始生长，气候逐渐转为温和，这是正常的规律。如未到雨水节气，而气候提早温暖，这是时令未到，气候已到；如已到雨水节气，气候还未温和，这是时令已到，而气候未到；如已到雨水节气，气候仍然很冷，这是时令已到，而严寒气候当去不去；如已到雨水节气，气候变得像盛夏那样炎热，这是气候至而太过。总之，先至、不至、不去、太过皆属异常气候，都能使人发生疾病，必须注意调摄。治病用药时也必须看到这点，因时制宜。

### 二、病邪性质

【原文】清邪居上，浊邪居下，大邪中表，小邪中里，槃饪[①]之邪，从口入者，宿食也。五邪[②]中人，各有法度，风中于前[③]，寒中于暮，湿伤于下，雾伤于上，风令脉浮，寒令脉急，雾伤皮腠，湿流关节，食伤脾胃，极寒伤经，极热伤络。(13)

【注解】

①槃饪（gǔrèn）：此指饮食。槃，同“榖”，今简化字作“谷”。

②五邪：指风、寒、湿、雾、饮食之邪。

③前：指午前。

【释义】本条论述五邪中人的变化。

关于五邪中人的变化，首先指出清邪为雾露之邪，故居于上；浊邪谓水湿之邪，故居于下。大邪谓风邪，其性散漫，多中肤表，小邪谓寒邪，其性紧束，常中经络之里。槃饪之邪即宿食，从口而入，损伤脾胃。其次说明五邪中人各有一定的法度可循，如风为阳邪中于午前，而脉多浮缓；寒为阴邪中于日暮，而脉多紧急。湿为重浊之邪，故伤于下而流于关节；雾为轻清之邪，故伤于上而连及皮腠。脾主运化，故饮食不节，则伤脾胃。经脉在里为阴，络脉在外为阳；寒气归阴，所以“极寒伤经”，热气归阳，所以“极热伤络”。本条为古人对病邪变化的认识，其中所谓大、小、表、里、上、下、前、暮等，都是相对而言，不是绝对之词。

## 第三节　辨证论治原则

### 一、表里同病

【原文】问曰：病有急当救里[①]救表[②]者，何谓也？师曰：病，医下之，续得下利清谷[③]不止，身体疼痛者，急当救里；后身体疼痛，清便自调[④]者，急当救表也。(14)

【注解】

①里：病位在里的疾病。

②表：病位在表的疾病。

③清谷：大便中含有未消化的食物。

④清便自调：小便正常。

【释义】本条论述表里同病时的治则。

在表里证同时出现时，首先应分辨证情的先后缓急，急者先治，缓者后治。如本条所说，病在表，不可下，而误下之，伤其脾胃，以致表证之身体疼痛未除，里证之下利清谷不止又起。权衡表里轻重，此时以里证为急，故应先救其里。因下利清谷不止，正气已经虚弱，不但不能抗邪，甚则导致亡阳虚脱。如此时以为表证未解，而误用汗法更虚其阳，则会导致上下两脱之危候发生。当里证基本解除后，则又须救表以祛邪，以防它变。本条亦见于《伤寒论》，并列出方治，救里用四逆汤，救表用桂枝汤；此处论述治疗原则，故未出方。先表后里，是治疗表里同病的常法，本条是治疗表里同病的变法，此外，又有表里同治法，均须根据表里双方病情的主次和缓急轻重来决定。

## 二、痼疾与卒病

【原文】夫病痼疾[①]加以卒病[②]，当先治其卒病，后乃治其痼疾也。(15)

【注解】

①痼疾：经久难治的疾病。

②卒病：新病。

【释义】本条论述新久同病时的治则。

在新病与久病同时存在时，也应首先分辨证情的先后缓急，急者先治，缓者后治。如本条所说，久病势缓，不能急治；卒病势急，稍缓能起变化。且痼疾难拔，卒病易治。故既有痼疾又加卒病时，一般当先治其卒病，后治其痼疾。

## 三、审因论治

【原文】夫诸病在脏[①]，欲攻[②]之，当随其所得[③]而攻之，如渴者，与猪苓汤。余皆仿此。(17)

【注解】

①在脏：这里泛指在里的疾病。

②攻：作治疗解。

③所得：指病邪相结合的意思。

【释义】本条举例说明杂病的治法。

病邪在里锢结不解，往往与体内有形实邪如痰、水、瘀血、宿食等相结合，医者当随其所得，施以恰当的治法。例如渴而小便不利，审其因若为热与水结而伤阴者，当予猪苓汤育阴利水，水去而热除，渴亦随之而解。他证亦可以此类推，如热与食结用大、小承气汤，理亦相同。

## 目标测试

1. 试述“治未病”思想在《脏腑经络先后病脉证篇》中是如何体现的？
2. 脏腑虚实相传的基本规律是什么？
3. 试述杂病的治疗原则。

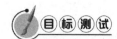

# 第二章　痉湿暍病脉证治第二

学习目标

1. 掌握痉病概念及证治、湿病概念及证治、暍病的概念。
2. 熟悉痉病的病因病机及暍病的证治举要。
3. 了解痉湿暍三病合篇的意义。

本篇论述了痉、湿、暍病的病因病机、证候、治疗及其预后。痉、湿、暍病都由外感诱发，起病多有太阳表证，与伤寒相似，故合为一篇。此外，痉、湿、暍病具有伤寒与杂病的过渡性质，故该篇作为杂病具体病证的开端，寓意深刻。

## 第一节　痉　病

### 一、成因

**【原文】** 太阳病，发汗太多，因致痉。（4）

夫风病，下之①则痉，复发汗，必拘急。（5）

疮家虽身疼痛，不可发汗②，汗出则痉。（6）

**【注解】**

①下之：用攻下法治疗。

②发汗：用发汗解表法治疗。

**【释义】** 太阳病，属于表证，应当发汗解表，但须微似有汗，不可令如水淋漓。假如发汗太过，则耗伤津液，筋脉失于濡养，而变成痉病。

风病多汗，本易伤津，如误下之，津液更伤，筋脉失养，亦能致痉，如再误汗，则气津两伤，筋脉失于煦濡，必致拘急不舒。

久患疮疡之人，流脓失血，阴液已伤，如见身体疼痛的表证，不可直接发汗，必须考虑患者久患疮病，贸然发汗，必重伤津液，亦能伤津致痉。

### 二、临床表现

**【原文】** 病者身热足寒，颈项强急①，恶寒，时头热，面赤，目赤，独头动摇，卒

口噤[②]，背反张者，痉病也。若发其汗者，寒湿相得，其表益虚，即恶寒甚。(7)

【注解】

①颈项强急：项背强直。

②卒口噤：牙关紧闭。

【释义】外感痉病的传变类似伤寒，一般是由表入里，当其在表之时，由于邪郁热化，伤筋动风，故出现上述诸症。

身热足寒，是邪郁化热，阳气上壅之象。时头热，面赤目赤，是表证未解而郁热已经上冲的反应。至于颈项强急、独头动摇、卒口噤、背反张等，又为邪热灼筋、化燥动风所致。本证较之上两条邪气仅在太阳者，病情又有所发展。

【原文】夫痉脉，按之紧如[①]弦，直上下行。(9)

【注解】

①如：用作连词表示顺承，可译为“而”。

【释义】痉病是由筋脉强急而致，故其脉亦见强直弦劲之象。“直上下行”是形容脉象自寸至尺，上下三部，皆见强直而弦之脉。

## 三、辨证论治

### （一）柔痉

【原文】太阳病，其证备[①]，身体强，几几[②]然，脉反沉迟，此为痉，栝楼桂枝汤主之。(11)

**栝楼桂枝汤方**　栝楼根二两　桂枝三两　芍药三两　甘草二两　生姜三两　大枣十二枚

上六味，以水九升，煮取三升，分温三服，取微汗。汗不出，食顷，啜热粥发之。

【注解】

①其证备：具备这些证候。

②几几：形体颈项强急，俯仰不能自如的样子。

【释义】太阳病，头项强痛、发热、汗出、恶风等表证俱备。身体强而几几是由于筋脉强急所致，为痉病的主症。太阳病汗出而恶风，脉象当见浮缓，今反见沉迟，可知本证由于津液不足，不能濡养筋脉，荣卫之行亦复不利，故脉象如此。本证的脉沉迟应与阴寒证鉴别，是沉迟中带有弦紧，不同于沉迟无力，为痉病中常见的脉象。所以用栝楼根清热生津，滋养筋脉，用桂枝汤调和荣卫，解太阳卫分之邪。

本条证与《伤寒论》太阳病桂枝加葛根汤证颇为类似，但有轻重之别，彼为项背强几几，此则身体强几几；彼为邪盛于表，故加葛根，重在解肌；此则津伤于里，故加栝楼根为君药，清热生津，滋养筋脉。

## （二） 刚痉

**【原文】**太阳病，无汗而小便反少，气上冲胸，口噤不得语，欲作刚痉，葛根汤主之。(12)

**葛根汤方** 葛根四两 麻黄三两（去节） 桂枝二两（去皮） 芍药二两 甘草二两（炙） 生姜三两 大枣十二枚

上七味，㕮咀[①]，以水一斗，先煮麻黄、葛根，减二升，去沫，内[②]诸药，煮取三升，去滓，温服一升，覆取微似汗，不须啜粥，余如桂枝汤法将息[③]及禁忌。

**【注解】**

①㕮咀：咀嚼。引申为将药切碎。

②内：通“纳”，放入。

③将息：养息、调养，指服药后护理之法。

**【释义】**太阳病无汗为表实，是由寒束肌表，卫气闭塞所致。一般而论，有汗则小便少，无汗则小便多，今无汗而小便反少，是在里之津液已伤。无汗则邪不外达，小便少，则邪不下行，势必逆而上冲。口噤不得语，是筋脉痉挛所致。以上症状虽没有到背反张的程度，但却是发痉之先兆，所以说“欲作刚痉”。用葛根汤开泄腠理，发汗除邪，滋养津液，舒缓筋脉。

## （三） 阳明热痉

**【原文】**痉为病，胸满，口噤，卧不着席[①]，脚挛急，必齘齿[②]，可与大承气汤。(13)

**大承气汤方** 大黄四两（酒洗） 厚朴半斤（炙去皮） 枳实五枚（炙） 芒硝三合

上四味，以水一斗，先煮二物，取五升，去滓，内大黄，煮取二升，去滓，内芒硝，更上火微一二沸，分温再服，得下止服。

**【注解】**

①卧不着席：平卧背不能贴近席子，形容背反张至甚。

②齘齿：指上下牙齿相磨，切磋有声。

**【释义】**表证失于开泄，邪气内传，郁于阳明，热盛灼筋，亦致痉病。胸满是里热壅盛，口噤，卧不着席，脚挛急，齘齿，为热甚耗灼津液，筋脉失于濡养，以致拘挛而出现的症状。卧不着席，即背反张至甚；齘齿，即口噤甚，为牙关紧闭严重时上下齿紧切作声的现象，病势较邪在太阳之表更为严重，故以大承气汤通腑泄热，急下存阴。

文中未言燥实之症，而径用大承气汤者，意在直攻阳明之热，非下阳明之实，其为泄热存阴可知。

## 第二节 湿 病

### 一、治疗大法

#### （一） 汗法

**【原文】** 风湿相搏，一身尽疼痛，法当汗出而解，值天阴雨不止，医云此可发汗，汗之病不愈者，何也？盖发其汗，汗大出者，但风气①去，湿气②在，是故不愈也。若治风湿者，发其汗，但微微似欲出汗者，风湿俱去也。(18)

**【注解】**

①风气：风邪。

②湿气：湿邪。

**【释义】** 外感风湿，大都先犯体表，客于肌腠，流注关节，卫外之气痹阻，故一身尽疼痛。此时治疗当以汗解，使邪从外出，如逢天气阴雨不止，则外湿尤甚，使疼痛加剧，更须发汗，以助体内湿气外散，但汗之而病仍不愈，这是汗不得法的缘故。因风为阳邪，其性轻扬，易于表散，湿为阴邪，其性黏滞，难以速去，今发其汗而大汗出，则风气虽去而湿邪仍在，不仅病不能愈，同时还可使卫阳耗伤。必须照顾到风与湿合的具体病情，使其微似汗出，缓缓蒸发，则营卫畅通，而风湿始能俱去，这是治疗外感风湿的发汗方法。

#### （二） 利小便法

**【原文】** 太阳病，关节疼痛而烦①，脉沉而细者，此名湿痹②。湿痹之候③，小便不利，大便反快，但④当利其小便。(14)

**【注解】**

①烦：谓疼痛而烦扰不宁。

②湿痹：指湿邪流注关节，闭阻筋脉气血，出现关节疼痛的症状。

③候：证候。

④但：只，仅。

**【释义】** 湿为六淫之一，故其伤人亦如风寒之先在太阳；但风寒多伤肌腠，湿则易流注关节，湿邪痹着，阳气不通，故关节疼痛而烦。湿从外来，脉应浮缓，今见脉沉而细者，沉为在里，细脉主湿，是湿邪不仅流入关节，而且内合于脾，形成内外合邪之证，所以称为湿痹。

本条由于内外合邪，所以除关节疼痛而烦之外，又见小便不利、大便反快等症，这是内湿招致外湿。湿胜则濡泻，故大便反快。湿阻于中，阳气不化，故小便不利。治当利其小便。小便得利，则里湿去，阳气通，湿痹亦除。至于利小便的方剂，一般注家主张用五苓散，《金匮发微》认为宜五苓散倍桂枝。

## 二、辨证论治

### （一）头中寒湿

**【原文】**湿家病身疼发热，面黄而喘[①]，头痛鼻塞而烦，其脉大，自能饮食，腹中和无病，病在头中寒湿，故鼻塞，内药鼻中则愈。(19)

**【注解】**

①喘：呼吸急促、喘息。

**【释义】**“头痛鼻塞而烦”为本条主症，故下文云“病在头中寒湿，故鼻塞”。由于湿犯肌表，阳为湿郁，则身疼发热而面黄。这里的“面黄”在病机上与黄疸不同，是湿郁于表的反应。表郁则肺气上逆，故喘。脉大是病邪在上。“自能饮食，腹中和无病”，可知湿邪并未传里，只须纳药鼻中，宣泄上焦，使肺气通利，则寒湿散而病愈。此证多得之于晓行雾中，即第一篇第13条“雾伤于上”之证。

### （二）寒湿在表

**【原文】**湿家身烦疼，可与麻黄加术汤发其汗为宜，慎不可以火攻[①]之。(20)

**麻黄加术汤方** 麻黄三两（去节） 桂枝二两（去皮） 甘草一两（炙） 杏仁七十个（去皮尖） 白术四两

上五味，以水九升，先煮麻黄，减二升，去上沫，内诸药，煮取二升半，去滓，温服八合，覆取微似汗。

**【注解】**

①火攻：用温热之法治疗。

**【释义】**身烦疼是指身体疼痛剧烈而兼有烦扰之象，由于阳为湿遏所致。用麻黄加术汤，可知本证必夹风寒之邪，出现发热、恶寒、无汗等表证。表证当从汗解，而湿邪又不宜过汗，故用麻黄汤加白术。麻黄得白术，虽发汗而不致过汗；白术得麻黄，能行表里之湿，不仅适合于寒湿的病情，而且亦是湿病解表微微汗出的具体方法。如用火攻发汗，则大汗淋漓，风去湿存，病必不除。且火热内攻，与湿相合，可引起发黄或衄血等病变，故宜慎之。

### （三）风湿在表

**【原文】**病者一身尽疼，发热，日晡所[①]剧者，名风湿。此病伤于汗出当风，或久伤取冷[②]所致也。可与麻黄杏仁薏苡甘草汤。(21)

**麻黄杏仁薏苡甘草汤方** 麻黄（去节）半两（汤泡） 甘草一两（炙）

薏苡仁半两　杏仁十个（去皮尖，炒）

上剉麻豆大，每服四钱匕，水盏半，煮八分，去滓，温服，有微汗，避风。

**【注解】**

①日晡所：即申时（下午三时到五时），约傍晚的时候。

②取冷：贪凉的意思。

**【释义】**风湿在表，故一身尽疼。风与湿合，风邪容易化热化燥，故身疼发热而日晡增剧，这是风湿病的特点，其病多由汗出当风，或经常贪凉，湿从外侵所致。病既属于风湿在表，仍当使之得微汗而解，所以用麻杏苡甘汤轻清宣化，解表祛湿。方中麻黄、甘草微发其汗，杏仁、薏苡利气祛湿。本方实为麻黄汤以薏苡易桂枝，是变辛温发散而为辛凉解表之法。本证较前者表证轻，用药量也少。

### （四） 风湿兼气虚

**【原文】**风湿，脉浮，身重[①]，汗出恶风者，防己黄芪汤主之。(22)

**防己黄芪汤方**　防己一两　甘草半两（炒）　白术七钱半　黄芪一两一分（去芦）

上剉麻豆大，每抄五钱匕，生姜四片，大枣一枚，水盏半，煎八分，去滓，温服，良久再服，喘者加麻黄半两，胃中不和者加芍药三分，气上冲者加桂枝三分，下有陈寒[②]者加细辛三分。服后当如虫行皮中[③]，从腰下如冰，后坐被上，又以一被绕腰以下，温令微汗，差[④]。

**【注解】**

①身重：身体困重。

②下有陈寒：指病人下焦有寒已久。

③虫行皮中：指服药后病人皮肤出现痒如有虫爬一样的感觉。

④差：通“瘥”，病愈。

**【释义】**脉浮身重，是风湿伤于肌表。汗出恶风，是表虚卫气不固。证候虽属于风湿，但表已虚，故不用麻黄等发汗，而用防己黄芪汤益气除湿。方中黄芪益气固表，防己、白术除风湿，甘草、姜、枣调和营卫，以顾表虚。“服后当如虫行皮中”，此即卫阳振奋，风湿欲解之征。

本方仍属微汗之剂，故方后云“温令微汗，差”。但表虚发汗，必以托阳益气，调和营卫为先，使卫气振奋，驱邪外出，宜加注意。

### （五） 风湿兼阳虚

**【原文】**伤寒八九日，风湿相搏，身体疼烦，不能自转侧[①]，不呕不渴，脉浮虚而涩者，桂枝附子汤主之；若大便坚[②]，小便自利者，去桂加白术汤主之。(23)

**桂枝附子汤方**　桂枝四两（去皮）　生姜三两（切）　附子三枚（炮去皮，破八片）　甘草二两（炙）　大枣十二枚（擘）

上五味，以水六升，煮取二升，去滓，分温三服。

**白术附子汤方** 白术二两 附子一枚半（炮去皮） 甘草一两（炙） 生姜一两半（切） 大枣六枚

上五味，以水三升，煮取一升，去滓，分温三服。一服觉身痹③，半日许再服，三服都尽，其人如冒状④，勿怪，即是术、附并走皮中，逐水气，未得除故耳。

**【注解】**

①自转侧：身体自如转动。

②大便坚：便秘。

③身痹：指身体麻木。

④冒状：指瞑眩、头晕眼花。

**【释义】**伤寒八九日，是说伤寒表证八九日不解。不解的原因是风、寒、湿三气合邪，互相搏聚，痹着肌表，经脉不利，故见身体疼烦、不能自转侧等症。不呕不渴，表明湿邪并未传里犯胃，亦未郁而化热。脉浮虚而涩，“浮虚”为浮而无力，“涩”为湿滞，是表阳已虚而风寒湿邪仍逗留于肌表的征象。用桂枝附子汤温经助阳，祛风化湿。方中重用桂枝祛风，伍以附子温经助阳，是为表阳虚风寒湿胜者而设，甘草、姜、枣，调和营卫，以治表虚。

“小便不利，大便反快”，为湿在里。“大便坚，小便自利”，则湿不在里，说明里气调和，湿邪仍留于肌表，只是服桂枝附子汤后，风邪已去，寒湿未尽，身体尚疼，转侧未便，故用白术附子汤祛湿温经。方中白术、附子，逐皮间湿邪，温经复阳；甘草、姜、枣，调和营卫，是为表阳虚湿气偏胜者而设。方后注云“一服觉身痹，半日许再服，三服都尽，其人如冒状，勿怪，即是术、附并走皮中，逐水气，未得除故耳”。是本方仍为助阳逐湿，微取发汗之剂，从肌肉经脉而祛湿外出的方法。若反应过之，可能有中毒现象，应引起注意。

**【原文】**风湿相搏，骨节疼烦掣痛，不得屈伸，近之①则痛剧，汗出短气②，小便不利，恶风不欲去衣③，或身微肿者，甘草附子汤主之。(24)

**甘草附子汤方** 甘草二两（炙） 白术二两 附子二枚（炮，去皮） 桂枝四两（去皮）

上四味，以水六升，煮取三升，去滓。温服一升，日三服，初服得微汗则解，能食，汗出复烦者，服五合。恐一升多者，服六、七合为妙。

**【注解】**

①近之：意为触、按。

②短气：少气。

③去衣：即脱衣服或减少衣服的意思。

**【释义】**骨节疼烦掣痛，不得屈伸，近之则痛剧，可知风湿已由肌肉侵入关节，病情较上条尤为加剧。汗出短气，恶风不欲去衣，是表里之阳皆虚。由于阳虚不能化湿，在里则小便不利，在外或身微肿。种种病情均由风湿两盛，内外皆虚，故以桂枝、术、附并用，兼走表里，助阳祛风化湿；甘草名方，意在缓急。

桂枝附子汤、白术附子汤与甘草附子汤三方同治阳虚不能化湿的风湿相搏证，但主治证候各有不同。如桂枝附子汤治风气偏胜，白术附子汤治湿气偏胜，甘草附子汤治风湿两胜。前二者仅是表阳虚，而后者则表里之阳俱虚。

# 第三节 暍 病

## 一、临床表现

**【原文】**太阳中暍[①]，发热恶寒，身重而疼痛，其脉弦细芤迟。小便已，洒洒然[②]毛耸，手足逆冷，小有劳，身即热，口开[③]，前板齿燥。若发其汗，则恶寒甚；加温针，则发热甚；数下之，则淋甚。(25)

**【注解】**

①中暍：伤暑。

②洒洒然：形寒毛耸的样子。

③口开：指暑热内扰，气逆张口作喘之状。

**【释义】**暑为六淫之一，病从太阳开始，故有发热恶寒的见症；但暑多夹湿，故又见身重而疼痛。由于暑月天气炎热，容易出汗，所以伤暑多呈气阴两伤的病证，喻嘉言所谓“夏月人身之阳以汗而外泄，人身之阴以热而内耗，阴阳两俱不足”，就是指的是这种病情。其脉或见弦细，或见芤迟，都属阴阳两虚之象。太阳内合膀胱，外应皮毛，小便之后，热随尿失，一时阳气虚馁，所以感觉形寒毛耸。阳虚不温四肢，所以手足逆冷。但稍有劳动，又即阳气外浮而身热，口开气喘；阴津内耗而失润，则前板齿燥。本证实属机体不能适应气候炎热，因虚而致之病，热不甚高，虚象却很突出，与其他外感初起多见实证者迥异。

本证表里异气，虚实错杂，治应兼顾；如因见有表证，而贸然发汗，必更伤阳气而恶寒加重；如仅注意其寒邪而贸然温针，则更助暑邪，必使发热益剧；如果误认为口开、齿燥为内有燥热而数加攻下，则更伤其阴，津液内竭，必致小便淋涩，较溺赤之症更甚。凡此诸症，皆属误治之变。

## 二、证治举例

**【原文】**太阳中热[①]者，暍是也。汗出恶寒，身热而渴，白虎加人参汤主之。(26)

**白虎加人参汤方**　知母六两　石膏一斤（碎）　甘草二两　粳米六合　人参三两

上五味，以水一斗，煮米熟汤成，去滓，温服一升，日三服。

**【注解】**

①太阳中热：是感受暑热而引起的太阳证。

**【释义】**“暍”是伤暑病，所谓“太阳中热”，是感受暑热而引起的太阳证。《素问·生气通天论》：“因于暑、汗、烦则喘喝。”故此病初起，由于暑热熏蒸，即见汗出，汗出多而腠理疏松，故其人恶寒。但须注意，伤暑的汗出恶寒是汗出在先，因汗出而恶寒与一般表证恶寒发热者不同，暑必发热，故其人身热，暑热伤津，故又见口渴。这些都是暑病的主症。至于心烦、溺赤、口舌干燥、倦怠少气、脉虚等症亦为临床所常见，应与主症结合起来辨证。白虎加人参汤有清热祛暑、生津益气之功，是暑病的正治法。

## 目标测试

1. 《金匮要略》中痉病如何辨证施治？有何治疗禁例？
2. 试述《金匮要略》中湿病的辨证论治。
3. 《金匮要略》中栝楼桂枝汤证与《伤寒论》中桂枝加葛根汤证有何异同？
4. 试比较麻黄加术汤证与麻杏苡甘汤证的异同。
5. 试比较桂枝附子汤证、白术附子汤证、甘草附子汤证的异同。

# 第三章　百合狐惑阴阳毒病脉证治第三

学习目标

1. 掌握百合病的概念、病因病机及正治法；掌握狐惑病的概念、病因病机及辨证论治。

2. 熟悉百合病误汗、误下、误吐后及病久变证的治疗。

3. 了解百合、狐惑、阴阳毒三病合篇的意义；了解狐惑病的溃脓外治法。

本篇论述百合、狐惑、阴阳毒三种病的病症与治疗。此三种疾病皆由热病传变而来，其症状表现亦有类似之处，如百合病的“常默默，欲卧不能卧”与狐惑病的“默默但欲卧”，狐惑病的“蚀于喉”与阴阳毒的“咽喉痛”等，均须加以鉴别分析，所以合为一篇讨论。

## 第一节　百合病

### 一、病机与脉症

**【原文】** 论曰：百合病者，百脉一宗①，悉致其病也。意欲食复不能食，常默默②，欲卧不能卧，欲行不能行，欲饮食，或有美时，或有不用闻食臭③时，如寒无寒，如热无热，口苦，小便赤，诸药不能治，得药则剧吐利，如有神灵者，身形如和，其脉微数。每溺④时头痛者，六十日乃愈；若溺时头不痛，淅然⑤者，四十日愈；若溺快然⑥，但头眩者，二十日愈。其证或未病而预见，或病四、五日而出，或病二十日或一月微见者，各随证治之。(1)

**【注解】**

①百脉一宗：指人体血脉分之可百，但其同归心肺所主。宗，有本、聚之谓。

②常默默：指病人精神不振，寂然不语。

③臭（xiù）：气味。

④溺：小便。

⑤淅然：怕风，寒栗之状。

⑥快然：意为排尿通利，无任何不适。

**【释义】** 本条论述百合病的病因、证候、诊断、治疗原则和预后，是百合病的总纲。

百合病是一种心肺阴虚内热病。由于心主血脉，肺主治节而朝百脉，故心肺正常，则气血调和而百脉皆得其养，如心肺阴虚成病，则百脉俱受其累，证候百出，故云“百脉一宗，悉致其病。”

百合病既是心肺阴虚为主的病变，所以它的证候可表现为两个方面：一是由于阴血不足，而影响神明，时而出现神志恍惚不定，语言、行动、饮食和感觉等的失调现象，症状表现为常默默无言，欲卧不能卧，欲行不能行，想进饮食，但不能食，有时胃纳甚佳，有时又厌恶饮食，如寒无寒，如热无热，用各种药物治疗，效果都不显著，甚至服药后常见呕吐或下利，但从形体上观察一如常人，并没有显著的病态。二是由于阴虚生内热，出现口苦、小便赤、脉微数的现象，这些则是常见不变之征，根据上述两方面的病情即可诊断为百合病。其治疗原则应着眼于心肺阴虚内热，以养阴清热为法，切不可妄用汗、吐、下，以免更伤阴液。

肺有通调水道、下输膀胱的作用，而膀胱又外应皮毛，其脉上行至头，入络脑，故小便时有头痛或恶风或头眩的症状产生。在临诊时，可作为判断疾病轻重或痊愈时间的参考。其所记载的六十日、四十日、二十日可作为诊断病情的轻重浅深，并非定数，不可拘泥。

本病多发生于热病之后，为心肺阴液被耗损，或余热未尽所致；见于未病之前者，多为情志不遂，日久郁结化火，消铄阴液而成。应根据具体情况，随证施治。

## 二、辨证论治

### （一） 治则

**【原文】** 百合病见于阴者，以阳法救之；见于阳者，以阴法救之。见阳攻阴，复发起汗，此为逆[①]；见阴攻阳，乃复下之，此亦为逆。(9)

**【注解】**

①逆：逆治。

**【释义】** 本条论述百合病的治疗原则。

百合病的病机主要是阴虚内热，治当补其阴之不足，以调整阳之偏胜，即所谓“见于阳者，以阴法救之”。本篇治百合病诸方即为此而设，但阴虚甚者，阴中之阳亦受损害，往往兼见怯寒、神疲等症，在治疗上又当酌用养阳之法，即所谓“见于阴者，以阳法救之”。本篇对于此种证治，虽未具体论述，学者应举一反三，后世常用温柔养阳之法，临证时可以参考应用。

## （二）正治法

**【原文】**百合病，不经吐、下、发汗，病形①如初②者，百合地黄汤主之。(5)

**百合地黄汤方** 百合七枚（擘） 生地黄汁一升

上以水洗百合，渍③一宿，当白沫出，去其水，更以泉水二升，煎取一升，去滓，内地黄汁，煎取一升五合，分温再服。中病④，勿更服。大便当如漆⑤。

**【注解】**

①病形：指病状。

②如初：如刚开始发病时的情形。

③渍：药物炮制方法之一，即将药物浸入水中。

④中病：谓治疗方法切合病情，服药后病情明显好转。

⑤大便当如漆：指大便色黑，如同黑漆一样。

**【释义】**本条论述百合病的正治法。

百合病未经吐、下、发汗等错误治法，日虽久而病情如初，仍如首条所述症状，应该用百合地黄汤治疗。因百合病的病机是心肺阴虚内热，百合功能润肺清心，益气安神；生地黄益心营，清血热；泉水下热气，利小便，用以煎百合，共成润养心肺、凉血清热之剂，阴复热退，百脉调和，病自可愈。服药后大便呈黑色，为地黄本色，停药后即可消失，不必惊惧。

## （三）误治后救治

### 1. 误汗后救治

**【原文】**百合病发汗后①者，百合知母汤主之。(2)

**百合知母汤方** 百合七枚（擘） 知母三两（切）

上先以水洗百合，渍一宿，当白沫出，去其水，更以泉水二升，煎取一升，去滓；别以泉水二升煎知母，取一升，去滓；后合和，煎取一升五合，分温再服。

**【注解】**

①发汗后：误用解表发汗法后。

**【释义】**百合病，本来心肺阴虚，内有燥热，是不能使用汗法的，若医者将个别表面现象，如“如寒无寒，如热无热”误认为表实证而用汗法，汗后阴液受伤，肺阴不足，燥热尤甚，则出现心烦、口燥等症，宜补虚清热、养阴润燥，用百合知母汤。以百合润肺清心，益气安神；以知母养阴清热，除烦润燥；以泉水煎药清其内热。三者共起补虚、清热、养阴、润燥作用。

### 2. 误下后救治

**【原文】**百合病下之后①者，滑石代赭汤主之。(3)

**滑石代赭汤方** 百合七枚（擘） 滑石三两（碎，绵裹） 代赭石如弹丸大一枚

（碎，绵裹）

上先以水洗百合，渍一宿，当白沫出，去其水，更以泉水二升，煎取一升，去滓；别以泉水二升煎滑石、代赭，取一升，去滓；后合和重煎，取一升五合，分温服。

**【注解】**

①下之后：误用攻下法后。

**【释义】**本条论述百合病误下后的治法。

百合病本为虚热在里，不能使用下法。若误认为“欲饮食，复不能食”是邪热入里之里实证，而用攻下法，下后必然产生两种变证：一是下后津液耗伤，则内热加重，一部分阴液从大便泄出，所以小便反而减少，表现为小便短赤而涩；二是因泻下之药每为苦寒之品，服后损伤胃气，则出现胃气上逆、呕吐呃逆诸症。法当养阴清热，利尿降逆，用百合滑石代赭汤，方中百合清润心肺，滑石、泉水利小便，兼以清热，代赭石降逆和胃。使心肺得以清养，胃气得以和降，则小便清，大便调，呕逆除。

**3. 误吐后救治**

**【原文】**百合病，吐之后[①]者，百合鸡子汤主之。(4)

**百合鸡子汤方** 百合七枚（擘） 鸡子黄一枚

上先以水洗百合，渍一宿，当白沫出，去其水，更以泉水二升，煎取一升，去滓，内鸡子黄，搅匀，煎五分，温服。

**【注解】**

①吐之后：误用吐法后。

**【释义】**本条论述百合病误吐后的治法。

百合病本属阴不足之证，是不能使用吐法的。若误认为“欲饮食或有美时，或有不用闻食臭时”是痰涎壅滞而用吐法，虚作实治，吐后不仅损伤脾胃之阴，更能扰乱肺胃和降之气。阴愈损，则燥热愈增，引起虚烦不安、胃中不和等症。法当滋养肺胃之阴以安脏气，以百合养阴清热；鸡子黄养阴润燥以滋胃阴，共奏养阴除烦之功，则阴复胃和，虚烦之症自愈。

## （四） 变证的治疗

**【原文】**百合病一月不解，变成渴[①]者，百合洗方主之。(6)

**百合洗方** 上以百合一升，以水一斗，渍之一宿，以洗身。洗已，食煮饼，勿以盐豉[②]也。

**【注解】**

①渴：伤津口渴症。

②盐豉：即咸的豆豉。

**【释义】**本条论述百合病经久变渴的外治法。

百合病本无口渴之症，但经一月之久而不愈出现口渴的变证，说明阴虚内热较甚，在这种情况下，仅单纯内服百合地黄汤则药力不够，难以收到满意效果，应当内服、外洗并用。必须再配合百合洗方，渍水洗身。因肺合皮毛，其气相通，所以用百合渍水外洗皮肤，“洗其外，亦可通其内”，可以收到清热养阴润燥的效果。煮饼是用小麦粉制成，能益气养阴，说明调其饮食，亦可帮助除热止渴。勿以“盐豉”，因咸味能耗津增渴，故当禁用。

**【原文】** 百合病变[①]发热者（一作发寒热），百合滑石散主之。(8)

**百合滑石散方** 百合一两（炙） 滑石三两

上为散，饮服方寸匕，日三服。当微利者，止服，热则除。

**【注解】**

①变：转变。

**【释义】** 本条论述百合病变发热的治法。

百合病本为如寒无寒，如热无热，是不应发热的。今见发热，是经久不愈，热盛于里，而外达肌肤的征象，治用百合滑石散，以百合滋养肺阴清其上源，使其不燥；以滑石清里热而利小便，使热从小便排出，小便得利，里热得除，则肌肤之表热自解。

## 第二节 狐惑病

### 一、临床表现及内服方

**【原文】** 狐惑之为病，状如伤寒，默默欲眠，目不得闭，卧起不安，蚀[①]于喉为惑，蚀于阴[②]为狐，不欲饮食，恶闻食臭，其面目乍赤、乍黑、乍白[③]。蚀于上部[④]则声嗄[⑤]，甘草泻心汤主之。(10)

**甘草泻心汤方** 甘草四两 黄芩三两 人参三两 干姜三两 黄连一两 大枣十二枚 半夏半升

上七味，水一斗，煮取六升，去滓再煎，温服一升，日三服。

**【注解】**

①蚀：就是腐蚀。

②阴：指前后二阴。

③乍赤、乍黑、乍白：指病人的面部和眼睛颜色一会儿变红，一会儿变黑，一会儿变白，变幻不定。乍，忽然之意。

④上部：指喉部。

⑤声嗄（yè）：指说话声音嘶哑。

**【释义】** 本条论述狐惑病的证治。

本病是因湿热虫毒引起，在病变过程中，可以出现发热症状，形如伤寒。由于湿热内蕴，所以沉默欲眠，食欲不振，甚至恶闻饮食气味；虫毒内扰，故卧起不安，目不得闭，面色变幻无常，或红、或黑、或白。如虫毒上蚀咽喉，则咽喉腐蚀；虫毒下蚀二阴，则前阴或后阴溃疡；而且有时咽喉与二阴同时出现溃疡。上部咽喉被蚀，伤及声门，则发声嘶嗄，可用甘草泻心汤治疗。方中芩、连苦寒，清热解毒，干姜、半夏辛燥化湿，佐参、枣、甘草以和胃扶正，共成清热化湿，安中解毒之功。

## 二、外治法

**【原文】** 蚀于下部[①]则咽干，苦参汤洗之。(11)

**苦参汤方** 苦参一升

以水一斗，煎取七升，去滓，熏洗，日三服[②]。

**【注解】**

①下部：这里指前阴。

②苦参汤方……日三服：原本阙“苦参汤方”，现据《四部备要》本补。《金匮悬解》“苦参”作一斤。《医宗金鉴》《金匮要略心典》无“服”，当从。

**【释义】** 本条论述狐惑病前阴蚀烂的证治。

狐惑病，前阴蚀烂是由于足厥阴肝脉绕阴器，抵少腹，上通于咽喉，其热毒循经自下而上冲，则咽喉干燥，可用苦参汤熏洗前阴患处，杀虫解毒化湿以治其本，则咽干自愈。

**【原文】** 蚀于肛者，雄黄熏[①]之。(12)

雄黄

上一味为末，筒瓦二枚合之，烧，向肛熏之。

**【注解】**

①熏：熏洗。

**【释义】** 本条论述狐惑病后阴蚀烂的治法。

肛门蚀烂，可用雄黄熏患处，雄黄有较强的杀虫解毒燥湿作用，故用以就近治之。

## 三、狐惑酿脓证治

**【原文】** 病者脉数，无热[①]，微烦，默默但欲卧，汗出，初得之三、四日，目赤如鸠眼[②]；七、八日，目四眥[③]黑。若能食者，脓已成也，赤豆当归散主之。(13)

**赤豆当归散方** 赤小豆三升（浸，令芽出，曝干） 当归

上二味，杵[④]为散，浆水[⑤]服方寸匕，日三服。

**【注解】**

①无热：谓无寒热，是无表证的互词。

②鸠眼：鸠，鸟名，俗称斑鸠，其目色赤。

③四眥：指两眼内外眦。眥，同眦，眼角。

④杵：捣物的棒槌。此言药物炮制方法之一，即用棒槌捣碎药物。

⑤浆水：浆，酢也，《本草纲目》称浆水又名酸浆。嘉谟云：“炊粟米熟，投冷水中，浸五、六日，味酸，生白花，色类浆，故名。”此法现已少用。

**【释义】**本条论述狐惑酿脓的证治。

脉数、微烦，默默但欲卧，是里热盛的征象。无热汗出，表示病不在表，说明血分已有热。目赤如鸠眼，是因血中之热随肝经上注于目，为蓄热不解，湿毒不化，即将成痈脓的征象。如两眼内外眦的颜色发黑，表明瘀血内积，脓已成熟。此时病势集中于局部，对脾胃的影响反轻，所以病人能食。主用赤小豆当归散治疗，以赤小豆渗湿清热，解毒排脓；当归活血，去瘀生新；浆水清凉解毒。

## 第三节　阴阳毒病

**【原文】**阳毒之为病，面赤[1]斑斑如锦文[2]，咽喉痛，唾脓血。五日可治，七日不可治，升麻鳖甲汤主之。(14)

阴毒之为病，面目青，身痛[3]如被杖，咽喉痛。五日可治，七日不可治，升麻鳖甲汤去雄黄、蜀椒主之。(15)

**升麻鳖甲汤方**　升麻二两　当归一两　蜀椒（炒去汗[4]）一两　甘草二两　雄黄半两（研）　鳖甲手指大一片（炙）

上六味，以水四升，煮取一升，顿服之，老小再服，取汗。

**【注解】**

①面赤：颜面红赤。

②锦文：丝织品上的彩色花纹或条纹。此处指患者的脸部有赤色的斑块，如同锦纹一样。文，通“纹”。

③身痛如被杖：意为身体疼痛，如同受过杖刑一样疼痛难忍。

④去汗：即去水、去油之谓。

**【释义】**以上两条论述阴阳毒的证治及预后。

阴阳毒病系感受疫毒所致，面赤斑斑如锦纹，咽喉痛，唾脓血，是阳毒的主症，血分热盛，故面部起红斑如锦纹，热灼咽喉故痛；热盛肉腐，肉腐则成脓，故吐脓血。五日可治，七日不可治，指出了早期治疗的重要意义。早期邪毒未盛，正气未衰，易于治愈；日久则毒盛正虚，比较难治。主以升麻鳖甲汤，升麻、甘草清热解毒；鳖甲、当归滋阴散瘀；雄黄、蜀椒解毒，以阳从阳欲其速散。总之，本汤治阳毒，具有清热、解毒、散瘀的作用。

面目青，身痛如被杖，咽喉痛，是阴毒的主症。疫毒侵袭血脉，瘀血凝滞，阻塞不通，故出现面目色青；经脉阻塞，血液流行不畅，故遍身疼痛如被杖一样；疫毒结于咽喉，故作痛；治疗仍用升麻鳖甲汤，解毒散瘀。去雄黄、蜀椒以防损其阴气。五日可治，七日不可治的含义，与阳毒同。

## 目标测试

1. 如何理解百合病“百脉一宗，悉致其病”？
2. 百合病的病因病机是什么？其证候表现、治疗有何特点？主症、主方是什么？
3. 狐惑病的成因、治则是什么？临床表现如何？如何辨证施治？

# 第四章　中风历节病脉证并治第五

学习目标

1. 掌握中风在络、在经、入腑、入脏的不同见症；掌握历节病的证治。
2. 熟悉中风、历节病的概念；中风病、历节病的病因病机；熟悉中风与痹证的区别。
3. 了解中风、历节病合篇的意义。

本篇重点论述了中风和历节病的证治，也叙述了瘾疹、胸满、痫、狂、头风、脚气等十余种疾病的辨证论治。由于这些疾病多属风邪或湿邪引起的疾患，多有肢体不能正常活动的表现，故合为一篇讨论。

本篇所论的中风属内伤杂病，故与《伤寒论》所述中风不同。中风，又名卒中，病因正气不足，痰火内生，感于风邪所致。其发病急骤，病证多端，有风性善行数变的特征，故称中风。证候多见突然昏倒，神志不清，然后出现口眼㖞斜、半身不遂等症。

历节病是病邪遍历关节，有关节肿大疼痛等症。病因肝肾不足，风寒湿邪侵入机体，留滞关节而发病。若日久不愈，又有邪气闭郁肢体关节，郁而化热，停湿留瘀等复杂病变。

## 第一节　中　风

### 一、脉症表现

**【原文】** 夫风之为病，当半身不遂，或但臂不遂者，此为痹①。脉微而数，中风使然。(1)

**【注解】**

①痹：指中风病机，经络血脉气血不通。

**【释义】** 本条论述中风的辨证。

中风者正气已虚，肝肾阴血亏损，阳气不足，故脉来微弱。阴血不足，肝风易动，风燥化火，或五志化火，故脉数。火热灼液为痰，痹阻脉络，气血不能畅行，筋脉失养，故病变轻者出现一臂偏废，重者一侧肢体不能随意运动而成半身不遂。

## 二、病机与辨证

**【原文】**寸口脉浮而紧，紧则为寒，浮则为虚；寒虚相搏，邪在皮肤；浮者血虚；络脉空虚；贼邪不泻[①]，或左或右；邪气反缓，正气即急，正气引邪，㖞僻[②]不遂。

邪在于络，肌肤不仁；邪在于经，即重不胜[③]；邪入于腑，即不识人；邪入于脏，舌即难言[④]，口吐涎。(2)

**【注解】**

①贼邪不泻：贼邪，指伤人之邪气，如风邪、寒邪等。不泻，是说邪气留于经络血脉，不能排出。

②㖞僻：指口眼㖞斜，不能随意运动。

③重不胜：指肢体重滞，不易举动。

④舌即难言：谓舌强，语言不清。

**【释义】**本条论述中风的病因、病机和脉证。

由于肝肾阴血亏损，阴不敛阳，虚阳浮越于外，故脉浮。经络血脉中阴血不足，不能御邪，是其主要的病因病机。风寒之邪，乘虚侵袭，邪气留于肌表经络血脉，故脉紧。风寒邪气在肌表，闭塞经脉，是病机进一步发展。邪气留而不去，或在左，或在右。邪气侵袭之侧，脉络闭塞，气血受伤，故筋缓而不用。无邪之侧，气血运行正常，正气独治，故筋拘急。缓者为急者所牵引，故见口眼㖞斜，半身不遂。

中风的辨证，病变轻浅者，邪中络脉，营气不能运行于肌表，以致肌肤麻木不仁。病变较重者，邪中经脉，经脉阻滞，气血不能运行于肢体，以致肢体重滞不易举动。病势更为深重者，是邪气传入于腑，若胃气虚弱，胃中湿浊上扰，神失清灵，故不识人。病势最为深重者，邪气传入于脏，如邪气归心，乱其神明，则舌强难言，津液失摄而口中吐涎。

# 第二节　历节病

## 一、病因病机

### (一) 肝肾亏虚，水湿浸渍

**【原文】**寸口脉沉而弱，沉即主骨，弱即主筋，沉即为肾，弱即为肝。汗出入水中，如水伤心[①]，历节黄汗[②]出，故曰历节。(4)

**【注解】**

①如水伤心：心主血脉，如水伤心，犹言水湿伤及血脉。

②黄汗：汗出色黄之症状。

**【释义】**本条论述历节的病因、病机和脉证。

肝血肾气不足，肝血虚则脉弱，筋脉不强，肾气虚则脉沉，骨骼不坚。筋骨不强的病人在汗出腠理开泄之时，又入冷水中，寒湿内侵，伤及血脉，浸淫筋骨，流入关节，气血不能运行，郁为湿热，故周身关节肿痛，又出黄汗，故名历节。

### （二）阴血不足，外受风邪

**【原文】** 少阴脉[①]浮而弱，弱则血不足，浮则为风，风血相搏，即疼痛如掣。(6)

**【注解】**

①少阴脉：指手少阴神门脉，在掌后锐骨端陷中；足少阴太溪脉，在足内踝后五分陷中。

**【释义】** 本条论述血虚，风邪外侵的历节病病机。

由于血气不足，故少阴脉弱。风邪乘虚而入，故少阴脉浮。风邪侵入，化热耗伤阴血，不能营养筋骨，筋脉躁急，故关节掣痛，不能屈伸。本证治法当以养血活血，发散风热为主。

### （三）气虚湿盛，酒后汗出当风

**【原文】** 盛人[①]脉涩小，短气，自汗出，历节痛，不可屈伸，此皆饮酒汗出当风所致。(7)

**【注解】**

①盛人：指体虚肥胖之人。

**【释义】** 本条论述历节病的病因和病机。

病人平素阳气不足，湿气较盛，所以短气。阳气不固，自汗出，汗出则腠理空虚，又饮酒出汗，腠理大开，风邪侵入，与湿邪相合，流入关节，阻碍气血运行，所以脉涩小，关节疼痛不可屈伸。本病治宜温经复阳，选用祛风去湿之剂，如桂枝附子汤、甘草附子汤。

## 二、辨证论治

### （一）风湿历节

**【原文】** 诸肢节疼痛，身体魁羸[①]，脚肿如脱[②]，头眩短气，温温[③]欲吐，桂枝芍药知母汤主之。(8)

**桂枝芍药知母汤方** 桂枝四两 芍药三两 甘草二两 麻黄二两 生姜五两 白术五两 知母四两 防风四两 附子二枚（炮）

上九味，以水七升，煮取二升，温服七合，日三服。

**【注解】**

①魁羸：形容关节肿大，身体瘦弱。

②脚肿如脱：形容两脚肿胀，且又麻木不仁，似乎和身体要脱离一样。

③温温：作蕴蕴解，谓心中郁热烦闷不舒。

**【释义】** 本条论述风湿历节的辨证论治。

风寒湿邪侵入机体，痹阻阳气，邪留关节，气血流行不畅，故肢节肿大疼痛。湿阻中焦，流注于下，故两脚肿重如脱。湿邪郁于内，郁积化热，湿热上蒸而耗气伤阴，故头目眩晕，温温欲吐，短气，身体瘦弱。桂枝芍药知母汤温阳行痹，祛风除湿。方中桂枝散风通络；麻黄散寒透湿；白术健脾化湿；附子温阳通络，散寒化湿；防风散风；生姜、甘草健中散湿；芍药敛阴活络；知母滋阴清热降火。

### （二） 寒湿历节

**【原文】** 病历节不可屈伸，疼痛，乌头汤主之。（10）

乌头汤方治脚气①疼痛，不可屈伸。

**乌头汤方** 麻黄、芍药、黄芪各三两 甘草三两（炙） 川乌五枚（㕮咀，以蜜二升，煎取一升，即出乌头）。

上五味，㕮咀四味，以水三升，煮取一升，去滓，内蜜煎中，更煎之，服七合。不知，尽服之。

**【注解】**

①气：寒气。

**【释义】** 本条论述寒湿历节的辨证论治。

寒湿侵袭于关节之间，凝结不去，阻碍气血的运行，所以关节疼痛不可屈伸，强直拘急，脉象沉紧。治以乌头汤散寒止痛。方中麻黄辛温，散风寒湿邪；乌头温通阳气；芍药、甘草缓急止痛，通络敛阴；黄芪益气祛湿，可制麻黄发汗太过；乌头大辛大热，有毒，用白蜜之甘润以缓其燥热，并能解毒。本方使寒湿之邪微微汗出而解，邪去而正气不伤。

**目标测试**

1. 试述中风中经络和中脏腑的临床表现有何异同。
2. 如何运用桂枝芍药知母汤和乌头汤？
3. 湿病和历节病均有关节疼痛，试述其在病因病机、病位及证候特点的不同。

# 第五章　血痹虚劳病脉证并治第六

**学习目标**

1. 掌握血痹病、虚劳病的概念与证治。
2. 熟悉血痹病的病因病机及其辨证、虚劳病的脉症。
3. 了解血痹、虚劳病合篇的意义。

本篇论述了血痹虚劳病的病因、病机、脉证、治疗。因血痹虚劳两种疾病皆由虚而得，均与气血虚有关，故合为一篇进行讨论。篇首简论血痹之脉因，然后着重论述虚劳的辨证论治。虚劳以五脏气血虚损为立论依据，其表现以阴虚、阳虚、阴阳两虚为多见，治疗着重甘温扶阳，补益脾肾，调整阴阳之间的平衡。

## 第一节　血痹病

### 一、成因与轻证证治

**【原文】**问曰：血痹病从何得之？师曰：夫尊荣人①骨弱肌肤盛，重困疲劳汗出，卧不时动摇，加被微风，遂得之。但以脉自微涩，在寸口，关上小紧，宜针引阳气，令脉和紧去则愈。(1)

**【注解】**

①尊荣人：即好逸恶劳，养尊处优的人。

**【释义】**本条论述血痹的病因、轻证脉象和治疗。

凡是好逸恶劳，养尊处优的人，外表虽然丰盛，实则筋骨脆弱，腠理不固，抗御病邪的能力薄弱；平素无事多思，卧时难以入眠辗转动摇。稍有劳动，即体疲汗出，阳气更虚，虽感受微风，亦能引起疾病。由此可见，血痹的形成，内以卫阳不足为主因，外为风邪诱发，血行不畅所致。脉微为阳微，涩为血滞，是气虚血行不畅的反映；脉紧为外受风寒之征。由于受邪较浅，所以紧脉只出现于寸口和关上。血痹既然是血行不畅之因，实则由于阳气痹阻，所以用针刺法以引动阳气，阳气畅行则邪气去，邪去则脉和而不紧。如此，则血痹可愈。

## 二、重证证治

**【原文】**血痹阴阳俱微，寸口关上微，尺中小紧，外证身体不仁①，如风痹状，黄芪桂枝五物汤主之。(2)

**黄芪桂枝五物汤方** 黄芪三两 芍药三两 桂枝三两 生姜六两 大枣十二枚

上五味，以水六升，煮取二升，温服七合，日三服。(一方有人参)

**【注解】**

①身体不仁：局部肌肉麻木。

**【释义】**本条论述重证血痹的证治。

阴阳俱微是营卫气血皆不足；寸口关上微，尺中小紧，是阳气不足，阴血涩滞的表现。局部肌肉麻木为血痹的症状特征，与风痹的症状不同，前者以麻木为主，后者以疼痛为主。

治以黄芪桂枝五物汤温阳行痹，即《灵枢·邪气脏腑病形》所说："阴阳形气俱不足，勿取以针，而调以甘药"之意。方用黄芪补气，桂枝、芍药通阳除痹，生姜、大枣调和营卫，共成温阳行痹之效。

# 第二节 虚劳病

## 一、脉症

**【原文】**夫男子平人①，脉大为劳，极虚亦为劳。(3)

**【注解】**

①平人：这里是指从外形看来好像无病，其实是内脏气血已经虚损。也即《难经》所说："脉病形不病"者。

**【释义】**本条论述虚劳病总的脉象。

脉大即大而无力，阴虚阳浮；极虚，是轻按则软，重按极无力，是精气内损的脉象，脉大与极虚，虽形态不同，但都是虚劳病的脉象，所以说："脉大为劳，极虚亦为劳。"

## 二、病机与辨证

**【原文】**男子面色薄①者，主渴及亡血，卒喘悸②，脉浮者，里虚也。(4)

**【注解】**

①面色薄：指面色淡白而无华。

②卒喘悸：谓病人稍一动作，即突然气喘、心悸。"卒"同"猝"。

**【释义】**本条论述阴血不足的虚劳脉证。

《素问·五脏生成》谓："心之合脉也，其荣色也。"血虚不能荣于面，故面色白而无华；血虚不能养心，故心悸；阴血不足，则津亏，故口渴；失血者多见此证。肾虚不能纳气，故气喘。阴血不足则阳气浮越，故里虚亦可出现浮脉，但此脉浮且大而无力不同于表证的脉浮而紧或浮而缓。

**【原文】** 男子脉虚沉弦①，无寒热，短气里急，小便不利，面色白，时目瞑，兼衄，少腹满，此为劳使之然。(5)

**【注解】**

①沉弦：沉取带弦而无力的脉象。

**【释义】** 本条论述气血两虚的虚劳脉症。

虚劳病见到沉取带弦而无力的脉象，又无外感寒热的症状，是气血两虚的征象。面白、时目瞑、兼衄是肝脾血虚所致；短气、里急、小便不利、少腹满，是肾阳不足不能温化水液所引起。凡此脉症都属于虚劳的范围，所以说："此为劳使之然"。

**【原文】** 脉沉小迟，名脱气①，其人疾行则喘喝②，手足逆寒，腹满，甚则溏泄，食不消化也。(11)

**【注解】**

①脱气：在这里是指病机，即指阳气虚衰而言。

②喘喝：即气喘。

**【释义】** 本条论述虚劳脱气属脾肾阳虚的脉证。

脉沉小迟是脾肾阳虚的反应，肾气虚，则疾行气喘；阳虚则生寒，寒盛于外，则手足逆冷；脾胃阳虚，则腐熟和运化功能减退，所以腹满便溏，饮食不化。

**【原文】** 男子脉浮弱而涩，为无子①，精气清冷。(7)

**【注解】**

①无子：不育证。

**【释义】** 本条从脉象论虚劳无子证。

真阳不足，则脉浮而弱；精少清冷，则脉涩。脉见此浮而无力兼涩者，是精气双亏的反应，所以精清不温，不能授胎。

**【原文】** 男子平人，脉虚弱细微者，喜盗汗①也。(9)

**【注解】**

①盗汗：睡觉时汗出，醒则自止。

**【释义】** 本条论述虚劳盗汗的脉象。

病者阴阳气血皆虚，故脉见虚弱细微，阳虚不固，阴虚不守，则容易发生盗汗。

**【原文】**人年五六十，其病脉大者，痹夹背行[①]，若肠鸣，马刀侠瘿[②]者，皆为劳得之。(10)

**【注解】**

①痹夹背行：指脊柱两旁有麻木感。

②马刀侠瘿：结核生于腋下名马刀，生于颈旁名侠瘿，二者常相联系，或称为瘰疬。

**【释义】**本条论述脉大有虚寒、虚热的不同。

人年五六十，其病脉大按之无力，为精气内衰，经脉失养，尤以肾虚者，膀胱之气亦不足，故脊背麻木；如腹中肠鸣，则为脾气虚寒，运化失职；如患马刀侠瘿，则为阴虚阳浮，虚火上炎，与痰搏结所致，这三种病证虽有虚寒、虚热、夹痰的不同，但皆因劳得之。

**【原文】**脉弦而大，弦则为减，大则为芤，减则为寒，芤则为虚，虚寒相搏，此名为革。妇人则半产漏下[①]，男子则亡血失精。(12)

**【注解】**

①漏下：非月经期间下血，淋漓不断。

**【释义】**本条论述精血亏损的虚劳脉象。

革脉包括弦、大两象，弦脉是按之不移，而革脉的弦，重按即减，所以说弦则为减；大脉是洪大有力，但革脉之大，是大而中空，类似芤象，所以说大则为芤。重按减弱的脉象主寒；大而中空的脉象主虚，这两种脉相结合为革脉。所以说虚寒相搏，此名为革。革脉为外强中空，如按鼓皮，主精血亏损，故妇人见革脉是漏下或半产；男子见革脉为亡血或失精之患。

**【原文】**劳之为病，其脉浮大，手足烦，春夏剧，秋冬瘥，阴[①]寒精自出，酸削[②]不能行。(6)

**【注解】**

①阴：指前阴。

②酸削：指两腿酸痛消瘦。

**【释义】**本条论述阴虚的虚劳证与季节的关系。

阴虚则阳浮于外，故脉浮大；阴虚生热，四肢为诸阳之本，故手足烦热。春夏木火正盛，天阳助体阳，则阴愈虚，故病加重；秋冬金水相生，阳气内藏，故病减轻。由于阴损及阳，精关不固，故阴寒精自出。肾藏精而主骨，精失则肾虚，肾虚则骨弱，故两腿酸痛瘦削，不能行动。

## 三、辨证论治

### （一） 虚劳失精

**【原文】** 夫失精家[①]少腹弦急，阴头寒，目眩（一作目眶痛），发落，脉极虚芤迟，为清谷、亡血、失精。脉得诸芤动微紧，男子失精，女子梦交[②]，桂枝加龙骨牡蛎汤主之。(8)

**桂枝加龙骨牡蛎汤方**（《小品》云：虚弱浮热汗出者，除桂，加白薇、附子各三分，故曰二加龙骨汤） 桂枝、芍药、生姜各三两 甘草二两 大枣十二枚 龙骨、牡蛎各三两

上七味，以水七升，煮取三升，分温三服。

**【注解】**

①失精家：指经常梦遗、滑精之人。

②梦交：夜梦性交。

**【释义】** 本条论述遗精的证治。

遗精的病人由于经常梦遗失精，精液损耗太甚，阴损及阳，故少腹弦急，外阴部寒冷；精血衰少，不能上荣，故目眩发落，“极虚芤迟，为清谷、亡血、失精”是插笔，指极虚芤迟的脉象，既能见于失精的病人，也可以见于亡血或下利清谷的患者。

所谓“脉得诸芤动微紧”是说或见芤动，或见微紧，并非四脉同见。由于阴阳两虚而失调，和阴阳止遗泄当为首务，故用桂枝汤调和阴阳，加龙骨牡蛎潜镇摄纳，如阳能固摄，阴能内守，则精不致外泄。

### （二） 虚劳腹痛

**【原文】** 虚劳里急[①]，悸，衄，腹中痛，梦失精，四肢酸疼，手足烦热，咽干口燥，小建中汤主之。(13)

**小建中汤方** 桂枝三两（去皮） 甘草三两（炙） 大枣十二枚 芍药六两 生姜三两 胶饴一升

上六味，以水七升，煮取三升，去滓，内胶饴，更上微火消解，温服一升，日三服。呕家不可用建中汤，以甜故也。

**【注解】**

①里急：指腹部有挛急感，按之不硬。

**【释义】** 本条论述阴阳两虚的虚劳证治。

虚劳病乃因虚成损，积损成劳；往往阴虚及阳，或阳虚及阴，从而导致阴阳两虚之证，出现寒热错杂证候。如阴虚生热，则衄血，手足烦热，咽干口燥；阳虚生寒，则里急，腹中痛；心营不足则心悸；肾虚阴不能内守，则梦遗失精；气血虚衰不能营养四

肢，则四肢酸疼，这些都是阴阳失调的虚象。因此治疗方法，就不能简单地以热治寒，以寒治热，《心典》谓："欲求阴阳之和者，必于中气，求中气之立者，必以建中也。"故小建中汤用甘草、大枣、胶饴之甘以建中而缓急；姜桂之辛以通阳调卫气；芍药之酸以收敛和营气。中气得立，升降得宜，阴阳得以协调，则寒热错杂之证可愈。

### （三） 虚劳腰痛

**【原文】** 虚劳腰痛，少腹拘急，小便不利①者，八味肾气丸主之。(15)

**肾气丸方** 干地黄八两 山药、山茱萸各四两 泽泻、牡丹皮、茯苓各三两 桂枝 附子（炮）各一两

上八味末之，炼蜜和丸梧子大，酒下十五丸，加至二十五丸，日再服。

**【注解】**

①小便不利：小便失调。

**【释义】** 本条论述肾气不足的虚劳证治。

腰为肾之外府，肾虚则腰痛；肾气不足，则膀胱气化不利，故少腹拘急，小便不利。故用八味肾气丸助阳之弱以化水，滋阴之虚以生气，使肾气振奋，则诸症自愈。

### （四） 虚劳风气百疾

**【原文】** 虚劳诸不足，风气①百疾，薯蓣丸主之。(16)

**薯蓣丸方** 薯蓣三十分 当归、桂枝、曲、干地黄、豆黄卷各十分 甘草二十八分 人参七分 川芎、芍药、白术、麦门冬、杏仁各六分 柴胡、桔梗、茯苓各五分 阿胶七分 干姜三分 白蔹二分 防风六分 大枣百枚（为膏）

上二十一味，末之，炼蜜和丸，如弹子大，空腹酒服一丸，一百丸为剂。

**【注解】**

①风气：是泛指病邪，因风为百病之长，风邪侵入人体，能引起多种疾病。

**【释义】** 本条是论虚劳诸不足的治法。

虚劳诸不足，是指人体气血阴阳不足，则抗病能力也弱，容易感受外邪。治疗应正邪兼顾，但以扶正为主，正气存内，邪不可干。故以薯蓣丸健脾调中和五脏。脾胃为后天之本，是气血营卫生化之源，故方中用薯蓣专理脾胃，人参、白术、茯苓、干姜、大豆黄卷、大枣、甘草、神曲益气调中，当归、川芎、芍药、地黄、麦冬、阿胶养血滋阴，柴胡、桂枝、防风祛风散邪，杏仁、桔梗、白蔹理气开郁，诸药合用，共奏扶正祛邪之功。

### （五） 虚劳失眠

**【原文】** 虚劳虚烦①不得眠，酸枣仁汤主之。(17)

**酸枣仁汤方** 酸枣仁二升 甘草一两 知母二两 茯苓二两 川芎二两（《深师》

有生姜二两）

上五味，以水八升，煮酸枣仁，得六升，内诸药，煮取三升，分温三服。

**【注解】**

①虚烦：虚热扰神所致心烦。

**【释义】**本条论述虚劳的心烦失眠证治。

本证由肝阴不足，心血亏虚所导致，肝阴不足则生内热，心血不足则神不内守，所以虚烦失眠，治以酸枣仁汤，方中用酸枣仁以养肝阴安肝魂；茯苓、甘草以宁心安神；知母以清虚热；川芎以理血疏肝，共奏养阴清热，安神宁心之效。

### （六） 虚劳干血

**【原文】**五劳虚极羸瘦[①]，腹满不能饮食，食伤、忧伤、饮伤、房室伤、饥伤、劳伤、经络营卫气伤，内有干血[②]，肌肤甲错，两目黯黑。缓中补虚，大黄䗪虫丸主之。(18)

**大黄䗪虫丸方**　大黄十分（蒸）　黄芩二两　甘草三两　桃仁一升　杏仁一升　芍药四两　干地黄十两　干漆一两　虻虫一升　水蛭百枚　蛴螬一升　䗪虫半升

上十二味，末之，炼蜜和丸小豆大，酒饮服五丸，日三服。

**【注解】**

①羸瘦：羸弱消瘦。

②干血：瘀血。

**【释义】**本条论述虚劳有干血的证治。

羸瘦，是五劳伤害到了极点的结果，腹满不能饮食，是脾胃运化失常的表现。由于虚劳日久不愈，经络气血的运行受到影响，从而产生瘀血，停留于体内，日久则谓“干血”，瘀血内停，妨碍新血的生成，肌肤失其营养，故粗糙如鳞甲状，两目黯黑。治宜缓中补虚的大黄䗪虫丸。方中用大黄、䗪虫、桃仁、虻虫、水蛭、蛴螬、干漆活血化瘀；芍药、地黄养血补虚；杏仁理气；黄芩清热；甘草、白蜜益气和中，为久病血瘀的缓方。因取其攻补兼施，峻剂丸服，意在缓攻，达到扶正不留瘀，祛瘀不伤正的作用，故曰：“缓中补虚”。

**目标测试**

1. 如何理解“夫男子平人，脉大为劳，极虚亦为劳”？

2. 《金匮要略》治疗虚劳重视哪个脏腑？主要治法是什么？如何理解？

3. 如何理解小建中汤的适应证。

# 第六章　肺痿肺痈咳嗽上气病脉证治第七

**学习目标**

1. 掌握肺痿、肺痈、咳嗽、上气病的证治。

2. 熟悉肺痿、肺痈的概念；熟悉肺痿的成因、脉症及与肺痈的鉴别；熟悉肺痈的成因、脉症及预后。

3. 了解咳嗽上气病的概念与肺痿、肺痈、咳嗽上气病合篇的意义。

本篇论述了肺痿、肺痈、咳嗽上气三种疾病的证治。因其病变部位均在肺，都有咳嗽症状，病因病机都存在相互联系和相互转化的关系，故合为一篇讨论。

## 第一节　肺　痿

### 一、成因、脉症与鉴别

**【原文】**问曰：热在上焦者，因咳为肺痿。肺痿之病，从何得之？师曰：或从汗出，或从呕吐，或从消渴①，小便利数，或从便难，又被快药②下利，重亡津液，故得之。曰：寸口脉数，其人咳，口中反有浊唾涎沫③者何？师曰：为肺痿之病。若口中辟辟④燥，咳即胸中隐隐痛，脉反滑数，此为肺痈，咳唾脓血。脉数虚者为肺痿，数实者为肺痈。（1）

**【注解】**

①消渴：指口渴不已，饮水即消。包括消渴病与消渴症。

②快药：指作用峻猛的攻下药。

③浊唾涎沫：浊唾指稠痰，涎沫指稀痰。

④辟辟：形容口中干燥状。

**【释义】**本条阐述肺痿病因及肺痿、肺痈的脉症和鉴别。

肺痿的成因，是由耗伤津液而致阴亏，产生虚热，肺燥津伤而成。具体原因有汗多、呕吐、消渴小便利数、津亏便难加之泻下而更伤津液。肺痿的症状：咳而吐痰，脉数虚。肺痈的症状也有咳，但咳而胸痛隐隐，口干燥甚，脉滑数，其病当吐脓血。其治法应以养津益肺之法，方用麦门冬汤。

## 二、辨证论治

### （一） 虚热肺痿

**【原文】** 火逆上气，咽喉不利[①]，止逆下气，麦门冬汤主之。(10)

**麦门冬汤方** 麦门冬七升 半夏一升 人参、甘草各二两 粳米三合 大枣十二枚

上六味，以水一斗二升，煮取六升，温服一升，日三夜一服。

**【注解】**

①不利：干燥不利，咯痰不爽。

**【释义】** 本条论述虚火上炎所致气逆证治。

肺胃津液亏损，燥火内盛，虚火上炎，故咳逆上气；或津气亏少，肺失所养而成肺痿。皆治以清养肺胃之法。用麦门冬汤养胃气，以助上焦，胃气生，津液充足，则肺有所养，虚火咳喘自平。

故此法亦治虚热肺痿。盖以津液亏少，不养肺气。麦门冬汤，培土生金法也。

### （二） 虚寒肺痿

**【原文】** 肺痿，吐涎沫而不咳者，其人不渴，必遗尿，小便数。所以然者，以上虚不能制下故也。此为肺中冷[①]，必眩[②]，多涎唾，甘草干姜汤以温之。若服汤已渴者，属消渴。(5)

**甘草干姜汤方** 甘草四两（炙） 干姜二两（炮）

上㕮咀，以水三升，煮取一升五合，去滓，分温再服。

**【注解】**

①肺中冷：肺气虚寒。

②眩：头眩。

**【释义】** 本条论述虚寒肺痿的证治。

虚寒肺痿的症状：吐涎沫，不咳，不渴，气虚不摄而有遗尿，小便数。本证由于肺中虚冷，故必有头眩多唾涎沫。治疗用温肺益气之法，以甘草、干姜辛甘温化。

# 第二节 肺 痈

## 一、成因、脉症与预后

**【原文】** 问曰：病咳逆，脉之何以知此为肺痈？当有脓血，吐之则死，其脉何类？师曰：寸口脉微而数，微则为风[①]，数则为热；微则汗出，数则恶寒。风中于卫，

呼气不入；热过于营，吸而不出。风伤皮毛，热伤血脉。风舍[②]于肺，其人则咳，口干喘满，咽燥不渴，多唾浊沫，时时振寒[③]。热之所过，血为之凝滞，蓄结痈脓，吐如米粥。始萌可救，脓成则死。(2)

**【注解】**

①风：感受风邪。

②舍：停留。

③振寒：寒战。

**【释义】**本条论述肺痈成因，病程分段及预后。

肺痈是由风热毒邪入肺而成。其病可分三个阶段：一，肺受温邪，病在卫分，症有发热汗出恶寒，脉微而数；二，风热之邪，内壅伤肺，热入于营，血脉不通，症见咳，口中辟辟燥，喘满，不渴，痰黏稠，时时寒战发热，此热蓄结酿脓之势也；三，若热伤血脉，肺叶腐败成脓，则吐如米粥，而难救治。

## 二、辨证论治

### （一） 邪实壅闭

**【原文】**肺痈，喘不得卧[①]，葶苈大枣泻肺汤主之。(11)

**葶苈大枣泻肺汤方** 葶苈（熬令黄色，捣丸如弹子大） 大枣十二枚

上二味，以水三升，煮枣取二升，去枣，内葶苈，煮取一升，顿服。

**【注解】**

①喘不得卧：喘促不能平卧。

**【释义】**本条论述肺痈实证喘甚的证治。

肺痈邪实壅闭，气机出入受阻，咳喘不得平卧，胸痛。此正盛邪实，病在初期，痈脓微成，遂用开肺逐邪之法。用葶苈子泻肺去实，一击而去。

### （二） 脓成已溃

**【原文】**咳而胸满，振寒脉数，咽干不渴，时出[①]浊唾腥臭[②]，久久吐脓如米粥者，为肺痈，桔梗汤主之。(12)

**桔梗汤方** 桔梗一两 甘草二两

上以水三升，煮取一升，分温再服，则吐脓血也。

**【注解】**

①出：吐出。

②浊唾腥臭：吐出脓痰，气味腥臭。

**【释义】**本条论述肺痈成脓的证治。

肺气壅塞，毒热酝酿血脉，破溃成脓，病时已久，正气大亏，治疗宜用益气托脓之

法。方用桔梗汤。

## 第三节 咳嗽上气

### 一、证候及预后

**【原文】** 上气①，面浮肿，肩息②，其脉浮大，不治。又加利尤甚。(3)

上气喘而躁者，属肺胀，欲作风水③，发汗则愈。(4)

**【注解】**

①上气：指气逆而上。

②肩息：谓气喘时抬肩呼吸，是呼吸极其困难的表现。

③风水：病名。

**【释义】** 以上两条论述上气证有虚实两种病情。

上气若见有面浮肿，呼吸抬肩，为正虚气脱的虚证，是气有升无降。其脉浮大为肾虚不纳，其证不治；若又见下利，为气脱于上，阴竭于下，故病又甚焉。

上气症见喘而躁，若因外感风寒，致肺气内闭不宣，气机不畅，水饮内停者，为实证。若肺气郁闭，不得外宣，通调失职，则水阻而作风水。治用汗法发散即愈。

### 二、辨证论治

#### （一）寒饮郁肺

**【原文】** 咳而上气，喉中水鸡声①，射干麻黄汤主之。(6)

**射干麻黄汤方** 射干三两 麻黄、生姜各四两 细辛、紫菀、款冬花各三两 大枣七枚 半夏半升 五味半升

上九味，以水一斗二升，先煮麻黄两沸，去上沫，内诸药，煮取三升，分温三服。

**【注解】**

①水鸡声：形容喉间痰声不绝，犹如蛙鸣。

**【释义】** 本条论述寒饮郁肺的咳喘证治。

此证因外感风寒，闭塞肺气，内发水饮，痰阻气道，呼吸出入而痰气搏击，故喉中痰鸣如水鸡声。治疗以散寒宣肺，开利气道之痹为法，用射干麻黄汤。

#### （二）痰浊壅肺

**【原文】** 咳逆上气，时时吐浊①，但坐不得眠，皂荚丸主之。(7)

**皂荚丸方** 皂荚八两（刮去皮，酥炙）

上一味，末之，蜜丸梧子大，以枣膏和汤服三丸，日三夜一服。

【注解】

①吐浊：吐浊痰。

【释义】本条论述痰浊壅塞，气道为之不利而致咳逆上气的证治。

上焦有热，煎熬津液，痰热黏稠，壅阻肺气，不能宣降而有闭肺遏息之势。治疗要以涤痰去浊峻药，使胶黏壅盛之浊痰排出。注意，皂荚丸除痰去垢之力峻猛，为治浊痰闭肺的良药，配以枣膏护正，又峻药之必不可少也。

### （三） 饮热迫肺

【原文】咳而上气，此为肺胀，其人喘，目如脱状[①]，脉浮大者，越婢加半夏汤主之。（13）

**越婢加半夏汤方** 麻黄六两 石膏半斤 生姜三两 大枣十五枚 甘草二两 半夏半升

上六味，以水六升，先煎麻黄，去上沫，内诸药，煮取三升，分温三服。

【注解】

①目如脱状：目胀如脱，形容两目胀突，如将脱出的样子。

【释义】本条论述外寒闭郁、饮热内作而肺气不降之咳喘实证。

本证为风寒外束，肺气不宣，通调失职，而生水饮。此邪实闭肺，肺气愈降不得。气逆于上，症见咳喘，脉浮大，目胀如脱。脉症俱实，治用发汗透邪降逆之法。越婢汤善于发越阳气，加半夏则降逆平喘也。

### （四） 寒饮夹热

【原文】咳而脉浮者，厚朴麻黄汤主之。（8）

**厚朴麻黄汤方** 厚朴五两 麻黄四两 石膏如鸡子大 杏仁半升 半夏六升 干姜、细辛各二两 小麦一升 五味半升

上九味，以水一斗二升，先煮小麦熟，去滓，内诸药，煮取三升，温服一升，日三服。

【释义】本条论述饮邪夹热的证治。

饮邪内阻，肺气不宣，阳郁化热，饮邪夹热，故见咳喘烦满，汗出脉浮。治疗以厚朴麻黄汤，宣通肺气，散饮降逆，止咳平喘。

【原文】咳而脉沉[①]者，泽漆汤主之。（9）

**泽漆汤方** 半夏半升 泽漆三斤（以东流水五斗，煮取一斗五升） 紫参、生姜、白前各五两 甘草、黄芩、人参、桂枝各三两

上九味，㕮咀，内泽漆汁中，煮取五升，温服五合，至夜尽。

【释义】本条论述寒饮夹热偏里的证治。

脉沉主里，脾虚不运，水饮内结，泛溢三焦，上迫于肺则咳嗽、吐痰；外溢于肌表则身肿；治用逐水温阳，健脾利湿，止咳平喘法。方用泽漆汤。泽漆，大戟之苗也，主消痰逐水；紫参，利大便通水道；桂枝、人参、生姜、甘草，健脾胃扶正；白前平喘，黄芩清郁热，以成扶正祛邪之法。

本条与上条互参，以脉定证，分别表里上下之病机差异。

**【原文】**肺胀，咳而上气，烦躁而喘，脉浮者，心下有水[①]，小青龙加石膏汤主之。(14)

**小青龙加石膏汤方** 麻黄、芍药、桂枝、细辛、干姜、甘草各三两 五味、半夏各半升 石膏二两

上九味，以水一斗，先煮麻黄，去上沫，内诸药，煮取三升。强人服一升，羸者减之，日三服。小儿服四合。

**【注解】**

①心下有水：水饮内停于心。

**【释义】**本条论述寒饮夹热复感风寒之肺胀证治。

心下素有水饮，复感风寒，外内合邪，致使肺气壅塞不利，而有咳喘、脉浮；饮邪生热，故烦；心下有水，谓宿疾也，必有其症可参。治以解表化饮之法，兼以清解郁热，用小青龙加石膏汤。

## 目标测试

1. 治疗虚寒肺痿为何用甘草干姜汤？
2. 肺痈如何分期？各期的证候特点是什么？
3. 仲景治疗咳嗽上气病有何特点？

# 第七章　奔豚气病脉证治第八

学习目标

1. 掌握奔豚气病的概念与辨证论治。
2. 熟悉奔豚气病的成因与主症

本章论述奔豚气病的病因、病机和治法，奔豚气病是一种自觉气从少腹上冲胸咽的发作性疾病，其气攻冲，如豚之奔状，发作后如常人，故名。

## 一、成因与主症

**【原文】** 师曰：病有奔豚①，有吐脓，有惊怖，有火邪，此四部②病，皆从惊发得之。

师曰：奔豚病，从少腹起上冲咽喉，发作欲死，复还止，皆从惊恐得之。(1)

**【注解】**

①奔豚：指奔豚气病，指气之上冲症状如豚之奔窜。豚，小猪。

②四部：四种。

**【释义】** 本条说明奔豚气病的发生原因主要是从惊恐得之。

奔豚的发病多与惊恐有关。惊恐使气机逆乱，气血乖张，致使气奔突冲撞；或引动冲气上逆，而发奔豚。其他如火邪、吐脓、惊怖病，也因惊恐而致气乱、郁而化火成病。

奔豚气病发作时气从少腹上冲胸、咽，疼痛或憋闷愈死；发作后一如常人，故本病有发作性。

## 二、辨证论治

### （一）肝郁化热，气逆上冲

**【原文】** 奔豚，气上冲胸①，腹痛，往来寒热，奔豚汤主之。(2)

**奔豚汤方**　甘草、川芎、当归、黄芩、芍药各二两　半夏、生姜各四两　生葛五两　甘李根白皮一升上九味，以水二斗，煮取五升，温服一升，日三夜一服。

**【注解】**

①气上冲胸：气逆上冲于胸。

**【释义】**本条论述肝郁化热奔豚病的辨治。

由情志不遂，肝郁化热，气逆上冲，发为奔豚。肝气横逆犯脾，土为木乘，而有腹痛；肝胆之气不和而有往来寒热之症。治疗以疏肝降逆，和胃止痛为法，方用奔豚汤。

### （二） 阳虚寒逆

**【原文】**发汗后，烧针令其汗，针处被寒①，核起而赤者，必发奔豚，气从少腹上至心。灸其核上各一壮，与桂枝加桂汤主之。(3)

**桂枝加桂汤方** 桂枝五两 芍药、生姜各三两 甘草二两（炙） 大枣十二枚

上五味，以水七升，微火煮取三升，去滓，温服一升。

**【注解】**

①被寒：感受寒邪。

**【释义】**本条论述因误汗后阳虚寒逆奔豚的证治。

表证发汗，复用烧针之法，重伤心阳，致使下焦水寒之气上逆，发为奔豚。本证为内外兼病，治以表里之法，内服桂枝加桂汤，外以灸法温散表寒。

### （三） 阳虚水逆，欲作奔豚

**【原文】**发汗后，脐下悸①者，欲作奔豚，茯苓桂枝甘草大枣汤主之。(4)

**茯苓桂枝甘草大枣汤方** 茯苓半斤 甘草二两（炙） 大枣十五枚 桂枝四两

上四味，以甘澜水一斗，先煮茯苓，减二升，内诸药，煮取三升，去滓，温服一升，日三服。

甘澜水法：取水二斗，置大盆内，以杓扬之，水上有珠子五六千颗相逐，取用之也。

**【注解】**

①脐下悸：指下腹部搏动不宁。

**【释义】**本条论述心脾阳虚水饮上逆之奔豚证治。

发汗伤阳，心脾气虚，不能下温肾水，致使下焦水饮有上逆之势，故见脐下搏动不宁，此乃发奔豚之兆。治法温阳利水，培土制水。苓桂枣甘汤主之，重用大枣，补中气培土，茯苓利水为君，桂枝温心阳，平冲逆。

**目标测试**

1. 肝郁奔豚如何治疗？
2. 桂枝加桂汤证与茯苓桂枝甘草大枣汤证有何异同？

# 第八章　胸痹心痛短气病脉证治第九

**学习目标**

1. 掌握胸痹病的概念、病因病机、典型证候及重证的辨证论治。

2. 熟悉胸痹痰阻气滞、气机痞结的证治；熟悉心痛的概念及寒饮气逆、阴寒痼结的证治。

3. 了解胸痹急证的治疗；了解胸痹、心痛和短气病合篇的意义。

本篇篇名虽有胸痹、心痛、短气三病，但实则论述胸痹与心痛两病的病因、病机和证治，其中又以胸痹为主。胸痹是以病位和病机命名，“胸”指胸膺部，“痹”是闭塞不通之意，不通则痛，故胸痹是以胸膺部满闷窒塞，甚则疼痛为主症；心痛是以病位和症状命名，病情比较复杂。本篇所述之心痛，主要是指心窝部疼痛的病证。短气是指呼吸急促，在本篇中仅作为胸痹的一种症状来叙述。

胸痹和心痛两病均有疼痛症状，发病部位相邻近；病因病机亦相同，且可相互影响，合并发生，而短气又是胸痹病的常见症状，故合为一篇讨论。

## 第一节　胸　痹

### 一、病因病机

**【原文】**师曰：夫脉当取太过不及①，阳微阴弦②，即胸痹而痛，所以然者，责其极虚也。今阳虚知在上焦，所以胸痹、心痛者，以其阴弦故也。(1)

**【注解】**

①太过不及：指脉象改变，盛过于正常的为太过，不足于正常的为不及。太过主邪盛，不及主正虚。

②阳微阴弦：关前为阳，关后为阴。阳微，指寸脉微；阴弦，指尺脉弦。

**【释义】**本条论述胸痹、心痛的病因病机。

本条以脉论胸痹、心痛之机。太过、不及为脉之阴阳大概，能反映疾病邪盛与正虚二种基本性质。阳微阴弦，是正气不足，而邪气盛实的典型脉象，反映了胸痹、心痛的病机：上焦阳气不足，下部阴寒内盛，阴乘阳位，痹阻胸阳。心痛者，以其病位近于胸，界于中上二焦，其病机亦然。此本虚标实也。

**【原文】** 平人无寒热[①]，短气不足以息者，实也。(2)

**【注解】**

①无寒热：无恶寒发热。

**【释义】** 本条论述邪实所致胸痹短气的病机。

与上条对照云“实也”，指阳气未虚，饮阻气机出入之纯实无虚的短气证。无寒热言无外感之邪也。

## 二、辨证论治

### （一） 主症主方

**【原文】** 胸痹之病，喘息咳唾，胸背痛，短气，寸口脉沉而迟，关上[①]小紧数，栝楼薤白白酒汤主之。(3)

**栝楼薤白白酒汤** 栝楼实一枚（捣） 薤白半斤 白酒七升

上三味，同煮，取二升，分温再服。

**【注解】**

①关上：寸关尺三部中的关部。

**【释义】** 本条论述了栝楼薤白白酒汤主治之胸痹，指出胸痹病的主症和治疗主方。

“喘息、咳唾，胸背痛，短气”是胸痹的症状特点。由于胸阳不振，饮邪上乘，闭阻胸中气机，故有胸背疼痛、短气，是胸痹之辨证要点；气闭于胸中，肺失宣降，则喘息、咳唾，又是胸痹病中所常有也。

寸口脉沉而迟，为上焦阳虚，胸阳不振之象；关上小紧数，主中焦停饮，阴寒内盛。正是“阳微阴弦”之谓。

治用通阳散结，豁痰下气之法。用薤白、白酒温阳行气，栝楼实下痰宽胸。白酒，用米酒。

### （二） 痰浊壅盛

**【原文】** 胸痹不得卧，心痛彻背[①]者，栝楼薤白半夏汤主之。(4)

**栝楼薤白半夏汤方** 栝楼实一枚（捣） 薤白三两 半夏半升 白酒一斗

上四味，同煮，取四升，温服一升，日三服。

**【注解】**

①心痛彻背：心痛剧烈放射至背。

**【释义】** 本条论述痰浊壅盛之胸痹、心痛证治。

此证因阴寒痰浊阻痹胸中阳气，郁于心下，以致痰涎壅盛，故其症除胸痹不得卧外，还有心痛彻背。较上条症状，病位病情都有所增加。所以，在治疗上，仍用原法通阳散结，豁痰下气的同时，加半夏一味，温化痰饮，辛散开结。

## （三） 寒气逆满，虚实异治

**【原文】** 胸痹心中痞[①]，留气结在胸，胸满，胁下逆抢心[②]，枳实薤白桂枝汤主之。人参汤亦主之。(5)

**枳实薤白桂枝汤方** 枳实四枚 薤白半斤 桂枝一两 厚朴四两 栝楼实一枚（捣）

上五味，以水五升，先煮枳实、厚朴，取二升，去滓，内诸药，煮数沸，分温三服。

**人参汤方** 人参、甘草、干姜、白术各三两

上四味，以水八升，煮取三升，温服一升，日三服。

**【注解】**

①心中痞：是指胃脘部位有痞塞不通之感。

②胁下逆抢心：指胁下气逆上冲心胸。

**【释义】** 本条论述胸痹寒气逆满的辨治。

本条胸痹主症，是以心中痞、胸满、胁下逆抢心为特点，病变范围已由胸膺部扩至胁下及腹，其病机虽然是“阳微阴弦”，但有虚实之异，必须辨别。

其属实者，乃由胸阳不振，胁下阴寒之气乘虚上逆所致。病势急，临证尚可见腹胀、大便不通、脉象弦紧；治宜通阳开结，泄满降逆。用枳实薤白桂枝汤，枳实、厚朴，下气除满；桂枝，温降寒逆之气；合栝楼、薤白宽胸宣痹，除痰降逆。

其属虚者，系中焦阳虚，虚寒之气上逆，使胸中大气不转所致，其病势较缓，临证还可见到倦怠少气、便溏、舌淡、脉弱等症。治宜益气培本，温中散寒。方用人参汤，以人参、白术、炙甘草补益中气，干姜温中散寒。

## （四） 饮阻气滞，胸痹短气

**【原文】** 胸痹，胸中气塞[①]，短气，茯苓杏仁甘草汤主之；橘枳姜汤亦主之。(6)

**茯苓杏仁甘草汤方** 茯苓三两 杏仁五十个 甘草一两

上三味，以水一斗，煮取五升，温服一升，日三服。不差，更服。

**橘枳姜汤方** 橘皮一斤 枳实三两 生姜半斤

上三味，以水五升，煮取二升，分温再服。

**【注解】**

①气塞：气滞如塞。

**【释义】** 本条论述胸痹短气轻证辨治。

本条但言“胸中气塞，短气”，说明为胸痹轻证，气塞、短气为饮阻气滞所致。但在病情上有偏于饮盛与气滞之别，病位有在肺在胃之异。

若饮邪偏盛，上乘于肺，除胸中气塞、短气外，尚可见咳嗽，吐痰，小便不利等症。治用茯苓杏仁甘草汤，宣肺利水。若气滞饮停，胃失和降者，除见胸中气塞、短气外，还可见心下痞满，呕吐不食之症。治以橘枳姜汤，温胃散饮。

### （五）急证救治

**【原文】**胸痹缓急①者，薏苡附子散主之。(7)

**薏苡附子散方**　薏苡仁十五两　大附子十枚（炮）

上二味，杵为散，服方寸匕，日三服。

**【注解】**

①缓急：指病势急迫之意。但历代医家们见解不一：①认为是胸痹急证。如周扬俊、丹波元坚。②认为是指胸痹时缓时急，时发时止，如吴谦。③认为此指四肢筋脉拘急，如尤怡。④认为此指口眼引纵，如邹澍。⑤认为“缓急”是缓解急痛之意，系指治法而言。诸说可供参考。

**【释义】**本条论述胸痹急重证的治疗。

本条既云胸痹，又言“缓急”者，知其病情急重，胸痛剧烈。究其病机，乃由寒湿上乘，胸阳痹阻，上焦气血凝滞。故其疼痛重，病势急。治疗以温通止痛，散寒除湿，缓急之法，方用薏苡附子散。以炮附子辛温气雄，温通力强，以散寒邪，通阳气而止痹痛。薏苡仁除湿宣痹，缓解拘急。药以散用，备急义也。

## 第二节　心痛证治

### 一、寒饮气逆

**【原文】**心中痞，诸逆①，心悬痛②，桂枝生姜枳实汤主之。(8)

**桂枝生姜枳实汤方**　桂枝、生姜各三两　枳实五枚

上三味，以水六升，煮取三升，分温三服。

**【注解】**

①诸逆：谓停留于心下的水饮或寒邪向上冲逆。

②心悬痛：指心窝部向上牵引疼痛。

**【释义】**本条论述寒饮上逆心痛的证治。

痰饮、寒浊停聚心下，以致痞闷不舒而痛。寒阻中焦，胃失和降，寒饮随之上逆，故其症见胸口至胸中牵引作痛，谓之心悬痛。治以桂枝生姜枳实汤，温散寒饮，下气降逆而止痛。方中桂枝温阳化饮，平冲降逆；生姜散寒化饮，开结除痞；枳实开结下气，

消痞除满。当寒去饮除，则心中痞与悬痛自止。

本证以心痛为主，病位在中焦而及上，其治以桂枝、生姜温化水饮，枳实降气消满，治胃邪也。

## 二、阴寒痼结

**【原文】** 心痛彻背，背痛彻心，乌头赤石脂丸主之。(9)

**乌头赤石脂丸方** 乌头一分（炮） 蜀椒、干姜各一两 附子半两 赤石脂一两

上五味，末之，蜜丸如桐子大，先食服一丸，日三服。不知①，稍加服。

**【注解】**

①不知：效果不明显。

**【释义】** 本条论述阴寒痼结之心痛证治。

“心痛彻背，背痛彻心”，系指心窝与背部相互牵引作痛，痛势剧烈而无休止，并伴有四肢厥冷、脉象沉紧等。其病乃因胃气虚冷，阴寒痼结，至感寒或饮冷而发。乌头赤石脂丸集大辛大热之品于一方，用乌头、附子、蜀椒、干姜，温通胃阳，逐寒止痛力强。赤石脂温摄守中，固敛阳气，并防止诸药辛散太过。峻药缓治，用蜜作丸，既可缓药之峻，又使之药力持久。

### 目标测试

1. 如何理解“阳微阴弦”？
2. 试述胸痹病的主症、主脉及基本治疗原则。
3. 栝楼薤白白酒汤证与枳实薤白桂枝汤证有何异同？
4. 试述栝楼薤白半夏汤与乌头赤石脂丸在治疗“心痛彻背”方面有何异同？

# 第九章　腹满寒疝宿食病脉证治第十

学习目标

1. 掌握腹满寒疝宿食病的概念，腹满里实兼表、里实胀重于积、里实邪结高位、里实积胀俱重、寒饮逆满、脾虚寒盛证的证治。

2. 熟悉虚寒腹满、实热腹满的辨证与治法，寒实腹满、血虚寒疝的证治，宿食病的证治。

3. 了解腹满、寒疝、宿食病合篇的意义，寒疝的成因，阴寒痼结寒疝与寒疝兼表证的辨证论治。

本篇论述腹满、寒疝、宿食病的脉证和治疗。腹满是以腹中胀满为主，既可作为病证论述，亦可作为症状出现，其病机较为复杂。按照“阳道实，阴道虚”理论，可以将本篇腹满概括为实证热证和虚证寒证两类。

寒疝是一种阴寒性的腹痛病。前人认为凡寒气攻冲作痛概称为寒疝，与后世所说的疝气不同。

宿食，又称伤食或食积，是由脾胃功能失常，食物经宿不消而停积于胃肠所致。

因为三者皆有腹部胀满或疼痛，在症状上有一定的联系，其所出方治有的可以互相借用，故合为一篇。

## 第一节　腹　满

### 一、治疗大法

**【原文】**趺阳脉微弦，法当腹满，不满者必便难，两胠①疼痛，此虚寒从下上也，当以温药服之。(1)

**【注解】**

①胠（qū）：即胸胁两旁当臂之处。

**【释义】**本条论述虚寒性腹满病因、辨证和治法。

趺阳候中焦脾胃病变，脉微弦，是指脉微而弦，“微”是因中阳不足；弦脉属肝，主寒主痛。脾胃虚寒，夹厥阴肝寒之气上逆，可以发生腹满。

假使腹部不胀满，而见大便难和两胁疼痛，同样是脾胃虚寒，肝气上逆所致。因脾胃主运化，脾胃虚寒，则运化失职；肝主疏泄，肝气上逆，则疏泄失职，故或为腹满，或为大便难而两胁疼痛。“此虚寒从下上也，当以温药服之”，是总结本条所述证候的成因和治法，即皆为中阳不足、肝气上逆所致；病情既属虚寒，故均当用温药治疗。

**【原文】** 腹满时减，复如故，此为寒[①]，当与温药。(3)

**【注解】**

①寒：虚寒。

**【释义】** 本条论述虚寒腹满的证治。

应与前条互相对照理解。本条的腹满是脾胃虚寒，运化功能减退所致。《素问·异法方宜论》说“脏寒生满病”，就是指的这种情况。由于寒气或散或聚，故腹满时而减轻，时复如故，当用温药治疗，如理中汤或附子理中汤等。

**【原文】** 病者腹满，按之不痛为虚，痛者为实，可下之[①]。舌黄未下[②]者，下之黄自去。(2)

**【注解】**

①下之：攻下。

②未下：未消。

**【释义】** 本条论述腹满虚实的辨证和实证腹满的治法。

腹满有虚实寒热之不同，而虚实之辨常借助切诊；属于实证者，多由宿食停滞于胃，或燥屎积于肠道，故按之多痛，且胀满无已时。而腹满之属于虚证者，多为脾胃虚寒，气滞不运所致，故按之不痛，且有时减轻，有时胀满。

实证腹满除胀满拒按的见症外，还须结合舌诊。舌苔黄是实热积滞肠道，若未经攻下，可径用下法，下之则黄苔自去。但须细辨病情，不可妄用攻下。

**【原文】** 寸口脉弦，即胁下拘急而痛，其啬啬[①]恶寒也。(5)

**【注解】**

①啬啬：形容畏寒的状态。

**【释义】** 本条论述表里皆寒的腹痛脉证。

寸口主表，弦脉主寒主痛。寸口脉弦，是寒在表，故啬啬恶寒。弦脉又属肝，肝脉布两胁，肝寒而复感外邪，故胁下拘急而痛。

**【原文】** 夫中寒[①]家，喜欠[②]，其人清涕出，发热色和者，善嚏。(6)

中寒，其人下利，以里虚也，欲嚏不能，此人肚中寒。一云痛。(7)

【注解】

①中寒：感受寒邪。

②喜欠：常打呵欠。

【释义】这两条论述同因异症的感寒证。说明同一病因，由于体质不同，感受外邪后，病变各异。

前条言感受之人在表之阳虽受阻遏，但里阳不虚，仍有伸展之机，故常呵欠。鼻流清涕，发热而面色如常人，这是新感外邪，正邪相争的现象。由于里阳不虚，正气有驱邪外出之势，故常嚏。

后条是言另一种情况，当感受寒邪后，很快发生下利。这是中阳素虚，卫外乏力，感寒后，寒邪直犯中焦，故腹痛下利。又因下利更损阳气，不能驱邪外出，故欲嚏不能。

【原文】其脉数而紧乃弦，状如弓弦，按之不移。脉数弦者，当下[①]其寒；脉紧大而迟者，必心下坚[②]；脉大而紧者，阳中有阴，可下之。(20)

【注解】

①下：攻下。

②心下坚：心下痞硬。

【释义】本条论述寒实可下证的脉象与治法。

主要说明一种脉象可以出现于多种不同性质的疾病，故必须结合证候和兼见脉象，才能得出疾病的真相。

紧脉，是一种有力的脉象，数，非至数，乃急迫之谓；数紧相合，则为弦脉，其状如张弓之弦，按之不移，可知此种弦脉，是有力之脉，不是虚弦。脉数而弦，或紧大而迟，或脉大而紧，而症见心下坚的，则数与大为邪盛，弦、紧、迟为内寒，这是“阳中有阴”寒实内结的脉象，当用温下法治之。

【原文】病者痿黄[①]，躁而不渴，胸中寒实，而利不止者，死。(4)

【注解】

①痿黄：指肤色枯黄，黯淡无神。痿，同萎。

【释义】本条论述寒实内结，里阳衰竭的危候。

脾气衰败，精不上荣，故面色萎黄。口不渴为里无热，无热而见烦躁，非阳明之热，是胸中寒实内结，阴盛阳微所致，属于阴燥。如再兼下利不止，则阳衰阴竭，脏气下脱，正虚邪实，攻补难施故属死证。

## 二、辨证论治

### （一） 里实兼表证

**【原文】**病腹满，发热十日，脉浮而数，饮食如故①，厚朴七物汤主之。(9)

**厚朴七物汤方** 厚朴半斤 甘草三两 大黄三两 大枣十枚 枳实五枚 桂枝二两 生姜五两

上七味，以水一斗，煮取四升，温服八合，日三服。呕者加半夏五合，下利去大黄，寒多者加生姜至半斤。

**【注解】**

①饮食如故：饮食正常。

**【释义】**本条论述腹满兼表证的证治。

病发热、脉浮为风寒在表，十日不解，邪入阳明，故脉不浮紧而浮数，腹部又见胀满，可知病情不全在表，已趋于里，且里证重于表证。饮食如故，表明病变重点在肠，与胃无碍。证系太阳表邪未解兼见阳明腑实，所以用表里两解的厚朴七物汤治疗。

厚朴七物汤即桂枝汤去芍药合厚朴三物汤而成。方中用桂枝汤解表和营卫；因其腹但满而不痛，故去芍药而加厚朴三物汤行气除满以治里实。

### （二） 少阳阳明合病

**【原文】**按之心下满痛①者，此为实②也，当下之，宜大柴胡汤。(12)

**大柴胡汤方** 柴胡半斤 黄芩三两 芍药三两 半夏半升（洗） 枳实四枚（炙） 大黄二两 大枣十二枚 生姜五两

上八味，以水一斗二升，煮取六升，去滓，再煎，温服一升，日三服。

**【注解】**

①满痛：痞满疼痛。

②实：实邪。

**【释义】**本条论述少阳、阳明合病的腹满痛证治。

“按之心下满痛”是辨证的关键。所谓心下，即胸腹部分，痛的范围为整个胸腹，并多旁及两胁。心下痞满，且又按之作痛，可知内有实邪，实者当下，但由于邪在少阳、阳明，病虽在里，而连及少阳，故不宜大承气而宜大柴胡汤两解表里。

大柴胡汤是由小柴胡汤去参、草，增生姜之量，加芍药、大黄、枳实而成。方中以柴胡为主，配黄芩、半夏、生姜以和解少阳之邪，配芍药、大黄、枳实以泻阳明热结之实，用大枣以安中，如此内外兼顾，则少阳阳明之实邪可解，“按之心下满痛”之症可除。

### （三） 里实气滞

**【原文】**痛而闭①者，厚朴三物汤主之。(11)

**厚朴三物汤方** 厚朴八两 大黄四两 枳实五枚

上三味，以水一斗二升，先煮二味，取五升，内大黄，煮取三升，温服一升。以利为度。

**【注解】**

①闭：大便闭结不通。

**【释义】**本条论述里实气滞的腹满证治。

痛而闭，即腹部胀满疼痛而大便不通。其病机是实热内积，气滞不行，且气滞重于积滞，故不用承气汤之类而用厚朴三物汤行气通下。本方以厚朴为主药，行气泄满；大黄、枳实去积通便，故适用于内实气滞之证。

### （四）里实积胀俱重

**【原文】**腹满不减，减不足言，当须下之，宜大承气汤。(13)

**大承气汤方** 大黄四两（酒洗） 厚朴半斤（炙去皮） 枳实五枚（炙） 芒硝三合

上四味，以水一斗，先煮二物，取五升，去滓，内大黄，煮取二升，去滓，内芒硝，更上火微一二沸，分温再服，得下止服。

**【释义】**本条论述积和胀俱重的里实证治。

"腹满不减"是形容腹部胀满持续不减，这是腹满的里实证，由气滞与燥屎内结引起；如果有减轻的时候，那就是虚证，因为虚证里无实邪，故其满时减时增，与实证截然不同。属实证者当用大承气汤攻下里实。

"减不足言"一句是插笔，目的在于加强辨证，是说腹满若有减轻的即非实证。虚实有别，以防误攻。

### （五）阳虚水逆

**【原文】**腹中寒气，雷鸣切痛①，胸胁逆痛，呕吐，附子粳米汤主之。(10)

**附子粳米汤方** 附子一枚（炮） 半夏半斤 甘草一两 大枣十枚 粳米半升

上五味，以水八升，煮米熟，汤成，去滓，温服一升，日三服。

**【注解】**

①雷鸣切痛：雷鸣，形容肠鸣的声音；切痛，腹痛的严重。

**【释义】**本条论述脾胃虚寒，水湿内停的腹满痛证治。

本病病位在腹中，主要症状是腹痛、肠鸣。由于中阳不足，虚寒内生，水湿不得运化，所以雷鸣切痛，寒气上逆，则胸胁逆满、呕吐。治以附子粳米汤散寒降逆，温中止痛。附子温中散寒以止腹痛，半夏化湿降逆以止呕吐，粳米、甘草、大枣补益脾胃以缓急迫。如脾胃寒甚者，可加蜀椒、干姜逐寒降逆。

### （六）寒饮气逆

**【原文】**寒气厥逆①，赤丸主之。(16)

**赤丸方** 茯苓四两 乌头二两（炮） 半夏四两（洗）（一方用桂） 细辛一两（《千金》作人参）

上四味，末之，内真朱[2]为色，炼蜜丸如麻子大，先食酒饮下三丸，日再夜一服；不知，稍增之，以知为度。

**【注解】**

①厥逆：有两种含义，既指病机，又言症状。

②真朱：即朱砂。

**【释义】** 本条论述寒饮并发厥逆的腹痛证治。

叙证简略，当以方测证。如从药物推测，可知病为脾肾虚寒，水饮上逆所致。由于脾肾阳虚，水饮内盛，寒气夹水饮上逆，所以腹痛；阳气不振，不能外达于四肢，故手足逆冷，或呕吐、心下动悸、眩晕。治以赤丸散寒止痛，化饮降逆。方中乌头与细辛相伍，可以治沉寒痼冷所引起的腹痛；茯苓与半夏相伍，可以化饮止呕；朱砂重镇以降逆气，《金匮悬解》谓“真朱保护心君而止疼痛也”。

## （七）脾胃虚寒

**【原文】** 心胸中大寒痛，呕不能饮食，腹中寒，上冲皮起，出见有头足[1]，上下痛而不可触近，大建中汤主之。(14)

**大建中汤方** 蜀椒二合（去汗） 干姜四两 人参二两

上三味，以水四升，煮取二升，去滓，内胶饴一升，微火煎取一升半，分温再服；如一炊顷[2]，可饮粥二升，后更服，当一日食糜[3]，温覆之。

**【注解】**

①上冲皮起，出见有头足：是形容腹中寒气攻冲，腹皮突起如头足样的块状物。

②如一炊顷：约当烧一餐饭的时间。

③食糜：指吃粥。

**【释义】** 本条论述脾胃虚寒的腹满痛证治。

心胸中大寒痛，是言其痛势十分剧烈，痛的部位相当广泛。从上下来说，由腹部到心胸；从内外来说，由脏腑到经络，均为寒气所充斥，而发生剧烈的疼痛。当寒气冲逆时，腹部下冲皮起，似有头足样块状物，上下攻冲作痛，且不可以手触近；又因寒气上冲，故呕吐不能饮食。病由脾胃阳衰，中焦寒甚引起，故用大建中汤主之。方中蜀椒、干姜温中散寒，与人参、饴糖之温补脾胃合用，大建中气，使中阳得运，则阴寒自散，诸症悉愈。

## （八）寒实内结

**【原文】** 胁下偏痛[1]，发热，其脉紧弦，此寒也，以温药下之，宜大黄附子汤。(15)

**大黄附子汤方**　大黄三两　附子三枚（炮）　细辛二两

上三味，以水五升，煮取二升，分温三服；若强人煮取二升半，分温三服。服后如人行四、五里，进一服。

**【注解】**

①偏痛：偏侧疼痛。

**【释义】**本条论述寒实内结的证治。

这里所谓“胁下”，包括两胁及腹部而言。胁下偏痛，谓或左或右，偏于一侧。紧弦脉主寒主痛，是寒实内结之征。“发热”，并非表证，也不是阳明腑实证。表证发热，其脉当浮，阳明腑实发热，脉当滑数。本证发热而脉象紧弦，乃由于寒实内结，阳气郁滞，营卫失调所致。但这种发热，在寒实内结的情况下，不一定出现。

胁腹疼痛，大便不通，脉象紧弦，正是寒实内结。故宜用大黄附子汤温下。方中用大黄泻下通便，附子、细辛温经散寒，并能止痛。

## 第二节　寒　疝

### 一、阴寒内盛

**【原文】**腹痛，脉弦而紧，弦则卫气不行，即恶寒，紧则不欲食，邪正相搏，即为寒疝。寒疝绕脐痛，若发则白汗①出，手足厥冷，其脉沉紧者，大乌头煎主之。(17)

**乌头煎方**　乌头大者五枚（熬，去皮，不㕮咀）

上以水三升，煮取一升，去滓，内蜜二升，煎令水气尽，取二升，强人服七合，弱人服五合。不差，明日更服，不可一日再服。

**【注解】**

①白汗：指因剧痛而出的冷汗。

**【释义】**本条论述寒疝的病因病机和证治。

本条可分两段分析，上段论寒疝的病因病机，弦与紧脉皆为阴脉，主寒盛。寒盛由于阳虚，阳气不能行于外，则恶寒，阳气衰于内，运化失常，则不欲食；寒气内结而阳气不温，则绕脐剧痛，成为寒疝。

下段是叙述寒疝发作时的情况。当本病发作时，主要是绕脐疼痛。由于寒气攻冲，阳气不达，疼痛逐渐加重，因而汗出肢冷，此时脉象也由弦紧而转为沉紧，说明疼痛已至相当剧烈的程度，故用大乌头煎破积散寒止痛。乌头性大热，临床常用以治沉寒痼冷，对于腹痛肢冷、脉象沉紧的发作性寒疝证能祛寒助阳，缓和疼痛。用蜜煎者，既能制乌头毒性，且可延长药效。方后云“强人服七合，弱人服五合，不差，明日更服，不可一日再服”，可知药性峻烈，用时宜慎。

## 二、血虚寒凝

**【原文】**寒疝腹中痛，及胁痛里急[①]者，当归生姜羊肉汤主之。（18）

**当归生姜羊肉汤方** 当归三两 生姜五两 羊肉一斤

上三味，以水八升，煮取三升，温服七合，日三服。若寒多者，加生姜成一斤；痛多而呕者，加橘皮二两、白术一两。加生姜者，亦加水五升，煮取三升二合，服之。

**【注解】**

①里急：筋脉拘急。

**【释义】**本条论述血虚寒疝的证治。

寒疝多由寒盛而起，本条寒疝则因于血虚。两胁属肝，肝主藏血，血不足则气亦虚，气虚则寒自内生。胁腹部分失去气的温煦和血的濡养，因而筋脉拘急，发生“腹中痛及胁痛里急”。这种疼痛多为痛轻势缓，得按得熨则减，脉弦带涩，或微紧无力。故用当归生姜羊肉汤养血散寒，羊肉补虚生血。《素问·阴阳应象大论》谓：“形不足者，温之以气；精不足者，补之以味。”本方就是依据这一理论制定的形、精兼顾的方剂。

## 三、表里俱寒

**【原文】**寒疝腹中痛，逆冷，手足不仁，若身疼痛，灸刺诸药不能治，抵当[①]乌头桂枝汤主之。（19）

**乌头桂枝汤方** 乌头

上一味，以蜜二斤，煎减半，去滓，以桂枝汤五合解之[②]，得一升后，初服二合，不知，即服三合；又不知，复加至五合。其知者，如醉状，得吐者，为中病。

**桂枝汤方** 桂枝三两（去皮） 芍药三两 甘草二两（炙） 生姜三两 大枣十二枚

上五味，剉，以水七升，微火煮取三升，去滓。

**【注解】**

①抵当：犹言“只宜”之意。《千金要方》无此二字。

②解之：即混合、稀释。

**【释义】**本条论述寒疝兼有表证的证治。

前条大乌头煎证是里寒，本条是表里同病，内外皆寒；里寒为主因，外寒为诱因。

腹痛是寒疝的主要症状，由于寒气内结，阳气大衰，不能达于四肢，故手足逆冷。寒冷至极则手足麻痹而不仁。身体疼痛是寒邪痹阻肌表，营卫不和之故。病属内外皆寒，表里兼病，就不是单纯的解表、温里或针刺等法所能奏效，故以乌头桂枝汤两解表里寒邪。方中乌头祛寒止痛，桂枝汤调和营卫以散表寒。药后如醉状或呕吐，是药已中病的“瞑眩”反应，但反应因人而异。如有上述现象，而无其他不良反应者，可不必处理。如反应过重，有中毒现象，急当救治，以免延误病机。

# 第三节　宿　食

## 一、宿食成实

**【原文】** 脉紧如转索无常①者，有宿食也。(25)

**【注解】**

①无常：不规则。

**【释义】** 本条论述宿食的脉象与兼症。

“转索无常”是紧脉的形容词，是说紧的脉象犹如绳索转动之状，脉体紧张，由于宿食不化，停积于中，正邪相搏，气机失调所引起，故云“有宿食也”。

**【原文】** 脉紧，头痛风寒①，腹中有宿食不化也。一云寸口脉紧。(26)

**【注解】**

①风寒：外感风寒。

**【释义】** 本条论述紧脉在外感风寒与宿食的不同。

紧脉主外感风寒，亦主宿食不化，结合症状，则不难分辨。外感风寒，多有头痛发热的症状，而宿食多肠胃症状，如厌食、脘痞、腹痛等症状，与外感风寒纯为表证者不同。此外，外感风寒之脉，多浮而紧；宿食之脉紧如转索。故临证当须四诊合参。

## 二、宿食偏上

**【原文】** 宿食在上脘，当吐之①，宜瓜蒂散。(24)

**瓜蒂散方**　瓜蒂一分（熬黄）　赤小豆一分（煮）

上二味，杵为散，以香豉七合煮取汁，和散一钱匕，温服之，不吐者，少加之，以快吐为度而止。亡血及虚者不可与之。

**【注解】**

①吐之：催吐法。

**【释义】** 本条论述宿食停于上脘的治法。

宿食停滞上脘，壅塞气机，胃失和降见胸闷、泛恶、欲吐的症状，这是正邪相争，正有驱邪外出之机，可用瓜蒂散因其势而吐之，此即《素问·阴阳应象大论》所谓“其高者因而越之”的治疗方法。瓜蒂味苦，赤小豆味酸，能涌吐胸中实邪，佐香豉汁以开郁结、和胃气。本方常用于胃中宿食不化，或痰涎壅塞引起的胸膈胀满等症。

**目标测试**

1. 试述腹满虚实证的辨证要点、病因病机及治则。

2. 如何区别使用附子粳米汤和大建中汤?
3. 大承气汤治疗下利不欲食的作用机理是什么?
4. 当归生姜羊肉汤所治“寒疝腹中痛”的机理和方药特点各是什么?
5. 试述寒疝内结腹满的证治。

# 第十章　五脏风寒积聚病脉证并治第十一

学习目标

1. 掌握肝着、脾约、肾着的概念及其证治。
2. 熟悉积、聚、槃气三者的区别。

本篇着重论述肝着、脾约、肾着三种病证的辨证论治，指出了积、聚、槃气的各自特点，并论述了积病的主脉及根据脉出之处定积之部位。

## 第一节　五脏病举要

### 一、肝着证治

**【原文】** 肝着，其人常欲蹈[①]其胸上，先未苦时，但欲饮热，旋覆花汤主之。(7)

**旋覆花汤方**　旋覆花三两　葱十四茎　新绛少许

上三味，以水三升，煮取一升，顿服之。

**【注解】**

①蹈：原为用足踩踏之意，此处指用手推揉按压，甚则捶打胸部。

**【释义】** 本条论述肝着病证治。

肝着，是肝经受邪而疏泄失常，其经脉气血郁滞，着而不行的病证。因肝主疏泄、藏血，性喜条达，若肝气不足，风寒湿等邪气便易痹阻于肝经，导致肝气郁滞，血行不畅。肝脉又布胁络胸，肝气不畅，则胸中气机不利，故其症可见胸胁痞闷不舒，甚至胀痛、刺痛，若以手按揉或捶打胸部，可使气机舒展，气血运行暂时通畅，则稍舒，故其人常欲蹈其胸上。本病在初起时，因为病在气分，热饮可助阳散寒，能使气机通利，故但欲饮热；肝着既成，则经脉瘀滞，虽热饮亦不能暂减其瘀结，除蹈胸一时为快外，需投以旋覆花汤。旋覆花微咸性温，能理气舒郁，宽胸开结，尤善通肝络而行气；助以葱管之辛温，既能芳香宣浊以开痹，又能温通阳气而散结；新绛活血化瘀，为治肝经血滞之要药，三味共煮顿服，气行血行，阳通瘀化则肝着可愈。

## 二、脾约证治

【原文】趺阳脉浮而涩，浮则胃气强，涩则小便数，浮涩相抟，大便则坚，其脾为约[①]，麻子仁丸主之。(15)

**麻子仁丸方** 麻子仁二升 芍药半斤 枳实一斤 大黄一斤（去皮） 厚朴一尺（去皮） 杏仁一升（去皮尖，熬，别作脂）

上六味，末之，炼蜜和丸梧子大，饮服十丸，日三服，渐加，以知为度。

【注解】

①其脾为约：指脾的升清功能因胃热而异常。

【释义】本条论述脾约的病机、症状及治法。

脾约证是因为胃肠燥热，脾阴不足，胃强脾弱，弱者为强者所约束，脾不能为胃输布津液而产生的病证。趺阳脉候脾胃之气，其脉浮而涩，浮是举之有余，为阳脉，主胃气强盛；涩是按之滞涩而不流利，为阴脉，主脾脏津液不足；胃气强，伤于脾，脾阴弱，能食而不能运化，津液不能敷布，故肠道失润而大便干结，膀胱为其所迫则小便频数；胃强而脾弱，这是脾约证的病理特点。治以麻子仁丸泄热润燥，利气通便。方中大黄泄热通便，治胃气之强；芍药、麻子仁滋阴润燥，治脾阴之弱；枳实、厚朴理脾肺之气，以行津液；杏仁润燥而利肺气以通便；以蜜为丸，意在甘缓润下，阳明燥热得泄，太阴津液得滋，脾约可愈。

脾约之证乃胃强脾弱，故应与“胃家实”与“脾阴虚便秘”二证相鉴别。胃家实者，邪犯阳明，痞、满、燥、实、坚为主，故以大承气攻下通腑泄热。脾阴虚者，形体消瘦，皮肤干燥，口干消渴，治以甘淡养阴为主，多用沙参麦冬汤可愈。而麻子仁丸攻下之中寓有滋润之意，对后世温病学家启发甚大。如吴鞠通治阴虚便秘的增液汤，实从本方之义而来。

## 三、肾着证治

【原文】肾著[①]之病，其人身体重，腰中冷，如坐水中，形如水状，反不渴，小便自利，饮食如故，病属下焦，身劳汗出，衣里冷湿，久久得之，腰以下冷痛，腹重如带五千钱，甘姜苓术汤主之。(16)

**甘草干姜茯苓白术汤方** 甘草、白术各二两 干姜、茯苓各四两

上四味，以水五升，煮取三升，分温三服，腰中即温。

【注解】

①著：同“着（zhuó）”，留滞、附着之意。

【释义】本条论述肾着病的成因和证治。

肾着，即寒湿痹着于腰部所致，因腰为肾之外府，故名肾着。其形成的原因是“身劳汗出，衣里冷湿，久久得之”。身劳汗出，阳气易虚，衣里冷湿，则寒湿之邪易留驻

于腰部，久久得之，说明病程较长。寒主收引凝滞，湿性重浊而黏滞，寒湿所伤，阳气被郁，故腰以下冷痛，如坐水中，形如水状，腰部沉重如带五千钱重物，转动不灵，四肢困重。寒湿伤于肾之外府，未及肾之本脏，故气化如常，津液自布，所以口不渴，小便自利，饮食亦未受影响；因湿伤于下，病在下焦。论其治，不需温肾之本脏，而以祛除腰部经络寒湿为主。以肾着汤温行阳气，散寒除湿，即所谓暖土利水。方中干姜辛温散寒而振奋阳气；茯苓、白术健脾祛湿；甘草健中益气以祛湿邪。四味相伍，温脾肾之阳，散阴寒湿邪，正气旺而寒湿去，则肾着可愈。

## 第二节 积、聚、槃气

**【原文】**问曰：病有积、有聚、有槃气①，何谓也？师曰：积者，脏病也，终不移；聚者，腑病也，发作有时，辗转痛移，为可治；槃气者，胁下痛，按之则愈，复发为槃气。诸积②大法，脉来细而附骨者，乃积也。寸口，积在胸中；微出寸口，积在喉中；关上，积在脐旁；上关上③，积在心下；微下关④，积在少腹；尺中，积在气冲⑤。脉出左，积在左；脉出右，积在右；脉两出，积在中央。各以其部处之。(20)

**【注解】**

①槃（gǔ）气：即谷气，指水谷之气停留积滞之病。

②诸积：包括《难经·五十六难》所称五脏之积，即心积曰伏梁，肝积曰肥气，脾积曰痞气，肺积曰息贲，肾积曰奔豚。其病皆由气、血、食、痰、虫等积滞所引起。

③上关上：指关脉的上部。

④下关：指关脉的下部。

⑤气冲：穴名，即气街，在脐腹下横骨两端，鼠蹊穴上三寸，此处代表部位。

**【释义】**本条论述积、聚、槃气的区别和积病的脉诊。

积和聚有区别：积病在脏，由于气滞血瘀，阴凝积结所致，所形成的痞块，推之不移，痛有定处。聚病在腑，由于气郁而滞，感寒而聚，偏聚于腑，故痛无定处，发作有时，推之能移，时聚时散。从病情重轻而言，积在脏属阴，累伤血分，气血渐积，积块可由小到大，按之硬，病根较深难治；聚病在腑属阳，损在气分，聚块大小不定，按之柔，病根较浅易治。槃气即食积之病，由于谷气壅塞脾胃，肝郁不舒，故胁下痛，腹满嗳气或呕恶，若按摩之则气机得以疏通，胁痛可得以缓解，但不久气又因滞而复结，再作胁痛，故须消食导滞，谷气得消，胁痛方能根治。

槃气与宿食的区别在于：前者病位在肝，病属肝郁气滞，后者病位在胃肠，病属食积；前者痛在胁下，按之即愈，继而复发，后者痛在脘腹，按之不减，兼见嗳腐吞酸、呕恶厌食等症；前者治以理气为主，消食为辅，后者以消食为主，兼以理气。

## 目标测试

1. 试述肝着证治。
2. 脾约证为何大便硬而小便反数?
3. 试述肾著的病因病机、主症、治法及方剂的特点。
4. 试述积、聚的不同之处。

# 第十一章　痰饮咳嗽病脉证并治第十二

**学习目标**

1. 掌握痰饮的概念，四饮的脉症、痰饮病治则，饮停心下、痰饮眩悸、痰饮呕吐、饮留胃肠、饮走肠间的证治，膈间支饮、支饮冒眩、支饮壅肺、支饮呕吐、外寒支饮的证治。

2. 熟悉悬饮、溢饮的证治，留饮的脉症，饮热壅腑的证治。

3. 了解伏饮的脉症及留饮欲去证。

本篇论述痰饮和咳嗽，但重点在“痰饮”。咳嗽仅是痰饮病过程中的一个症状，本篇的咳嗽也仅指由痰饮所引起的，并不包括所有咳嗽。痰饮病的形成多由于肺、脾、肾功能失调，水液运行障碍，以致水液停聚而成。本篇所论痰饮，有广义狭义之分，广义痰饮泛指水液停聚于某些部位而引起的一种疾病。狭义痰饮仅指水饮停留于肠胃的病变。根据饮邪停留的部位以及表现症状的不同，分为痰饮（狭义）、溢饮、悬饮、支饮。此四者关系紧密，可相互转化。饮邪在体内留而不去或潜伏根深蒂固，称之为留饮、伏饮。反之，饮病较轻微者，称之为微饮。

饮病的治疗原则是“当以温药和之”。具体有发汗，攻下，利小便；治疗时应分虚实标本缓急。

## 第一节　痰饮的脉症

**【原文】** 问曰：夫饮有四，何谓也？师曰：有痰饮，有悬饮，有溢饮，有支饮。(1)

问曰：四饮何以为异？师曰：其人素盛今瘦①，水走肠间，沥沥有声②，谓之痰饮；饮后水流在胁下，咳唾引痛，谓之悬饮；饮水流行，归于四肢，当汗出而不汗出，身体疼重，谓之溢饮；咳逆倚息③，短气不得卧，其形如肿，谓之支饮。(2)

**【注解】**

①素盛今瘦：指痰饮病人在未病前身体很丰盛，得病之后，形体消瘦。

②沥沥有声：水饮在肠间流动时所发出的声音。《诸病源候论》作“辘辘有声”。

③咳逆倚息：谓咳嗽气逆，不能平卧，须倚床呼吸。

**【释义】** 这两条是论述痰饮的分类和四饮的症状。

第 1 条是论述痰饮病共分四类型。根据痰饮停留的部位和主症不同，分痰饮、悬饮、溢饮、支饮，而这四种饮邪，总称为痰饮。所以痰饮有广义和狭义之分。

第 2 条是论述四饮的病机和主症。

痰饮病是由于脾胃虚弱，不能运化精微，肺气不能敷布津液，而使饮食精微变成痰饮，若下流肠间，则沥沥有声可闻。饮食精微化为痰饮，不得充养肢体，故身体虚弱，日见消瘦。

悬饮病是由于水饮形成以后，停留肝区而积聚在胁下，以致气机升降不利，所以心下硬满，咳唾时牵引胁肋疼痛。

溢饮是由于水饮形成以后，停积于内，泛溢于四肢体表，故身体或四肢疼痛而重，水邪郁滞，表闭不开，故不汗出。

支饮是由于水饮形成之后，停留心下的胸膈，水气凌肺，肺失宣降，而咳逆倚息，气喘不能平卧。肺气逆于上而不能通调水道，饮停不化，故面部体表形如水肿。

广义痰饮病的形成与人体水液代谢失常密切相关。《素问·经脉别论》云："饮入于胃，游溢精气，上输于脾，脾气散精，上归于肺，通调水道，下输膀胱，水精四布，五经并行。"这是人体水液的正常流行情况，故广义痰饮是由肺脾肾气化失常，三焦水道通调失职，影响体内水液的运行、敷布和排泄，水饮停留于不同部位而形成，尤以脾气虚不能为胃游溢精气为其主要病机。仲景对痰饮病的分类是以病位和症状为基础，并涉及病因与病机。临床当结合脏腑经络学说及八纲的内容进行辨证施治。

溢饮病重时可见四肢微肿，支饮其形如肿，两者与水气病之必肿有主次之分，应予鉴别。支饮初起，可出现咳嗽气逆，恶寒、痰多、苔白、脉弦等邪实之征；病久肺脾肾阳气俱虚，则出现咳嗽喘逆，甚至不能平卧，或头面四肢浮肿、脉细弦等本虚标实之征。

## 第二节 痰饮病治则

**【原文】** 病痰饮者，当以温药①和之。（15）

**【注解】**

①温药：温性药物。

**【释义】** 本条是论述痰饮病的治疗大法。

痰饮的形成，总有肺、脾、肾气化功能失调，因津液凝聚所致。饮为阴邪，得寒则凝，得温则行，而饮邪停留最易伤人阳气。因此，痰饮病属于阳虚阴盛，本虚标实之证。故治疗痰饮时，当用温药调和之，温药可以振奋阳气、开发腠理、通行水道。"和之"表示温而不可太过，亦非专于温补，寓有温药调和之意。

## 第三节 辨证论治

### 一、痰饮

#### （一）脾虚水停

**【原文】**心下有痰饮，胸胁支满[①]，目眩，苓桂术甘汤主之。(16)

**苓桂术甘汤方** 茯苓四两 桂枝三两 白术三两 甘草二两

以上四味，以水六升，煮取三升，分温三服，小便则利。

**【注解】**

①支满：胀满。

**【释义】**本条论述脾虚饮停心下的证治。

心下，相当于胃脘处。由于心胸之阳不振，不能温化水饮，而脾胃虚弱，又不能运化水湿，胃中停饮，可使痰饮之邪留于心下不去。饮邪郁阻，肺气不畅，所以胸胁支满；饮阻于中，饮邪上犯，清阳不升，故头目眩晕。治以苓桂术甘汤，温阳化气，健脾利水。方中桂枝温阳，化气行水；白术健脾化湿，淡渗利水，通畅三焦。本方温心脾之阳，以化水饮之邪，是温药治水饮的代表方。

#### （二）微饮证治

**【原文】**夫短气有微饮[①]，当从小便去之，苓桂术甘汤主之（方见上）。肾气丸亦主之。（方见虚劳病中）(17)

**【注解】**

①微饮：指轻微的痰饮。

**【释义】**本条论述微饮病的证治。

微饮指水饮之轻微者。因病证轻微，外症不甚明显，仅短气一症较突出。由于阳虚不能化气行水者，加之心脾气弱，不能运化水湿，而使微饮内留，妨碍升降，所以常有短气。但究其原因，有在脾在肾的不同，若临床还兼见头目眩晕，食少消瘦，心下逆满者，可用苓桂术甘汤温化中焦，使水邪从小便排出。若肾阳虚弱，不能温阳化气，使水停于下，引起少腹拘急不仁、腰痛或小便不利，或见畏寒肢冷，可用肾气丸温养肾气，利水消饮。

痰饮多与肺、脾、肾的气化不及所致。然而有时也可有一脏病变引起。所以治疗方法应有侧重，后再兼顾他脏。苓桂术甘汤侧重于脾，而肾气丸则侧重于肾。

#### （三）下焦水逆

**【原文】**假令瘦人[①]，脐下有悸[②]，吐涎沫而癫眩[③]，此水也，五苓散主之。(31)

**五苓散方** 泽泻一两一分 猪苓三分（去皮） 茯苓三分 白术三分 桂枝二分（去皮）

上五味，为末，白饮服方寸匕，日三服，多饮暖水，汗出愈。

【注解】

①假令瘦人：指其人素盛今瘦而言。

②脐下有悸：水气相搏于下，脐下跳动。

③癫眩：指病人眩晕，仆地不识人。癫，同颠，指病人眩晕。

【释义】本条论述痰饮上逆的证治。

由于脾胃升降失常，肺失通调之职，膀胱气化不行，水饮积于下焦，其人小便不利，则水无去路，反逆而上行，水气相搏，始于脐下，故脐下悸动；水气上冲于胃，胃气失和，胃气上逆则呕吐涎沫；水气上蒙清阳故头目眩晕。治宜五苓散化气利水。方中白术健脾，运化水湿；茯苓健脾，渗利水湿；桂枝温通阳气，以布津液；猪苓、泽泻利膀胱之气，引水向下。本方可使气化正常，水从小便排出。

## 二、悬饮

【原文】脉沉而弦者，悬饮内痛①。(21)

病悬饮者，十枣汤主之。(22)

**十枣汤方** 芫花（熬）、甘遂、大戟各等分

上三味，捣筛，以水一升五合，先煮肥大枣十枚，取九合，去滓，内药末，强人服一钱匕，羸人服半钱，平旦②温服之；不下者，明日更加半钱，得快下后，糜粥自养。

【注解】

①内痛：胸胁牵引疼痛。

②平旦：清晨。

【释义】本条论述悬饮的脉证和治法。

悬饮是饮邪结于胁下，病在里，故脉沉；肝络不舒，胁内作痛。弦脉主饮主痛。故用十枣汤破结逐水。方中甘遂、大戟、芫花并用峻下逐水，辅以大枣益气健脾，使下不伤正。因本方为峻下之剂，使用时宜晨起服药，即方后注所说“平旦服之”，以便白天观察护理。此外，还应根据患者病情、体质，从小剂量逐渐加量，以免过剂伤正。

## 三、溢饮

【原文】病溢饮者，当发其汗，大青龙汤主之；小青龙汤亦主之。(23)

**大青龙汤方** 麻黄六两（去节） 桂枝二两（去皮） 甘草二两（炙） 杏仁四十个（去皮尖） 生姜三两（切） 大枣十二枚 石膏如鸡子大（碎）

上七味，以水九升，先煮麻黄，减二升，去上沫，内诸药，煮取三升，去滓，温服一升，取微似汗①。汗多者，温粉粉之。

**小青龙汤方** 麻黄三两（去节） 芍药三两 五味子半升 干姜三两 甘草三两（炙） 细辛三两 桂枝三两（去皮） 半夏半升（汤洗）

上八味，以水一斗，先煮麻黄，减二升，去上沫，内诸药，煮取三升，去滓，温服一升。

**【注解】**

①微似汗：微微汗出。

**【释义】** 本条论述溢饮的证治。

水饮之邪不散，外溢于体表四肢，郁遏荣卫之气，故身体疼痛而无汗。饮邪停留肌表，当发其汗，使水邪从汗而解。虽然都是饮邪停留肌表，但具体证情有差异，所以，在发汗的基础上各有所偏重。

如大青龙汤证，由于寒饮内停，肺气不宣，故咳嗽而喘。饮邪溢于肌表，复感风寒，故身体疼痛，恶寒无汗。风寒湿闭塞肌表，郁而发热，故发热烦躁。由此可见，大青龙汤证是溢饮兼郁热烦躁之证。

大青龙汤能发散水气，清除郁热。方用麻黄汤的麻黄、杏仁、桂枝、甘草宣肺以散水气；甘草、生姜、大枣调和脾胃而利荣卫；石膏清解阳郁之热。

小青龙汤证，由于风寒外束于肌表，卫气闭塞，故有恶寒、无汗、口不渴。寒饮内伏，阻碍胸中升降之气机，故胸痞、干呕。饮邪流于肌表，则身体浮肿而重痛。饮邪上迫于肺，故咳嗽，痰多白沫，气逆倚息不得卧。由此可见，小青龙汤证是溢饮兼见寒郁咳喘之证。

治以小青龙汤发散水气，温中化饮。方用麻黄、桂枝发汗散饮，宣肺行津；干姜、细辛、半夏温中化饮，散寒降逆；五味子收敛肺气；芍药敛阴护正；甘草和药。

## 四、支饮

### （一）饮邪偏重

#### 1. 支饮冒眩

**【原文】** 心下①有支饮，其人苦冒眩②，泽泻汤主之。(25)

**泽泻汤方** 泽泻五两 白术二两

上二味，以水二升，煮取一升，分温再服。

**【注解】**

①心下：泛指胸膈胃脘。

②冒眩：头目昏眩。

**【释义】** 本条论述支饮致眩冒的证治。

由于脾胃虚弱，不能运化水湿，饮邪停于心下，妨碍升降，致清阳不能上达头目，浊阴反上扰清窍，所以头目昏眩比较严重。治以泽泻汤，健脾行水，消阴通阳。方中白术健脾益气，运化水湿，以制水饮上犯；重用泽泻利水消饮，导浊阴下行。

**2. 支饮呕吐**

**【原文】** 呕家本渴，渴者为欲解[①]；今反不渴，心下有支饮故也，小半夏汤主之。《千金》云小半夏加茯苓汤。（28）

**小半夏汤方** 半夏一升 生姜半斤

上二味，以水七升，煮取一升半，分温再服。

**【注解】**

①欲解：病将痊愈。

**【释义】** 本条论述支饮呕吐的证治。

胃有饮邪，气不和降，则饮邪上逆作呕。若饮邪吐尽，胃阳恢复，津液亦伤，故口渴。口渴反映饮邪已去，胃气已复，故曰“渴者为欲解”。若呕吐清水痰涎，吐之不尽，饮邪仍在胃中，而胃阳不复，故口不渴。此为心下有支饮所致。治宜小半夏汤，方中生姜辛散走窜，温化寒凝，消散水饮，饮去则胃和呕吐；半夏涤痰行水，降逆止呕，消散痰涎。

**3. 支饮呕吐兼眩悸**

**【原文】** 卒呕吐[①]，心下痞，膈间有水，眩悸[②]者，小半夏加茯苓汤主之。（30）

**小半夏加茯苓汤方** 半夏一升 生姜半斤 茯苓三两（一法四两）

上三味，以水七升，煮取一升五合，分温再服。

**【注解】**

①卒呕吐：有突然呕吐的意思。

②眩悸：指头晕目眩，心悸而不安。

**【释义】** 本条论述痰饮呕吐眩悸的证治。

饮邪停于胃中，故心下作痞。胃中水饮之气上逆，故卒然呕吐。清阳不升，浊阴不降，故头目晕眩；水气凌心，故心悸。治宜小半夏加茯苓汤，行水散痞，引水下行。方中生姜、半夏散寒化饮，降逆止呕；茯苓淡渗利水，导水下行，而有升清降浊之功。以上三味，健脾和胃，运化水湿，通调肺气，升清降浊，消散水饮，使痞消呕止，眩悸可除。

**4. 支饮兼外寒**

**【原文】** 咳逆，倚息不得卧[①]，小青龙汤主之。（方见上）（35）

**【注解】**

①倚息不得卧：斜靠着喘息，不能平卧。

**【释义】** 本条论述支饮兼外寒的证治。

寒饮形成之后，饮邪内伏于胸膈，又因风寒外束，卫气闭塞，内饮外寒，壅闭肺气，故咳嗽，痰多白沫，气逆倚息而不得卧。治以小青龙汤发散风寒，温中化饮，化痰降逆。

小青龙汤既治溢饮，又治支饮。两证均有外寒内饮的病机，小青龙汤解表发汗治溢饮，温肺化饮治支饮，异病可以同治。

## （二） 饮积成实

### 1. 支饮胸满

**【原文】** 支饮胸满[①]者，厚朴大黄汤主之。(36)

**厚朴大黄汤方**　厚朴一尺　大黄六两　枳实四枚

上三味，以水五升，煮取二升，分温再服。

**【注解】**

①胸满：胸间胀满。

**【释义】** 本条论述支饮胸满累及肠腑的证治。

由于痰饮聚结，郁而化热，饮热郁蒸，散漫胸间，所以胸满；因肺与大肠相表里，若饮热郁于胃肠，胃肠气滞不通，故腹满疼痛，大便秘结。故治以厚朴大黄汤，理气散满，疏导胃肠。方中厚朴温散降气，化湿除满；枳实理气，开滞消痞；大黄剂量最重，泻胃肠之滞热，以及水饮之有形实邪。本方以枳实、厚朴利气行饮，推荡于下，又用大黄疏导胃肠，可收痰饮湿满并治之功。

本方与小承气汤、厚朴三物汤同用大黄、厚朴、枳实；均治大便秘结、腹胀痛、脉实之症，热结气滞的病机；用泄热行气的治法。但小承气汤以大黄为君，以下利谵语、潮热燥屎为主症，病在实滞阳明、热结旁流，治以荡热导滞、通因通用；厚朴三物汤以枳、朴为君，以腹满疼痛、大便秘结为主症，病乃气滞热结在肠，治以行气除满、泄热止痛；而本方则以厚朴、大黄为君，以脘腹满胀、心下时痛为主症，病在饮热互结胸胃，治以逐饮荡热，行气开郁。三方药量不同，故证情亦同中有异，临证当详辨之。

### 2. 支饮壅肺

**【原文】** 支饮不得息[①]，葶苈大枣泻肺汤主之。方见肺痈中。(27)

**【注解】**

①不得息：呼吸困难。

**【释义】** 本条论述支饮壅肺的证治。

支饮阻于胸膈，使肺气不利，痰涎壅塞，故见胸满咳喘、呼吸困难等症。治以葶苈大枣泻肺汤，专泻肺气，而逐痰饮。方中葶苈子泻肺下气，破水逐饮，令肺气通降，则气行水降；大枣安中，补气血，益津液，以防泻下之虚。本方泻肺治水，虽峻而不伤正。

支饮与肺痈均可用葶苈大枣泻肺汤，因肺痈初期，风热痰涎结聚于肺，气机被阻故“喘不得卧”；支饮痰浊壅塞于胸，肺气不利则“不得息”。由于病机相同，故异病可以同治。

### 3. 支饮合并悬饮

**【原文】** 咳家，其脉弦，为有水[①]，十枣汤主之。(方见上)(32)

夫有支饮家，咳烦，胸中痛者，不卒死[②]，至一百日或一岁，宜十枣汤。（方见上）（33）

**【注解】**

①水：水饮之邪。

②不卒死：不能在短期死亡的意思。

**【释义】** 以上两条论述支饮合并悬饮致咳嗽的证治。咳嗽的成因很多，临床见证和预后各有异。如若由于水饮射肺发为咳嗽的，首先必见弦脉，因为弦为水饮的脉象。治疗当去水饮，咳嗽才能痊愈，用十枣汤峻下其水。

支饮本无胸痛和心烦的证候，若水饮久留胸膈，胸阳被郁，故胸中疼痛，心烦，此为支饮久咳之重证。倘若元气不至大伤，则“不卒死”，病虽缠绵日久，病机仍属胸膈支饮上凌心肺，故应攻逐水饮以止咳，可酌用十枣汤。

## 目标测试

1. 简述痰饮的病因病机。
2. 何谓四饮？其临床表现如何？
3. 痰饮的治则为何为“温药和之”？
4. 试述痰饮目眩、痰饮呕吐的辨证论治。
5. 悬饮、溢饮、膈间支饮用何方治之？

# 第十二章　消渴小便不利淋病脉证并治第十三

学习目标

1. 掌握消渴的概念及肾气亏虚证的证治，小便不利上燥下寒、阴伤水热互结证的证治。

2. 熟悉淋病的概念、治疗禁忌，消渴成因与主症及消渴肺胃热盛、津气两伤证的证治，小便不利气化不行证的证治。

3. 了解消渴、小便不利、淋病合篇的意义，小便不利病的辨证论治。

本篇论述消渴、小便不利和淋病的辨证论治。由于这些疾病大都涉及口渴和小便的变化，主要病变在肾与膀胱，所用方剂有的可互相通用，故合为一篇论述。

消渴，出自《内经》，以多饮、多食、多尿为特点，根据病机、症状和病情发展阶段不同，有上消、中消、下消之分。上消在于肺，以口干舌燥，渴而饮多为主；中消在于胃，以消谷善饥而多食为主；下消在于肾，以多饮多尿为主。治疗上提出肾虚消渴，用肾气丸温补肾气；水湿内停，津液不化的消渴，用五苓散化气行水；阴虚燥热者，用文蛤散益水制火；肺胃热盛者，用白虎加人参汤清热泄火，益气生津。

小便不利是一个症状，可出现于很多疾病之中。本篇所述涉及面较广，时病和杂病中的小便不利，均有论述。治疗上气化不行而水蓄下焦者，用五苓散温化水湿；水热互结者，用猪苓汤利水除热兼以滋阴；上热下寒，用栝楼瞿麦丸温阳行水，生津润燥；少腹瘀血者，用蒲灰散或滑石白鱼散消瘀利水；脾肾两虚者，用茯苓戎盐汤补虚利水。

淋病是以小便淋沥涩痛为主的病证。根据临床表现和病理变化，后世分为石淋、血淋、膏淋、气淋、劳淋。文中仅论及血淋与石淋，并指出了淋病禁汗的原则，对后世五淋的发展起了一定的促进作用。

# 第一节 消 渴

## 一、成因与主症

**【原文】** 寸口脉浮而迟，浮即为虚，迟即为劳；虚则卫气不足，劳则营气竭。

趺阳脉浮而数，浮即为气①，数即消谷②而大坚③；气盛则溲数，溲数即坚，坚数相抟，即为消渴。(2)

**【注解】**

①浮即为气：趺阳脉浮，是胃中热气熏蒸，故云“浮即为气”。

②数即消谷：趺阳脉数，是热结于中，即所谓消谷。

③大坚：“大”之下，《医宗金鉴》云当有“便”字，即大便坚硬。

**【释义】** 本条论述消渴的病机和证候。

第一段论述上消证的病机。寸口脉候心肺的病变。心主血属营，肺主气属卫。营血虚衰，则不能充盈血脉，血少亦不能滋灌周身，阴血虚，则阳热盛，燥热内生，更耗伤气阴，故卫气不足，阳虚气浮，脉来浮而无力，血脉不充，营气虚少，脉来迟而细弱。这种劳伤营血，阴血虚少，阳气浮动，燥热内生，势必导致消渴病变。

第二段论述中消的病机和证候。趺阳脉候胃气盛衰，胃热有余，热盛于内，气蒸于外，则消谷善饥，脉浮而数。热盛阴伤，津液被灼则渴欲饮水，肠道失濡，燥屎内结，则大便坚硬。胃热气盛，降浊失常，脾受其制，脾亦不能为胃行其津液，水津偏渗于膀胱，故小便频数；小便过多，更耗劫津液，膀胱又为其所迫，津液不布，加重肠燥，故曰溲数即坚，这种胃热便坚，气盛溲数，数坚相互影响的恶性循环，必然导致消渴病的形成。

## 二、辨证论治

### （一）肾阳虚

**【原文】** 男子消渴，小便反多，以饮一斗，小便一斗，肾气丸主之。(3)

**【释义】** 本条论述下消证治。肾为水脏，主藏精，内寓真阴真阳，在生理状态下，肾主蛰藏，宜固密而不宜耗泄，使开合有度，小便自调；肾阳蒸化水液，使之上润而口中自和而不渴。反之，在病理情况下，肾阳不足，肾气亏损，封藏失职，水液下流则小便反多；肾阳亏虚，不能蒸化水液以上润，则口渴多饮。于是患者出现多饮、多尿，以及腰膝酸软、四肢厥冷、舌淡苔白等肾阳虚之症，治宜温补肾阳。方用金匮肾气丸。方中附子、桂枝温复肾气，地黄、山药、山茱萸、丹皮、茯苓、泽泻（六味地黄丸）滋补肾阴，使阳得阴助，肾气恢复，气化复常。

### （二） 阴虚燥热

**【原文】** 渴欲饮水不止者，文蛤散主之。(6)

**文蛤散方** 文蛤五两

上一味，杵为散，以沸汤五合，和服方寸匕。

**【释义】** 本条论述渴欲饮水不止的治法。渴欲饮水，但饮不解渴，饮水不止，反为热消，所以渴饮不止，此乃阴虚有热所致，治以文蛤散咸凉润下，生津止渴。

### （三） 肺胃热盛，气津两伤

**【原文】** 渴欲饮水，口干舌燥者，白虎加人参汤主之。(12)

**【释义】** 本条论述热盛伤及气津的消渴证治。

消渴患者，多渴欲饮水，是因肺胃热盛，热能伤津亦耗其气，气虚不能化津，津亏无以上润，故口干舌燥，饮水自救。饮水虽多，不能除热，气虚不复，津液不化，施布不能，饮入之水，或被热消，或下趋膀胱而小便频数。治以白虎加人参汤，石膏甘寒清肺胃邪热；知母苦寒质润，可助石膏清泄阳明经热，滋阴润燥；人参大补元气，气旺则津生；粳米、甘草固护胃气，既可益胃生津，又防寒凉之品损伤脾胃。诸药合用，起到清热益气、生津止渴之效，故用于肺胃热盛，气津两伤之消渴。

本条为热在阳明之经，并未入腑，既不宜早下，又不能苦寒直折，故立人参白虎法，对临证论治确有一定的指导意义。

# 第二节 小便不利

## 一、辨证论治

### （一） 膀胱蓄水

**【原文】** 脉浮，小便不利，微热[①]消渴者，宜利小便发汗，五苓散主之（方见痰饮）。(4)

渴欲饮水，水入[②]则吐者，名曰水逆，五苓散主之（方见上）。(5)

**【注解】**

①微热：微微发热。

②水入：饮入水。

**【释义】** 此二条均为五苓散证。

第 4 条论述太阳膀胱表里皆病，而水蓄于下，津液不化的证治。由于外感风寒，表邪不解，故脉浮，身有微热而有恶寒；部分表邪循经入腑，与水互结，膀胱气化受阻，故小便不利。水停于下，气化失常，津液不能蒸腾上承故口渴。这种口渴，乃由下焦蓄水所致，故渴而饮水不多。证属太阳经腑同病，治宜利小便发汗，方用五苓散表里分消。桂枝疏风解肌，温化水液；茯苓、白术健脾和中，渗利水湿；猪苓、泽泻直泄膀胱湿浊，诸药相合，化气利水，通阳解表，方用散剂使其迅速发散，外窍通，内窍利，则诸症可愈。

第5条论述水逆证治。外感邪气，循经入腑，与膀胱之水互结，水蓄于下，气因水阻，津不上布故口渴。蓄水过多，上干于胃，胃失和降，故渴饮之水，拒而不纳，水入则吐。魏念庭认为“此名之曰水逆，其人小便亦必不利”。此与上条病机基本一致，故亦用五苓散化气行水利小便，蓄水得去，则诸症自解。

以上两条，均由外邪引起，但一有表证，一无表证，而邪与水结，气化受阻则是一致的，故同用五苓散一方。此两条亦见于《伤寒论·辨太阳病脉证并治》，虽都有消渴饮水之症，但属于外感热病过程中的一个症状，非杂病中的消渴，需加以区别。

### （二） 下寒上燥

**【原文】**小便不利者，有水气①，其人若渴②，栝楼瞿麦丸主之。(10)

**栝楼瞿麦丸方** 栝楼根二两 茯苓三两 薯蓣三两 附子一枚（炮） 瞿麦一两

上五味，末之，炼蜜丸梧子大，饮服三丸，日三服；不知，增至七八丸，以小便利，腹中温为知。

**【注解】**

①水气：水饮之邪。

②若渴：《医统正脉》本作“苦渴”，宜从。

**【释义】**本条论述小便不利，下寒上燥的证治。肾为水脏主司气化，膀胱为州都之官，藏津液；液藏于膀胱而主司在肾，今肾阳不足，气化无权，水气不行，故小便不利；小便不利则水无出路，故水气内停；下焦阳虚，气不化水，不能蒸腾津液上潮于口，以致上焦燥热，其人苦渴。证属下寒上燥，单纯温阳，则上焦燥热更甚，单纯滋阴润燥，则又碍于肾阳之虚；然上浮之，非滋不熄，下积寒水，非温不消，故治宜下温肾化气以消水，上滋其燥以生津，方用栝楼瞿麦丸。方中附子补下焦之火为君药，振奋肾气，化气有权，既可通利水道，又可蒸津上奉，茯苓、山药补中土以制水，栝楼根清上焦之燥以生津止渴，瞿麦一味专通水道，清其源并治其流。诸药相伍，攻补兼施，阴阳同调，寒热并投，并行不悖。服以蜜丸，量由小渐大，可见治疗此种寒热虚实错杂之证，不能急于求成，法治之巧，足资后人研究。

方后注云“以小便利，腹中温为知”，可知本证当有腹中冷，水气内停的腰以下浮肿等症。故炮附子一味，当为方中之君。又，本方与五苓散证都有水气不化之变，但二者病机不同，故当鉴别。口渴之症与消渴病不同，亦不可混淆。

### （三）湿热夹瘀，脾肾两虚

**【原文】** 小便不利，蒲灰散主之；滑石白鱼散、茯苓戎盐汤并[①]主之。(11)

**蒲灰散方** 蒲灰七分 滑石三分

上二味，杵为散，饮服方寸匕，日三服。

**滑石白鱼散方** 滑石二分 乱发二分（烧） 白鱼二分

上三味，杵为散，饮服方寸匕，日三服。

**茯苓戎盐汤方** 茯苓半斤 白术二两 戎盐弹丸大一枚

上三味，先将茯苓、白术煎成，入戎盐再煎，日三服。

**【注解】**

①并：合用。

**【释义】** 本条论述小便不利的三种治法。

小便不利是一个症状，可见于多种疾病，故其发病原因亦很多。这里一症列三方，说明小便不利的证情复杂，治疗不能单一，须在辨证论治的基础上，适当选方治疗，断不可一遇小便不利症，任选其中一方。至于如何运用，当以方测证，灵活掌握。

蒲灰散，由蒲灰七分，滑石三分组成。蒲灰凉血消瘀，通利小便，滑石清热利湿，利窍止疼，二药合用，能凉血化瘀，清热利湿，故此方所治小便不利，是由湿热下注，气阻血瘀膀胱气化失司之证，临床除小便不利，可有尿短赤，或有血尿，或尿道疼痛，少腹拘急等症。

滑石白鱼散，由滑石、乱发、白鱼（衣鱼）三味组成。滑石清泄湿热，乱发止血消瘀利小便，白鱼行血消瘀利小便，三味相伍，散瘀止血，清热利湿，故本方适用于少腹瘀血，湿热郁滞的小便不利，症见尿黄赤，或血尿，少腹胀痛，尿时水道涩痛等，后世称之为血淋。

茯苓戎盐汤，方中戎盐即青盐，性味咸寒，疗溺血、吐血、助水脏、益精气；茯苓、白术健脾利湿，三味合用益肾清热，健脾利湿。适用于脾肾两虚，气化不利，湿热下注的小便不利，症见尿后余沥不尽，或尿道轻微涩痛，或少量血尿与白浊等。曹颖甫认为“此方为膏淋、血淋、阻塞水道通治之方”，其说可供参考。

以上三方，均治小便不利，但轻重虚实各有不同。蒲灰散、滑石白鱼散均有凉血消瘀，清热利湿之功，但蒲灰散重在清利湿热，滑石白鱼散偏于止血消瘀，二者均属实证范围。茯苓戎盐汤则属脾肾两虚，湿热下注的虚实夹杂证。临床实践当随证审用。

### （四）水热互结伤阴

**【原文】** 脉浮发热，渴欲饮水，小便不利者，猪苓汤主之。(13)

**猪苓汤方** 猪苓（去皮）、茯苓、阿胶、滑石、泽泻各一两

上五味，以水四升，先煮四味，取二升，去滓，内胶烊消，温服七合，日三服。

【释义】本条论述水热互结，郁热伤阴的小便不利证治。

脉浮发热，并非病邪在表，而是燥热在肺，郁蒸于皮毛，肺热上浮外达所致，故发热不兼恶寒。上源不清，则不能通调水道下输膀胱，导致水气内停，与热互结，故小便不利；水与热结，热耗阴液，气化蒸腾失司，津液无以上承，故渴欲饮水。病为水热互结，故用猪苓汤清热利水以开下结，兼滋其燥。茯苓健脾渗湿；猪苓、泽泻淡渗利水，和甘寒滑石相伍利水清热；阿胶甘平，滋阴补血以育阴。《汤液本草》认为“仲景猪苓汤用阿胶，滑以利水道”。从遣药配伍可见仲景立法之妙。

本条亦见于《伤寒论·阳明病脉证并治》。本条与前五苓散证均有小便不利，渴欲饮水，脉浮发热的症状，但其病机则不相同，五苓散是下焦蓄水证，而本条是水与热结之证，故前者以温阳化气利水为主，本条则以清热利水开结育阴为主。临床当细审病因病机，方不误论治。

## 第三节 淋 病

### 一、主症

【原文】淋之为病，小便如粟状[①]，小腹弦急[②]，痛引脐中。(7)

【注解】

①小便如粟状：指小便排出粟状之物。

②弦急：即拘急。

【释义】本条论述淋病的症状。

淋，出自《素问·六元正纪大论》。一般以小便急迫、短、数、涩、痛为特点。根据发病机理不同，后世分为石淋、气淋、血淋、膏淋、劳淋。从本条辨证来看，是论述石淋病证。

淋病的形成，《诸病源候论》指出：“诸淋者，由肾虚而膀胱热故也。”《丹溪心法》亦强调“淋虽有五，皆属于热”。故湿热下注，蕴于膀胱，煎熬膀胱津液，炼结成固体物质，形如粟米，阻塞尿道，以致热郁气滞，小便涩而难出，尿迫于内，热郁于中，故小腹拘急，痛引脐中。这种石淋尿痛较之其他淋病尤甚。

淋病与小便不利，均系小便困难，但小便不利一般指小便困难，不通或短少，而淋病则指排尿滴沥涩痛，二者不可混淆。

### 二、禁忌

【原文】淋家不可发汗，发汗则必便血[①]。(9)

【注解】

①便血：这里是指尿血。

**【释义】** 本条论述淋家的治疗禁忌。

淋家，一般指患淋病日久不愈者；淋病之因，多由肾虚膀胱热盛或膀胱湿热所致。病延日久，阴分耗伤，肾虚更甚，虚热则益剧。此时虽有外邪，亦不可辛温发汗，因辛温之品，既助邪热，又劫夺津液，如此伤阴助热，热伤血络，动其营血，迫血妄行，则导致尿血变证。

### 目标测试

1. 何谓消渴？
2. 简述消渴的辨证论治。
3. 小便不利有几种情况？如何治疗？
4. 试述五苓散与猪苓汤所治的小便不利有何异同。

# 第十三章　水气病脉证并治第十四

学习目标

1. 掌握水气病的分类及治疗大法，皮水表虚、皮水表实、皮水郁热、皮水阳郁的证治，风水表虚与风水夹热的辨治，黄汗湿遏肌腠，卫郁营热与湿盛阳郁，营卫郁遏证的辨治。

2. 熟悉水气病的病因病机及临床表现，气分病脾肾阳虚阴寒内聚与脾弱失运饮聚气滞证的证治。

3. 了解五脏水的证候。

水气病，即水肿病。本篇专论水气病的病因、病机、辨证。根据水气病的病因病机、症状及部位，张仲景把水气病分为风水、正水、皮水、石水、黄汗等类型；同时，由于五脏有病可以产生水气病，因此又有心水、肝水、脾水、肺水、肾水即五脏水之称。此外，尚有水分、血分、气分的称谓。所谓水分病即是先病水而后病血；血分病，即是先病血而后病水；气分病即是由气而病水。从而说明水、气、血三者之间可以互相影响，互相转化，气行则水行，气滞则水停，气寒则水凝；水血同源，气血同源。

关于水气病形成的机理，主要与肺、脾、肾及三焦、膀胱的功能失调有关，尤其与肾的功能失职关系密切。

对于水气病的治疗，张仲景秉承《内经》中“开鬼门，洁净府”，“去菀陈莝”的学术思想，提出了“腰以下肿，当利小便；腰以上肿，当发汗乃愈”和“有水，可下之”等发汗、利小便和攻逐水邪三大法则。为后世治疗水肿病奠定了坚实的基础。

## 第一节　病因病机

### 一、风邪袭表，肺郁水泛

**【原文】**脉浮而洪，浮则为风，洪则为气，风气相搏，风强①则为隐疹，身体为痒，痒为泄风②，久为痂癞③；气强④则为水，难以俯仰。风气相击，身体洪肿，汗出乃愈。恶风则虚，此为风水；不恶风者，小便通利，上焦有寒，其口多涎，此为黄汗。(2)

【注解】

①风强：指风邪盛。

②泄风：风邪外泄。

③痂癞：一种顽固性的皮肤病，化脓结痂，犹如癞疾。

④气强：即水气盛。

【释义】本条论述风水病产生的机理。

外感风邪，其脉浮；脉洪为气实，指病人素有郁热。风强伤卫，风热蕴郁阴营，故为瘾疹，身体瘙痒不止，称为“泄风”；因痒而搔抓，搔破结痂，遍及全身，日久即成“痂癞”之病。风气相搏，肺失宣降，不能行水，故见喘息难以俯仰；若表闭气郁，水气溢于肌表，全身浮肿。治疗当散风祛水，应用汗法，使风与水邪从肌表而出。黄汗，脾虚不能运化水湿，湿郁化热，侵入营分，邪热郁蒸，汗出色黄，故谓“黄汗”。脾虚不能化湿散寒，湿留津聚，故口多涎；膀胱气化尚未受到影响，故小便通利；由于此证与风邪无关，亦无表证，故不恶风。

## 二、脾运未复，气不化水

【原文】趺阳脉当伏，今反紧，本自有寒，疝瘕，腹中痛，医反下之，即胸满短气。(6)

问曰：病下利后，渴饮水，小便不利，腹满因肿[①]者，何也？答曰：此法当病水，若小便自利及汗出者，自当愈。(12)

【注解】

①腹满因肿：腹满水肿。

【释义】第6条从脉象论述形成水气病的机理。趺阳脉候脾胃，一般当伏，今反紧，腹中有寒疾，如疝、瘕、腹中痛。寒则当温为宜，医者反用苦寒之剂下之，重伤阳气，脾胃阳虚，水湿不运，水寒互结，不得输化，上逆于肺，肺气失宣，故见胸闷、短气。因水停于内，外溢肌肤，则形成水气病。

12条论述病下利后形成水肿的机理。下利之后，出现口渴欲饮水，是下利津亏所致，饮水后，阴阳自和，病必自愈。若下利后，脾肾被伤，脾不制水，肾不气化，津液不能敷布，故口渴饮水，小便不利；水有入而无出，以致水积腹中则腹满；水气横流，形成水肿。假如小便通利，体表也有汗，说明阳气未衰，或阳气已恢复，三焦表里通达，水有出路，水肿自易消退，故曰“自当愈”。

## 三、肺失通调，肾虚水泛

【原文】寸口脉弦而紧，弦则卫气不行，即恶寒，水不沾流[①]，走于肠间。少阴脉紧而沉，紧则为痛，沉则为水，小便即难。(9)

【注解】

①水不沾流：水不随气运行。

【释义】本条从脉症论述水气病的形成与肺肾有关。

寸口主肺，卫气通于肺，寸口脉弦而紧，紧为寒，弦则卫气为寒邪所郁而不行。卫气不行，则阳气无以充腠理，司开关，藩篱不固，故恶寒；卫阳不行，肺气不利，肺不能通调水道，下输膀胱，人体内的水液和来自水谷的津液不能正常行于水道，反走肠间，遂横流于肌肤则水肿。此言水气病之形成，责在卫阳虚，影响到肺所致。

少阴主肾又主里，少阴脉沉而紧，紧则为里寒内盛，沉则阴寒内结。阴盛阳虚，少阴之阳气不足，不能蒸腾气化，温煦全身，则周身、骨节和腰部寒冷作痛；肾阳虚不能蒸化水气，三焦气化不利，故小便难；小便难，则水无出路，聚集体内，形成水肿病。此言水气病之形成，责在少阴之肾阳，以少阴主水，肾阳虚则水聚而成水气病。

## 四、水热互结，气化不利

【原文】趺阳脉当伏，今反数，本自有热，消谷，小便数，今反不利，此欲作水。(7)

寸口脉浮而迟，浮脉则热，迟脉则潜，热潜①相搏②，名曰沉③。趺阳脉浮而数，浮脉即热，数脉即止④，热止相搏，名曰伏⑤，沉伏相搏，名曰水。沉则脉络虚，伏则小便难，虚难相搏，水走皮肤，即为水矣。(8)

【注解】

①潜：潜藏。

②搏：相合的意思。

③沉：内伏而不外达。

④止：伏止不行。

⑤伏：沉伏而不举。

【释义】第 7 条论述水热互结的水气病成因。趺阳脉为胃脉，其脉行于足背二筋之间，一般当伏。现趺阳脉当伏反数，说明胃有邪热，“热能杀谷”，故应消谷善饥；胃热下移膀胱则应小便频数，现小便反而不利，此乃水与热结，膀胱气化不利，水气外溢肌肤形成水肿病，故曰“此欲作水”。

第 8 条是在上条的基础上通过脉象进一步论述水热互结的水气病机理。寸口脉为阳位，浮脉为阳而主热，故脉浮则为热；迟脉为阴，故迟则为潜，热潜相搏，则热内伏而不外达，故曰“热潜相搏，名曰沉”。趺阳脉浮而数，是热伏止于下，留于内，而不行于外，故曰“热止相搏，名曰伏”。伏即沉伏之意，指热流于内与水气相搏，水与热结而停留。同时又因热留于内，则气不外行而脉络空虚；热止于中，则阳气不化而水液停留，小便短少，水不能循其常道而运行，则浸淫于皮肤肌肉之间，形成水肿。由此可见，水热互结而病水的关键是气化不行。这一机理对于水气病的辨证、分型及其治疗都有很大的启发。

## 五、血病及水，水病及血

**【原文】**师曰：寸口脉沉而迟，沉则为水，迟则为寒，寒水相搏。趺阳脉伏，水谷不化，脾气衰则鹜溏，胃气衰则身肿。少阳[①]脉卑[②]，少阴脉细，男子则小便不利，妇人则经水不通。经为血，血不利则为水，名曰血分。(19)

问曰：病有血分水分，何也？师曰：经水前断，后病水[③]，名曰血分，此病难治；先病水[④]，后经水断，名曰水分，此病易治。何以故？去水，其经自下。(20)

**【注解】**

①少阳：指手少阳三焦经的和髎穴，在耳门稍前上方。

②脉卑：指左手尺脉按之沉而弱，表示气血不足。

③后病水：然后出现水肿。

④先病水：首先出现水肿。

**【释义】**19条从寸口、趺阳、少阳、少阴等脉的变化，论述水气病发生的病机和症状。寸口脉为阳主肺，肺之阳气虚弱，血脉运行不畅，故寸口脉迟；肺失通调，水气凝聚，寒水内盛，阳气不能外达，故见脉沉；肺主治节失常，水湿外溢肌肤形成水肿。

趺阳脉候脾胃之气，脾胃阳气衰弱，不能鼓动脉气，则趺阳脉沉伏不起；脾胃俱虚，不能腐熟运化水谷，水湿内困，水粪杂下，则大便鸭溏；水湿外溢肌肤形成水肿。

少阳脉候三焦之气，三焦气少血少，故少阳脉卑；三焦决渎功能失调，则男子小便不利，女子经水不调。

少阴脉候肾，下焦寒气凝结，气虚血少，不能充盈脉道，故少阴脉细；寒凝胞宫则女子月经不调；月经来源于血，血行不利，渗出脉外而为水，可见月经不调亦可形成水肿，故曰“血分”。

20条论述妇人病水有血分、水分之分的机理。所谓血分，是因经水前断，经水渗出脉外而为水，经水先断的原因：一为血脉壅塞不通，经水渗于脉外而为水，水湿外溢，身体四肢皆肿；二为脾胃亏损，不能运化水谷精微，血少而致经闭，经闭血滞，渗于脉外，亦成水肿。因血而病为水气病，属瘀血者难化，属血虚者难补，血分深而难通，血不通则水不行，故曰：此病难治。

所谓水分，是因先病水肿，水湿壅闭，经脉不畅，后经水断而患。水分浅而易行，治当行水散湿，水去则经水自通，其病可愈，故曰：此病易治。

## 六、脏腑失调，停水外溢

**【原文】**师曰：寸口脉迟而涩，迟则为寒，涩为血不足。趺阳脉微而迟，微则为气，迟则为寒。寒气不足[①]，则手足逆冷；手足逆冷，则营卫不利；营卫不利，则腹满胁鸣相逐，气转膀胱，营卫俱劳[②]；阳气不通即身冷，阴气不通即骨疼，阳前通[③]则恶

寒，阴前通则痹不仁，阴阳相得，其气乃行，大气[4]一转，其气乃散；实则失气，虚则遗尿，名曰气分。(30)

**【注解】**

①寒气不足：指有寒而又气血不足。

②营卫俱劳：即营卫俱病。

③阳前通：断绝流通之意。“前”，古假借作剪。

④大气：指宗气。

**【释义】**本条论述气分病的病机、脉证和治则。

气分是指水寒之气乘阳气之虚而病在气分而言。气分病是指由于脏腑功能失调，气化不行，停水外溢所致的水气病。病变中心以肺、脾、肾为中心，亦与三焦、膀胱有关。症状可出现四肢厥冷、腹满、肠鸣、身冷、骨痛、肌肤不仁等，病为阴阳失和，治宜调其阴阳，温运阳气，即文中所说“大气一转，其气乃散”的治疗原则，意在治疗水气病，贵在恢复阳气的气化功能，正气恢复，气旺则津布，水气亦随之消散。“实则矢气，虚则遗溺”指气分病有气虚、气实之分，若阳气衰微，大气不转，寒气郁结，泄于后阴，而见矢气，属气实；泄于前阴，而见遗溺，属气虚。但均为气分病变。

上述气分、血分、水分三者均与水气病相关，而三者之间又存在密切关系，中医理论认为，气为血帅，气行则血行；气行则津液亦可布散于四肢百骸、五脏六腑。反之，气滞则可导致血瘀、水停，而形成疾病。

## 第二节 分类与辨证

### 一、四水与黄汗

**【原文】**师曰：病有风水、有皮水、有正水、有石水、有黄汗。风水，其脉自浮，外证骨节疼痛，恶风；皮水，其脉亦浮，外证胕肿[1]，按之没指，不恶风，其腹如鼓，不渴，当发其汗；正水，其脉沉迟，外证自喘；石水，其脉自沉，外证腹满不喘。黄汗，其脉沉迟，身发热，胸满，四肢头面肿，久不愈，必致痈脓。(1)

太阳病，脉浮而紧，法当骨节疼痛，反不疼，身体反重而酸，其人不渴，汗出即愈，此为风水。恶寒者，此为极虚，发汗得之。渴而不恶寒者，此为皮水。身肿而冷，状如周痹[2]，胸中窒，不能食，反聚痛，暮躁不得眠，此为黄汗，痛在骨节。咳而喘，不渴者，此为肺胀，其状如肿，发汗即愈。然诸病此者，渴而下利，小便数者，皆不可发汗。(4)

**【注解】**

①胕肿：指皮肤浮肿。

②周痹：病名，痹证的一种，病在血脉之中，其症疼痛，偏于一侧，能够上下游

走，而左右则不移动为其特点。

**【释义】** 第 1 条总述水气病五种类型的脉症，并提出风水与皮水的治疗原则，同时还有黄汗的脉症和转归。各类的发病机理如下：

风水：与肺关系较密切，因肺主皮毛，风邪侵袭肌表，正邪相争，卫外不固，故脉浮恶风；皮毛不宣，通调失职，水湿潴留，故头面浮肿；湿邪流注关节，故骨节疼痛。

皮水：与脾、肺关系较密切，因脾居中州，主四肢、肌肉，脾失健运，则水湿阻滞中焦，故腹满如鼓状，口不渴；水湿溢于皮肤，故皮肤肿，按之没指；水行皮中，因皮与肺相合，故脉浮；不兼风邪，故不恶风。由于病变在表，治疗时当因势利导，可发其汗，使水从皮肤排出。

正水：脾肾阳虚，不能气化，水停于里，故腹满，脉沉；水气上射于肺，肺失宣降而有喘。

石水：肾阳虚衰，水气结于少腹，故少腹硬满如石且脉沉。因水聚于下，未及于肺，故不作喘。

黄汗：与脾有关，脾阳虚不能运化水湿，水湿内停，故脉沉迟；湿邪郁而化热，湿热流于肌肤，故身热，四肢头面肿；湿热内郁，肺气不畅，故胸满；湿热入营，邪热郁蒸，汗出色黄，故称黄汗。此病若日久不愈，湿热郁滞营血，气血腐败而化脓，可导致痈脓。

第 4 条再论述水肿病的辨证及治疗原则，并概括指出风水、皮水、黄汗、肺胀的鉴别。风水，因肺气不能通调水道，内有水湿，又外感风寒，风寒闭塞，寒湿郁表，故脉浮而紧，头面体表浮肿；寒湿在肌表，未入关节，故骨节不疼，而身体酸重；寒湿在肺与肌表，未及脾脏，脾气尚可输布津液，故病人不渴。风水病在表，当汗法治之，以祛在表之风寒湿邪，此乃风水表实证的治法。水肿病本为阳气不足，使用汗法应正气强盛，否则发汗易伤阳气，阳气因汗而损，其表更虚，卫阳更虚，恶寒加重，故曰：恶寒者，此为极虚，发汗得之。

皮水，因脾阳虚不能运化水湿，水湿阻滞于中，里水外溢，肺失宣降，水湿流于皮中。脾虚湿停，津液不能上承，故口渴。此类皮水，病在肺脾，而无表证，故不恶寒。

黄汗，因脾虚不运，水湿郁久化热，湿热上蒸，气机不畅，故胸中滞塞，失眠；湿热郁于营分，故汗出色黄；汗出腠理开，卫阳失固，故身冷；湿停肌表故身肿；湿留关节，气机郁滞，故痛在骨节；脾气虚弱，运化失职，故不能食。

肺胀，因外感寒湿，闭郁肺气，寒水内动，故咳而喘息，口不渴；寒湿郁闭肌表，其形肿。此证当发汗解表，散风寒湿邪，宣通肺气。

以上诸证症状虽有不同，病机却相同，均可用解表法治之。但须注意体内津液情况，若见渴而下利、小便频数等兼症，此为体内津液已伤，此时再发汗，有导致津枯液竭的危险，故曰：皆不可发汗。

## 二、五脏水

**【原文】** 心水者，其身重①而少气，不得卧，烦而躁，其人阴肿②。(13)

肝水者，其腹大，不能自转侧，胁下腹痛，时时津液微生③，小便续通④。(14)

肺水者，其身肿，小便难，时时鸭溏。(15)

脾水者，其腹大，四肢苦重，津液不生，但苦少气，小便难。(16)

肾水者，其腹大，脐肿腰痛，不得溺，阴下湿如牛鼻上汗，其足逆冷，面反瘦。(17)

**【注解】**

①身重：《千金》作“身肿”。

②阴肿：前阴肿胀。

③时时津液微生：指口中时时微有津液。

④小便续通：指小便时通时不通。

**【释义】** 以上五条论述五脏水的辨证。

13 条论述心水的辨证。心水是由于心阳不足，停水泛溢所致。寒水内停，上凌于心，心阳被郁，故烦躁；心火耗伤心气，心气不足，寒湿有余，故身重少气；卧时水邪逆于心，心气阻遏更甚，故不得卧；寒湿停于下，心火不能下交于肾；肾不主水，水溢于前阴，故阴肿。

14 条论述肝水的辨证。肝水是因肝失疏泄，水道不通而成。肝失疏泄，肝病及脾，脾失运化，停水泛滥，则腹部肿胀，不能转侧；水阻肝络，则胁下腹痛；肝失疏泄，气逆则水逆，在上则时时津液微生，在下则小便时通时不通。

15 条论述肺水的辨证。肺水是由于肺失通调，停水泛滥而致。肺失通调，停水外溢肌表，则身体浮肿；肺失通调，水不下行，则小便不利；肺病及肠，大肠传导失职，水液直趋大肠，则大便稀薄。

16 条论述脾水的辨证。脾水系脾失运化，停水泛滥而成。寒水内停，湿困于脾，脾失转输之常，不能升清降浊，水湿聚于中，而流走四肢，故腹大，四肢苦重；津液为水谷的精微，皆由脾胃所生，脾气虚，津液不生，故少气，口渴；脾虚不散精于肺，肺不通调水道以行决渎，故小便难。

17 条论述肾水的辨证。肾水系肾阳不足，气不化水所致。肾阳衰弱，不能化气行水，关门不利，水反侮土，而聚于腹，故其腹大，脐肿；肾阳虚衰，失于温养，则下肢厥冷，前阴冷湿，腰部冷痛；阳损及阴，失于濡养，则形体消瘦。水气内停，而见小便短少，不得溺。

## 第三节　治疗大法

### 一、利小便、发汗

**【原文】** 师曰：诸有水者，腰以下肿，当利小便；腰以上肿，当发汗乃愈。(18)

**【释义】** 本条论述水气病的治疗原则。

诸有水者，指一切水肿病而言。凡治水气病，腰以下肿者，其病在下在里，多因阳气衰弱，不能化气行水，水湿潴留于下而成，故治宜化气利水，渗利水湿，使腰以下之水从小便排出；腰以上肿者，其病在上在表，多因外邪侵袭肌表，闭郁阳气，水湿停留所致，故治宜宣通肺气，发汗散邪，使水邪从汗液而排出。亦即《素问》中提出的“开鬼门，洁净府”治法的具体运用。

水之去路有二：在表者发汗；在里者渗利。此因势利导，使水气迅速而去。但临床所见，也有腰以上肿，而渗于里；腰以下肿，而溢于表。此多与肺气不开，脾气不运，肾气不降，三焦不利，大气不转，水湿不去有关。所以在治疗上，腰以上肿，发汗去表邪，又要兼用渗利，使在里之水尽去；腰以下肿，既要渗利，又要兼开肺气，健运中州，使上窍通而下窍利，则水气尽去。本条以发汗、利水为治水两大法则。然而，在本篇中又有温阳化气、健脾化湿、调和营卫、益气固表、行水散结、温经通阳等法。

### 二、攻下逐水

**【原文】** 夫水病人，目下有卧蚕①，面目鲜泽②，脉伏，其人消渴。病水腹大，小便不利，其脉沉绝者，有水，可下之。(11)

**【注解】**

①目下有卧蚕：形容下眼皮水肿如蚕卧之状。

②鲜泽：肤色光亮。

**【释义】** 本条论述水气病可下之证。

凡水肿病人，脾胃为水湿所困，目下为胃脉所过，为脾所主，水湿潴留，出现眼胞浮肿，如卧蚕状；皮下水盛肤色光亮，故面目鲜泽；沉为水脉，若水盛而气血受阻，潜伏于下，则为伏脉；阳气不能化生津液，故消渴能饮；多饮则水积愈多，聚于腹内，故腹大；阳虚不能化水，故小便不利，阴水极盛，脉沉伏不起，故脉沉绝。水肿病人，腹大，小便不利，脉沉欲绝，但正气尚未衰败者，可以用逐水攻下法急治之。其脉证为水气壅盛，结实于里的实证、重证，可据《素问》“去菀陈莝”法攻下逐水。

本条从因、症、脉、色四方面提出了诊断水气病的方法。如消渴引饮、小便不利，是水病之因；目下状如卧蚕，是水病之症；沉伏欲绝，是水病之脉；面目鲜艳光泽，是水病之色。

# 第四节 辨证论治

## 一、风水

### （一） 风水表虚

**【原文】**风水，脉浮身重，汗出，恶风者，防己黄芪汤主之。腹痛者加芍药。(22)

防己黄芪汤方（方见湿病中）

**【释义】**本条论述风水表虚的证治。

风邪侵袭肌表，故脉浮；卫气虚不能固表，故汗出恶风；营卫涩滞，水道不利，水留分肉，故身重。治宜防己黄芪汤，疏风益卫，利湿健脾。腹痛者，为肝脾不和，故加芍药调和肝脾。

风水与风湿，均可用防己黄芪汤。但风水在表，以面目肿，手足按之下陷而不起为特征；风湿在表，是以关节疼痛为主症。因同属表虚，病机一致，故同用一方，即异病同治。

### （二） 风水夹热

**【原文】**风水恶风，一身悉肿[①]，脉浮不渴，续自汗出，无大热，越婢汤主之。(23)

**越婢汤方** 麻黄六两 石膏半斤 生姜三两 大枣十五枚 甘草二两

上五味，以水六升，先煮麻黄，去上沫，纳诸药，煮取三升，分温三服。恶风者，加附子一枚炮。风水加术四两。

**【注解】**

①一身悉肿：全身浮肿。

**【释义】**本条论述风水夹热的证治。

风邪侵袭肌表，故恶风；肺的治节不利，决渎失司，水溢皮肤，故一身都肿；风客于表，正邪相争，气血向外，故脉浮；病在表，故不渴；风性开泄，汗出则阳郁不甚，故无大热。治以越婢汤，发散风湿，清解郁热。方中麻黄、生姜发越阳气，宣散水湿；石膏清解郁热；甘草、大枣调和荣卫。恶风者加附子，因为汗多伤阳，而附子有温经化气，复阳止汗之力；水湿过盛，再加白术健脾除湿，表里同治，以增强消退水肿的作用。

方后所注“恶风者加附子”，当与第二条“恶风则虚”互参。服用越婢汤后，若恶风加剧，为肾阳不足之征，故宜加附子，否则将出现“恶寒者，此为极虚发汗得之”的后果。此亦反证风水“本之于肾”的病机。

本方与防己黄芪汤均治脉浮汗出恶风的风水病，但本方治风水表实而夹郁热，后方治风水表虚兼水湿滞于肌肤。故本方重在发汗散水，兼清郁热，后方重在补卫固表，利水散湿，两者不难鉴别。

## 二、皮水

### （一） 皮水郁热

【原文】里水者[①]，一身面目黄肿[②]，其脉沉，小便不利，故令病水。假如小便自利，此亡津液，故令渴也。越婢加术汤主之。(5)

【注解】

①里水：即皮水。

②黄肿：水在皮内，色黄肿胀，此与风水不同。

【释义】本条论述里水的证治。

脾胃虚弱，不能运化水湿，水停于里，故脉沉；肺气不宣，不能通调水道，下输膀胱，故小便不利；水湿郁滞日久而化热，泛于肌表，故一身面目黄肿。治宜越婢加术汤，宣肺健脾，利水清热。方中麻黄、石膏发越水气，通利小便，清泄郁热；白术健脾利水，与麻黄相伍，以行皮中水湿；甘草、生姜、大枣健脾化湿，调和营卫。诸药相得，起到发汗利水，清泄郁热之效。

条文中“越婢加术汤主之”一句当在“故令病水”之后，此乃倒装文法。假如小便自利，为肺气尚能通调水道，下输膀胱，汗多则伤津液，此亡津液，故口渴。治疗应健脾运化水湿，输布津液为主，而不能用越婢加术汤发汗，恐亡津液。

### （二） 皮水脾虚

【原文】皮水为病，四肢肿，水气在皮肤中，四肢聂聂动[①]者，防己茯苓汤主之。(24)

**防己茯苓汤方** 防己三两 黄芪三两 桂枝三两 茯苓六两 甘草二两

上五味，以水六升，煮取二升，分温三服。

【注解】

①聂聂动：是形容其动轻微。

【释义】本条论述皮水脾虚的证治。

脾阳虚弱，水湿内停，里水外溢；肺气不足，通调无力，水湿停滞皮中，故四肢浮肿，按之没指；水湿壅遏卫气，气行逐水，水气欲行不行，故四肢聂聂动。治宜防己茯苓汤，健脾益肺，行水利湿。方中防己、茯苓通行皮表，渗湿利水，导水下行；黄芪、桂枝益气温阳，以助行水化水之力；甘草与黄芪、茯苓共同健脾益肺，恢复运化通调之职。

防己黄芪汤与防己茯苓汤均治水气在表，均用防己、黄芪、甘草以走表行水、制水。但后者为防己黄芪汤去白术加茯苓、桂枝而成。前者所用防己一两，黄芪一两一分，后者防己、黄芪各三两，茯苓六两，显然后者所治肌表之水特重，其祛除皮水的作用甚强。

### （三） 皮水郁表

**【原文】**里水，越婢加术汤主之；甘草麻黄汤亦主之。(25)

**甘草麻黄汤方** 甘草二两 麻黄四两

上二味，以水五升，先煮麻黄，去上沫，内甘草，煮取三升，温服一升，重覆汗出，不汗，再服。慎风寒。

**【释义】**本条论述皮水的两种治法。

皮水因脾阳虚不能运化水湿，肺气虚不能通调水道，水湿停留，泛于肌表而成。皮水湿郁化热，一身面目黄肿者，可用越婢加术汤，宣肺健脾，清解郁热，而行水湿；若水湿停于肌表，无热而身肿者，可用甘草麻黄汤，内助脾气，外散水湿。本条皮水设两方，属同病异治。但越婢汤证兼有郁热，而甘草麻黄汤证则无热。

### （四） 皮水阳郁

**【原文】**厥①而皮水者，蒲灰散主之。(方见消渴中)(27)

**【注解】**

①厥：手足厥冷。

**【释义】**本条论述皮水见有手足厥冷的证治。

皮水，因湿热内郁，脾肺气虚，不行水湿，水气停于皮中，则不恶寒，身肿而冷，状如周痹；水在皮中，痹阻阳气，阳气不达于四肢，故手足厥冷。治以蒲灰散利水通阳，使水去肿消，阳气得以伸展，则厥冷自可痊愈。

## 三、正水与风水辨治

**【原文】**水之为病，其脉沉小①，属少阴；浮者为风，无水虚胀者，为气。水，发其汗即已。脉沉者宜麻黄附子汤；浮者宜杏子汤。(26)

**麻黄附子汤方** 麻黄三两 甘草二两 附子一枚（炮）

上三味，以水七升，先煮麻黄，去上沫，内诸药，煮取二升半，温服八分，日三服。

杏子汤方（未见，疑是麻黄杏仁甘草石膏汤）

**【注解】**

①脉沉小：脉沉并且细小。

**【释义】**本条论述正水与风水的不同治法，以及水气病与虚胀的鉴别。

正水病，是因少阴肾阳不足，不能温化水气，水湿停留于中，上逆于肺，故见腹满，喘息，脉沉小。治以麻黄附子汤，温阳宣肺，去水平喘。方中麻黄宣肺发汗，去水平喘；甘草健脾制水；附子温阳化湿。

风水病，是因风邪侵袭肌表，肺失通调水道，水湿留于体表四肢关节，故头面浮肿，骨节疼，脉浮恶风。治以杏子汤，宣肺祛湿。未见该方，后世多认为是麻杏石甘汤或甘草麻黄汤加杏仁。前者适用于风水兼肺有郁热；后者适用于风水而肺无郁热，可供参考。

虚胀病，是因气郁不行，气郁而胀。虚胀无水而有气，故治当扶正行气。

## 四、黄汗

### （一）湿热内蕴

**【原文】** 问曰：黄汗之为病，身体肿（一作重），发热汗出而渴，状如风水，汗沾衣，色正黄如柏汁，脉自沉，何从得之？师曰：以汗出入水中浴，水从汗孔入得之，宜芪芍桂酒汤主之。(28)

**黄芪芍药桂枝苦酒汤方** 黄芪五两 芍药三两 桂枝三两

上三味，以苦酒一升，水七升，相和，煮取三升，温服一升，当心烦，服至六七日乃解，若心烦不止者，以苦酒阻故也。

**【释义】** 本条论述黄汗的病机与证治。

汗出时入水中，水寒之气从汗孔侵入，郁闭汗液的排出，水湿留于肌肉经脉，阻碍营卫运行，卫郁不能行水，故全身水肿；营郁而热，积热成黄，湿热交蒸于外，故发热汗出，汗沾衣，色黄如柏汁；气不化津，故口渴；卫阳不利，故脉沉。治以芪芍桂酒汤，调和营卫，畅达气血。方中桂枝温化通行肌表水湿；生黄芪温行卫阳，补益脾肺之气；芍药清营血之热，行营血之郁；苦酒泄营中郁热。水湿得去，营热得泄，则诸症可愈。

### （二）水湿郁表

**【原文】** 黄汗之病，两胫自冷；假令发热，此属历节。食已汗出，又身常暮盗汗出者，此劳气也。若汗出已反发热者，久久其身必甲错；发热不止者，必生恶疮。

若身重，汗出已辄轻①者，久久必身瞤，瞤即胸中痛，又从腰以上必汗出，下无汗，腰髋弛痛②，如有物在皮中状，剧者不能食，身疼重，烦躁，小便不利，此为黄汗，桂枝加黄芪汤主之。(29)

**桂枝加黄芪汤方** 桂枝、芍药各三两 甘草二两 生姜三两 大枣十二枚 黄芪二两

上六味，以水八升，煮取三升，温服一升，须臾饮热稀粥一升余，以助药力，温服取微汗；若不汗，更服。

**【注解】**

①辄轻：就感觉轻快。辄，总是，就。

②腰髋弛痛：腰髋部筋肉松弛无力而痛。

**【释义】**本条论述黄汗证治及其与历节、劳气的鉴别。

黄汗病应身热小腿冷。“假令发热，此属历节”，说明历节病是风寒湿邪侵入机体，遍及关节，湿邪化热，湿热郁于关节，故历节病者身热，两足也热。“食已汗出，又身常暮盗汗出”，是因气虚不能固表，食后微热则汗出，或阴虚内热而外蒸，由此常暮盗汗出。其汗不是黄色，其发热之症也不因汗出而减，这是劳气汗出的特点。

黄汗，由于汗出阳气外发，营阴外泄，营卫不和之时，水气乘虚而入，阴湿积于下焦，卫气闭郁不能下达，故两胫自冷，腰以下无汗，腰髋弛痛，如有物在皮中，身疼且重；阳虚不能温煦脾胃，脾胃失和，故重者不可饮食；阳虚不能温化水气，故小便不利；此时，又由于心火不能下交于肾，独居于上，心火蒸腾，故发热，烦躁，腰以上汗出；若阳气太盛，汗出反发热者，必然耗损营血，不能濡养肌肤，故身必甲错；热郁肌肉，腐肉化脓，则生恶疮；如果汗出后，湿热减轻，阳气亦虚，待阳气恢复，水气欲行而不行，故身重；上焦湿气不行，下焦阴寒闭塞，气机不畅，故胸中痛。治以桂枝加黄芪汤，调和营卫，宣阳祛湿。方中桂枝温阳行水；芍药泄心火，敛阴气；桂枝、芍药调和阴阳，升下焦阳气以散寒湿，寒湿一去，心火下交于肾，上下交通，内外畅达；黄芪伸展阳气，固表敛阴；生姜、大枣、甘草调和营卫；饮热稀粥以助药力，取微微汗出，湿邪渐渐散去。

芪芍桂酒汤与桂枝加黄芪汤均用黄芪、芍药、桂枝以治黄汗，皆有宣达阳气、排除水湿的作用。但前者是周身汗出，表气已虚，故重用黄芪为君；后者是汗出不透，腰以上有汗，腰以下无汗，故以桂枝汤为君，调和营卫，另加黄芪。

## 五、气分病

### （一） 阳虚水凝

**【原文】**气分，心下坚，大如盘，边如旋杯[①]，水饮所作，桂枝去芍药加麻辛附子汤主之。(31)

**桂枝去芍药加麻黄细辛附子汤方** 桂枝三两 生姜三两 甘草二两 大枣十二枚 麻黄、细辛各二两 附子一枚（炮）

上七味，以水七升，煮麻黄，去上沫，内诸药，煮取二升，分温三服，当汗出，如虫行皮中，即愈。

**【注解】**

①旋杯：圆杯。

**【释义】**本条论述脾肾阳虚的气分病证治。

若患者脾肾阳虚，阴寒内聚，水湿停滞，凝于心下，则心下痞硬如杯如盘，外溢于肌肤则见浮肿。阴寒水饮凝聚，积留胃中，故胃脘痞结坚硬，以手触之则大如盘，边如旋杯之状。由于阴寒聚于中，常可见腹满肠鸣；阳虚不能温煦，又可见手足逆冷，身冷，骨节疼痛。治以桂枝去芍药加麻黄细辛附子汤，温阳散寒，通利气机。方中桂枝温通心阳，温化水湿；附子温暖肾阳，蒸化水气；细辛温经散寒，消散水饮；麻黄宣通肺气，通畅水道；生姜、甘草、大枣温脾和胃，调和营卫。服温药取汗，气机调畅，寒水消散，诸证可愈。

本方是“阴阳相得，其气乃行，大气一转，其气乃散”的具体运用。因其病本是寒饮乘阳虚而积结气分，故不直接用破气药，而用辛甘发散、温阳化气之药根治，实乃治疗胀病的关键，可谓“审因论治”之范例。

### （二）脾虚气滞

**【原文】**心下坚，大如盘，边如旋盘①，水饮所作，枳术汤主之。(32)

**枳术汤方**　枳实七枚　白术二两

上二味，以水五升，煮取三升，分温三服，腹中软即当散也。

**【注解】**

①旋盘：圆盘。

**【释义】**本条论述脾胃虚弱的气分病证治。

脾胃虚弱，不能升清降浊，阴寒水饮结聚，留于胃中，故心下坚，大如盘，边如圆盘之状。治以枳术汤，健中消痞。方中白术健中，升清降浊，消散寒水；枳实行气泄水，消坚散痞。如此，则脾旺气行，水气自消。

水、气本为同类，故“治水者当兼理气，治气亦当兼行气，以气行则水亦行也。”（《景岳全书》）此即“水气同治法”，为本条行气利水法的进一步发展。

仲景于气分心下坚大如盘者，出其两方。一方治阴气凝结于心下，用桂枝去芍药加麻黄附子细辛汤，一方治水饮痞结于心下，用枳术汤。前者为表里同病，后者则病在中焦。

## 目标测试

1. 简述水气病的分类及各自的临床表现。
2. 分析水气病的治疗大法。
3. 治疗风水、皮水各有哪些代表方？
4. 气分病如何论治？

# 第十四章　黄疸病脉证并治第十五

学习目标

1. 掌握黄疸成因与分类，谷疸、酒疸的辨证论治，热盛里实黄疸、湿重于热黄疸的证治。

2. 熟悉黄疸病火劫发黄、谷疸、酒疸、女劳疸、黑疸的辨证，女劳疸的证治，痿黄、黄疸兼证的辨治。

本篇专论黄疸病的脉因证治，同时对黄疸病的兼夹证也作了简要论述，内容相当广泛。

篇中所说的黄疸，是黄疸病的总称，黄疸病从病因上可分为谷疸、酒疸、女劳疸三类。从病机上看，本篇黄疸有湿热发黄、寒湿发黄、火劫发黄、女劳发黄，以及虚黄等，但以湿热发黄为主。“脾色必黄，瘀热以行”，是黄疸病的主要病机。黄疸病经久不愈可转化为黑疸，黑疸是黄疸兼瘀血的一种证候。

黄疸病的治疗有解表发汗、清利湿热、润下逐瘀、调补脾胃等多种治法，但以清利湿热为主。

## 第一节　成因与分类

### 一、湿郁发黄

#### （一）湿热发黄

**【原文】** 寸口脉浮而缓，浮则为风，缓则为痹。痹非中风，四肢苦烦，脾色必黄①，瘀热以行。(1)

**【注解】**

①脾色必黄：脾病其肤色必呈黄色。

**【释义】** 本条论述湿热黄疸病的发病机制。

“寸口脉浮而缓”，脉浮主风，风为阳邪，易于化热，故“风”字可作“热”字理解；脉缓主湿，湿性黏滞，阻碍气机；久郁化热，熏蒸于外，因而发生黄疸。

“痹非中风”一句是插笔，说明发黄的原因，是由于湿热郁滞于脾胃，虽然脉浮而缓有似太阳中风，但实非太阳中风证。脾主四肢、肌肉，湿热郁闭于脾，四肢肌肉失于荣养，故四肢苦烦不安。脾主运输，为四运之轴，如脾将瘀滞湿热转输于肌表，势必发生黄疸，所以说“脾色必黄，瘀热以行”。此为黄疸病机之关键，一是强调黄疸的病位主要在脾胃，一是认为其发病与血分有关。近代医家治疗黄疸病，酌情加入凉血活血之品，常可提高疗效。此与后世黄疸缘于肝胆湿热、胆汁外溢之说不尽相同。

### （二） 寒湿发黄

**【原文】**阳明病，脉迟者，食难用饱[①]，饱则发烦头眩，小便必难，此欲作谷疸。虽下之，腹满如故，所以然者，脉迟故也。(3)

**【注解】**

①食难用饱：饮食不宜过饱。

**【释义】**本条论述寒湿黄疸的发病机制。

谷疸多因湿热为病，其脉当数，今脉反迟，是太阴虚寒证。脾气虚寒不能腐熟水谷，水湿内停，与寒相搏，饱食则气滞更甚，故烦闷不适；湿浊上逆，阻遏清阳，则见头眩；湿浊下流，气化失职，故小便难。

“腹满”属太阴寒湿证，由脾虚不能运化水谷所致，治当温运，不应攻下；若误用攻下，更伤脾阳，必致腹满不愈，故云“虽下之，腹满如故”。

## 二、火劫发黄

**【原文】**师曰：病黄疸，发热烦喘，胸满口燥者，以病发时火劫其汗[①]，两热所得[②]。然黄家所得，从湿得之。一身尽发热而黄，肚热[③]，热在里，当下之。(8)

**【注解】**

①火劫其汗：谓用艾灸、温针或熏法，强迫出汗。

②两热所得：谓火与热相互搏结。

③肚热：谓腹中热。

**【释义】**本条论述误用火劫而发黄的证治。

黄疸病初期多有发热，但与一般外感发热不同，而是由于湿热熏蒸所致，治疗应以清解。如误用火劫强迫发汗，在里之热不得外解，反与外热相合，使热势增剧，所以说：“两热所得”。因而出现发热烦喘、胸满口燥的症状。

“然黄家所得，从湿得之”是插笔。说明本证病情严重，内热较盛，但毕竟与湿有关，如无湿就不会发黄，所以说“黄家所得，从湿得之”。“一身尽发热”，是说发热很高，毫无恶寒现象；特别是腹部发热更重，这是“热在里”的反应。因为“热在里”，所以当用攻下法通腑泄热。

本条“然黄家所得，从湿得之”，说明黄疸的形成多与脾湿有关，为“诸病黄家，但利其小便”的治则及后世“无湿不作疸”之说奠定了基础。上条言“脾色必黄，瘀热以行”，重点在“瘀热”，本条言“然黄家所得，从湿得之”突出其湿，两条互参，其理益彰。

## 三、谷疸、酒疸、女劳疸、黑疸

**【原文】**趺阳脉紧而数，数则为热，热则消谷，紧则为寒，食即为满。尺脉浮为伤肾，趺阳脉紧为伤脾。风寒相搏，食谷即眩，谷气不消，胃中苦浊①，浊气下流，小便不通，阴被其寒，热流膀胱，身体尽黄，名曰谷疸。额上黑，微汗出，手足中热，薄暮即发，膀胱急，小便自利，名曰女劳疸；腹如水状不治。

心中懊侬②而热，不能食，时欲吐，名曰酒疸。(2)

酒疸下之，久久为黑疸③，目青面黑，心中如啖蒜齑状④，大便正黑，皮肤爪之不仁⑤，其脉浮弱，虽黑微黄，故知之。(7)

**【注解】**

①苦浊：“苦”可作“病”字解。“浊”即指湿热。下“浊气”亦为湿热。

②懊侬：心胸烦热，闷乱不宁之状。

③黑疸：是酒疸误下后的变证。目青面黑，大便亦变黑色。这是一种症状，并不是黄疸中的一种。

④心中如啖蒜齑状：此言胃中有灼热不舒感。啖，吃。齑，指捣碎的姜、蒜、韭菜等。

⑤爪之不仁：谓肌肤麻痹，搔之无痛痒感。

**【释义】**第 2 条全面论述黄疸病机、分类及主症。趺阳脉以候脾胃，脉数知胃中有热，热盛则消谷善饥，故“热则消谷”；脉紧主寒湿，湿胜则伤脾，脾伤则不能运化水谷，故“食即为满”。

“尺脉浮为伤肾，趺阳脉紧为伤脾”是插笔，指出谷疸与女劳疸的脉象不同。浮脉主虚，尺以候肾，女劳疸为肾虚有热，故尺脉浮；紧脉主寒湿，谷疸为湿阻于脾，故趺阳脉紧。

“风寒相搏”，犹言湿热相搏。脾胃虚弱，内蕴湿热，运化失职，消化功能减退，故“谷气不消”，即使勉强进食，反助湿增热，湿热上冲则头眩，湿热流于下焦，肾不能化气行水，故小便不利。“阴被其寒，热流膀胱”，“阴”指太阴脾，谓脾寒生湿，湿郁化热，湿热伤胃，湿热下流于膀胱，气化受阻，则小便不利；小便不利，湿热无从排泄，于是郁蒸而成黄疸。因为发病的原因与饮食有关，所以称之为谷疸。

女劳疸是因房劳伤肾所引起，肾虚则生热，故见手足中热、微汗出、薄暮即发等症。女劳疸的特征是“额上黑”，色黑属于肾，主虚劳不足，所以有“色黑为劳”之说。病因非膀胱湿热，故“小便自利”。此病属于肾虚，如病至后期，出现腹如水状，是脾肾两败的症状，故曰“不治”。

酒疸因于嗜酒伤中，湿热内蕴所致。如湿热上熏于心，故心中郁闷不舒，烦热不安；湿热盛于内，清浊升降之机受阻，浊气不能下行，胃气不降而上逆，故不能食，时常泛恶欲吐。病由嗜酒伤中引起，所以称为酒疸。

第 7 条论述酒疸误下变为黑疸的证候。酒疸虽有“可下”的证候，但由于下之不当，导致湿热内陷，邪入血分，久久熏蒸，血为瘀滞，就可以变为黑疸。其症目青面黑，皮肤搔之不仁，则为血瘀于内，不荣于外所致。“大便正黑”则为瘀热内积，流滞于肠腑。“心中如噉蒜虀状”，是瘀热内蕴，上蒸于心的现象。“其脉浮弱”，说明湿热有上攻之势，但血分已经受伤，故脉又见“弱”。面目虽黑而犹带黄色，可知是由酒疸误下转变而来。但是黑疸的发生，不仅酒疸误治如此，凡黄疸经久，皆有转变为黑疸的可能。故黑疸仅仅是黄疸的一种变证，而非谷疸、酒疸、女劳疸并列的另一种黄疸。

## 第二节　辨证论治

### 一、谷疸

**【原文】**谷疸之为病，寒热不食，食即头眩，心胸不安①，久久发黄为谷疸，茵陈蒿汤主之。(13)

**茵陈蒿汤方**　茵陈蒿六两　栀子十四枚　大黄二两

上三味，以水一斗，先煮茵陈，减六升，内二味，煮取三升，去滓，分温三服。小便当利，尿如皂角汁状，色正赤，一宿腹减，黄从小便去也。

**【注解】**

①不安：烦躁不安。

**【释义】**本条是论述湿热谷疸的证治。

谷疸的形成，多由饮食内伤，脾胃运化失常，湿热内蕴，酿成黄疸。“寒热不食”，这里的寒热与一般表证的寒热不同，它是由于湿热交蒸，营卫不和所致。湿热内蕴，脾胃清浊升降失常，所以食欲减退，假如勉强进食，食入不化，反助湿生热，湿热中阻，清阳不升，所以食即头眩，心胸不安。这种病情往往有一个郁蒸过程，所以说“久久发黄为谷疸”。

由于谷疸的发病为湿热蕴结引起，故治以茵陈蒿汤清泄湿热为主。茵陈蒿、栀子清热利湿，大黄泄热退黄，使阳明（肠胃）之瘀热从大小便排泄，故方后云“尿如皂角汁状，黄从小便去也”。

### 二、酒疸

**【原文】**酒黄疸，心中懊侬或热痛，栀子大黄汤主之。(15)

**栀子大黄汤方** 栀子十四枚 大黄一两 枳实五枚 豉一升

上四味，以水六升，煮取二升，分温三服。

**【释义】**本条论述酒疸的证治。

酒疸的病机，为湿热蕴于中焦，上蒸于心，故心中懊侬；湿热阻滞，气机不利，不通则痛，故心中热痛。治用栀子大黄汤清心除烦。方中栀子、豆豉清热除烦，大黄、枳实除积泄热。但本病除有心中懊侬热痛外，当有身热、烦躁不眠、大便难、小便不利、身黄如橘色等症。

本方与茵陈蒿汤同治湿热黄疸，且两方均用大黄、栀子。栀子大黄汤的病位在心中、心下，主症为心中懊侬或热痛，其作用重在泄热除烦，故以栀子、大黄配豆豉、枳实，大黄用量仅茵陈蒿汤的一半；茵陈蒿汤的病位在腹中，主症为心胸不安、腹满，其功效重在通利湿热，故以茵陈为主，配栀子、大黄。

## 三、女劳疸

**【原文】**黄家日晡所发热，而反恶寒，此为女劳得之；膀胱急，少腹满，身尽黄，额上黑，足下热，因作黑疸，其腹胀如水状，大便必黑，时溏，此女劳之病，非水也。腹满者难治。硝石矾石散主之。(14)

**硝石矾石散方** 硝石、矾石（烧）等分

上二味，为散，以大麦粥汁和服方寸匕，日三服。病随大小便去，小便正黄，大便正黑，是候也。

**【释义】**本条是论述女劳疸变为黑疸兼瘀血湿热的证治。

黄疸多由于湿热蕴蒸，郁于阳明为病，故日晡发热而不恶寒，假如日晡所发热而反恶寒，则非阳明证，而为女劳疸肾虚内热证。膀胱急，少腹满，大便必黑，时溏，为瘀热内阻所致；身尽黄，额上黑，足下热，是虚热熏蒸引起。如女劳疸日久不愈，则变为黑疸，所以说“因作黑疸”。其腹胀如水肿之状，实非水肿病。如病发展至后期，出现腹满的症状，是脾肾两败的现象，其预后不良。

“硝石矾石散主之”一句是倒装文法，针对肾虚夹有瘀血湿热而言，不适于脾肾两败腹满之证。硝石矾石散有消瘀化湿的功能，硝石即火硝，能入血分消瘀活血，矾石入气分化湿利水，因为两石有伤胃耗血之副作用，故用大麦粥汁调服，以保养胃气。

此方是治女劳疸兼瘀血的证治，若不兼瘀血，纯属肾虚，前人多用补肾治疗。如偏于肾阴虚的，用六味丸、左归丸为主，偏于肾阳虚的，用肾气丸、右归丸为主。

## 四、其他黄疸

### （一）湿热证

**【原文】**黄疸病，茵陈五苓散主之。一本云茵陈汤及五苓散并主之。(18)

**茵陈五苓散方** 茵陈蒿末十分 五苓散五分。（方见痰饮中）

上二物和，先食饮方寸匕，日三服。

黄疸腹满，小便不利而赤，自汗出，此为表和里实，当下之，宜大黄硝石汤。(19)

**大黄硝石汤方** 大黄、黄柏、硝石各四两 栀子十五枚

上四味，以水六升，煮取二升，去滓，内硝，更煮取一升，顿服。

**【释义】** 18条论述湿重于热的黄疸证治。其证可见身黄如熏，食少脘闷，身重倦怠，小便不利，故以茵陈五苓散清热利湿。方中茵陈苦寒清热，利湿退黄，五苓散淡渗化气利水。此方亦是黄疸病常用方，临床中可以此加减运用。

19条论述黄疸病热盛里实的证治。黄疸腹满，为热邪传里，里热成实；小便不利而赤，是湿热互郁，膀胱气化失职；自汗出，是表邪已解，里热熏蒸所致，所以说"此为表和里实"。故治疗当攻下里实，通腑泄热，用大黄硝石汤。方中以栀子、黄柏清里泄热，大黄、硝石攻下瘀热。合用清热通便，利湿退黄。但本方药力清泻较猛，须是腹部和胁下胀满或疼痛拒按，大便秘结，小便不利，脉象滑数有力者，使用本方。

茵陈蒿汤、栀子大黄汤、大黄硝石汤均治湿热黄疸，其病位偏上，热重于湿者，宜用栀子大黄汤；湿热俱盛，病在中焦者，宜用茵陈蒿汤；病情急重，里热成实病位偏于中下者，宜用大黄硝石汤。三方的临床应用主要在辨证，不必拘泥于谷疸、酒疸、黄疸。

### （二） 黄疸兼表证

**【原文】** 诸病黄家，但利其小便，假令①脉浮，当以汗解之，宜桂枝加黄芪汤主之。（方见水气病中）(16)

**【注解】**

①假令：如果。

**【释义】** 本条论述治疗黄疸的大法与表虚的证治。

黄疸多由于湿热内蕴，气化失职，小便不利，湿热无从排泄，日久熏蒸而成。因此，治疗黄疸的大法，当以清热化湿，通利小便，使湿热下泻，则黄疸可退，所以说"诸病黄家，但利其小便"。但是诸病黄家，发热恶寒，脉浮自汗，病邪尚在表者，仍当发汗解表，不可拘泥于"利其小便"，所以治疗用桂枝加黄芪汤，调和营卫以解表邪。方中用桂枝汤调和营卫，以散邪于外，加黄芪益气托邪以祛湿，合用为黄疸病的解表之剂。

黄疸病初期，常见有表证，本方可用于寒湿发黄或湿重于热兼表虚发黄证，若表实无汗者，可用麻黄连翘赤小豆汤治疗。

桂枝加黄芪汤，在水气病篇用治黄汗，本条用治黄疸表虚，属异病同治。

### （三） 少阳邪热黄疸

**【原文】** 诸黄，腹痛而呕者，宜柴胡汤。必小柴胡汤。（方见呕吐中）（21）

**【释义】** 本条论述黄疸见少阳证的证治。

在黄疸的发病过程中，如见往来寒热，胸胁苦满，腹痛而呕，病属邪在少阳，治宜和解少阳，方用小柴胡汤。

### （四） 脾虚黄疸

**【原文】** 男子黄，小便自利，当与虚劳小建中汤。（方见虚劳中）（22）

**【释义】** 本条论述虚劳萎黄的证治。

黄疸由湿热引起者，多见小便不利。今小便自利而黄不去，知非湿热黄疸，而属脾胃虚弱，气血亏虚，营卫失调，肌肤失于濡养而致的萎黄证。此证不仅男子有，凡妇女经病或产后，或大失血之后，气血虚损，血不能外荣，亦可致此。因为病由脾胃气血不足导致，故用小建中汤，从脾胃着手，建立中气，开生化之源，使气血充盈，外荣肌肤，则萎黄自退。

本条说明治黄当分虚实，黄疸有湿，“然黄家所得，从湿得之”，“但利其小便”；虚黄无邪，则当调补。

## 目标测试

1. 简述黄疸病的分类及主症。
2. 简述谷疸的临床表现及方药。
3. 黄疸湿重于热、热重于湿、湿热并重各用何方治之？

# 第十五章　惊悸吐衄下血胸满瘀血病脉证并治第十六

学习目标

1. 掌握水饮致悸的证治，虚寒吐血、热盛吐衄的辨治，虚寒便血的辨证论治。
2. 熟悉惊悸的病因病机，火劫致惊的证治，瘀血的脉症。
3. 了解惊、悸、吐、衄、下血、瘀血合篇的意义，吐衄下血的病因病机及脉症，瘀血的证治举要。

本篇论述惊、悸、吐、衄、下血和瘀血等病，而胸满则仅是瘀血的一个症状，不是一个独立的病名，由于上述病证均与心和血脉有密切关系，故合为一篇讨论。惊指惊恐，是神志受惊而引起的精神不定、卧起不安、恐慌不宁一类病证；悸是自觉心中跳动，怵怵惕惕而不能自主的一种症状。一般认为，惊发于外，悸发于内。但惊与悸又可互相影响，同时存在，所以临床上每多并称。

吐、衄、下血和瘀血，皆为血脉之病，发病的原因有寒热虚实之分，病变的部位又有上、中、下之别，故其治法也应随证而异。

## 第一节　惊　悸

### 一、病因病机

**【原文】** 寸口脉动而弱，动即为惊，弱则为悸。(1)

**【释义】** 本条从脉象论述惊和悸的病因病机。

人之心气素虚，则心神内怯，猝遇非常之变，而使心无所倚，神无所归，血气逆乱，因而寸口脉动乱失序，并见恐惧惊骇之状，故曰“动则为惊”。如果心之气血两亏，心失充养，以致神虚怵惕，则寸口脉弱无力，故曰“弱则为悸”。

惊与悸虽是两证，又有因外而发、自内而生之分，但实质上，惊与悸都是由于气血虚衰所致，不过轻重不同而已。所以，受惊之后可发生心悸，心悸之时易发惊恐。由此，在临床上两者常可并见。

## 二、辨证论治

### （一） 火劫致惊

**【原文】**火邪[①]者，桂枝去芍药加蜀漆牡蛎龙骨救逆汤主之。(12)

**桂枝救逆汤方** 桂枝三两（去皮） 甘草二两（炙） 生姜三两 牡蛎五两（熬） 龙骨四两 大枣十二枚 蜀漆三两（洗去腥）

上为末，以水一斗二升，先煮蜀漆，减二升，内诸药，煮取三升，去滓，温服一升。

**【注解】**

①火邪：是指火劫，如用艾灸、烧针发汗之法。

**【释义】**本条论述火劫致惊的证治。

汗为心之液，医用火劫发汗，损伤心阳，阳气不化津液而成痰，迷于心窍，故见烦躁、惊悸、卧起不安，甚者发狂等症。治以桂枝去芍药加蜀漆牡蛎龙骨救逆汤，通阳镇惊，祛痰安神。方中桂枝、甘草扶助心阳；生姜、大枣调和营卫；蜀漆除痰化饮；牡蛎、龙骨收敛神气，安定神志，以治惊狂。诸药相合，使心阳奋起，痰浊消除，则惊止而神定。

本方所主证候紧急，且由火逆所致，故方名“救逆”。本条应与《伤寒论》有关火劫病变的条文互参。临证时，用本方可不必拘泥于火邪致病，凡属心阳不足，痰扰心神而见上述症状者，均可应用。

### （二） 水饮致悸

**【原文】**心下悸者，半夏麻黄丸主之。(13)

**半夏麻黄丸方** 半夏、麻黄等分

上二味，末之，炼蜜和丸小豆大，饮服三丸，日三服。

**【释义】**本条论述水饮致悸的证治。

脾不健运，寒饮内停心下，水气上凌于心，故心下动悸。同时，寒饮上凌可影响到肺，或停于胃中影响到脾胃，故又可兼见喘息短气、头晕目眩、呕吐、心下痞等症。治以半夏麻黄丸，一宣一降，以蠲饮邪。方中用麻黄宣通肺气，以散水邪；半夏和胃降逆，以蠲寒饮。阳通饮除，动悸则愈。然而，阳气不能过分发散，停水不易速消，故以丸剂缓缓图之。

饮邪致悸一般多采用桂枝、茯苓通阳利水。本病为寒饮内盛，阳气闭郁之证，且应有喘、呕等肺气闭郁，胃失和降的表现，故用半夏麻黄丸宣阳蠲饮。本条还说明，悸证不只是气血亏损引起，其中也有寒饮为患。

# 第二节　吐衄下血

## 一、病因病机

【原文】又曰：从春至夏衄者太阳，从秋至冬衄者阳明。(3)

夫酒客①咳者，必致吐血，此因极饮过度所致也。(7)

【注解】

①酒客：指长期饮酒的人。

【释义】第3条论述四时气候与衄血的关系。手足太阳、阳明经皆循行于鼻。鼻衄是太阳、阳明两经的病变。春夏阳气生发，如阳气生发太过，“阳热扰动血脉致衄血，故春夏衄血属太阳。秋冬阳气内藏，阳明里热居多，所以，秋冬衄血多属阳明里热所致。

本条说明衄血的形成既可因表热引起，也可由里热所致。另外，衄血的发生固然与四时气候变化以及人身阳气升浮沉降有关，但不能拘泥于“从春至夏衄者太阳，从秋至冬衄者阳明”之说，从临床来看，春夏之衄血也有属阳明者，秋冬之衄血也有属太阳者。

第7条论述酒客咳血、吐血的病机。嗜酒日久过度，酒性湿热，积于胃中，灼伤胃络则吐血；蒸灼于肺，肺被热伤，气不得宣降，故咳；热伤肺络则咳血。

本条“吐血”二字包括吐血和咳血，因胃和肺的出血均经口而出，故统称为吐血。吐血的原因很多，本条是因湿热所致，故在治疗时不可专治其血，当以清除湿热为主。后世多主张用泻心汤。

## 二、脉症

【原文】病人面无色①，无寒热②。脉沉弦者，衄；浮弱，手按之绝者，下血；烦咳者，必吐血。(5)

寸口脉弦而大，弦则为减，大则为芤，减则为寒，芤则为虚，寒虚相搏，此名曰革，妇人则半产漏下，男子则亡血。(8)

【注解】

①面无色：《脉经》《诸病原候论》《千金要方》《外台秘要》等均作“面无血色”。

②寒热：恶寒，发热。

【释义】第5条论述内伤出血的几种脉症。“面无血色，无寒热”是本条总纲，概括衄血、下血、吐血等证候的症状。“面无血色”是失血之后，血虚不能上荣，以致面色白；“无寒热”是指没有发热恶寒表证，说明失血并非由于外感，而是属于内伤。衄血、下血、吐血三种失血证，病机不同，脉象亦有所不同。病人脉见沉弦，沉以候肾，弦为肝脉，由于肾虚不能涵养肝木，肝旺气升，血从上逆，则为衄血；若脉见浮弱而按之绝者，夫浮为阳浮，弱为血虚，按之绝而不起，则主虚阳浮动，不能固摄下焦阴血，故见下血；如不见下血，而烦咳为甚者，是为虚阳上扰熏灼心肺，故必吐血。

第8条论述虚寒亡血的脉象。此条即“血痹虚劳病”篇第十二条复现于此。所以条文末尾未载“失精”二字，且与6、7条作为对比，说明亡血不一定皆是阴虚，也可出现阳虚失血之证。

## 三、辨证论治

### （一）虚寒吐血

**【原文】**吐血不止者，柏叶汤主之。(14)

**柏叶汤方**　柏叶、干姜各三两　艾三把

上三味，以水五升，取马通汁一升，合煮取一升，分温再服。

**【释义】**本条论述虚寒吐血的证治。

“吐血不止”乃指吐血时多时少，时吐时停，持久不止，顽固不愈之意。其证属于中气虚寒，气不摄血，血不归经而致。治以柏叶汤，温经止血。方中柏叶止血，其性清凉而降，折其上逆之势而止血；干姜、艾叶温阳守中，温经摄血，且散虚寒；马通汁微温，引血下行而止血。四药共奏温中摄血之效。

柏叶汤治虚寒吐血，以方测证，当见面色萎黄，或苍白，血色淡红或暗红，神疲体倦，舌淡苔白，脉虚无力。为加强止血之功，可将柏叶、干姜、艾叶炒炭应用。目前临床多用童便取代马通汁，其效亦佳。

### （二）虚寒便血

**【原文】**下血，先便后血，此远血也，黄土汤主之。(15)

**黄土汤方**　亦主吐血衄血。

甘草、干地黄、白术、附子（炮）、阿胶、黄芩各三两　灶中黄土半斤

上七味，以水八升，煮取三升，分温二服。

**【释义】**本条论述虚寒下血的证治。

下血，指大便下血。由中焦虚寒，统摄无权而血渗于下所致。出血部位来自直肠以上，离肛门较远，故为先便后血之远血症。中气虚寒，气血来源不足，故兼有面色白、恶寒体倦、腹痛喜按、舌淡脉弱等症。治以黄土汤，温脾摄血。方中灶中黄土，又名伏龙肝，配白术、附子、甘草温中祛寒，健脾统血；阿胶、生地养血止血；黄芩清热凉血坚阴，防止温药动血。诸药相合，振奋脾阳，统血循行脉中，则便血自止。

本条与前条均为中气虚寒的出血证，但有轻重不同。柏叶汤证，虚寒较轻，虽出血不止，但未伤正气，故仅用干姜温中阳，其他则温经止血；黄土汤证，虚寒较重，出血已伤正气，故用附子、白术、甘草温中补气，以生地、阿胶滋养阴血，加伏龙肝以达到护正而止血的目的。

### （三） 湿热下血

**【原文】** 下血，先血后便，此近血也，赤小豆当归散主之。（方见狐惑中）（16）

**【释义】** 本条论述湿热便血的证治。

湿热蕴结大肠，迫血下行，出血部位离肛门较近，故为先血后便之近血证。治以赤小豆当归散，清利湿热，排脓消肿，活血行瘀，使热除湿祛，下血可自止。

本证出血多兼带脓液，有血色鲜红、舌苔黄腻、脉弦数等症状，后世亦称此病为肠风、脏毒。本篇提出辨便血的远近以血与便排出的先后为依据，但后世医家皆认为是出血部位距离肛门的远近。需注意，在临床上即使血便排出的先后相同，出血的部位也相同，辨证可不尽相同。所以，不能局限于近血远血，必须从出血的性状、舌脉、全身症状加以考虑。

### （四） 热盛吐衄

**【原文】** 心气不足，吐血、衄血，泻心汤主之。（17）

**泻心汤方** 亦治霍乱。

大黄二两 黄连、黄芩各一两

上三味，以水三升，煮取一升，顿服之。

**【释义】** 本条论述热盛吐衄的证治。

“心气不足”当作“心气不定”，即心烦不安之意，由心火亢盛、扰乱心神所致；迫血妄行而上溢，故见吐血、衄血。治以泻心汤，清热泻火止血。方中黄连、黄芩清热降火，泻心经之热，心血自宁；大黄苦泻，引血下行，使气火下降，则血静而不妄行。此即前人所说：“泻心即泻火，泻火即止血”之意。主要通过清热泻火作用达到止血目的，这也是“治病求本”思想的具体体现。

本证多兼见心烦不安，面赤舌红，烦渴便秘，脉数等。本方与柏叶汤同治吐血，但柏叶汤主治中气虚寒之吐血；泻心汤则治热盛之吐血。《浅注》称泻心汤为“吐衄之神方”，本方对血热妄行的吐血、衄血、便血、尿血等多种出血有较好的疗效。对上消化道出血其效尤佳。

## 第三节 瘀 血

### 一、脉症

**【原文】** 病人胸满，唇痿[1]舌青，口燥，但欲漱水不欲咽，无寒热，脉微大来迟，腹不满，其人言我满[2]，为有瘀血。（10）

**【注解】**

①唇痿：指口唇色萎而不润泽。

②言我满：自觉腹满。

**【释义】**本条论述瘀血的脉证。

瘀血留滞，血不外荣，故唇痿；血瘀而色应于舌，故舌青；血瘀阻碍气血化津，不能上润，故口燥，但欲漱水不欲咽；“脉微大来迟”，大者主热，迟者主寒，今无寒热之症，乃因瘀血壅滞于下，气机堵塞于上，故脉微大，胸满；瘀血内结于腹部深处，血行不畅，脉涩不利，故脉来见迟；瘀血结于腹部深处，所以外形不满，病人却感觉胀满，故腹不满，其人言我满，为有瘀血。

## 二、证治举要

**【原文】**病者如热状，烦满，口干燥而渴，其脉反无热，此为阴伏[①]，是瘀血也，当下之。(11)

**【注解】**

①阴伏：邪伏阴分。血为阴，即热伏于血分。

**【释义】**本条论述瘀血化热当用下法的脉证。

瘀血不化，瘀郁化热，故病者如热状；热伏阴分，气机不畅，上扰心胸，故烦满；瘀血不行，郁热伤阴，津少不润，故口干燥而渴；瘀血化热，内伏阴分，故其脉反无热。此为阴伏，为瘀血所致，故曰当下之。

## 目标测试

1. 惊悸如何辨证论治？
2. 吐衄的病因病机及脉症如何？
3. 吐衄用何方治之？
4. 便血如何分远血、近血？分别如何治疗？

# 第十六章　呕吐哕下利病脉证并治第十七

学习目标

1. 掌握胃虚寒凝、肝胃虚寒、虚寒反胃、胃肠实热型呕吐的证治，胃寒停饮、寒饮内盛、痰饮搏结胸胃型呕吐的证治，饮阻气逆呕渴并见的证治，胃寒气逆、胃虚夹热型哕逆的证治，下利证属虚寒滑脱的证治。

2. 熟悉呕吐、哕、下利的病因病机、治则和禁忌，呕吐的成因与脉症，虚寒反胃证，阴盛格阳呕吐的证治，热利干呕、热郁少阳、寒热错杂呕吐的证治，热利下重的证治。

3. 了解呕吐、哕、下利病的概念及合篇的意义，饮邪致呕，哕逆治疗大法，虚寒下利兼表、阴盛格阳、实积下利的证治。

本篇论述呕吐、哕、下利病的病因病机和证治。呕为有物有声；吐为有物无声；哕为无物有声，又称呃逆，是胃气上逆之症。呕吐门中包括了“胃反”，即幽门不开，食入反出之病。下利包括泄泻和痢疾。这些均属胃肠疾患，且可相互影响，合并发生，故合为一篇论述。

本篇所述病证，以中焦功能失调为主，但亦论及肾与肝胆。治疗原则依据《内经》“实则阳明，虚则太阴”理论，凡属实证、热证的，病多在胃肠，治以和胃降逆，通腑去邪；属虚证、寒证的，病多在脾肾，治以健脾温肾。

本篇旨在系统地论述脾胃病的病机和证治，对后世脾胃学说的发展起到了很大的促进作用。

## 第一节　呕　吐

### 一、成因与脉症

#### （一）饮邪致呕

**【原文】**先呕却渴者，此为欲解。先渴却呕者，为水停心下，此属饮家。呕家本

渴，今反不渴者，以心下有支饮故也，此属支饮。(2)

**【释义】**本条论述水饮呕吐的辨证要点。

水饮内停，阻碍胃气，胃气上逆则呕吐，所以饮邪是引起呕吐的重要因素之一。原文从先呕后渴、先渴后呕和呕而不渴三种情况，说明水饮致呕的一般辨证，要点是辨口渴。若因吐而饮邪尽去，胃阳得复，则口中渴，这种先呕而后口渴者，为饮去阳复之征，故知此为欲解。若水饮停于胃中，中焦气化不利，津液不能上承，亦见口渴，然渴而饮入之水不化，更助水邪，蓄结心下而为饮，停饮内阻上逆而作呕，这种先渴而因饮水致呕的，属内停之饮，故云“此属饮家”。

呕吐患者本就耗伤津液，应有口渴之象，今呕吐而口反不渴，此乃饮邪停于心下，属于饮邪致呕，故云“此属支饮”。

## （二）虚寒胃反

**【原文】**问曰：病人脉数，数为热，当消谷引食，而反吐者，何也？师曰：以发其汗，令阳微，膈气虚，脉乃数，数为客热①，不能消谷，胃中虚冷故也。

脉弦者，虚也，胃气无余，朝食暮吐，变为胃反。寒在于上，医反下之，今脉反弦，故名曰虚。(3)

寸口脉微而数，微则无气，无气则营虚，营虚则血不足，血不足则胸中冷。(4)

趺阳脉浮而涩，浮则为虚，涩则伤脾，脾伤则不磨②，朝食暮吐，暮食朝吐，宿谷不化，名曰胃反。脉紧而涩，其病难治。(5)

**【注解】**

①客热：即虚热或假热，是相对于真热而言。

②不磨：不能腐熟消磨谷食。

**【释义】**第3条论述虚寒胃反的病机。病人脉数，数本主热，若胃有邪热，当消谷善饥，今不但不消谷反而呕吐，是因医生误用辛温发汗之品，损伤胃阳，以致胃中虚冷，不能腐熟运化水谷和降浊，其脉必数而无力。这种数脉并非胃有实热，而是胃气虚寒，虚阳浮越所产生的一种虚热，因是暂时性的假热，故曰“客热”。所谓“令阳微，膈气虚”，是因误汗损伤胃阳，耗损胃气，水谷之海功能失调，六腑之源必然不足，膈上胸中宗气禀受不足，故令阳微，膈气虚。

脉弦主寒，而曰虚者，是因胸膈阳虚在先，而后寒生也。又误用苦寒之品，损伤阳气，以致胃气虚寒更重。阳气不足，不能腐熟水谷，随同寒气上逆，故见朝食暮吐之症，名曰胃反。这种误下伤中，土虚木贼，虚寒上逆的弦脉，是不任重按的虚弦，与《痰饮篇》“脉双弦者寒也，皆大下后喜虚”之意相同。

第4条从脉象论述胃反气血俱虚的病机。“寸口”指两手寸、关、尺。“脉微而数”是脉数而无力之意，其理与上条基本相同。“微则无气”“无气”即气虚。因人体卫气营血是互相资生的，营以气为主，气虚则营虚；营为血之源，营虚则血不足。气血不足则宗气不足而胸中冷，可见气血亏少，宗气不足，胸中寒冷是胃反证的病机。

第5条再论胃反而脾胃两虚的病机脉症及预后。趺阳脉主候脾胃之气，胃主纳以降为和，脾主运以升为健，胃降脾升才能正常地腐熟消化，运化水谷精微到四肢百骸、五脏六腑，共同维护后天之本。故趺阳脉不应浮，浮则为胃阳虚浮，失其和降，趺阳脉不当涩而涩，为脾阴受损，健运失常，精微之气得不到敷布，如此脾胃两虚，升降失职，运化不能，故无法腐熟消磨谷食，纳入之物，势必上出而吐，形成以朝食暮吐，暮食朝吐，宿谷不化为特征的胃反证。

胃反病若出现脉紧而涩，紧脉主寒盛，涩脉为阴血亏损，既紧且涩，说明因虚而寒，因寒而燥。胃寒不能消谷，气逆则呕吐不纳，脾运不健，输化无常，津液不能敷布润泽，则粪干如羊屎。气血虚少，不润肌肤，则羸瘦。后天之本虚衰，温阳则损伤其阴，补阴则有碍阳复，服药则呕吐，故曰“其病难治”。

## 二、辨证论治

### （一） 虚寒呕吐

#### 1. 胃虚寒凝

**【原文】** 呕而胸满者，茱萸汤主之。(8)

**茱萸汤方** 吴茱萸一升 人参三两 生姜六两 大枣十二枚

上四味，以水五升，煮取三升，温服七合，日三服。

**【释义】** 本条论述胃虚寒凝呕吐证治。

呕而胸满者原因较多，从原文所出方药来看，呕而胸满是因胃阳不足，寒饮凝聚，胃气上逆作呕；阴寒上乘，胸阳不展，故胸满不舒，治以吴茱萸汤散寒降逆，温中补虚。方中吴茱萸辛苦大热，温胃散寒，降逆止呕；生姜温中止呕，实为呕家圣药，和大枣相伍，专行脾之津液而和营卫；人参大补元气，《本草经疏》云：“胸胁逆满者，气不归元也，得补则气实而归元也；脾胃俱虚，则物停滞而邪客之，故霍乱吐逆也，补助脾胃之元气，则二证自除矣。”

#### 2. 肝胃虚寒

**【原文】** 干呕，吐涎沫，头痛者，茱萸汤主之。(方见上) (9)

**【释义】** 本条论述胃虚停饮夹肝气上逆致干呕证治。

肝之经脉夹胃上行，上抵巅顶，肝胃虚寒，寒邪夹肝气上逆，则见干呕、吐涎沫、头痛等。此外亦可见胸胁满闷、心下痞、舌苔白腻、脉弦滑等症。治以吴茱萸汤温中散寒定痛，降逆止呕。

本条与前条同因异病，用吴茱萸汤一方统治，亦属异病同治之例，吴茱萸汤为温中降逆的代表方。故在临床上凡因脾胃虚寒，浊阴随厥阴之气上逆者，均可用本方化裁治疗。

**3. 阴盛格阳**

**【原文】**呕而脉弱，小便复利[①]，身有微热，见厥者，难治，四逆汤主之。(14)

**四逆汤方** 附子（生用）一枚 干姜一两半 甘草二两（炙）

上三味，以水三升，煮取一升二合，去滓，分温再服。强人可大附子一枚，干姜三两。

**【注解】**

①复利：自利清长。

**【释义】**本条论述虚寒呕吐而阴盛格阳的证治。

病由脾肾阳衰，故脉来而弱；阳衰阴盛，胃中阴寒上逆故见呕吐清水；阴盛阳弱，肾气不固，故小便自利清长；阳衰不暖四末，故四肢厥冷；阴寒内盛，格阳于外，则身微热；此为阴盛阳微的危重证，大有阳气欲脱之势，故曰“难治”。治宜四逆汤回阳救逆。方中附子温暖肾阳；干姜温脾胃散阴寒，以降寒逆；甘草健脾和胃，以缓其急。吴谦认为“甘草得姜、附，鼓肾阳温中寒，有水中暖土之功，姜、附得甘草，通关节走四肢，有逐阴回阳之力”，三味相伍，大有回阳救逆之功。

**4. 虚寒胃反**

**【原文】**胃反呕吐者，大半夏汤主之。(16)

**大半夏汤方** 半夏二升（洗完用） 人参三两 白蜜一升

上三味，以水一斗二升，和蜜扬之二百四十遍，煮取二升半，温服一升，余分再服。

**【释义】**本条是为3、4、5条虚寒胃反补述治法。如前所述，胃反呕吐的主要症状是朝食暮吐，暮食朝吐，完谷不化；其病机为脾胃虚寒，胃虚不降，脾虚不升，食入不能腐熟消化，而反出于胃而为呕吐；由于健运失职，不能化气生津以滋润大肠，可见心下痞硬，大便燥结如羊屎。故治以大半夏汤和胃降逆，补虚润燥。方中半夏降逆止呕；人参益气补虚，白蜜甘润和中，且可缓解半夏之燥，三味相伍，应用于虚寒胃反。正如李东垣所云：“辛药生姜之类治呕吐，但治上焦气壅表实之病，若胃虚谷气不行，胸中闭塞而呕者，惟宜益胃推荡谷气而已。”

本方与小半夏汤应用不同，大半夏汤乃虚寒胃反，证候特点朝食暮吐，暮食朝吐，故治以和胃补虚降逆止呕；小半夏汤乃支饮呕吐，症见呕后反不渴，谷不得下，故治以化饮和胃降逆止呕，二者虚实病机不同，临床不可混用。

## （二）实热呕吐

**1. 热利呕吐**

**【原文】**干呕而利[①]者，黄芩加半夏生姜汤主之。(11)

**黄芩加半夏生姜汤方** 黄芩三两 甘草二两（炙） 芍药二两 半夏半升 生姜三两 大枣十二枚

上六味，以水一斗，煮取三升，去滓，温服一升，日再，夜一服。

**【注解】**

①利：下利，大小便失调。

**【释义】**本条论述干呕与下利并见的证治。

由于饮食不洁，湿热内扰，肝胆不和，热犯胃肠，以致升降失调，胃气上逆，则干呕；邪热下迫，肠失传导故下利。因是热利，当见大便稠黏或赤白；或伴有发热、腹痛等症。治宜黄芩加半夏生姜汤和胃降逆，清热止利。方中黄芩、芍药清肝胆之热，使其不灼伤肠液，则下利自止；半夏、生姜和胃降逆而治干呕；甘草、大枣则调理中气而和诸药。

**2. 热郁少阳**

**【原文】**呕而发热者，小柴胡汤主之。(15)

**小柴胡汤方**　柴胡半升　黄芩三两　人参三两　甘草三两　半夏半斤　生姜三两　大枣十二枚

上七味，以水一斗二升，煮取六升，去滓，再煎取三升，温服一升，日三服。

**【释义】**本条论述少阳邪热迫胃致呕的治法。

呕吐发热的原因很多，既然用小柴胡汤治疗，可知该呕吐是因少阳郁热犯胃，胃气上逆所致。邪热郁于肝胆，正邪相争，故见发热，或往来寒热；少阳邪热迫胃，则使胃气上逆而为呕吐。临床常伴口苦咽干、胸胁苦满等症。欲止其呕，必解其少阳邪热，故用小柴胡汤和解少阳之枢机，和胃降逆。方中柴胡为君，臣以适量黄芩，二味相伍，经腑皆治，可直达少阳，和解退热；生姜、半夏为小半夏汤组成，和胃降逆，散饮祛痰，为止呕之圣药，这里因邪热犯胃而呕吐，故用小半夏汤降逆和胃止呕；更以人参、甘草、大枣益脾和胃，安中补虚，扶正以祛邪，因“见肝之病，知肝传脾，当先实脾”，三味正是实脾杜绝少阳之邪内传之路。诸药合用，相辅相成，枢机得利，则热除呕止。

**3. 胃肠实热**

**【原文】**食已即吐者，大黄甘草汤主之。《外台》方，又治吐水。(17)

**大黄甘草汤方**　大黄四两　甘草一两

上二味，以水三升，煮取一升，分温再服。

**【释义】**本条论述胃肠实热呕吐的证治。

“食已即吐”是食入于胃，旋即尽吐而出。此乃实热壅滞于肠胃，腑气不畅，以致在下则肠失传导而便秘；在上则胃不能纳谷以降，且火性急迫上冲，随胃热上冲而食已即吐；津液不能布化则口渴；口臭、苔黄均为胃热上蒸之征。治用大黄甘草汤泄热去实，大便通，胃气和，则呕吐自止。方中大黄荡涤肠胃，推陈出新；甘草和胃安中，且缓和大黄直走下焦，攻下泻火而不伤胃。

### （三）寒热错杂呕吐

**【原文】**呕而肠鸣，心下痞者，半夏泻心汤主之。(10)

**半夏泻心汤方** 半夏半升（洗） 黄芩三两 干姜三两 人参三两 黄连一两 大枣十二枚 甘草三两（炙）

上七味，以水一斗，煮取六升，去滓，再煮取三升，温服一升，日三服。

**【释义】**本条论述寒热错杂的呕吐证治。

本证为寒热互结中焦，脾胃升降失调，气机阻滞所致。症见上有呕吐、中有心下痞、下有肠鸣的三焦病症。中焦气机阻滞则心下痞；中气已伤，痞塞不运，痰浊上逆则作呕吐；水气下利则肠鸣辘辘有声。但病变部位在中焦，故“心下痞”为其主症。以治中焦为法，方用半夏泻心汤，辛开苦降，扶正祛邪。方中半夏、干姜辛开温散、降浊除痞；黄芩、黄连苦寒降火，泄其结热；人参、甘草、大枣温补中气，脾健则能升，胃和则能降。此方寒热并用，清补兼施，故能交通阴阳，使诸症痊愈。

### （四） 痰饮呕吐

#### 1. 寒饮呕吐

**【原文】**诸呕吐，谷不得下者，小半夏汤主之。（方见痰饮中）（12）

**【释义】**本条论述一般呕吐的治法。

诸呕吐，指一般呕吐。呕吐一症有多种病因，但其病机总由胃失和降，胃气上逆所致。从本条所出方剂来看，这里的呕吐谷不得下，当是胃中有停饮，脾胃升降失调，寒饮上逆的呕吐，故用小半夏汤散寒化饮，和胃降逆以止呕吐。方中半夏开饮结而降逆气，生姜散寒和胃以止呕吐。故本条除呕吐，不能纳谷外，多伴有口不渴、心下痞之症。

#### 2. 饮逆呕渴

**【原文】**胃反，吐而渴欲饮水者，茯苓泽泻汤主之。（18）

**茯苓泽泻汤方** 《外台》云治消渴脉绝，胃反吐食之，有小麦一升。

茯苓半斤 泽泻四两 甘草二两 桂枝二两 白术三两 生姜四两

上六味，以水一斗，煮取三升，内泽泻，再煮取二升半，温服八合，日三服。

**【释义】**本条论述饮阻气逆而呕渴并见的证治。

原文“胃反”，有反复呕吐之意，病因胃有停饮，失其和降，上逆而吐；饮停不化，脾不输津，液不上承，故口渴欲饮。由于水饮上泛，故呕吐频作，因渴复饮，脾虚失运，更助饮邪，饮动于内，升降失职，又会加重呕吐，如此愈吐愈饮，愈饮愈渴，故见呕吐不止的胃反现象。故以茯苓泽泻汤治之。方中茯苓健脾利水；白术健脾化湿；桂枝温阳化饮；甘草和中安胃，此即苓桂术甘汤，宗“病痰饮者，当以温药和之”之意。再加生姜温胃散饮，降逆止呕；泽泻导水下行。诸药相伍，健脾利水，化气散饮；气化水行，呕渴自止。

本证“吐而渴欲饮水”与五苓散“渴欲饮水，水入即吐”症相似，但病机则异，本方为脾虚不运，胃有停饮，以呕渴并见为主症，故治以温胃化饮止呕为法；五苓散为膀胱气化失职，以小便不利为主症，故治以化气利水为法。

**3. 阳虚饮逆**

**【原文】** 干呕，吐逆，吐涎沫，半夏干姜散主之。(20)

**半夏干姜散方** 半夏、干姜等分

上二味，杵为散，取方寸匕，浆水一升半，煮取七合，顿服之。

**【释义】** 本条论述中阳不足，寒饮内盛的呕逆证治。

干呕吐逆、吐涎沫可以同时发生，也可单独出现，在病机上都属于中阳虚弱，运化无力，胃气不能正常顺降，虚寒之气上逆所致。如中阳不足，胃寒气逆，则干呕、吐逆；寒饮不化，聚而为痰，随胃气上逆而出，则口吐涎沫，即所谓“上焦有寒，其口多涎”。治以半夏干姜散，温中散寒，降逆止呕。半夏辛燥，能化饮开结，善降逆气；干姜辛热，温胃散寒，二味相伍，既可温胃化饮止呕，又可温肺化饮治咳喘。方中浆水煮服，取其甘酸能调中止呕，“顿服”者，意在集中药力，取效迅速。

半夏干姜散，即小半夏汤以干姜易生姜而成，因干姜与生姜功用不同，故其主治有别。半夏干姜散以干姜温阳散寒，取其守而不走，治疗中阳不足，寒饮呕逆之证；小半夏汤以生姜散寒，取其走而不守，主治饮盛抑阳之呕吐。

半夏干姜散证与吴茱萸汤证，都有干呕、吐涎沫的症状，但二者病机不同，治法亦异。吴茱萸汤证病机为胃寒停饮兼夹肝气上逆而见有头痛，故肝胃同治。半夏干姜散则是中阳不足，寒饮上逆，故专治于胃。

**4. 寒饮搏结胸胃**

**【原文】** 病人胸中似喘不喘，似呕不呕，似哕不哕，彻心中愦愦然无奈[①]者，生姜半夏汤主之。(21)

**生姜半夏汤方** 半夏半升　生姜汁一升

上二味，以水三升，煮半夏，取二升，内生姜汁，煮取一升半，小冷，分四服，日三夜一服。止，停后服。

**【注解】**

①彻心中愦愦然无奈：形容患者自觉胸胃烦乱不已，又无可奈何之状。彻，通彻、通联。心中，指胸胃之意。

**【释义】** 本条论述寒饮搏结胸胃的证治。

胸为气海，是清气出入升降之道路，且内居心肺，下邻脾胃。寒饮搏结胸胃，胸阳阻滞，欲伸不能，气机不能正常升降和出入，邪正相搏，胃气亦因之失和。故见寒饮扰胸，有似喘不喘之症；饮扰于胃，则见似呕不呕，似哕不哕之症。病势有欲出而不能，欲降而不得，以致心胸中苦闷不堪，无可奈何之感，即所谓“彻心中愦愦然无奈”。治以生姜半夏汤，辛散寒饮，以舒胸阳，畅达气机，则诸症自解。

本方与小半夏汤药味组成相似，但用药分量不同，其作用也就不同。小半夏汤内半夏用量重于生姜，主要治饮停心下，取其散饮降逆，和胃止呕；生姜半夏汤内生姜取汁而量重，主要治寒饮搏结胸胃，故用姜汁且多，取其散饮去结，宣通阳气，正如尤怡注云："生姜用汁，则降逆之力少而散结之力多"。"小冷"服为"治寒以热，凉而行之"的反佐之意。"分四服"以免药力过猛刺激而呕吐；更取频服之意，通过药物的持续作用使寒饮尽散。

## 第二节 哕 逆

### 一、治疗大法

【原文】哕[①]而腹满，视其前后[②]，知何部不利，利之即愈。(7)

【注解】

①哕：呃逆。

②前后：这里指大小便。

【释义】本条论述哕的治疗原则。

哕而腹满者，是由于病阻于下而气逆于上，故实邪内阻为本，呃逆为标。辨证当视大小便何部不利。如大便不通，糟粕内积，胃肠实热，故腹满不舒；浊气不降而上逆，则见呃逆。治法当通其大便，糟粕下泄，胃气得降，呃逆则愈，由此可见，通利二便是治疗实证呃逆的原则。此为审证求因，审因论治，不治其哕而哕自止的治本之法。

本条辨证方法同样适用于干呕或呕吐并见腹满的证候。条文的宗旨在于强调审证求因，治病求本。抓住病的症结所在，才能正确的立法用药，达到邪除病愈的目的。见哕治哕，既无疗效，又会延误病情。

### 二、辨证论治

#### （一）胃寒气逆

【原文】干呕、哕，若手足厥者，橘皮汤主之。(22)

**橘皮汤方** 橘皮四两 生姜半斤

上二味，以水七升，煮取三升，温服一升，下咽即愈。

【释义】本条论述胃寒气逆而干呕、哕的证治。

干呕与呃逆在病机上基本相同，均是胃气失和，其气上逆所致。辨证亦有寒热虚实之分。若因寒气滞于膈间，胸阳不能伸展，寒气上逆则作呕；寒气闭阻于胃，中阳被郁，阳气不能达于四末，故手足厥冷。这种厥非阴盛阳微的四逆汤证，乃胃阳抑郁不能伸展，故程度上有明显的差别，仅表现为轻度的寒冷感，为暂时性的，且无恶寒之象，呃声沉缓，得热则减，得寒则剧，故治以橘皮汤散寒降逆。方中橘皮理气和胃；生姜散寒降逆止呕，二味合用，寒邪解散，阳气得以宣通，胃气则能和降，则干呕、哕与厥冷自愈，故方后云“下咽即愈”。

### （二） 胃虚有热

**【原文】** 哕逆者，橘皮竹茹汤主之。(23)

**橘皮竹茹汤方**　橘皮二升　竹茹二升　大枣三十枚　人参一两　生姜半斤　甘草五两

上六味，以水一升，煮取三升，温服一升，日三服。

**【释义】** 本条论述胃虚有热而呕逆的治法。

原文详于方而略于症。以药测之，可知本条所论之呃逆乃是胃中虚热，气逆上冲所致，故可伴见虚烦不安，少气、口干，手足心热，脉虚数等症。此承上条胃寒气逆而进一步阐述胃虚有热气逆作哕，以强调临证之中确有虚实寒热之分。所用橘皮竹茹汤补虚清热，和胃降逆，方中橘皮理气健胃，和中止呕；竹茹清热和胃止呃逆，二味相伍，既降逆止呕，又清泄胃热；生姜降逆开胃；人参、大枣、甘草补虚和中；六味相合，可使虚热得除，胃气和降，则哕逆自愈。

# 第三节　下　利

## 一、虚寒下利

### （一） 禁忌

**【原文】** 下利清谷，不可攻其表①，汗出必胀满。(33)

**【注解】**

①攻其表：发汗解表。

**【释义】** 本条论述虚寒下利的禁忌。

下利清谷，乃脾肾之阳虚衰，不能消磨水谷所致；由于阳虚于里，卫阳之气亦因之不足，故外见恶寒之症，即《内经》“阳虚生外寒”之旨。纵有表邪未解，亦急应温里，不可轻用汗法攻表；若误用发汗之剂，汗出则阳更虚，阴寒更盛，以致阳虚不运，则腹部胀满，即《内经》“脏寒生满病”之义。故脾肾虚寒下利，即使外有表邪，也必须先救其里后攻其表。

### （二） 证治

#### 1. 虚寒兼表证

**【原文】** 下利腹胀满，身体疼痛者，先温其里，乃攻其表。温里宜四逆汤，攻表宜桂枝汤（36）。

四逆汤方（方见上）

**桂枝汤方** 桂枝三两（去皮） 芍药三两 甘草二两（炙） 生姜三两 大枣十二枚

上五味，㕮咀，以水七升，微火煮取三升，去滓，适寒温服一升，服已须臾，啜稀粥一升，以助药力，温覆令一时许，遍身漐漐微似有汗者，益佳，不可令如水淋漓。若一服汗出病差，停后服。

【释义】本条论述虚寒下利兼表证的证治。

由于脾肾阳虚，阴寒内盛，运化失司，故下利腹胀满；又因风寒外袭，邪滞于表，凝滞血脉，故身体疼痛。本证为表里皆病。根据表里同病的治则，一般先治表，后治里，或表里同治，但对虚寒证，则应先救里而后治表，即邪实犹可攻，正脱难复挽，故先用四逆汤温里，待里阳充实以后，则下利自止。然后，用桂枝汤解散表邪，调和营卫。

本条说明表里同病，应分清先后缓急，对阳证、实证，以祛邪为急；对虚证、寒证，以扶正为先。若临证不分标本，不顾缓急，则易犯虚虚实实之误。

**2. 阴盛格阳证**

【原文】下利清谷，里寒外热，汗出而厥者，通脉四逆汤主之。(45)

**通脉四逆汤方** 附子大者一枚（生用） 干姜三两（强人可四两） 甘草二两（炙）

上三味，以水三升，煮取一升二合，去滓，分温再服。

【释义】本条论述寒厥下利，阴盛格阳的证治。

由于脾肾阳虚，阴寒内盛，水谷不消，故下利清谷；阴盛于内格阳于外，故有身微热、汗出，或面赤如妆等症，此为真寒假热之象。由于下利为甚，阴从下竭，外热汗出，则阳从外脱，阴阳之气不相顺接，故汗出而四肢厥逆，或有脉微欲绝等症，证情危重，当急以通脉四逆汤回阳救逆。本方即四逆汤倍干姜之量，附子之量亦较四逆汤为重，如此辛温大热之品，能通阳消阴，以收复欲亡之阳气，则厥回汗止，热除利愈。

**3. 虚寒滑脱下利证**

【原文】气利①，诃梨勒散主之。(47)

**诃梨勒散方** 诃梨勒十枚（煨）

上一味，为散，粥饮和②，顿服。疑非仲景方。

【注解】

①气利：指下利滑脱，大便随矢气而排出。

②粥饮和：指用米粥之汤饮调和服之。

【释义】本条论述虚寒性肠滑气利的治法。

气利有虚实不同，本条气利是由于中气虚寒，气虚不固而下陷，故下利泄泻，滑脱不禁，大便随矢气而出。治宜诃梨勒散敛肺涩肠，止利固脱。方中诃梨勒，又名诃子、随风子，性温味苦酸涩，生用敛肺止嗽，煨熟固脾止泻，并用粥饮和服，取其益肠胃而健中气。若有实邪不得使用，以防固涩而恋邪。

## 二、实积下利

【原文】下利三部脉皆平[①]，按之心下坚者，急下之，宜大承气汤。(37)

下利脉迟而滑者，实也，利未欲止，急下之，宜大承气汤。(38)

下利脉反滑者，当有所去，下乃愈，宜大承气汤。(39)

下利已差，至其年月日时复发者，以病不尽故也，当下之，宜大承气汤。(40)

下利谵语者，有燥屎也，小承气汤主之。(41)

大承气汤方（见痉病中）

**小承气汤方** 大黄四两 厚朴二两（炙） 枳实大者三枚（炙）

上三味，以水四升，煮取一升二合，去滓，分温二服，得利则止。

【注解】

①三部脉皆平：指寸关尺三部脉犹如平人脉象。

【释义】37 条论述下利属实当下的脉证。下利本有虚实之分，治法亦攻补各异，均依具体脉证而定。若下利而脘腹胀满，按之坚硬，结合脉诊，寸关尺三部脉既不虚浮而大，亦非沉微细弱，而是犹如平人脉实不虚之意，可知是有形之实滞内结，暴实下利而里气不虚，此正盛邪实，正可用下。如延之日久，必致邪实正虚而攻补两难，故仲景提出“急下之”，用大承气汤急下其里实，实去坚消，腑气顺畅，利亦自止。此正所谓“通因通用”之法。

38 条续论下利当下的脉象。上条言脉证急下之例，临证时若下利而脘腹症状不明显者，当以脉象来辨别虚实。如见脉迟而滑实有力的，亦属实证。这里脉迟是因食积伤胃，积滞中阻，气机不畅所致；滑为食滞内结，正气不虚之征。积滞不消，腑气难和，则下利不止，故以急下之法，用大承气通腑去实，荡涤腐垢，则下利自止。

39 条再论下利脉反滑的治法。下利属里证，脉应沉，如属热，脉应数，如属寒，脉应迟，下利日久，必伤气阴，脉应细弱，今下利脉不沉、不数、不迟，亦不细弱，反见滑而有力之脉，是内有宿食之故。正如《脉经》所载：“脉来滑者，为病食也”。宿食积滞，郁而不消，热结旁流，故原文指出“当有所去”。治疗可用大承气汤攻下，邪实一去，利即自愈，故云“下乃愈”。

40 条论下利愈而复发的治法。如下利愈后，到一定时间又复发，仲景指出“以病不尽故也”。一般是由于误用涩药止利，或治不彻底，以致病邪未能根除，旧积残邪，隐僻肠间，每遇气候节令变化，或为饮食失调、劳倦内伤等因素的影响，而再次发生下利，若治不彻底，又会反复发作。此证多见于痢疾，后世称之为“休息痢”。治疗当求其本，清除肠间残邪，仍宗“通因通用”之法，以大承气汤攻下，以祛余邪，方能痊愈。

41 条论下利有燥屎的证治。由于胃肠实热积滞，燥屎内结不去，致使下利臭秽黏滞；燥热上蒸，故见谵语。由于阳明实热，故常见心腹坚满、舌苔黄厚干燥、脉滑数等症。故用小承气通腑泄热，使实热去而燥屎除，则谵语止，而下利愈。

## 三、脓血下利

### （一） 虚寒滑脱下利

**【原文】**下利便脓血者，桃花汤主之。（42）

**桃花汤方** 赤石脂一斤（一半剉，一半筛末） 干姜一两 粳米一升

上三味，以水七升，煮米令熟，去滓，温服七合，内赤石脂末方寸匕，日三服；若一服愈，余勿服。

**【释义】**本条论述虚寒下利脓血的证治。

下利便脓血，有湿热与虚寒之分，属湿热者，多见于初利，湿热郁滞，热伤血络，热盛营腐所致。若是久利不止，中阳被伤，脾胃虚寒，气血下陷，滑脱不禁，下利无度，阳损及阴，血溢于下，故下利脓血。其所下之血，必色质紫暗，赤白相兼，并有腹疼喜按喜暖，精神萎靡，四肢酸软，口不渴，舌淡苔白，脉微细而弱等症，故用桃花汤温中涩肠固脱。干姜温中散寒；粳米补虚安中。方后强调“内赤石脂末”冲服，是为增强涩肠固脱的功效。方名桃花汤，是因为方中主药赤石脂色似桃花，又名桃花石。

### （二） 热利下重

**【原文】**热利下重者[①]，白头翁汤主之。（43）

**白头翁汤方** 白头翁二两 黄连、黄柏、秦皮各三两

上四味，以水七升，煮取二升，去滓，温服一升；不愈，更服。

**【注解】**

①热利下重者：指热盛之痢疾而言。

**【释义】**本条论述热利证治。

热利，实指下利属于湿热者。由于湿热胶结于肠，腐灼肠道脉络，阻滞气机，恶秽之物欲出不能，故有里急后重，滞下不爽，下利秽恶脓血腥臭。由于湿热为患，大肠传导失职，升清降浊失常，故有发热、口渴、溺赤、肛门灼热、舌红、苔黄腻脉数等症。治以白头翁汤清热燥湿，凉血止痢。方中白头翁味苦性寒，擅清肠热而解毒，并能疏达厥阴肝木之气；黄连、黄柏味苦寒，清热燥湿，厚肠胃以止利；秦皮亦属苦寒，能清肝胆及肠道湿热，凉解以坚阴。四味合用，具有清热燥湿、凉血解毒而止痢的功能。

本条仅用“热利下重”四字，即深刻阐明其病机为湿热，其症为下利，其特点为下重。虽药仅四味，而确为治湿热下利要方。临证时可根据具体情况加减运用。如热利伤及营血，症见壮热口渴、烦躁，舌质红绛者，可加银花、生地、丹皮、赤芍等以清热解毒，清营凉血；血虚者可加阿胶以养血，腹痛可加木香、延胡索等理气止痛。

本方与桃花汤，均治下利便脓血，但二者有寒热虚实之不同。桃花汤用于虚寒滑

脱，气血下陷之久利，以下利不止，滑脱不禁，所下脓血色暗不鲜为主症；而白头翁汤用于湿热血痢，以里急后重、下利秽恶脓血腥臭为主症；白头翁汤清热凉血，燥湿以止痢；桃花汤则温中涩肠以固脱。

### （三） 下利虚烦

**【原文】** 下利后更烦，按之心下濡者，为虚烦也，栀子豉汤主之。(44)

**栀子豉汤方** 栀子十四枚 香豉四合（绵裹）

上二味，以水四升，先煮栀子，得二升半，内豉，煮取一升半，去滓，分二服，温进一服，得吐则止。

**【释义】** 本条论述下利虚烦的证治。

下利之后，邪热得去，正气得安，应当不烦。今下利之后，余邪未净，邪热郁于胸膈，虽无物可攀，却扰乱心神，以致有心中烦乱不安的感觉。按之心下濡，说明胃肠已无有形之邪结，仅是余热未清为患，故脘腹柔软不硬，这种无形邪热所致之证，仲景称为“虚烦”。治以栀子豉汤透邪泄热，解郁除烦，方中栀子苦寒，清热除烦，导心中之邪热以下行；香豉升散解郁，可透邪解热，以清宣胸中之郁热；二味相伍，一升一降，能使气机调畅，烦热得平，则心烦不眠懊侬自解。

**目标测试**

1. 简述呕吐的病因病机。
2. 虚寒呕吐如何辨证论治？
3. 寒热呕吐如何辨证论治？
4. 寒热错杂呕吐常用何方治之？
5. 简述哕逆的治疗大法及辨证论治。
6. 虚寒下利、实积下利及脓血下利如何辨证论治？

# 第十七章　妇人杂病脉证并治第二十二

学习目标

1. 掌握梅核气、脏躁的证治，虚寒夹瘀、冲任虚寒型崩漏的证治。
2. 熟悉气血失和腹痛的证治，转胞的证治。
3. 了解瘀血内阻型腹痛的证治，虚劳不足腹痛的证治，带下病的证治。

妇人疾病，以经、带、胎、产和前阴诸病为主。其不属胎产部分，统归本篇而称为妇人杂病。

本篇指出虚、冷、结气，为妇人杂病的三种主要病因，并因经带多影响胎产和其他杂病，故对经带论述较详；其次论述了梅核气、脏躁、腹痛、转胞等多种病证。

本篇治法丰富，有内治法，也有外治法。内治法中有汤、散、丸、酒、膏等剂型；外治法中有针刺、洗剂、坐药等。为后世妇科杂病辨证施治奠定了良好基础。

## 第一节　病因、证候与治则

**【原文】**妇人之病，因虚、积冷、结气，为诸经水断绝，至有历年，血寒积结，胞门①寒伤，经络凝坚。

在上呕吐涎唾，久成肺痈，形体损分②。在中盘结，绕脐寒疝；或两胁疼痛，与脏相连；或结热中，痛在关元，脉数无疮，肌若鱼鳞，时着男子，非止女身。在下未多，经候不匀，令阴掣痛，少腹恶寒；或引腰脊，下根气街，气冲急痛，膝胫疼烦。奄忽眩冒③，状如厥癫④；或有忧惨，悲伤多嗔⑤，此皆带下⑥，非有鬼神。

久则羸瘦，脉虚多寒；三十六病⑦，千变万端；审脉阴阳，虚实紧弦；行其针药，治危得安；其虽同病，脉各异源；子当辨计，勿谓不然。(8)

**【注解】**

①胞门：即子宫。

②损分：指形体消瘦，与未病前判若两人。

③奄忽眩冒：指突然发生晕厥。奄忽，突然之意。

④厥癫：指昏厥、癫狂一类疾病。

⑤多嗔：指时常发怒。

⑥带下：一般指赤白带下，这里泛指妇人经带诸病。

⑦三十六病：有两说，一说同第一篇第13条，一说秦伯未认为三十六病在《金匮》妇人病三篇之内，即包括妊娠病10、产后病9、杂病17，合为三十六病。

**【释义】** 第一段说明妇人杂病的病因，不外乎虚、积冷、结气三个方面。“虚”是气血虚少，“积冷”是寒冷久积，“结气”指气机郁结。仲景认为，三者皆能造成经水不利，甚或经闭不行。因妇人气血充盈，血脉流通，气机调达，则月经应时而下，若三者之中一有所患，日久均能导致诸经水断绝的病证。原文特以“至有历年，血寒积结，胞门寒伤，经络凝坚”，说明寒冷久积，引起气血凝滞，胞宫受伤，经络瘀凝不能，而致经水断绝的病变过程。但必须说明，此处仅是就月经病变而言，实际上，因虚、积冷、结气造成的病变，往往涉及上、中、下三焦。

第二段是进一步论述虚、积冷、结气引起上、中、下三焦病变情况。如因虚冷结气在上焦，就会影响肺，寒饮伤肺则咳吐涎沫（原文“呕”当作“咳”解）；日久寒郁化热，损伤肺络，则成肺痈，以致形体羸瘦。在中即影响肝脾功能，并根据不同体质，病变若从寒化，则形成绕脐疼痛之寒疝，虚寒进而由下上逆，又可发生与肝、脾两脏直接相关的腹痛或两胁疼痛；若从热化，则热灼血干，内着为瘀血，表现为脐下关元处疼痛，又因内有瘀血，新血不荣于外，则周身虽无疮疡，但肌肤枯燥，状如鳞甲。上述病变，无论男女均可出现，故云“时着男子，非止女身”。由于妇人以冲、任为主，冲为血海，任主胞胎，故虚、积冷、结气在下则主要是引起月经病变，表现为月经失调；也可令前阴掣痛，或少腹恶寒，甚至牵及腰背；或下连气街，冲气急痛，同时伴有两腿膝胫疼烦。此外，妇人情志不遂，气机失于调达，可导致“奄忽眩冒，状如厥癫”之疾；或为忧愁悲伤，时时发怒之症。以上诸般病证，均属妇人杂病范畴，并非鬼神作祟。

最后一段，说明妇人杂病的论治方法和原则。妇人带下诸病，如果延久失治，必使病人身体羸瘦，脉虚多寒。常见的妇人杂病有三十六种，但其变化多端，错综复杂，因此医者必须审脉之阴阳，辨证之寒热虚实，然后治疗，或施针灸或用汤药，才能切中病机，使病人转危为安。对于同病异脉之证，尤应详加审察，辨明疾病的根源，以免误治。所以原文最后强调：“子当辨记，勿谓不然”。其总的精神是治杂病要掌握辨证施治的原则。

## 第二节　情志病

### 一、梅核气

**【原文】** 妇人咽中如有炙脔[①]，半夏厚朴汤主之。(5)

**半夏厚朴汤方** 半夏一升 厚朴三两 茯苓四两 生姜五两 干苏叶二两

上五味，以水七升，煮取四升，分温四服，日三夜一服。

**【注解】**

①炙脔：烤肉块。

**【释义】**本条论述咽中痰凝气滞梅核气的证治。

本病多由七情郁结，气机不畅，气滞痰凝，上逆于咽喉之间，以致病人自觉咽中梗阻，如有异物之感，咯之不出，吞之不下，但于饮食无碍，后世俗称“梅核气”。治用半夏厚朴汤开结化痰，顺气降逆。方中半夏、厚朴、生姜辛以散结，苦以降逆；佐以茯苓利饮化痰；苏叶芳香宣气解郁，合而用之，使气顺痰消，则咽中炙脔之感可除。

### 二、脏躁

**【原文】**妇人脏躁，喜悲伤欲哭，像如神灵所作，数欠伸，甘麦大枣汤主之。(6)

**甘麦大枣汤方** 甘草三两 小麦一升 大枣十枚

上三味，以水六升，煮取三升，温分三服。亦补脾气。

**【释义】**本条论述脏躁的证治。

本病多由情志不舒或思虑过多，肝郁化火，伤阴耗液，心脾两虚所致。一般表现有精神失常、无故悲伤欲哭、频作欠伸、神疲乏力等症。治用甘麦大枣汤补益心脾，安神宁心。方中小麦养心安神，甘草、大枣甘润补中缓急。《补正》云：“三药平和，养胃生津化血，津水下达子脏，则脏不躁而悲伤太息诸症自去矣。”

## 第三节 妇人病

### 一、崩漏

#### （一）冲任虚寒，瘀血内停漏下

**【原文】**问曰：妇人年五十所，病下利[①]数十日不止，暮即发热，少腹里急，腹满，手掌烦热，唇口干燥，何也？师曰：此病属带下。何以故？曾经半产[②]，瘀血在少腹不去。何以知之？其证唇口干燥，故知之。当以温经汤主之。(9)

**温经汤方** 吴茱萸三两 当归二两 芎藭二两 芍药二两 人参二两 桂枝二两 阿胶二两 生姜二两 牡丹皮（去心）二两 甘草二两 半夏半升 麦门冬一升（去心）

上十二味，以水一斗，煮取三升，分温三服。亦主妇人少腹寒，久不受胎；兼取崩中去血，或月水来过多，及至期不来。

**【注解】**

①下利：程氏与《金鉴》俱谓当是“下血”。

②半产：即小产。

**【释义】** 本条论述冲任虚寒兼有瘀血所致的崩漏证治。

妇人五十岁左右，气血已衰，冲任不充，经水应止。今复下血月余不止，乃属崩漏之疾。病由冲任虚寒，曾经半产，瘀血停留于少腹所致。瘀血停留于少腹，故有腹满里急，或伴有刺痛、拒按等症。漏血数十日不止，阴血势必耗损，以致阴虚生内热，故见暮即发热、手掌烦热等症。瘀血不去则新血不生，津液不能上润，故见唇口干燥。证属下元已亏，冲任虚寒，瘀血内停，故当用温经汤温养血脉，使虚寒得以补，瘀血得以行，从而起到温经行瘀之效。温经汤用吴茱萸、生姜、桂枝温经散寒暖血，阿胶、当归、川芎、芍药、丹皮养血和营行瘀，麦冬、半夏润燥降逆，甘草、人参补益中气，诸药合用，具有温补冲任、养血行瘀、扶正祛邪的作用。本方亦可主治妇人少腹寒，久不受孕，或月经不调等症。

### （二）血虚内寒漏下

**【原文】** 寸口脉弦而大，弦则为减，大则为芤，减则为寒，芤则为虚，寒虚相搏，此名曰革，妇人则半产漏下，旋覆花汤主之。(11)

旋覆花汤方（见五脏风寒积聚篇）

**【释义】** 本条论述半产漏下的脉象和治法。

因原文已见于虚劳篇，本条仅句首加“寸口”二字，文末去“男子亡血失精”句。中间加上“旋覆花汤主之”六字。鉴于前面已就脉象进行解释分析，故本条只加按而不释。因弦大芤减为虚寒之脉，而旋覆花汤是疏肝散结、理血通络之剂，病与方药似不相符，故《金鉴》认为本条“必有错简”。但徐忠可云：“盖虚而兼寒，是有邪矣，故以开结为先，结开而漏止，其血自生，不必补也；若有邪而补，则邪盛而漏愈甚，未得益先得损矣”。尤在泾亦云：“是以虚不可补，解其郁聚，即所以补；寒不可温，行其气，即所以为温”。这些都有一定参考价值，可供研究。

### （三）虚寒陷经

**【原文】** 妇人陷经①，漏下黑不解，胶姜汤主之。(臣亿等校诸本无胶姜汤方，想是前妊娠中胶艾汤。)(12)

**【注解】**

①陷经：即经气下陷，下血不止。

**【释义】** 本条论述妇人陷经的证治。

妇人陷经，漏下不止，其色黑者，乃因冲任虚寒，不能摄血所致。治以胶姜汤，温补冲任，养血止血。

## 二、腹痛

### （一）瘀血停留腹痛

**【原文】**妇人六十二种风，及腹中血气刺痛，红蓝花酒主之。(16)

**红蓝花酒方** 红蓝花一两

上一味，以酒一大升，煎减半，顿服一半，未止再服。

**【释义】**本条论述妇人腹中血气刺痛的治法。

妇人六十二种风，是泛指一切风邪为患。妇人以血为本。经产之后，风邪最易乘虚侵入腹中，与血气相搏，以致血滞不行，故腹中刺痛。治用红蓝花酒活血行瘀，利气止痛。方中红蓝花辛温活血止痛，酒能行血，血行风自灭，故方中未再用祛风药物。红蓝花酒适宜风寒与血气相搏所致腹中刺痛，若阴虚有热者则不能用。

### （二）血虚肝郁，脾虚湿滞腹痛

**【原文】**妇人腹中诸疾痛，当归芍药散主之。(17)

**当归芍药散方**（见前妊娠中）

**【释义】**本条论述妇人腹中诸痛的治法。

妇人腹痛的原因虽多，但以气滞血凝为多见，本条之腹痛为气滞血凝，兼有水湿所致。故用当归芍药散调肝脾，理气血，利水湿，使肝脾和，气血调，水湿去，则痛止。据药测证，本证除腹痛外，尚有小便不利，腹微胀痛，四肢头面微肿等。临床治疗妇人腹痛，多按此方随证化裁，效果较佳，可见“诸”字用意之深。

### （三）中气虚寒腹痛

**【原文】**妇人腹中痛，小建中汤主之。(18)

小建中汤方（见前虚劳中）

**【释义】**本条论述妇人脾胃阳虚里急腹痛的证治。妇人腹痛，由于中焦脾胃虚寒所致者，症见腹痛喜按，心悸虚烦，面色无华，神疲纳少，大便溏薄，舌质淡红，脉细涩等。用小建中汤治疗，意在建中培土，补气生血，使脾胃健运，气血流畅，则腹痛自已。

妇人腹痛多与气血失和有关，其病机有偏气、偏血和寒热虚实的不同。气滞血瘀，腹中刺痛，用红蓝花酒活血行气；肝脾失调，腹中诸疾痛，用当归芍药散养血柔肝，健脾除湿；脾胃虚寒，腹中痛者，用小建中汤温中散寒、缓急止痛；经水不利，少腹满痛者，用土瓜根散活血化瘀，通则不痛。究上所述，妇人腹痛之因不离虚、冷、结气三者。

## 三、转胞

**【原文】** 问曰：妇人病饮食如故，烦热不得卧，而反倚息者，何也？师曰：此名转胞①不得溺也，以胞系了戾②，故致此病，但利小便则愈，宜肾气丸主之。（方见虚劳中）（19）

**【注解】**

①胞：即膀胱。

②胞系了戾：指膀胱之系缭绕不顺。

**【释义】** 本条论述妇人转胞的证治。

妇人转胞的主症是脐下急痛，小便不通。病由肾气虚弱，膀胱气化不行所致。由于病不在胃，故饮食如故；病在于膀胱，故少腹胀满而不得溺；水气不行，浊阴上逆，虚阳上扰，故烦热不得卧而反倚息。治用肾气丸振奋肾阳，肾阳充则气化行，小便通利，则其病自愈。

## 四、经水不利

### （一） 瘀血经水不利

**【原文】** 带下经水不利①，少腹满痛，经一月再见者②，土瓜根散主之。（10）

妇人经水不利下③，抵当汤主之。（14）

**土瓜根散方** 土瓜根、芍药、桂枝、䗪虫各三两

上四味，杵为散，酒服方寸匕，日三服

**抵当汤方** 水蛭三十个（熬） 虻虫三十枚（熬，去翅足） 桃仁二十个（去皮尖） 大黄三两（酒浸）

上四味，为末，以水五升，煮取三升，去滓，温服一升。

**【注解】**

①经水不利：指月经行而不畅。

②经一月再见者：意指月经一月两潮。

③经水不利下：经闭。

**【释义】** 10条论述因瘀血而致经水不利的证治。妇女患经水不利或兼一月再见者，多因留瘀所致，故少腹同时出现满痛的症状，并可兼见少腹按之有硬块，月经量少，色紫有块，舌紫黯，脉涩等症。治当以活血通瘀为主，方用土瓜根散，方中桂枝、芍药调营，土瓜根（即王瓜根）、䗪虫祛瘀破血，加酒以行药势，瘀去而经水自调。

14条论述经水不利属于瘀结实证的治法。本证妇人经闭是因瘀血内结成实所导致，欲使其经行通利，必先去其瘀结，故用抵当汤治疗。方中以水蛭、虻虫攻其瘀，大黄、桃仁下其血，瘀血去而新血生，则其经自行。据药测证，本证当有少腹硬满结痛，或腹

不满，病人自诉腹满，大便色黑易解，小便自利，脉象沉涩等。

### （二） 水血互结经水不利

**【原文】**妇人少腹满如敦[①]状，小便微难而不渴，生后[②]者，此为水与血俱结在血室也，大黄甘遂汤主之。(13)

**大黄甘遂汤** 大黄四两 甘遂二两 阿胶二两

上三味，以水三升，煮取一升，顿服之，其血当下。

**【注解】**

①敦（duì）：古代盛黍稷的器具，上下稍锐，中部肥大。此形容腹部高起。

②生后：即产后。

**【释义】**本条论述妇人水血俱结血室的证治。

妇人少腹满，有蓄水与蓄血之不同，区别在于小便利与不利，若满而小便自利，为蓄血；满而小便不利，口渴，则为蓄水。今少腹胀满，其形高起如敦状，小便微难而不渴，而且发生在产后，故诊断为水与血俱结在血室。治当水血兼攻，故用大黄甘遂汤破血逐水，方中大黄攻瘀，甘遂逐水，以攻逐水血之结；因是“生后”所得，故配阿胶养血扶正，使邪去而不伤正。

## 五、带下病

### （一） 湿热带下

**【原文】**妇人经水闭不利，脏坚癖不止[①]，中有干血，下白物[②]，矾石丸主之。(15)

**矾石丸方** 矾石三分（烧） 杏仁一分

上二味，末之，炼蜜和丸枣核大，内脏中，剧者再内之。

**【注解】**

①脏坚癖不止：指胞宫内有干血坚结不散。

②白物：指白带。

**【释义】**本条论述湿热带下的外治法。

本条带下证，乃因经闭或经行不畅，干血内着，郁为湿热，久而腐化所致，可见白带病的始因是瘀血，但关键还在于湿热。故用矾石丸作为坐药，纳入阴中，取其除湿热以止白带。这是白带的外治法，亦为治标之剂，一般还须同时内服消瘀通经之剂，以治其本。如果患者伴有阴中糜烂者，则本方不宜使用。

### （二） 寒湿带下

**【原文】**蛇床子散方，温阴中坐药[①]。(20)

**蛇床子散方** 蛇床子仁

上一味，末之，以白粉少许，和令相得，如枣大，绵裹内之，自然温。

**【注解】**

①坐药：指纳药阴道中。

**【释义】**本条指出阴冷寒湿带下的治法。

从“温阴中”三字，可知病人自觉阴中寒冷甚至连及后阴、股腋。从药测证，本证应有带下、腰酸重、阴部瘙痒等症状。病由阴寒湿浊之邪凝于下焦所致。故用蛇床子散作为坐药，直接温其受邪之处，以暖宫除湿，杀虫止痒。

《医宗金鉴·妇科心法》主张本病可在内服桂附地黄丸的同时，外用蛇床子、吴茱萸、远志、干姜等分末，棉裹纳阴中，可收良效。

本方与矾石丸同治带下，均有杀虫止痒作用，且皆外用方，但本方苦温燥湿，主治下焦寒湿证；矾石丸清热燥湿，主治下焦湿热证。可知带下因湿而生，其证当分寒热。这对带下病内服方剂的创制及辨证论治都具有重要的临床指导意义。

**目标测试**

1. 简述梅核气的临床表现及治法方药。
2. 简述脏躁的临床表现及治疗。
3. 崩漏有哪两种不同情况？用何方治之？
4. 妇人腹痛常用何方治之？
5. 经水不利如何治疗？
6. 带下病如何治疗？

# 第四篇 温病学代表著作选读

## 概　述

温病是感受温邪所引起的一类以发热为特征的急性外感热病的总称，是临床常见病和多发病，大多具有传染性、流行性、季节性、地域性等特点。

温病学是研究四时温病的发生、发展规律及其诊治和预防方法的一门临床学科。它的任务主要是阐明温病的发生发展规律，揭示温病的本质；研究温病的诊断方法和防治措施，从而有效地防治温病，保障人民的身体健康。长期以来，温病学一直有效地指导着温病的临床治疗。此外，温病学的基本理论对内、外、妇、儿及五官等科的某些疾病也具有重要的指导作用。因此，认识和防治温病对保护人民身体健康具有较高的实用价值。

温病学是随着中医学的发展而逐渐独立出来的。它源于《内经》，到秦汉晋唐时期，仍隶属于伤寒。经过宋金元时期的发展，温病始脱离伤寒藩篱；至明清时期，才逐步总结出一套完整的理论体系和诊治方法，从而形成具有独特体系的新兴临床学科。可见，温病学形成的时间是在清代，主要理论体现在大量温病学著作当中。其中叶天士的《温热论》和吴鞠通的《温病条辨》集中体现了温病学的主要学术内容和学术思想。二人所创立的卫气营血辨证和三焦辨证成为指导外感热病辨证论治的大纲，对后世外感病的理论和临床产生了深远影响，对中医临床辨证学、方药学做出了重大的贡献。薛雪的《湿热病篇》是湿热病辨证施治的专著。

### 一、作者与沿革

《温热论》的作者是清代名医叶桂。叶桂，字天士，号香岩，晚年又号上津老人，江苏吴县（今苏州）人。生于康熙六年（1667 年），殁于乾隆十一年（1746 年），享年 79 岁。叶天士由于家学渊源，从小就打下了坚实的医学基础。14 岁时，其父去世，拜父亲门人朱某为师，继续学习。其后又师从多人。叶桂生前忙于诊病，无暇亲笔著述。《温热论》为“先生游于洞庭山，门人顾景文随之舟中，以当时所语信笔录记”而成，该书成书年代不晚于1746年。本篇著作世传有两种版本，一是由华岫云收载于《临证指南医案》中的《温热论》，称为“华本”，又称“种福堂本”，刊于1766年。一是唐大烈收载于《吴医汇讲》中的《温证论治》（又称《温热论治二十则》），称为“唐本”，约刊于1792年。两者内容基本相同，仅文字略有出入。

《温病条辨》的作者是清代名医吴瑭。吴瑭，字佩珩，号鞠通，江苏淮阴人。生于1758年，殁于1836年。吴氏少习儒学，19岁时，其父患病不治，于是“慨然弃举子业，专事方术”，广购医书，发愤学医。23岁时其侄儿患温病，“请诸医其于温病治法，未之闻也”，至最后身发黄而死。当时吴氏因初学医，故“未敢妄赞一词”，但此事激发了吴鞠通钻研温病的决心。26岁时，“游京师，检校《四库全书》”，因而有机会广览官府、民间所藏各种医书，学识大进，为人治病常获奇效。36岁时，京师发生温疫大流行，经其治疗，活人无数。吴氏深感当时医生缺少治疗温病的正确理论和方法，经常用治疗伤寒的方法来治温病，造成了不良的后果，所以广泛采辑《内经》以后历代名医有关外感热病的论述，去其驳杂，汲取精华，并附以本人见解和经验，于1798年著成《温病条辨》。

《湿热病篇》的作者是清代名医薛雪。薛雪，字生白，号一瓢，又号一飘。生于康熙二十年（1681年），殁于乾隆三十五年（1770年），江苏吴县人。薛生白博学多才，长于画兰，工于诗词，又善拳勇，好武术，虽能文善武，但曾举鸿博而未遇，遂锐意钻研医学，造诣很深。本篇著作未见原本，据王孟英《温热经纬》记载：“此篇始见于舒松摩重刻《医师秘笈》。”其中载有前35条原文，其后江白仙《温热病指南集》与吴子音《温热赘言》只收录了其中20条，又增补11条为31条本，名为《湿温症条例》。王孟英《温热经纬》中所收录的《湿热病篇》则为46条本。本教材根据《温热经纬》所载予以归类叙述。

## 二、内容与体例

《温热论》共有37条原文，计3721字。叶天士指出温邪是温病的致病原因。感邪途径为“上受”，即邪从口鼻而入，温病的主要传变过程是首先犯肺，然后可以传至气分或逆传心包。病变在气分，可分别出现邪留三焦、里结阳明（胃与肠）等不同部位的病变，气分病变不解可传入营分乃至血分，在病变过程中易损伤阴液。叶天士用卫气营血来分析温病病程阶段和病变浅深层次，以此作为温病辨证的纲领，同时，又按卫气营血确立了温病各阶段的治疗原则，从而建立了卫气营血辨治理论体系。《温热论》中对辨舌验齿、辨斑疹白痦做了详细论述，丰富和发展了温病诊断的内容。《温热论》以条文的形式流传于世。

《温病条辨》首述运气概述与原病篇，次分上焦、中焦、下焦三篇，共265条，载有方剂208首，后有杂说、解产难、解儿难等篇。吴氏提出温病的发展规律是始于上焦，终于下焦。上焦主肺、心（心包）之病证；中焦主脾、胃之病证；下焦主肝、肾之病证。在上焦、中焦、下焦三篇中，均以病名为目，重点论述了风温、温热、暑温、伏暑、湿温、秋燥、冬温、温疟及痢疾、痹证、黄疸等病证，分述各病在上、中、下三焦的表现和诊治方法。《温病条辨》的写作体例仿《伤寒论》，逐条叙证，理法方药俱全，文字简明扼要，便于记诵。但又恐过分简单而医理难以阐明，所以在每条之下又自加注释，对条文中未尽之意进行阐述。

《湿热病篇》共有46条原文，是温病学发展史上系统而完整地阐述湿温证治的最早文献。该文论述了湿热病的发生发展规律，对湿热病的证治作了全面论述。提出湿热病证邪在卫分、气分、营血分，以及邪在上、中、下三焦的证候特点和治疗方药，并对湿热病变证、类证（暑病、寒湿、下利）的证治和瘥后调理作了详细介绍。认为湿热病发病多先内伤而生湿，然后再感受外湿，内外合邪而发病，病变中心在脾胃，初起以湿为主，继则湿邪可从热从燥而化，产生湿热并重或热重于湿，甚至深入营血分的病变，并可引起厥阴、少阳病变等变证。湿热病的治疗当按上、中、下三焦不同病位立法论治，立足分解湿热，疏利三焦。《湿热病篇》以条文的形式写成，条文下附有自注，对条文观点作进一步阐述。

# 第一章 《温热论》

学习目标

1. 掌握《温热论》中关于温病发生发展规律、卫气营血证候的演变层次和治疗大法。

2. 熟悉《温热论》中有关温热、湿热病证传变和治疗的论述。

3. 了解《温热论》中有关辨舌、验齿、辨斑疹白痦的论述及叶天士对温病理论发展的重要贡献。

## 第一节 温病大纲

**【原文】** 温邪上受①，首先犯肺，逆传②心包。肺主气属卫，心主血属营，辨营卫气血虽与伤寒同，若论治法则与伤寒大异也。(1)

**【注解】**

①温邪上受：温邪，引起温病的病邪，主要包括风热、暑热、湿热、燥热、温毒、疫气等。上受，(邪) 从口鼻侵犯（人体)。

②逆传：逆病情突然加重的特殊传变形式，相对六经“顺传”而言。

**【释义】** 本条文简明扼要地指出了温病的致病原因、感邪途径、首犯部位、传变趋势及与伤寒的区别要点等内容，具有统领全篇的意义。其主要内容有如下四个方面。

**1. 温病的病因** 对于温病的病因，历来认识不同。明代以前医家，多认为温病乃“伏寒化温”所致，即冬季感受寒邪未即发病，寒邪潜伏体内，逐渐郁而化热，至春发为温病，至夏发为暑病。可见所谓温病仅局限于“伏气温病”。明末医家吴又可著《温疫论》，认为温疫即温病，其外因并非风寒暑湿等六淫之邪，而是一种特殊的、具有强烈传染性的“戾气”。但“戾气”难以说明邪气的寒热性质，难以从根本上区别温病与伤寒，故对温病临床辨证论治缺乏指导意义。而叶氏此条原文首次指出了“温邪”的概念，从而打破了“伏寒化温”和“戾气”之说的局限，明确了新感温病的致病外因，从根本上划清了温病和伤寒的界限，对温病的辨证论治具有重要指导意义。

**2. 温邪侵入途径、首犯部位与传变趋势** 叶氏认为，温邪与寒邪侵入人体的途径、首犯部位和传变特点不同。寒邪从皮毛侵入人体，先犯足太阳膀胱，继之“顺传”足阳明胃；而温邪则由口鼻侵入人体，先犯手太阴肺，继之“逆传”手厥阴心包。叶氏在此条特意指出温邪“逆传”的特点，意在提醒人们注意温病与伤寒传变的区别。

**3. 温病证候类型**　肺主一身之气，并与卫气相通，以宣布卫气，防御外邪，故叶氏谓“肺主气属卫”；心主一身之血，并与营气相通，以运行营血，濡养周身，故叶氏谓“心主血属营”。因此，温邪侵袭肺和心，必然影响卫、气、营、血的正常功能，而出现卫、气、营、血四种浅深轻重不同的证候类型。

**4. 温病与伤寒的异同**　温病与伤寒均为外感热病，二者既有某些相同之处，又有明显的区别。如在传变方面，均有由表入里、由浅入深的传变规律；在对人体损害方面，都会影响人体营卫气血的正常活动，出现浅深轻重不同的病变。但二者感受的邪气性质不同，一为温邪，一为寒邪，故二者的治法截然不同，正如叶氏所说：“辨营卫气血虽与伤寒同，若论治法则与伤寒大异也。”温病初起，多属温邪在肺卫，故多以辛凉为主；伤寒初起，多以辛温为主。

**【原文】**大凡看法，卫之后方言气，营之后方言血。在卫汗之可也，到气才可清气，入营犹可透热转气①，如犀角、玄参、羚羊角等物，入血就恐耗血动血②，直须凉血散血，如生地、丹皮、阿胶、赤芍等物。否则前后不循缓急之法，虑其动手便错，反致慌张矣。(8)

**【注解】**

①透热转气：使邪转出气分而解的治法。

②耗血动血：耗血，指热邪耗伤血中津液，导致血液黏滞，运行障碍。动血，指邪热灼伤血络，迫血妄行，导致各种出血。

**【释义】**本条提出了温病的辨治纲领，主要论述了温病“卫气营血”的传变规律、病位浅深、各阶段的治疗大法及注意事项。

**1. 温病卫气营血传变规律和病位浅深**　“大凡看法，卫之后方言气，营之后方言血”，既说明了温病卫气营血的一般传变规律，同时也提示了温病的病位浅深和病情的轻重。关于温病的传变规律，一般来说，新感温病初起，邪气往往首先侵袭肺卫，表现出恶寒发热等卫分病变；继而邪气多传入气分，影响脏腑的功能，出现但热不恶寒、口渴等症；若进一步发展，可深入营分，耗伤营中阴液，影响心之神明，出现身热夜甚、舌绛、神昏等症；最后可深入血分，耗血动血，导致出血、蓄血或动风等症。关于温病的病位浅深和病情轻重，一般来说，邪在卫分，病位最浅，病情最轻；邪在血分，病位最深，病情最重；气分证较卫分深重，较营分轻浅；营分证较气分深重，较血分轻浅。掌握叶氏提出的这一规律，对临床上诊治温病具有重要指导意义。

**2. 卫气营血各阶段的治疗大法及注意事项**　“在卫汗之可也”，指邪在卫分，宜用“汗法”，使邪从表而解即可，不可早投清里之剂，以免遏阻气机，使邪不得外透。因为温病是感受温邪所致，温邪在卫表，虽也用“汗法”，但只宜用辛凉之剂，不可用治寒邪束表的辛温之剂，以免过于发汗，伤津助热，反生他患。

“到气才可清气”，指温邪由卫表入里，邪正剧争，出现气分之证，才可用“清气”之法治疗。叶氏在这里既指出了气分证的治疗大法，同时也进一步强调了寒凉清气之剂不可早投，即温邪在卫而未入气分时不可滥用。这里所谓的“清气”，并非具体一法，而是泛指治疗气分证的方法，包括轻清宣气、辛寒清气、苦寒泻火、苦寒攻下、清热祛湿等，临床上应根据气分证的具体情况合理选用。

“入营犹可透热转气”，仍是强调透热外出的重要。因为温邪虽由气分传入营分，但并未深入血分，尚有转出气分而解的可能，所以治疗时仍应设法透热外出。具体如何透营热外出，意见不一。叶氏在文中指出宜用清营养阴的“犀角、玄参、羚羊角等物”，而目前多数医家认为应在清营养阴的基础上，加入轻清宣透之品，如银花、连翘、竹叶等。

“入血就恐耗血动血，直须凉血散血”，既指出了血分证的病机特点，又强调了血分证的治疗关键。“耗血动血”为血分证的基本病机。所谓“耗血”，是指热邪耗伤血中津液，导致血液黏滞，运行障碍；所谓“动血”，是指邪热灼伤血络，迫血妄行，导致各种出血，如吐血、衄血、便血、发斑，或血溢脉外，热与血结而成瘀血之证。热入血分，病位最深，难以用轻清之品使之外透，故叶氏指出其治疗“直须凉血散血”。而要达到“凉血散血”的目的，就须将凉血止血药与活血散瘀药配合，使凉血止血而不留瘀，活血散瘀而不动血，故叶氏指出需用“生地、丹皮、阿胶、赤芍等物”。

## 第二节　邪在肺卫

**【原文】**盖伤寒之邪留恋在表①，然后化热入里，温邪则热变最速，未传心包，邪尚在肺，肺主气，其合皮毛，故云在表。在表初用辛凉轻剂②。夹风则加入薄荷、牛蒡之属，夹湿加芦根、滑石之流。或透风于热外，或渗湿于热下，不与热相搏，势必孤矣。(2)

**【注解】**

①留恋在表：邪气在卫表逗留。

②辛凉轻剂：泛指具有辛凉轻透作用的方药。

**【释义】**本条主要论述伤寒与温病传变的不同和温邪在表的治法。

**1. 伤寒与温病传变的不同**　伤寒与温病虽均属外感热病，皆有由表入里的传变特点，但由于所感之邪有寒温之异，故其化热入里有快慢之分。伤寒为外感寒邪所致，寒为阴邪，易束表阳，化热入里较慢，故留连在表时间较长；温病乃感受温邪所致，温为阳邪，易伤阴液，化热入里较寒邪为速，故在表时间较短。

**2. 温邪在表的治法**　温邪在表即为表热证，与寒邪在表的表寒证有别，故治疗截然不同。寒邪在表，当用麻黄汤等辛温之剂以散表寒。而温邪在表，则须用“辛凉轻剂”以解表热。叶氏所说的“辛凉轻剂”，是泛指具有辛凉轻透作用的方药，如吴鞠通《温病条辨》中的银翘散、桑菊饮，这与吴鞠通专指桑菊饮为“辛凉轻剂”有别。另外，由于温邪也有不同的种类，故其表证的治疗也不尽相同。叶氏所指“夹风”者，实为风热表证，故“辛凉轻剂”中当有薄荷、牛蒡等疏风之品，以透风于热外；所指“夹湿”者，即为表热夹湿证，或称湿热表证，故“辛凉轻剂”中当加芦根、滑石等甘淡渗湿之品，以渗湿于热下。如此风邪、湿邪先除，不与热合，则热必势孤而易解。

**【原文】**不尔，风夹温热而燥生，清窍①必干，谓水主之气②不能上荣，两阳相劫③也。湿与温合，蒸郁而蒙蔽于上，清窍为之壅塞，浊邪害清④也。其病有类伤寒，其验之之法，伤寒多有变证，温热⑤虽久，在一经不移，以此为辨。(3)

**【注解】**

①清窍：指眼、耳、鼻、口等上部诸窍。

②水主之气：包括肺肾之气。因为肾主水，肺属金而行水。

③两阳相劫：风与热两阳邪相合劫伤津液。

④浊邪害清：湿热熏蒸，上蒙清窍，致使耳、鼻等清窍失灵，出现耳聋鼻塞等症状。“浊”，指湿邪。

⑤温热：根据上文“湿与温合”句，当为“湿热”。

**【释义】**本条承上条进一步论述风热表证与表热夹湿失治而出现的不同证候及湿热与伤寒的鉴别要点。

**1. 风热表证失治的证候特点**　风热之邪在表，本应及时在“辛凉轻剂”中加薄荷、牛蒡子等药，以疏风散热，透邪外出。风与热均为阳邪，若不及时外解，必入里化燥伤津，且易升腾炎上，使头面部清窍无津以润，出现口鼻咽喉干燥之症，即叶氏所谓“清窍必干”之象。可见“清窍必干”是温热伤津的重要特征，也是区别于湿热病证的关键，故掌握此特点，对于温病临床辨证有重要意义。

**2. 表热夹湿失治的证候特点**　表热夹湿之证，本应及时在“辛凉轻剂”中加芦根、滑石等药，以渗湿于下，透热于外。湿为阴邪，重浊黏腻，易遏气机；热为阳邪，易升腾炎上。若在表之湿热不能及时解除，则热蒸湿动，蒙蔽于上，易使清阳被遏，而见耳聋、鼻塞等症。此即叶氏所说的“浊邪害清”之象，也是诊断湿热病证的要点之一。

**3. 湿热与伤寒的鉴别**　叶氏于本条最后指出：“其病有类伤寒，其验之之法，伤寒多有变证，温热虽久，在一经不移，以此为辨。”叶氏此语接于“浊邪害清”之后，主要是论述伤寒与湿热病证的区别。因湿热阻遏阳气，往往有恶寒、身重、头痛等症，故叶氏谓“其病有类伤寒”，须加以鉴别。寒邪入里，传变较多，或入少阳、阳明，或转三阴，故叶氏谓“伤寒多有变证”。而湿热入里，则往往留连气分，困于脾胃，传变较少，故叶氏谓其“在一经不移”。文中所谓“温热虽久”，当为“湿热虽久”之误。因温热传变迅速，往往一日三变，故不可能“温热虽久，在一经不移”。当然，以变证多少来鉴别伤寒与湿热，只是方法之一，而且也只是相对而言，并不是绝对的，临床诊断时应当结合患者的脉象、舌象、兼症等，全面分析，加以鉴别。

## 第三节　流连气分

**【原文】**若其邪始终在气分流连者，可冀其战汗[①]透邪，法宜益胃，令邪与汗并，热达腠开，邪从汗出。解后胃气空虚，当肤冷一昼夜，待气还自温暖如常矣，盖战汗而解，邪退正虚，阳从汗泄，故渐肤冷，未必即成脱证[②]。此时宜令病者，安舒静卧，以养阳气来复，旁人切勿惊惶，频频呼唤，扰其元神，使其烦躁，但诊其脉，若虚软和缓，虽倦卧不语，汗出肤冷，却非脱证；若脉急疾，躁扰不卧，肤冷汗出，便为气脱之证矣。更有邪盛正虚，不能一战而解，停一二日再战汗而愈者，不可不知。(6)

**【注解】**

①战汗：先寒战而后汗出的症状。

②脱证：阳气亡脱的病证。

**【释义】**本条主要论述了温热邪气流连气分的治法，讨论了战汗透邪的机理、临床表现、护理措施及与脱证的鉴别等内容。

**1. 温热邪气流连气分的治法**　温热邪气久在气分流连，既不从外解，也未深入营血，往往由于正邪相持，势均力敌所致。此时胃津不足，热邪也不甚，故治疗可通过“益胃”之法，促使“战汗透邪”。所谓“益胃”，不能简单理解为补益胃气，而是用轻清之品清气生津，宣展气机，并灌溉汤水，使能作汗。经过战汗，使气机宣通，热达于外，腠理开泄，邪气可随汗透出而病愈。如服用雪梨浆、五汁饮、益胃汤等剂，或多饮米汤、白开水皆是。

**2. 战汗透邪的机理**　战汗是机体奋力驱邪外出的一种表现。温热病过程中，战汗既可出现于气分后期，也可发生于营血分后期。凡热伤津液，津气不足，作汗无源者，皆可导致邪气流连不解。而通过滋养阴液，不仅可充养汗源，而且可化生正气，故有助于机体聚集一定的能量来驱邪。寒战即机体聚集能量奋力与邪气相争之象；汗出即肌腠气机宣通，透邪热从表而出之征。可见战汗透邪的关键是战而汗出。若战而无汗，或汗出不畅，均难以达到透邪的目的。

**3. 战汗的临床表现**　战汗有一个发生发展的过程。一般来说，患者首先感到全身恶寒，并不断加重，以至引起全身战栗，且多伴有肢冷脉伏等症；继之体温不断升高，以至毛窍开泄，腠理疏松，全身汗出，寒战随即停止，体温也渐下降；汗出停止后，患者多见肌肤清冷、倦卧不语等症，但脉象虚软和缓，此为邪退正虚、阳从汗泄之象，一般经一昼夜，阳气即可恢复，诸症自然消除。但有些患者由于邪盛正虚，往往不能一战而愈，而需过一二日再作战汗方可使邪退热清。

**4. 战汗而解与脱证的鉴别**　战汗而解和阳气外脱均见肤冷、倦卧不语等症，临床须详加鉴别，以免误诊误治。鉴别时首先“诊其脉”，若脉象虚软和缓者，虽见肤冷、倦卧不语，也非脱证；若脉来疾数无力或散大，则为脱证之兆。其次当察神辨汗，若患者安卧，呼之能应，汗出停止，则非脱证；若躁扰不安，呼之不应，冷汗不止，则为虚脱之征。

**5. 战汗之后的护理**　战汗之后，由于阳气随汗外泄，胃气空虚，故出现肤冷、倦卧不语等阳气一时不足的表现，此时应让患者安卧，也不要频频呼唤患者，而应使环境安静，并注意保持室内温暖，以利患者阳气逐渐恢复。

## 第四节　邪留三焦

**【原文】** 再论气病有不传血分，而邪留三焦，亦如伤寒中少阳病也。彼则和解表里之半，此则分消①上下之势，随证变法，如近时杏、朴、苓等类，或如温胆汤之走泄②。因其仍在气分，犹可望其战汗之门户，转疟之机括③。(7)

**【注解】**

①分消：宣上、畅中、渗下，使湿邪分道而消。

②走泄：意指行气泄湿。

③机括：与“门户”义同，指邪气外达有去路。

**【释义】** 本条主要论述湿热之邪留于三焦的证治。

**1. 湿热留于三焦的病机和临床表现**　手少阳三焦为人体阳气和水液运行的道路，湿热之邪久羁气分，既不从表而解，也未化燥入于营血，则可留于手少阳三焦，使其气机升降失调，水道不利。至于其临床表现，叶氏虽未直接指出，但从其所述“亦如伤寒中少阳病也”，可知其应有寒热往来之症。此外，由于湿阻三焦气机，水道不畅，故必伴有胸腹痞满、小便浑浊短少、舌苔厚腻等症。

**2. 湿热留于三焦的治法和方药**　湿热留于手少阳三焦，虽与伤寒少阳病同为病在少阳，且均可见寒热往来之症，但毕竟病因不同，病位有手经与足经之分，故治疗方法有别。伤寒少阳病为无形邪热郁于半表半里之足少阳胆经，使气机出入之枢不利，故治疗须以小柴胡汤外透内清足少阳半表半里之邪，即叶氏所谓“和解表里之半”；而湿热留于三焦，则为有形之水湿或痰浊与热相合，阻遏手少阳三焦，使其气机升降失调，水道不畅，故治疗须以杏、朴、苓等药，宣上、畅中、渗下，或用温胆汤之类，理气祛湿为主，使湿浊之邪分道而消，热亦随之而出，即叶氏所谓“分消上下之势”。当然，湿热之邪留于三焦，还有湿热轻重之别，故治疗时须注意“随证变法”，恰当处理祛湿与清热的关系。

**3. 湿热留于三焦之转归**　湿热留于手少阳三焦，病属气分阶段，若治疗得法，使气机宣畅，尚可如疟疾一般，通过战汗而达邪出，即叶氏所谓“犹可望其战汗之门户，转疟之机括”。否则，若湿热不得外透，蕴郁日久，也可里结阳明，或化燥而入于营血。

## 第五节　里结阳明

**【原文】** 再论三焦不得从外解，必致成里结①。里结于何？在阳明胃与肠也。亦须用下法，不可以气血之分，就不可下也。但伤寒邪热在里，劫烁津液，下之宜猛；此多湿邪内搏，下之宜轻。伤寒大便溏为邪已尽，不可再下；湿温病大便溏为邪未尽，必大便硬，慎不可再攻也，以粪燥为无湿矣。(10)

**【注解】**

①里结：指湿热病邪入里与肠道积滞相互交结。

**【释义】** 本条主要论述了湿热里结阳明的病机、症状、治法及其与伤寒所用下法的区别。

**1. 湿热里结阳明的病机、症状及治法**　里结阳明有温热与湿热之别。伤寒或温热病过程中见之阳明腑实证，为温热之邪灼伤胃肠津液，进而与燥屎相结所致；而湿热病过程中（如湿温、伏暑等）见里结阳明证，则多为湿热阻滞胃肠气机，影响饮食的运化和糟粕的传导，使积滞内停，湿热进而与积滞交结而成。凡气分湿热之邪不从外解，又未深入营血，皆可里结阳明。叶氏此条言手少阳三焦湿热之邪，不从外解而里结阳明，只是其中之一。湿热积滞交阻胃肠的临床表现与阳明腑实不同。阳明腑实以大便燥结或纯利臭秽稀水、舌苔焦燥为特点；而湿热积滞交阻胃肠则以大便溏臭不爽、色黄如酱、苔黄垢腻为特点。临床须详加鉴别，不可混淆。湿热里结阳明虽非阳明热结，但毕竟属于实证，且邪气已无外透之势，故叶氏谓“亦须用下法”，以导湿热积滞从肠腑而出。若当下不下，恐迁延日久，变证蜂起。

**2. 湿热里结阳明与伤寒阳明腑实证使用下法的区别**　湿热里结阳明与伤寒阳明腑实证虽病位均在胃肠，皆可以下法逐邪，但其病因病机不尽相同，故在具体应用下法时又有区别。伤寒阳明腑实证为“邪热在里，劫烁津液”所致，往往大便干燥坚硬，故下之宜猛，用承气汤之类，以“急下存阴”。而湿热积滞交结阳明，大便溏滞不爽，并不像燥屎可一下而解，而宜用理气化湿、导滞通腑之剂，轻法频下，使湿热积滞渐除而正气不伤。应用下法逐邪，要掌握分寸，既不可太过，也不可不足，总以胃肠实邪尽除为度。如伤寒阳明腑实，应用承气汤攻下后，大便由燥硬转为稀溏则为邪尽，不可再下；若为湿热积滞交阻胃肠，应用轻下之法，必待大便由稀溏转为燥硬，方为邪尽，才可停用。

**【原文】** 再人之体，脘在腹上，其地位处于中，按之痛，或自痛，或痞胀，当用苦泄①，以其入腹近也。必验之于舌，或黄或浊，可与小陷胸汤或泻心汤，随证治之；或白不燥，或黄白相兼，或灰白不渴，慎不可乱投苦泄。其中有外邪未解，里先结者，或邪郁未伸，或素属中冷者，虽有脘中痞闷，宜从开泄[②]，宣通气滞，以达归于肺[③]，如近俗之杏、蔻、橘、桔等，是轻苦微辛，具流动之品可耳。(11)

【注解】

①苦泄："苦寒泄热"的简称，即用苦寒药，燥湿化痰，清热除痞。

②开泄："辛开宣泄"的简称，以轻苦微辛的药，宣通气机，宣化湿痰之邪的方法。

③达归于肺：指开达气机，使湿邪上归于肺，在肺的宣发肃降作用下排出体外。

【释义】本条主要论述湿热痰浊阻于胃脘的主症、治法及类似证候的辨治。

胃脘居于上腹部，属中焦部位。外邪入里，与胃脘水湿痰浊相结，阻滞气机，则可见胃脘痞胀，或有自痛，或按之疼痛，即属痞证。常见的痞证有以下几种类型：①湿热痰浊结于胃脘。由温邪与湿痰之邪互结，阻于胃脘所致。主要临床表现为胃脘痞胀，疼痛，按之痛，舌苔黄浊，治疗当用苦泄法，以小陷胸或泻心汤为主方。②痰湿阻于胃脘。由痰湿阻于胃脘，气机郁滞所致。主要临床表现为胃脘作痞、或痛、或胀，苔白而不燥、或灰腻，治疗当化痰燥湿，理气宽中。③表邪未解而里先结。由表邪未解，内陷于肠胃所致，主要临床表现为恶寒，发热，脘痞腹胀，大便秘结，苔黄白相兼，治疗当解表通里。④阴邪凝滞或中寒气滞。由阴寒凝聚，气滞湿阻所致，主要临床表现为胃脘痞胀，不渴，或喜热饮，苔灰白，治疗当用开泄法，理气化湿或配合温通阳气。上述各种痞证的鉴别中，舌诊尤为重要，故叶氏强调"必验之于舌"。

治疗痞证可用苦泄法或开泄法。叶氏所谓"苦泄"法是针对湿热痰浊之邪，郁阻中焦之证的治法，主用苦寒泄降之品，药如枳实、黄连、黄芩、栝楼等。其他诸证，虽见脘痞胀痛，但热象并不明显，主要为湿浊郁阻胃脘气机所致，故治疗时切不可乱投苦寒泄热之品，以免重伤中阳，冰伏湿邪，而应以杏仁、白蔻仁、橘皮、桔梗等轻苦微辛之品，宣畅上焦、中焦气机，以使湿邪达归于肺，从表而解。此即叶氏所谓的"开泄"法。其中最主要的是宣开肺气。因肺主一身之气，为水之上源，肺气宣畅，不仅有利于三焦水道通畅，使水湿下输膀胱，从小便而解，而且由于肺与卫气相通，肺气宣畅，也有利于湿从表解，故有"气行则水行，气化则湿化"之说。湿从外解，胃脘气机得畅，其痞闷胀痛等症自除。当然，临床治疗时，还须根据证候的轻重等特点，合理选药组方。如中焦痰湿重者，可加半夏、厚朴、苍术等燥湿化痰之品；兼表湿者，可加藿香、香豉等化湿解表之品；中阳不足者，可加干姜、白术等以温补中阳。总之，苦泄法与开泄法的药物组成及主治不同，临床须根据具体证情合理选用，不可混淆。

【原文】再前云舌黄或浊，须要有地[①]之黄，若光滑者，乃无形湿热中有虚象，大忌前法。其脐以上为大腹，或满或胀或痛，此必邪已入里矣，表证必无，或十只存一。亦要验之于舌，或黄甚，或如沉香色，或如灰黄色，或老黄色，或中有断纹，皆当下之，如小承气汤，用槟榔、青皮、枳实、元明粉、生首乌等。若未见此等舌，不宜用此

等法，恐其中有湿聚太阴②为满，或寒湿错杂为痛，或气壅为胀，又当以别法治之。(12)

**【注解】**

①有地：即（舌苔）有根。

②湿聚太阴：湿邪聚集于中焦，困阻于脾。

**【释义】** 本条紧承上条，进一步补充了苦泄法适应证的舌苔特点，并论述了腹部痞满胀痛的辨治要点。

**1. 苦泄法适应证的舌苔特点** 叶氏于上条已经指出，凡胃脘痞满胀痛需用苦泄法者，其舌苔须“或黄或浊”。而本条则进一步指出其黄浊之苔“须要有地之黄”，即苔黄浊厚腻有根，不易刮去。只有出现这样的苔垢，才是湿热痰浊结于胃脘的明证，才可施以苦泄之法。若苔色虽黄而质地浮薄光滑无根，刮之即去，则为湿热内阻而兼中气不足之象，治疗宜以理气祛湿为主，稍佐清热即可，不可使用苦泄之法，以防寒凉太过，重伤中气。

**2. 腹部痞满胀痛的辨治要点** 脐上脘下为大腹，若大腹部发生胀满疼痛之症，说明外邪已基本入于胃肠，表证已无，或仅存十分之一。造成大腹胀痛的原因甚多，故临证时须注意证候的鉴别。鉴别的关键仍是验舌，凡舌苔黄甚、老黄、灰黄，或如沉香色而焦燥，或焦燥而中有断纹，皆为阳明腑实之象，治宜攻下逐邪，如用小承气汤，或用槟榔、青皮、枳实、元明粉、生首乌等理气导滞、软坚通便之品。若虽有大腹胀满疼痛之症，而未见上述舌苔，则说明并非阳明腑实之证，往往是由于湿邪或寒湿等邪气内阻，使脾胃气机壅滞所致，治疗当用理气燥湿或温阳化湿等法，切勿误用攻下。

## 第六节 论 湿

**【原文】** 且吾吴①湿邪害人最广，如面色白者，须要顾其阳气，湿盛则阳微也，法应清凉，然到十分之六七，既不可过于寒凉，恐成功反弃，何以故耶？湿热一去，阳亦衰微也；面色苍者，须要顾其津液，清凉到十分之六七，往往热减身寒者，不可就云虚寒而投补剂，恐炉烟虽熄，灰中有火也，须细察精详，方少少与之，慎不可直率而往也。又有酒客里湿素盛，外邪入里，里湿为合。在阳旺之躯，胃湿②恒多；在阴盛之体，脾湿③亦不少，然其化热则一。热病救阴犹易，通阳最难，救阴不在血，而在津与汗，通阳不在温，而在利小便，然较之杂证，则有不同矣。(9)

**【注解】**

①吴：地名，即现在的苏州市及其附近地区。因春秋时吴国建都于此，故称吴。

②胃湿：指热重于湿之证。

③脾湿：指湿重于热之证。

**【释义】** 本条主要论述了湿邪致病的特点及其不同体质所患湿热病的证治要点、注意事项等内容。

**1. 湿邪致病的特点** 东南沿海地区，气候偏热而多雨，湿热之邪较盛，易使人患湿热病证，故叶氏谓“吾吴湿邪害人最广”。然而，湿热病证的发病，除感受湿热之邪外，还往往与人体内湿有密切关系。如平时嗜好饮酒之人，往往“里湿素盛”，再感外界湿邪，最容易内外合邪，发为湿热病证。叶氏所说“外邪入里，里湿为合”，正是强调了这一点。当然，里湿较盛之人并不仅限于“酒客”，凡恣食肥甘、生冷、辛辣等物，或素体肥胖者，均可出现里湿较盛，叶氏提出“酒客”只是举例而已。由于中焦脾胃属土，而湿邪亦为土之气，同气相求，故湿邪最易侵犯脾胃。湿热病证病机随脾胃阳气之盛衰而有不同变化：脾胃阳气旺盛，则湿邪多从热化而病位侧重于足阳明胃，表现为热重于湿之证，即叶氏所谓之“胃湿”；脾胃阳气虚，阴寒较盛，则湿邪多从寒化而病位侧重于足太阴脾，表现为湿重于热之证，即叶氏所谓“脾湿”。上述“胃湿”与“脾湿”两类病证虽然初起表现不同，但随着其病程发展，皆可化热化燥，出现相同的证候，故叶氏谓其“化热则一”。

**2. 不同体质所患湿热病的证治要点** 凡面白无华之人，多为素体阳气不足，若再感受湿邪，则阳气更易受伤，每多发展为湿胜阳微之证，故治疗时要特别注意顾护其阳气。即使湿渐化热，成湿热之证，施用清热之剂亦不可太过，一般来说，清至十分之六七即可。若过于寒凉，恐重伤阳气，前功尽弃，反而转为阳衰之证。面色青苍之人，多为阴虚火旺之体，感受湿热病邪，每易化热伤阴，因此在治疗过程中，应特别注意顾护津液，除热务尽。即使清至十分之六七，患者热减身凉，亦不可轻易作为虚寒而妄投温补之剂，以防余热未尽，死灰复燃。必须仔细诊察，若确属邪退而阳气偏虚者，才可稍加温补，即从小剂量开始，切不可大剂骤补。

**3. “救阴”法与“通阳”法的运用** 温热病证，为感受风热、燥热等阳邪所致，易伤津液，而出现阴亏液涸之证，故治疗重在救其阴液。湿热病证，往往湿邪较重，热处湿中，易出现阳郁湿停之证，故治疗重在通其阳气。一般来说，治疗温热病伤阴比较容易。因温热病所感之邪皆为阳邪，只要及时使用清热养阴之品，即可取效，故叶氏谓“热病救阴犹易”。而治疗湿热病阳气郁遏之证却最为困难。如治湿多用温药，却有助热之弊；治热多用寒药，却有凝湿之嫌，故叶氏谓“通阳最难”。那么，在温病临床上究竟如何“救阴”和“通阳”呢？它与杂病中的“救阴”“通阳”有何不同呢？一般来说，杂病中“救阴”主要是滋补精血，而温热病中“救阴”则主要是滋养津液，以充汗源，达邪外出，同时还须要注意防止过汗伤津，故叶氏特意指出热病“救阴不在血，而在津与汗”。杂病中“通阳”主要是用温热药温阳补虚，而湿热病中“通阳”则主要是宣通阳气，渗利小便，使湿热之邪从小便而去，不可误用温补，故叶氏强调“通阳不在温，而在利小便”。此即通阳与杂病温补治疗区别之一，临床须加以注意。

## 第七节 邪陷营血

**【原文】**前言辛凉散风，甘淡驱湿，若病仍不解，是渐欲入营也。营分受热，则血液受劫，心神不安，夜甚无寐，或斑点隐隐，即撤去气药①。如从风热陷入者，用犀角、竹叶之属；如从湿热陷入者，犀角、花露②之品，参入凉血清热方中。若加烦躁，大便不通，金汁③亦可加入，老年或平素有寒者，以人中黄④代之，急急透斑为要。(4)

**【注解】**

①撤去气药：指除去治疗邪在卫分所用的透风渗湿药。

②花露：是用花类药物置水上蒸馏，取其蒸馏水而成。这里指荷花露，或金银花露。

③金汁：药名，又名金水或粪清。性味苦寒，主要功效为清热解毒，凉血消斑。其清热效果极佳，常与生地、水牛角等清热凉血药同用。传统制法：取健康人的大便加清水稀释，搅匀成汁，以棉纸纱布过滤，加入黄土少许，入瓮，粗碗覆盖密封，埋入地下至少一年，年久弥佳。久贮后会分为三层，取其上层清液入药即为金汁。

④人中黄：药名，为甘草末置竹筒内，于人粪坑中浸渍后的制成品。性味甘寒，具有清热解毒之功。制法：将甘草粉碎为末，装入直径约4~6厘米的竹筒内，竹筒口用布片塞紧并用松香封口（注意一定要将竹筒外皮和竹青刮去，以利渗透）。将竹筒浸入粪坑中2~3个月（一般是于冬季浸入，翌年春季取出），取出后用清水漂洗20天左右，每日换水1次，至无臭味为度。待阴干后将竹筒劈开，取出甘草，晒干即得。

**【释义】**本条主要论述了温病热入营分而致营热阴伤的证治。

叶氏原文第2条指出，温邪在卫表者，治以辛凉轻剂。夹风者（即风热在表），加入薄荷、牛蒡之属以辛凉散风；夹湿者，加入芦根、滑石甘淡之品以祛湿。如此治疗，若病仍不解，说明感邪重，或正气不足，温邪反而陷入营分。营气通于心，营分证的病机主要为血液受劫和心神被扰，其证候主要有两大类型，一为热闭心包，一为营热阴伤。叶氏本条所述之证即为营热阴伤证，其临床表现可见身热夜甚，舌绛而干，心神不安，甚至夜不能寐，时有谵语。因营血同在脉中，营分受热，营阴不足，可伤及血络，造成血液外渗，故营分证可见肌肤斑点隐隐。邪热由卫分、气分而深入营中，损伤血中津液，而成营热阴伤之证，治疗应以清营养阴为主，不可继续使用上述辛凉散风、甘淡渗湿等卫气分之药，故叶氏此条治疗营热阴伤证提出以“凉血清热方”为基础。又由于导致营热阴伤证的病因不尽相同，故用药也当有所区别。如由风热所致者，可于凉血清热方中加犀角、竹叶等，以在清营养阴的同时，兼以透热外出；若由湿热所致者，则于凉血清热方中加犀角、花露等，以在清营养阴的同时，兼顾化湿。犀角咸苦而寒，功擅清营凉血，为治疗营血热证的主药，故无论营热由风热所致，还是由湿热所致，叶氏均主以犀角。竹叶辛淡而寒，功擅轻清透泄热邪，故由湿热入营者，加之更为相宜。由此可见，营热阴伤证的治疗一般应在清营养阴的基础上，适当加入一些轻清宣透之品，以促使营热外透而解。这也是叶氏“入营犹可透热转气”治则的具体应用。若营分热毒极盛，锢结难解，症见烦躁不安，大便干燥不通，斑疹外透不畅者，也可加入甘苦大寒之金汁，解毒以透化斑疹。但由于金汁性极寒凉，易伤阳气，故老年患者或素体虚寒之人不可轻用，宜用性较缓和的人中黄。

**【原文】**若斑出热不解者，胃津亡也。主以甘寒，重则如玉女煎，轻则如梨皮、蔗浆之类。或其人肾水素亏，虽未及下焦，先自旁徨矣，必验之于舌，如甘寒之中加入咸寒，务在先安未受邪之地①，恐其陷入易易②耳。(5)

**【注解】**

①未受邪之地：指尚未受到邪气侵害的部位。

②易易：前一易字为容易之意，后一易字为变化之意，即容易发生变化。

**【释义】**本条主要论述斑出而热不解的病机、治法及防其传变的方法。

温病发斑多由阳明胃热内迫营血所致。斑疹外出说明邪热有透解之机，故斑出之后，体温应逐渐下降，直至正常。若斑出而热不解，甚或增高，多为邪热消烁胃津，水不济火之故，治疗应甘寒生津。如气血两燔，热盛津伤之重证，可用玉女煎加减，清气凉血，养阴生津；若津伤为主而热不重者，则主要用梨皮、蔗浆等甘寒滋养胃津之品即可。若患者素体肾阴不足，斑出之后，不仅胃津大伤，其热难解，而且邪热还易乘虚深入下焦，进一步耗伤肾阴，使病情加重。因此，对于这样的患者，治疗时除用甘寒生津之品以滋养胃津外，还应特别加入一些咸寒滋阴之品，以滋养肾阴，预防邪气深入下焦，即叶氏所谓“务在先安未受邪之地”。

# 第八节　辨舌验齿

## 一、辨白苔

**【原文】**再舌苔白厚而干燥者，此胃燥气伤也，滋润药中加甘草，令甘守津还之意。舌白而薄者，外感风寒也，当疏散之。若白干薄者，肺津伤也，加麦冬、花露、芦根汁等轻清之品，为上者上之也。若白苔绛底者，湿遏热伏①也，当先泄湿透热，防其就干也。勿忧之，再从里透于外，则变润也。初病舌就干，神不昏者，急加养正透邪之药；若神已昏，此内匮②矣，不可救药。(19)

**【注解】**

①湿遏热伏：湿邪阻遏气机，使热邪不得外透而内伏营中。

②内匮：邪热内陷，正气匮乏。

**【释义】**本条主要论述了多种白苔及初病舌干的主病和治法。

**1. 白厚干苔的主病及治法** 胃中浊气盛则苔白厚；胃中津伤，无以上润，苔必干燥；再加之气伤，难以布津，苔必更燥。故叶氏谓舌苔白厚而干燥者，为“胃燥气伤”。此证舌质多红。治疗宜在甘润滋养胃津的方剂中加入甘草一味，守补中气，使胃津得充，中气恢复，则津液自能上润。

**2. 薄白苔的主病及治法** 薄白苔指薄白润泽之苔，舌质一般正常，多为外感风寒初起之舌象，与风热、燥热在卫表所见薄白干燥之苔不同，故治宜辛温疏散表寒。

**3. 薄白干苔的主病及治法** 苔薄白，多主邪在肺卫，若偏干燥，则说明肺津被伤，故薄白干燥之苔多为风热或燥热之邪侵袭肺卫，损伤肺津所致。当然，若兼见舌边尖红、脉浮数等症，则更易诊断。治疗当于辛凉解表剂中，加麦冬、花露、芦根汁等甘寒轻清之品，以达于上焦，滋养肺津。不宜加咸寒滋腻之品，以免其厚味入于中、下焦，于肺无益。

**4. 白苔绛底的主病及治法** 此处所说白苔，指白而厚腻之苔，为湿邪阻遏气分之象。因湿阻气机，使热邪不得外透而内伏营中，故舌质变为绛色。此种湿遏热伏之证，湿遏为本，热伏为标，治疗当以开泄湿邪为先，湿去则伏热易透，故可防其内热伤津。由于祛湿之药多偏香燥，易伤津液，故用之稍多，亦可见舌面干燥之象。但不必过于担心，只要湿邪祛除，气机通畅，伏热外透，津液自易恢复而敷布，舌面也自可转润。

**5. 初病舌干的辨治** 温热之邪最易伤阴，故温热病初起舌面即可见干燥之象，但其干燥程度有别。一般来说，若为新感温病，肾阴并不亏乏，其舌上有苔，干燥不甚者，按常法辛凉解表即可。但若素体肾阴亏损，复感温热之邪，或患伏气温病，里热津伤较甚，初起即舌干严重，且舌质红绛，少苔或无苔者，则预后堪忧。此等舌象的患者，若未至神昏等险恶证候出现，预后尚好，可急予养正透邪之品补益津气；若舌干兼见神昏，则属于正气大亏，邪热内陷，难以救治。

**【原文】** 再舌上白苔黏腻，吐出浊厚涎沫，口必甜味也，为脾瘅[①]病。乃湿热气聚与谷气相搏，土有余也，盈满则上泛。当用省头草[②]芳香辛散以逐之则退。若舌上苔如碱者，胃中宿滞夹浊秽郁伏，当急急开泄，否则闭结中焦，不能从膜原[③]达出矣。(22)

**【注解】**

①脾瘅：病名。出自《素问·奇病论》。因脾胃湿热与谷气相搏，蕴蒸而上泛于口所致。

②省头草：药名，即佩兰。性味辛平，其气芳香，功擅醒脾化湿，辟除秽浊。

③膜原：a. 人体部位名。《素问·举痛论》：“寒气客于肠胃之间，膜原之下，血不得散，小络急引故痛。”王冰注：“膜，谓膈间之膜；原，谓膈肓之原。”这是指胸膜与膈肌之间部位。b. 解剖组织名，又称募原。泛指膈膜或肠胃之外的脂膜。《素问·疟论》：“由邪气内薄于五脏，横连募原也。”c. 温病辨证中指邪在半表半里的位置。吴又可《瘟疫论》指出：“邪自口鼻而入，则其所客，内不在脏腑，外不在经络，舍于伏膂

之内，去表不远，附近于胃，乃表里之分界，是为半表半里。凡邪在经为表，在胃为里，今邪在募原者，正当经、胃交关之所，故为半表半里。”

【释义】本条主要论述白苔黏腻和苔如碱状的主病和治法。

**1. 白苔黏腻的主病和治法**　苔白而黏腻，亦为脾胃湿热之象。若伴有口吐浊厚涎沫，且口中有甜味者，即为《素问·奇病论》中所说的脾瘅病，主要因脾胃湿热较盛，与谷气相搏，蕴蒸而上泛于口所致。此外，脾瘅之病也可伴有口黏不爽、胸闷脘痞、纳呆食少等症。此病既可单独存在，也可见于湿热类温病之中。治疗当以清化湿热、醒脾消食为主。省头草为治脾瘅要药。

**2. 苔如碱状的主病和治法**　苔如碱者，即舌上苔垢白厚粗浊，状如石碱，质地较坚。此多为胃中素有饮食积滞，又有湿热秽浊之邪郁伏膜原所致。常伴有脘腹胀满、嗳腐呕恶等症。治疗应“急急开泄”，即理气开郁，透达湿热秽浊，导滞消食，泄其胃中宿滞。否则，郁伏于膜原之湿热秽浊之邪，入于中焦，与胃中积滞相结，则难以再从膜原透达于外。

【原文】若舌白如粉而滑，四边色紫绛者，温疫病初入膜原，未归胃府，急急透解①，莫待传陷而入，为险恶之病，且见此舌者，病必见凶，须要小心。(26)

【注解】

①透解：使邪气自内向外透达。

【释义】本条主要论述白苔如积粉的主病、治法及预后。

舌苔白厚如积粉而滑润，但舌边色呈紫绛者，多为湿热疫邪太盛，初入膜原，尚未入于中焦胃腑之象。湿浊之邪过盛，故苔白厚腻滑。湿阻膜原气机，使热邪不得外透而内闭营血，故舌色紫绛。此证也与上述白苔绛底之湿遏热伏证类似，只是病情凶险，遏伏更重而已，故治疗当以理气化湿，开达膜原为急。湿邪一除，膜原气机通畅，内闭之伏热自易外透而解。否则，若湿热疫邪不能及时从膜原外透，则易深入胃腑，病情更加凶险。故叶氏特别强调：“见此舌者，病必见凶，须要小心”，治疗须“急急透解，莫待传陷而入”。

## 二、辨黄苔

【原文】再黄苔不甚厚而滑者，热未伤津，犹可清热透表，若虽薄而干者，邪虽去而津受伤也，苦重之药①当禁，宜甘寒轻剂可也。(13)

【注解】

①苦重之药：性味苦寒，质重沉降，清热燥湿力强的药。

【释义】本条主要论述根据黄苔的润燥和厚薄判断津伤与否、邪气轻重及确定相应的治法。

黄苔一般主里主热，在温病辨证中，它是邪入气分的重要标志。但黄苔又有润燥、厚薄之异。如黄苔不甚厚而滑润者，为热虽传气分，但津液未伤，且邪不甚重，故治宜轻清透热，使邪从表解；若黄苔薄而干燥者，多为邪热渐解或邪热不甚而津液已伤，治疗应用甘寒养阴以清热，禁用苦寒清热之药，以防苦燥进一步伤津。

本条接前第 12 条，有关黄苔的论述应相互参照。

## 三、辨黑苔

**【原文】** 若舌无苔而有如烟煤隐隐者，不渴肢寒，知夹阴病①。如口渴烦热，平时胃燥舌也，不可攻之。若燥者，甘寒益胃；若润者，甘温扶中。此何故？外露而里无也。(23)

**【注解】**

①阴病：指内伤杂病，多为里证。

**【释义】** 本条主要论述舌上黑如烟煤隐隐之浮苔的辨治。

叶氏所云“舌无苔而有如烟煤隐隐者”，是指舌苔极薄，浮而无根，呈灰黑色，如烟煤所熏之状，隐隐可见，可谓之黑浮苔，属黑苔较轻的一种类型。凡黑色浮苔外露，多为中虚之象，即叶氏所谓“外露而里无也”。但因其润燥有别，兼证不同，故中虚又有阳虚与阴虚之分。凡舌上色如烟煤隐隐，润而不燥，兼见口不渴、四肢欠温者，为中阳虚衰之征，治宜甘温补中；若舌上色如烟煤隐隐而干燥，且兼口渴，自觉烦热者，多因平时胃燥阴虚所致，并非阳明腑实，故不可苦寒攻下，只宜甘寒滋养胃津。另应注意是否染苔。

**【原文】** 若舌黑而滑者，水来克火①，为阴证，当温之。若见短缩，此肾气竭也，为难治。欲救之，加人参、五味子勉希万一。舌黑而干者，津枯火炽，急急泻南补北②。若燥而中心厚者，土燥水竭③，急以咸苦下之。(24)

**【注解】**

①水来克火：指肾虚水泛，克制肾阳（命门之火）。

②泻南补北：即清泻心火，滋补肾阴。

③土燥水竭：肠燥腑实，应下失下，热结日久，使肾阴枯竭。

**【释义】** 本条主要论述了黑滑苔、黑干苔、黑燥而中厚苔的主病和治法。

**1. 黑苔而滑** 此为肾阳虚衰，阴寒内盛之象，即叶氏所谓“水来克火”之阴证。临床尚可见肢冷畏寒、下利清稀、脉沉微细等虚寒之象。治宜温补肾阳，以驱阴寒。此舌象与上条舌黑隐隐而润者虽均属阳虚之候，但因苔色有浅深之别，苔质有厚薄之异，故阳虚有轻重之殊，此为肾阳虚衰，彼为中阳不足，临证须注意区别。若黑苔而滑，兼见舌体缩短难伸者，则说明肾阳虚衰进一步加重，为肾气欲竭之兆，故叶氏也曰“难治”。其救治之法，可于温补肾阳方中加入人参、五味子，以温阳益气固脱，或可挽回于万一。

**2. 苔黑而干燥** 此苔虽黑燥，但不甚厚，故非阳明腑实，而为肾阴枯竭，心火炽盛之征，叶氏谓之“津枯火炽”，多见于肾阴素亏而患温病者。治疗应及时“泻南补北”，清泻心火，滋补肾阴，方用黄连阿胶汤加减。

**3. 黑燥中厚苔** 此苔黑燥，且中心甚厚，多为阳明腑实，热结日久，下竭肾阴所致，故叶氏谓其“土燥水竭”。此证虽兼肾阴耗损，但以阳明腑实为主，故应急以咸苦软坚攻下，使肠腑热结除，而肾水免受其灼，此即“急下存阴”之意。咸苦攻下方剂较多，如调胃承气汤、大承气汤等，皆可酌情使用。

## 四、辨舌生芒刺

**【原文】**又不拘何色，舌上生芒刺者，皆是上焦热极也，当用青布[①]拭冷薄荷水揩之，即去者轻，旋即生者险矣。(20)

**【注解】**

①青布：即用蓝靛染成的青色或黑色的布。蓝靛有清热解毒作用。

**【释义】**本条主要论述舌生芒刺的病机及其所主疾病的轻重。

**1. 舌生芒刺的病机** 芒刺，即舌上粗糙的小颗粒突起，叶氏认为，舌上生芒刺无论何色，皆是上焦热极之征。但实际情况较为复杂，须根据有无苔垢等详加辨别。一般来说，舌上少苔、无苔，舌质绛、紫干燥而生芒刺者，多为营血热毒极盛；若舌上苔厚焦燥起刺，苔色老黄或灰黑，舌质红者，多为阳明热结。当然，要想准确辨证，还须四诊合参。

**2. 舌上芒刺所主疾病的轻重** 叶氏指出，用青布蘸冷薄荷水擦舌上芒刺可判断热毒的轻重。擦之消退而不再生者，或消退后持续较长时间而不生者，说明热毒相对较少，尚未锢结，容易祛除，病情稍轻；若擦后芒刺虽去，但时间不长即重新生出者，则说明热毒极盛，锢结难解，病情重险。

## 五、辨绛舌

**【原文】**再论其热传营，舌色必绛。绛，深红色也。初传绛色中兼黄白色[①]，此气分之邪未尽也，泄卫透营[②]，两和可也。纯绛鲜泽者，包络受病也，宜犀角、鲜生地、连翘、郁金、石菖蒲等。延之数日，或平素心虚有痰，外热一陷，里络[③]就闭，非菖蒲、郁金等所能开，须用牛黄丸、至宝丹之类以开其闭，恐其昏厥为痉也。(14)

**【注解】**

①黄白色：此指舌苔的颜色黄白相间。

②泄卫透营：包括“清气透营”，是针对邪入营分而卫分、气分病邪未尽的治法。

③里络：指心包络。

**【释义】**本条主要论述绛舌的诊断意义及其主病与治法。

**1. 绛舌的诊断意义** 舌诊的内容主要有辨舌苔与辨舌质两大部分，而二者的诊断意义有所不同。一般来说，邪在卫、气分阶段，主要表现为舌苔的变化，而邪入营、血分，则多见舌质的变化。邪在卫、气分时，舌质颜色多为红色，且有苔垢；而邪入营分后，由于营阴受损（血中津伤），血液变得相对黏稠，故舌质颜色加深，多由红色变深红色，即绛色。可见，绛舌是热入营分的一个重要标志，正如叶氏所说："其热传营，舌色必绛"。因此，绛舌也是诊断营分证的要点之一。

**2. 舌绛兼黄白苔的主病与治法**　一般来说，邪热完全入于营分后，舌象多见色绛无苔。若舌色虽绛，而舌上仍有黄色或白色苔垢者，则多为邪热初传营分而卫、气分之邪尚未尽解之象。治疗须根据具体情况，分别采取卫营同治或气营两清之法。

**3. 纯绛鲜泽舌象的主病与治法**　舌质纯绛鲜泽，即指舌绛无苔，其色鲜明而不晦暗，且比较润泽，不甚干燥。此多为热入心包而营阴损伤不重之象。心主神明，心包络为心之包膜，代心受邪，故热入心包亦即邪热入心，必致神明内乱，而见神昏谵语等症，治疗须用犀角、鲜生地、连翘等清心凉营，透热外出，配以郁金、石菖蒲，宣郁开窍。若治不及时，迁延数日，或患者素体心阴心气不足，或有痰浊内伏，则邪热更易内陷心包，且易与痰浊互结，闭阻包络更甚，以致神昏程度加重，往往出现昏愦不语等险症，此时欲开其闭，决非菖蒲、郁金等一般的芳香开窍之品所能胜任，而非用安宫牛黄丸、至宝丹等清心开窍重剂不可。若不如此清心开闭，恐心包邪热炽盛，引动肝风，再增痉厥之症，使病情进一步加重。

**【原文】**舌色绛而上有黏腻似苔非苔者，中夹秽浊之气，急加芳香逐之。舌绛欲伸出口，而抵齿难骤伸者，痰阻舌根，有内风也。舌绛而光亮，胃阴亡也，急用甘凉濡润之品。若舌绛而干燥者，火邪劫营，凉血清火为要。舌绛而有碎点白黄者，当生疳①也，大红点者，热毒乘心也，用黄连、金汁。其有虽绛而不鲜，干枯而痿者，肾阴涸也，急以阿胶、鸡子黄、地黄、天冬等救之，缓则恐涸极而无救也。(17)

**【注解】**

①疳：此指舌上发生的疮疡。

**【释义】**本条在前条的基础上分别论述了七种绛舌的主病与治法。

**1. 舌绛，上罩黏腻之物，似苔非苔**　此为邪热入营，而中焦兼夹湿热秽浊之象。临床上每伴见胸脘痞满、呕恶等症。治疗当于清营透热方中加入藿香、佩兰、菖蒲、郁金等，以芳香逐秽，开郁化湿，以免湿热秽浊蒸腾，酿痰蒙闭心包。

**2. 舌绛难伸**　舌质红绛，为营热之征。而舌体伸展不利，欲伸出口，却往往抵于齿部，难以骤出，此为营热引动肝风，且热邪炼液为痰，阻于舌本，脉络不利所致。叶氏虽未明确提出治法，但从其病机来看，自当于清营方中加凉肝息风化痰之品，如羚羊角、钩藤、天竺黄、竹沥等。

**3. 舌绛光亮**　舌质绛而光亮如镜，且干燥无津，为胃阴衰亡之象，多见于温病后期。治疗应急投甘凉濡润生津之品，以救胃阴。

**4. 舌绛干燥**　此为邪热入营，灼伤营阴所致，是营热阴伤证的基本舌象。治疗以清营血之热为主，同时还须注意滋养营阴，透热外出。用方可以《温病条辨》之清营汤加减。

**5. 舌绛而舌面有黄白色碎点**　此多为湿热化火入营，且蕴毒上泛，口舌将生疳疮之象，治疗当清营泻火解毒，可用清营汤加减。

**6. 舌绛而舌面有大红点**　为热毒入营，心火炽盛之象。治当清心凉营，泻火解毒，可于清营养阴方中加黄连、金汁等药。

**7. 舌绛而痿**　舌质虽绛而不鲜，晦暗不荣，舌体干枯痿软，多见于温热久羁，深入下焦者，为肾阴将涸之象，病情危笃。治疗应急予大剂咸甘厚味、填补肾阴之品，如阿胶、鸡子黄、生地、天冬等药。若治不及时，肾阴枯涸至极，则难以挽回。

## 六、辨紫舌

**【原文】**再有热传营血，其人素有瘀伤宿血在胸膈中，夹热而搏，其舌色必紫而暗，扪之湿，当加入散血之品，如琥珀、丹参、桃仁、丹皮等。不尔，瘀血与热为伍，阻遏正气，遂变如狂[①]、发狂之证。若紫而肿大者，乃酒毒冲心。若紫而干晦者，肾肝色泛也，难治。(16)

**【注解】**

①如狂：营血之热与瘀血相结，遏阻气机，扰乱神明所致的神志错乱如发狂的症状。

**【释义】**本条主要论述了三种紫舌的主病与治疗。

一般来说，舌质由绛变紫，颜色加深，是邪热由营分深入血分的标志，说明病情进一步加重。但紫舌亦有下述特殊情况：

**1. 舌质紫而瘀暗，扪之湿润**　一般的血分热证，舌质虽紫，但不瘀暗，且舌面干燥。而此条所说舌质紫而瘀暗，且扪之湿润，显然非一般的血分热证，而是邪热入于营血，与瘀血相搏所致，多见于胸膈素有瘀伤宿血而患温病者。治疗应于清营凉血方中加入琥珀、丹参、桃仁、丹皮等活血散瘀之品。若不及时散除瘀血，那么，营血之热则往往与瘀血相结，进一步遏阻气机，扰乱神明，导致如狂、发狂等的神志变化，治疗更为困难。

**2. 舌紫而肿大**　此为酒毒冲心之征，多由于平素嗜酒过度，酒毒蕴而生湿化热，遏阻气机，攻冲心营所致。此类病人若患温病，切不可一见其舌紫便误作营血热极论治。

**3. 舌紫而干晦**　为肝肾阴竭，脏色外露之象。多见于重证温病后期，预后不良。

## 七、辨淡红舌

**【原文】**舌淡红无色者，或干而色不荣者，当是胃津伤而气无化液[①]也，当用炙甘

草汤，不可用寒凉药。(25)

【注解】

①气无化液：脾胃气虚不能化生津血。

【释义】本条主要论述了淡红舌的主病与治法。

舌质颜色较正常颜色为淡，或舌干且颜色较淡，为中焦脾胃气虚不能化生津血之象，多见于温病出血之后，邪热已退，津血正气未复之时，或素体气血不足者。治疗宜用《伤寒论》炙甘草汤，温补中焦，益气养血，滋养阴液。不可见舌干燥就误认为热盛伤津而投寒凉之药，以免损伤脾胃之气，使津血难以化生。

## 八、验齿

【原文】再温热之病，看舌之后亦须验齿。齿为肾之余，龈为胃之络。热邪不燥胃津必耗肾液，且二经之血皆走其地，病深动血，结瓣[①]于上。阳血者色必紫，紫如干漆；阴血者色必黄，黄如酱瓣。阳血若见，安胃为主；阴血若见，救肾为要。然豆瓣色者多险，若证还不逆者尚可治，否则难治矣。何以故耶？盖阴下竭阳上厥[②]也。(31)

【注解】

①结瓣：牙龈出血凝结于齿龈之间形成瓣状的血块，俗称齿龈结瓣。

②阳上厥：虚阳上逆欲脱。

【释义】本条主要论述验齿的意义及齿龈结瓣的病机、辨治和预后。

验齿包括察看牙齿及牙龈两部分。肾主骨，而齿为骨之余；脾胃主肌肉，而龈为阳明胃经所络。温病过程中，邪热每易耗伤胃津和肾液，且胃肾之热动血，往往可见齿缝流血或有血瓣结于齿龈之间，故临证观察牙齿及齿龈的情况，有助于判断邪热损伤津液的程度和病证的虚实等。

阳明胃热上攻或少阴肾火炎上，损伤血络，皆可引起牙龈出血，而外出之血凝结于齿龈之间，则形成瓣状之血块，俗称齿龈结瓣。临证可根据其不同的色泽，测知病变的脏腑及其虚实。如结瓣色紫，似干漆之色，称为阳血，多因阳明胃热炽盛，迫入血分，损伤血络所致，其证属实，治宜清泄胃热为主；若结瓣色黄，如酱瓣之色，称为阴血，多为肾阴耗损，水亏火旺，虚火上浮，损伤血络所致，其证属虚，治当以滋养肾阴为主，肾阴足而虚火自降。

从齿龈结瓣的情况可判断病证的轻重和预后，一般来说，结瓣紫如干漆色者，虽邪热较重，但真阴未亏，属于实证，故病情较轻，预后尚好。而结瓣黄如酱瓣色者，虽邪热不重，但真阴大亏，属于虚证，恢复较难，故病情多险重，预后较差。若尚未出现真阴下竭而虚阳上脱之逆证时，治疗及时得法，尚有转危为安的可能。若已出现真阴下竭而虚阳上脱之逆候，则多难以挽回，故临证须特别注意。

【原文】齿若光燥如石者，胃热甚也。若无汗恶寒，卫[①]偏胜也，辛凉泄卫[②]，透汗

为要。若如枯骨色者，肾液枯也，为难治。若上半截[3]润，水不上承，心火上炎也，急急清心救水，俟枯处转润为妥。(32)

【注解】

①卫：此指表证。

②泄卫：解表。

③上半截：指近齿的切缘部分。

【释义】本条主要从牙齿的润燥色泽论述其病机及治法。

**1. 牙齿光燥如石**　一般来说，牙齿干燥即为津伤之象，但伤津有轻重之别，轻者仅伤胃津，重者则伤肾之真阴。判断伤津的程度轻重，主要在齿燥的基础上看其光泽如何，有光泽者伤津较轻，无光泽者伤津较重。此牙齿虽燥，但有光泽，故病情尚轻，多属胃热甚而伤胃津所致，治疗自当清胃生津。但也须结合其他症状综合分析，如兼见无汗恶寒等卫表症状者，则非胃热伤津，而是由于卫气被郁，津不布化所致，治疗则须以辛凉之品宣通卫气，使卫气宣畅，津液布化，齿燥自可转润。

**2. 齿燥如枯骨色**　齿干燥而无光泽，色如枯骨者，显然伤津较前证为重，乃肾液干涸之象，治疗比较困难，临床可选用加减复脉汤之类方剂。

**3. 牙齿上半截润，下半截燥**　此为肾水不足，不能上承，而心火亢盛，上炎灼津所致。治疗急当清心火，滋肾水，即"泻南补北"。若心火得清而下降，肾水得充而上承，则牙齿下半截燥者自可转润。

## 第九节　辨斑疹白㾦

【原文】凡斑疹初见，须用纸捻[1]照见胸背两胁。点大而在皮肤之上者为斑，或云头隐隐[2]，或琐碎小粒者为疹，又宜见而不宜多见。按方书谓斑色红者属胃热，紫者热极，黑者胃烂，然亦必看外证所合，方可断之。(27)

【注解】

①纸捻：用表芯纸（又称土纸，用毛竹制成）搓成的细纸卷儿，用以点火或吸水烟。又称纸煤或纸媒。

②云头隐隐：指斑疹像天空的浮云，朵朵露头，但又不显。

【释义】本条主要论述斑与疹的形态区别及其诊断意义。

斑与疹为温病过程中常见的体征，虽然临床上常将二者合称，但实际上二者的形态、病机、治法等截然不同，故须注意鉴别，不可混淆。特别是斑疹初发时，往往若隐若现，若不见于面部及手足等显露部位，而现于胸背两胁等衣服遮掩之处，稍不留神，即容易漏诊或误诊，故必须随时注意，认真检查，仔细分辨。

关于斑与疹的形态区别，一般来说，斑点较大或成片，不高出皮肤，即平摊于皮肤之上，扪之不碍手；疹呈琐碎小粒，如云头隐隐，高出于皮肤表面，扪之碍手。除此之外，更应注意用手压之是否褪色。因斑为热盛动血，血溢脉外，瘀于皮下所致，用手压之，血无去处，故并不褪色；而疹为邪热入营，蒸迫血液郁于皮肤血络之中而成，用手压之，血即顺经络而去，故见色褪。此为鉴别斑与疹的关键。

临床上通过观察斑疹的多少、色泽、分布等情况，可以判断温病病情的轻重、预后的善恶。从斑疹发出的多少和分布来说，少则病轻，多则病重；稀疏则病轻，稠密则病重。斑疹是营血分热毒的反映，斑疹透发标志着营血分热毒有外达之机，故叶氏谓斑疹“宜见”。但若发出过多过密，则说明营血热毒过盛，病情严重，故叶氏又说斑疹“不宜见多”。从斑疹的色泽来说，斑色红润者，虽属胃热，但病情尚轻；斑色紫者，为胃热极盛，病情较重；若斑色黑者，多为胃热至极，津气衰败，病情最为险恶。当然，这些仅是大概而言，若想做出准确的判断，还须结合脉症，全面分析。

**【原文】**若斑色紫，小点者，心包热也；点大而紫，胃中热也。黑斑而光亮者，热胜毒盛，虽属不治，若其人气血充者，或依法治之，尚可救；若黑而晦者必死；若黑而隐隐，四旁赤色，火郁内伏，大用清凉透发，间有转红成可救者。若夹斑带疹，皆是邪之不一，各随其部而泄。然斑属血者恒多，疹属气者不少。斑疹皆是邪气外露之象，发出宜神情清爽，为外解里和①之意；如斑疹出而昏者，正不胜邪，内陷为患，或胃津内涸之故。(29)

**【注解】**

①外解里和：邪气外解，脏腑气血调和。

**【释义】**本条主要论述斑疹紫黑的诊断意义、发生机理及斑疹透发后的两种转归。

斑疹色紫而点小者，多为心包热盛。若色紫而点大者，则为阳明胃热炽盛，热毒入于血分所致。斑疹色黑，说明热毒更重于色紫者，但又有多种情况，其预后不一。如斑色黑而有光泽者，虽属热毒深重，治疗较难，但若患者气血尚充者，治疗及时、正确，亦有可能得救；若斑色黑而晦暗，毫无光泽，则不仅热毒深重，且真阴告竭，元气衰败，故预后甚差；若斑色黑而隐隐，而四旁色赤者，为热毒郁伏不能外达之象，证虽危重，但用大剂清热凉血、解毒透邪之药治之，也有使郁热外透、斑色转红而成可救者。

斑疹形成的机理：斑为阳明热毒内迫血分，损伤血络，迫血妄行，血溢脉外，瘀于皮下肌腠所致，临床既可见于气血两燔证，也可见于血分证，但总的来说病变侧重于血分，故叶氏谓“斑属血者恒多”。疹为肺经风热不解，窜于营分，蒸迫血液郁于皮肤血络之中而成，临床既可见于卫营同病证，也可见于气营同病证，肺气郁闭，则邪热难透，病机偏重于气分，故叶氏谓“疹属气者不少”。当然，这仅是一般而言，临床若遇发斑疹患者，还须根据其具体情况加以分析判断。对于斑与疹同时出现者，则既有肺热，又有胃热。肺热窜营，从皮肤血络而发为疹；胃热入血，血溢脉外，从皮下肌腠而发为斑；故叶氏谓“各随其部而泄”。

斑疹之发，是邪气外露之象。透发之后，若体温渐降，直至正常，患者神情清爽，脉象和缓，则属邪气外解、津气恢复、脏腑功能调和的佳象。反之，若透发之后身热不解而见神昏，则为正不胜邪，邪热内陷心包，或阳明热结，胃津枯涸，邪热扰心所致，病情严重，预后多属不良。

**【原文】**再有一种白㾦，小粒如水晶色者，此湿热伤肺，邪虽出而气液枯也，必得甘药①补之。或未至久延，伤及气液，乃湿郁卫分，汗出不彻之故，当理气分之邪，或白如枯骨者多凶，为气液竭也。(30)

**【注解】**

①甘药：甘平清养之药。

**【释义】**本条主要论述白㾦的形态、病机、治法及预后。

白㾦又称白疹，是一种隆起于皮肤表面的细小白色疱疹（大小如粟米），多见于湿热病中，往往随汗出而分批透出。好发部位为颈项及胸腹部，而头面、四肢则很少出现。一般来说，白㾦内充满浆液，色白莹亮，犹如水晶，谓之晶㾦。但也有的白㾦内乏浆液，呈空瘪状，且无光泽，如枯骨之色，谓之枯㾦。晶㾦的形成，一般认为是湿热流连气分，郁蒸肌肤所致，但与湿郁卫表气机，汗出不彻也有密切关系，故叶氏既强调“乃湿郁卫分，汗出不彻之故”，又强调“当理气分之邪”。若为枯㾦，则多由于湿热疾患迁延日久，邪虽外出而发白㾦，但肺之气液枯竭，故空瘪少浆或无浆，色如枯骨。临床上观察白㾦的形态、色泽等，有助于判断疾病的预后。一般来说，晶㾦湿热虽盛，但气液未伤，故病情较轻。若为枯㾦，其湿热之邪虽少，但气液已竭，恢复甚难，故病多凶险。白㾦的治疗，须分虚实。晶㾦为实，治疗应以宣畅表里气机，清化湿热为主，可用《温病条辨》薏苡竹叶散加减。而枯㾦的治疗，则当急以甘药补益津气，不可再用利湿燥湿之剂，以免再竭其津，促其命期。

## 目标测试

1. 叶天士原文所述伤寒与温病有哪些区别？
2. 卫气营血各阶段治疗原则有哪些不同？
3. 如何理解“务在先安未受邪之地”？
4. 斑出热不解的原因有哪些？
5. 如何理解“透热转气”？
6. 《温热论》中“战汗”的机理是什么？
7. 怎样理解“热病救阴犹易，通阳最难”？
8. 为什说温病发斑“宜见”而“不宜见多”？
9. 开泄法和苦泄法用药有何不同？

# 第二章 《温病条辨》

学习目标

1. 掌握《温病条辨》对风温、温热、温疫、暑温、湿温、伏暑、秋燥、温毒等病变病名、病因病理的认识和主要的治法方药；掌握三焦证候的治疗大法。

2. 熟悉温热病邪在上、中、下三焦阶段的病证特点和治法方药。

3. 了解《温病条辨》对温病治疗中一些禁忌的认识。

本教材节选《温病条辨》部分重要条文，按上、中、下三焦的顺序，分为温热与湿热两大类进行编释。

## 第一节 温病大纲

**【原文】** 温病者，有风温、有温热、有温疫、有温毒、有暑温、有湿温、有秋燥、有冬温、有温疟。(上焦篇 1)

风温者，初春阳气始开，厥阴行令，风夹温也。温热者，春末夏初，阳气弛张，温盛为热也。温疫者，厉气①流行，多兼秽浊，家家如是，若役使然也。温毒者，诸温夹毒，秽浊太甚也。暑温者，正夏之时，暑病之偏于热者也。湿温者，长夏初秋，湿中生热，即暑病之偏于湿者也。秋燥者，秋金燥烈之气也。冬温者，冬应寒而反温，阳不潜藏，民病温也。温疟者，阴气先伤，又因于暑，阳气独发也。

**【注解】**

①厉气：即疠气，或作“戾气”。

**【释义】** 本条论述了温病的范围及病因。

吴氏在王叔和《伤寒例》的基础上，根据病因和发病季节，将温病分为九种，即条文所述之九种温病。初春感受风热，以肺卫、表热证为主者称风温；春末夏初感受温热，以里热证为主者，称为温热（实指春温）；温疫是一种由厉气秽浊之邪导致的，能互相传染，引起流行的温病；温毒则是除温病一般见症外，尚有局部肿毒特征的温病；暑温是盛夏发生的以热盛为主的暑病；湿温是长夏初秋发生的湿热性温病；秋燥是秋季感受燥热病邪而致的温病；冬温为冬季感受温热之气而致的温病；温疟是阴气先伤，夏伤于暑，阴伤而阳热亢盛的一种疟疾。

**【原文】** 凡病温者，始于上焦，在手太阴。（上焦篇 2）

伤寒由毛窍而入，自下而上，始足太阳。足太阳膀胱属水，寒即水之气，同类相从，故病始于此。古来但言膀胱主表，殆未尽其义，肺者皮毛之合也，独不主表乎？……治法必以仲景六经次传为祖法。温病由口鼻而入，自上而下，鼻通于肺，始手太阴，太阴金也。温者，火之气；风者，火之母；火未有不克金者，故病始于此。必从河间三焦定论。再寒为阴邪，虽《伤寒论》中亦言中风，此风从西北方来，乃觱发①之寒风也，最善收引，阴盛必伤阳，故首郁遏太阳经中之阳气，而为头痛身热等证。太阳，阳腑也；伤寒，阴邪也；阴盛伤人之阳也。温为阳邪，此论中亦言伤风，此风从东方来，乃解冻之温风也。最善发泄，阳盛必伤阴，故首郁遏太阴经中之阴气，而为咳嗽，自汗，口渴，头痛，身热，尺热等证。太阴，阴脏也；温热，阳邪也；阳盛伤人之阴也。阴阳两大法门之辨，可了然于心目间矣。

**【注解】**

①觱（bì）发：此喻寒风呼啸。

**【释义】** 本条论述了温病发病的部位及受邪途径。

温病的病因是温邪，温邪侵犯人体一般是从口鼻而入，而肺开窍于鼻、肺合皮毛，因而温病发病多始于肺卫，即吴氏所言“始于上焦，在手太阴”。

吴氏明确提出伤寒由毛窍而入，始于足太阳，按六经传变，易伤人身之阳气；温病由口鼻而入，始于手太阴，按三焦传变，易伤人之阴液。不过，二者在发病部位和感邪途径上的区别，主要是根据其起病的临床表现推断出来的，是通过比较得出的结论。温病初起以表热证为主，伤寒初起以表寒证为主，故有太阴太阳之异。但温病的起病部位亦较复杂，不限于手太阴一途，王孟英云：“病起于下者有之……起于中者有之”，所言极是。

## 第二节　上焦温病证治

### 一、风温、温热、温疫、冬温

**【原文】** 太阴风温、温热、温疫、冬温，初起恶风寒者，桂枝汤主之。但热不恶寒而渴者，辛凉平剂，银翘散主之。温毒、暑温、湿温、温疟，不在此例。（上焦篇 4）

**桂枝汤方**　桂枝六钱　芍药三钱（炒）　炙甘草二钱　生姜三片　大枣二枚（去核）

煎法服法，必如《伤寒论》原文而后可，不然，不惟失桂枝汤之妙，反生他变，病必不除。

**辛凉平剂银翘散方** 连翘一两 银花一两 苦桔梗六钱 薄荷六钱 竹叶四钱 生甘草五钱 芥穗四钱 淡豆豉五钱 牛蒡子六钱

上杵为散，每服六钱，鲜苇根汤煎，香气大出，即取服，勿过煮。肺气取轻清，过煮则味厚而入中焦矣。病重者约二时一服，日三服，夜一服，轻者三时一服，日二服，夜一服，病不解者，作再服。盖肺位最高，药过重则过病所，少用又有病重药轻之患，故从普济消毒饮，时时轻扬法。今人亦间有用辛凉法者，多不见效，盖病大药轻之故，一不见效，遂改弦易辙，转去转远，即不更张缓缓延至数日后，必成中下焦证矣。胸膈闷者加藿香三钱，郁金三钱，护膻中[1]。渴甚者加花粉。项肿咽痛者加马勃、元参。衄者去芥穗、豆豉，加白茅根三钱，侧柏炭三钱，栀子炭三钱。咳者加杏仁利肺气。二三日病犹在肺，热渐入里，加细生地、麦冬保津液；再不解，或小便短者加知母、黄芩、栀子之苦寒，与麦、地之甘寒，合化阴气，而治热淫所胜。

方论按：温病忌汗，汗之不惟不解，反生他患。盖病在手经，徒伤足太阳无益。病自口鼻吸受而生，徒发其表亦无益也。且汗为心液，心阳受伤，必有神明内乱，谵语颠狂，内闭外脱之变。再，误汗虽曰伤阳，汗乃五液之一，未始不伤阴也。《伤寒论》曰："尺脉微者为里虚，禁汗。"其义可见。其曰伤阳者，特举其伤之重者而言之耳。温病最善伤阴，用药又复伤阴，岂非为贼立帜乎？此古来用伤寒法治温病之大错也。至若吴又可开首立一"达原饮"，其意以为直透膜原，使邪速溃，其方施于藜藿[2]壮实人之温疫病，容有愈者，芳香辟秽之功也。若施于膏粱纨绔[3]，及不甚壮实人，未有不败者。盖其方中首用槟榔、草果、厚朴为君，夫槟榔，子之坚者也，诸子皆降，槟榔苦辛而温，体重而坚，由中走下，直达肛门，中、下焦药也。草果亦子也，其气臭烈大热，其味苦，太阴脾经之劫药也；厚朴苦温，亦中焦药也，岂有上焦温病，首用中下焦苦温雄烈劫夺之品，先劫少阴津液之理！知母、黄芩，亦皆中焦苦燥里药，岂可用乎？况又有温邪游溢三阳之说，而有三阳经之羌活、葛根、柴胡加法，是仍以伤寒之法杂之，全不知温病治法，后人止谓其不分三焦，犹浅说也，其三消饮加入大黄、芒硝，惟邪入阳明，气体稍壮者，幸得以下而解，或战汗而解，然往往成弱证，虚甚者则死矣。况邪有在卫者、在胸中者、在营者、入血者，妄用下法，其害可胜言耶？岂视人与铁石一般，并非气血生成者哉？究其始意，原以矫世医以伤寒法治病温之弊，颇能正陶氏之失，奈学未精纯，未足为法。至喻氏、张氏多以伤寒三阴经法治温病，其说亦非，以世医从之者少，而宗又可者多，故不深辩耳。本方谨遵《内经》"风淫于内，治以辛凉，佐以苦甘；热淫于内，治以咸寒，佐以甘苦"之训（王安道《溯洄集》亦有温暑当用辛凉，不当用辛温之论，谓仲景之书，为即病之伤寒而设，并未尝为不即病之温暑而设。张凤逵集治暑方，亦有暑病首用辛凉，继用甘寒，再用酸泄酸敛，不必用下之论。皆先得我心者）。又宗喻嘉言芳香逐秽之说，用东垣清心凉膈散，辛凉苦甘。病初起，且去入里之黄芩，勿犯中焦；加银花辛凉，芥穗芳香，散热解毒；牛蒡子辛平润肺，解热散结，除风利咽；皆手太阴药也。合而论之，经谓"冬不藏精，春必温病"，又谓"藏于精者，春不病温"，又谓"病温虚甚死"，可见病温者，精气先虚。此方之妙，预护其虚，纯然清肃上焦，不犯中下，无开门揖盗[④]之弊，有轻以去实[⑤]之能，用之得法，自然奏效，此叶氏立法，所以迥出诸家也。

**【注解】**

①膻中：即心包。

②藜藿：原指（吃）野菜，泛指（吃）粗劣的饭菜。

③膏粱纨绔：借指富贵人家子弟。膏粱，肥肉和细粮；纨绔，细绢做的裤子。

④开门揖盗：开门请强盗进来，招来祸患。此喻招致外邪入内。揖，拱手作礼。

⑤轻以去实：以辛凉轻清之剂治疗有实邪的病证。

**【释义】**本条论述温病初起，邪在卫分的证治及治忌。

本条论述了风温、温热、温疫、冬温 4 种温病初起，邪在卫分的证治。吴氏以"恶风寒"和"不恶寒"作为药用辛温和辛凉的依据，但临证时尚应结合其他表现互参。恶风寒较著系表邪偏盛，可借辛温之剂暂解其表，但不可投麻、桂之类辛温峻汗之剂，更不可过用、再用，以免助热化燥。恶寒较轻而热重者，用银翘散之辛凉以疏解之。辛凉平剂银翘散是温病初起，邪在卫分的代表方，是治疗温病上焦证的首方，从其药物组成来看，是辛凉为主，而稍佐辛温、芳香之品，药性平正不偏，共成辛凉平和之剂。银翘散的煎服方法甚为讲究，临床加减，灵活有度，应细心体会。至于暑温等病，因初起邪犯部位不一，而治法自异，故曰"不在此例"。

吴氏对温病忌汗的论述颇为精辟，所谓"忌汗"是指麻桂等辛温开表发汗之品而言，至于桑、菊、薄荷等辛凉透邪之品，则不在忌例。

**【原文】**太阴风温，但咳，身不甚热，微渴者，辛凉轻剂，桑菊饮主之。(上焦篇 6)

咳，热伤肺络也。身不甚热，病不重也。渴而微，热不甚也。恐病轻药重，故另立轻剂方。

**辛凉轻剂桑菊饮方**　杏仁二钱　连翘一钱五分　薄荷八分　桑叶二钱五分　菊花一钱　苦梗二钱　甘草八分　苇根二钱

水二杯，煮取一杯，日二服。二三日不解，气粗似喘，燥在气分者，加石膏、知母。舌绛暮热，甚燥，邪初入营，加元参二钱，犀角一钱。在血分者，去薄荷、苇根，加细生地、麦冬、玉竹、丹皮各二钱；肺热甚加黄芩；渴者加花粉。

方论：此辛甘化风，辛凉微苦之方也。盖肺为清虚之脏，微苦则降，辛凉则平，立此方所以避辛温也。今世佥[①]用杏苏散，通治四时咳嗽，不知杏苏散辛温，只宜风寒，不宜风温，且有不分表里之弊。此方独取桑叶菊花者，桑得箕星[②]之精，箕好风，风气通于肝，故桑叶善平肝风。春乃肝令而主风，木旺金衰之候，故抑其有余。桑叶芳香有细毛，横纹最多，故亦走肺络而宣肺气。菊花晚成，芳香味甘，能补金水二脏，故用之以补其不足。风温咳嗽，虽系小病，常见误用辛温重剂，销烁肺液，致久嗽成劳者，不一而足。圣人不忽于细，必谨于微，医者于此等处，尤当加意也。

**【注解】**

①佥：全，皆，都。

②箕星：星名，二十八宿之一，青龙七宿的末一宿。

**【释义】**本条论述风热犯肺的证治。

身不甚热而口微渴，可见病情较轻。“但咳”乃强调咳嗽是本条主症。证由风热犯肺，肺失宣畅所致，故用桑菊饮，以宣肺清热止咳。

吴氏在上焦篇治温热邪犯手太阴，均主用辛凉，但有轻、平、重之分，桑菊饮乃辛凉轻剂，是治风热侵犯肺卫，邪浅病轻的方子。桑菊饮中桑、菊，甘凉轻宣。且菊华于秋，味芳香，能宣上清肺。桑叶经霜，其纹如络，故入肺络而宣肺。二药合用疏散上焦风热，清肃肺中热邪，是为主药。辅以薄荷辛凉，连翘苦寒，杏仁、桔梗辛宣，苇根入肺生津止渴，甘草调和诸药，共奏疏风清热，宣肺止咳之效。

**【原文】**太阴温病，脉浮洪，舌黄，渴甚，大汗，面赤，恶热者，辛凉重剂白虎汤主之。(上焦篇7)

脉浮洪，邪在肺经气分也。舌黄，热已深。渴甚，津已伤也。大汗，热逼津液也。面赤，火炎上也。恶热，邪欲出而未遂也。辛凉平剂，焉能胜任？非虎啸风生，金飙[①]退热，而又能保津液不可。前贤多用之。

**辛凉重剂白虎汤方** 生石膏一两（研） 知母五钱 生甘草三钱 白粳米一合

水八杯，煮取三杯，分温三服，病退减后服，不知再作服。

**【注解】**

①金飙：秋季的狂风，意指重用辛寒（以清气分之热）。

**【释义】**本条论述热入气分，肺胃热盛的证治。

温邪侵袭人体，首犯手太阴。今面赤恶热不寒，舌黄脉浮洪，说明邪已深入气分，肺胃同病。尤其是渴甚、大汗，更是热盛逼津外泄而引水自救之象，它和原来的微汗、微渴，大有不同，因而已具备肺胃气分热盛的四个特征，即发热恶热、大渴、大汗、脉洪盛。治当辛凉清透。但邪热炽盛，已不是桑菊、银翘等轻平之剂可治，必须用重剂的白虎汤，才能达到辛透退热，甘寒保津的目的。

白虎汤是《伤寒论》阳明篇治疗邪从火化，阳明热盛的主方，吴氏将其列为辛凉重剂，主治温邪入里，肺胃热盛之证。方中石膏辛寒，辛能透热解肌，寒能清热降火；知母辛苦寒，滋水降火，清热保津；粳米、甘草甘平养胃，滋阴生津止渴。合为辛寒清气，保护津液之名方。

**【原文】**太阴温病，不可发汗，发汗而汗不出者，必发斑疹，汗出过多者，必神昏谵语。发斑者，化斑汤主之；发疹者，银翘散去豆豉，加细生地、丹皮、大青叶，倍元参主之。禁升麻、柴胡、当归、防风、羌活、白芷、葛根、三春柳。神昏谵语者，清宫汤主之，牛黄丸、紫雪丹、局方至宝丹亦主之。（上焦篇16）

温病忌汗者，病由口鼻而入，邪不在足太阳之表，故不得伤太阳经也。时医不知而误发之，若其人热甚血燥，不能蒸汗，温邪郁于肌表血分，故必发斑疹也。若其人表疏，一发而汗出不止，汗为心液，误汗亡阳，心阳伤而神明乱，中无所主，故神昏。心液伤而心血虚，心以阴为体，心阴不能济阳，则心阳独亢，心主言，故谵语不休也。且手经逆传，世罕知之，手太阴病不解，本有必传手厥阴心包之理，况又伤其气血乎！

**化斑汤方**　石膏一两　知母四钱　生甘草三钱　元参三钱　犀角二钱　白粳米一合

水八杯，煮取三杯，日三服。渣再煮一钟，夜一服。

银翘散去豆豉加细生地、丹皮、大青叶、倍元参方　即于前银翘散内去豆豉，加细生地四钱、大青叶三钱、丹皮三钱、元参加至一两。

**清宫汤方**　元参心三钱　莲子心五分　竹叶卷心二钱　连翘心二钱　犀角尖（磨冲）二钱　连心麦冬三钱

加减法：热痰盛加竹沥、梨汁各五匙；咯痰不清，加栝蒌皮一钱五分；热毒盛加金汁、人中黄；渐欲神昏，加银花三钱、荷叶二钱、石菖蒲一钱。

**安宫牛黄丸方**　牛黄一两　郁金一两　犀角二两　黄连一两　朱砂一两　梅片二钱五分　麝香二钱五分　真珠五钱　山栀一两　雄黄一两　金箔衣、黄芩一两

上为极细末，炼老蜜为丸，每丸一钱，金箔为衣，蜡护。脉虚者人参汤下，脉实者银花、薄荷汤下，每服一丸。兼治飞尸①卒厥，五痫中恶，大人小儿痉厥之因于热者。大人病重体实者，日再服，甚至日三服；小儿服半丸，不知再服半丸。

**紫雪丹方**　滑石一斤　石膏一斤　寒水石一斤　磁石（水煮）二斤，捣煎去渣入后药。

羚羊角五两　木香五两　犀角五两　沉香五两　丁香一两　升麻一斤　元参一斤　炙甘草半斤，以上八味，并捣锉，入前药汁中煎，去渣入后药。

朴硝、硝石各二斤，提净，入前药汁中，微火煎，不住手将柳木搅，候汁欲凝，再加入后二味。

辰砂（研细）三两　麝香（研细）一两二钱，入煎药拌匀。

合成退火气，冷水调服一二钱。

**局方至宝丹方**　犀角（镑）一两　朱砂（飞）一两　琥珀（研）一两　玳瑁（镑）一两　牛黄五钱　麝香五钱

以安息重汤炖化，和诸药为丸一百丸，蜡护。

**【注解】**

①飞尸：又称为传尸劳，为一种可以传染的虚劳病。

**【释义】**本条论述温病忌汗之理及误汗而引起斑疹、邪闭心包等变证的证治。

太阴温病误用辛温发汗，若素体阴液不足，无作汗之源，汗不得出，邪热内逼营

血，热盛动血，迫血妄行，可出现斑疹。发斑者，治疗当凉血解毒化斑，用化斑汤；发疹者，治疗当清营凉血，解毒透疹，用银翘散去豆豉，加细生地、丹皮、大青叶，倍元参。治疗温病的斑疹禁用升麻、柴胡、当归、防风、羌活、白芷、葛根、三春柳等辛温发散之品。

若卫表疏松，汗出不止，损伤心阳心阴，邪热可乘虚而入，闭阻心包，致神明失主，出现神昏谵语。治疗当清心泄热，开闭通窍，可用清宫汤，配合安宫牛黄丸、紫雪丹、局方至宝丹等。安宫牛黄丸、紫雪丹、至宝丹被称为温病“开窍三宝”，均能清热解毒、祛痰开窍、镇惊安神。但具体分之，三方作用又有所不同：安宫牛黄丸寒凉性最强，长于清解热毒；紫雪丹寒凉之性稍逊于安宫牛黄丸，长于镇静安神、清泄阳明之热，并有通导大小便之功；至宝丹寒凉之性更次于紫雪丹，长于宁心安神、辟秽化痰开窍。

**【原文】** 邪入心包，舌蹇①肢厥，牛黄丸主之，紫雪丹亦主之。(上焦篇 17)

厥者，尽也。阴阳极造其偏，皆能致厥。伤寒之厥，足厥阴病也。温热之厥，手厥阴病也。舌卷囊缩，虽同系厥阴现证，要之，舌属手，囊属足也。盖舌为心窍，包络代心用事，肾囊前后，皆肝经所过，断不可以阴阳二厥混而为一。若陶节庵所云“冷过肘膝，便为阴寒”，恣用大热。再热厥之中亦有三等：有邪在络居多，而阳明证少者，则从芳香，本条所云是也；有邪搏阳明，阳明太实，上冲心包，神迷肢厥，甚至通体皆厥，当从下法，本论载入中焦篇；有日久邪杀阴亏而厥者，则从育阴潜阳法，本论载入下焦篇。

牛黄丸、紫雪丹方（并见前）。

**【注解】**

①舌蹇：舌头短缩僵硬，不能灵活运动。

**【释义】** 本条论述邪入心包的证治及厥证产生的机理治法。

邪入心包到了舌体转动不灵、四肢厥冷的时候，其神昏程度亦重，病情更为复杂，此时舌质必绛，脉必沉细，故急用牛黄丸、紫雪丹清心化痰开窍。

厥证虽均表现为手足厥冷，但其性质有寒热之分，病位有手足厥阴之异。寒厥多见于伤寒，乃因阳气大衰，阴寒内盛所致，可见囊缩，因肾囊前后为厥阴肝经循行之地。热厥多见于温病，乃因邪热内闭，阳气不能外达所致，可见舌卷，因舌为心窍，手厥阴包络代心用事，故也。但上述之区分是相对而言的，伤寒中也有邪热内郁而致热厥者，温病中也不乏阳气外脱而致寒厥者，临证时应予详细区别。

吴氏认为热厥可分为三类：上焦病见热厥以邪在心包络居多，当以芳香开窍为法，可取安宫牛黄丸或紫雪丹或至宝丹。而中焦则因阳明太实，上冲心包，当急下存阴，可取承气汤。下焦热厥，多阴虚风动，当育阴潜阳，可用三甲复脉汤或大定风珠。吴氏对热厥内容的具体和完善，在临床上颇具指导意义。

## 二、暑温

【原文】形似伤寒，但右脉洪大而数，左脉反小于右，口渴甚，面赤，汗大出者，名曰暑温，在手太阴，白虎汤主之；脉芤甚者，白虎加人参汤主之。（上焦篇22）

此标暑温之大纲也。按温者热之渐，热者温之极也。温盛为热，木生火也。热极湿动，火生土也。上热下湿，人居其中而暑成矣。若纯热不兼湿者，仍归前条温热例，不得混入暑也。形似伤寒者，谓头痛、身痛、发热恶寒也。水火极不同性，各造其偏之极，反相同也。故《经》谓水极而似火也，火极而似水也。伤寒伤于水气之寒，故先恶寒而后发热，寒郁人身卫阳之气而为热也。故仲景《伤寒论》中有已发热或未发热之文。若伤暑则先发热，热极而后恶寒，盖火盛必克金，肺性本寒，而复恶寒也。然则伤暑之发热恶寒，虽与伤寒相似，其所以然之故实不同也。学者诚能究心于此，思过半矣。脉洪大而数，甚则芤，对伤寒之脉浮紧而言也。独见于右手者，对伤寒之左脉大而言也。右手主上焦气分，且火克金也。暑从上而下，不比伤寒从下而上，左手主下焦血分也，故伤暑之左脉反小于右。口渴甚面赤者，对伤寒太阳证面不赤，口不渴而言也。火烁津液，故口渴。火甚未有不烦者，面赤者，烦也，烦字从火后页，谓火现于面也。汗大出者，对伤寒汗不出而言也。首白虎例者，盖白虎乃秋金之气，所以退烦暑，白虎为暑温之正例也。其源出自《金匮》，守先圣之成法也。

白虎汤、白虎加人参汤方（并见前）。

【释义】本条论述暑温初起的证治和暑邪的致病特点。

暑温初起之时，可见发热恶寒，与伤寒病相似。但伤寒恶寒是寒邪闭郁肌表，恶寒明显，且伴有身痛、口不渴、脉浮紧等。而暑温初起的恶寒见于热极之时，因“火盛克金”而致，并伴有高热、面赤、口大渴、脉洪数等暑犯阳明、气分热盛脉证。

暑邪的致病既有热的特性，又有湿的特性，所以兼具湿热双重性质。即吴氏所说：“上热下湿，人居其中而暑成矣”，与叶天士“暑必夹湿”的观点一致。但有的医家认为，暑与湿性质有阴阳之别，两者虽可兼夹，但毕竟不属一体，不能认为暑之中必有湿，所以提出了“暑多夹湿”的观点，较为妥帖。

暑温初起投用白虎汤或白虎加人参汤是依《伤寒论》例，且与叶天士“夏暑发自阳明”之说相合，所以吴氏说“白虎为暑温之正例”。

【原文】手太阴暑温，如上条证，但汗不出者，新加香薷饮主之。（上焦篇24）

证如上条，指形似伤寒，右脉洪大，左手反小，面赤口渴而言。但以汗不能自出，表实为异，故用香薷饮[①]发暑邪之表也。按香薷辛温芳香，能由肺之经而达其络。鲜扁豆花，凡花皆散，取其芳香而散，且保肺液，以花易豆者，恶其呆滞也，夏日所生之物，多能解暑，惟扁豆花为最，如无花时，用鲜扁豆皮，若再无此，用生扁豆皮。厚朴苦温，能泄实满。厚朴，皮也，虽走中焦，究竟肺主皮毛，以皮从皮，不为治上犯中。

若黄连、甘草，纯然里药，暑病初起，且不必用，恐引邪深入，故易以连翘、银花，取其辛凉达肺经之表，纯从外走，不必走中也。

温病最忌辛温，暑病不忌者，以暑必兼湿，湿为阴邪，非温不解，故此方香薷、厚朴用辛温，而余则佐以辛凉云，下文湿温论中，不惟不忌辛温，且用辛热也。

**新加香薷饮方**（辛温复辛凉法）　香薷二钱　银花三钱　鲜扁豆花三钱　厚朴二钱　连翘二钱

水五杯，煮取二杯。先服一杯，得汗止后服；不汗再服；服尽不汗，再作服。

**【注解】**

①香薷饮：又名香薷散、三物香薷饮。方出《太平惠民和剂局方》，由扁豆、厚朴、香薷组成。

**【释义】**本条论述暑温初起暑湿在表的证治。

暑温初起，发热恶寒，右脉洪大，左手反小，面赤口渴，但无汗出，为暑湿郁阻于肌表，证属表实，治当清暑化湿，透表祛邪，以新加香薷饮为主方。方中香薷、厚朴、扁豆花解表散寒，涤暑化湿；银花、连翘辛凉清解。本条虽称为手太阴暑温，而其病变部位并不完全在肺，与暑湿内蕴脾胃也有密切关系，新加香薷饮中用厚朴之类，正是为此而设。

在本条中，吴氏对暑病用温药的理由进行了阐述，即暑邪为患每夹湿邪，而湿邪非用温药不能解除，但因属暑热为患，与一般的湿病不同，所以又当用辛凉解暑之品，新加香薷饮即为辛温与辛凉并用之方。

**【原文】**手太阴暑温，或已经发汗，或未发汗，而汗不止，烦渴而喘，脉洪大有力者，白虎汤主之；脉洪大而芤者，白虎加人参汤主之；身重者，湿也，白虎加苍术汤主之；汗多脉散大，喘喝欲脱者，生脉散主之。（上焦篇26）

此条与上文少异者，只已经发汗一句。

**白虎加苍术汤方**　即于白虎汤内加苍术三钱。

汗多而脉散大，其为阳气发泄太甚，内虚不可留恋可知。生脉散酸甘化阴，守阴所以留阳，阳留，汗自止也。以人参为君，所以补肺中元气也。

**生脉散方**（酸甘化阴法）　人参三钱　麦冬（不去心）二钱　五味子一钱

水三杯，煮取八分二杯，分二次服，渣再煎服，脉不敛，再作服，以脉敛为度。

**【释义】**本条论述暑温病邪在手太阴的证治。

关于暑温用白虎汤和白虎加人参汤在前已有论及。本条又补充了兼有湿困者当用白虎加苍术汤，出现气阴欲脱者用生脉散的内容。应当指出，本条虽冠以手太阴暑温，但其病位也不局限于肺。白虎汤和白虎加人参汤主治的病证多为肺胃热盛；白虎加苍术汤所治者，则属阳明与太阴同病；生脉散所治者，则为气阴欲脱之证。

## 三、湿温、伏暑

**【原文】**头痛恶寒，身重疼痛，舌白不渴，脉弦细而濡，面色淡黄，胸闷不饥，午后身热，状若阴虚，病难速已，名曰湿温，汗之则神昏耳聋，甚则目瞑不欲言，下之则洞泄①，润之则病深不解，长夏深秋冬日同法，三仁汤主之。（上焦篇43）

头痛恶寒，身重疼痛，有似伤寒，脉弦濡，则非伤寒矣。舌白不渴，面色淡黄，则非伤暑之偏于火者矣。胸闷不饥，湿闭清阳道路也。午后身热，状若阴虚者，湿为阴邪，阴邪自旺于阴分，故与阴虚同一午后身热也。湿为阴邪，自长夏而来，其来有渐，且其性氤氲黏腻，非若寒邪之一汗即解，温热之一凉即退，故难速已。世医不知其为湿温，见其头痛恶寒身重疼痛也，以为伤寒而汗之，汗伤心阳，湿随辛温发表之药蒸腾上逆，内蒙心窍则神昏，上蒙清窍则耳聋目瞑不言。见其中满不饥，以为停滞而大下之，误下伤阴，而重抑脾阳之升，脾气转陷，湿邪乘势内渍，故洞泄。见其午后身热，以为阴虚而用柔药润之，湿为胶滞阴邪，再加柔润阴药，二阴相合，同气相求，遂有锢结而不可解之势。惟以三仁汤轻开上焦肺气，盖肺主一身之气，气化则湿亦化也。湿气弥漫，本无形质，以重浊滋味之药治之，愈治愈坏。伏暑湿温，吾乡俗名秋呆子，悉以陶氏《六书》法治之，不知从何处学来，医者呆，反名病呆，不亦诬乎！

再按：湿温较诸温，病势虽缓而实重，上焦最少，病势不甚显张，中焦病最多，详见中焦篇，以湿为阴邪故也。当于中焦求之。

**三仁汤方**　杏仁五钱　飞滑石六钱　白通草二钱　白蔻仁二钱　竹叶二钱　厚朴二钱　生薏仁六钱　半夏五钱

甘澜水②八碗，煮取三碗，每服一碗，日三服。

**【注解】**

①洞泄：原指食后即腹泻，泻下完谷不化，此指泻下无度。

②甘澜水：也称劳水。即把水放在盆内，用瓢将水扬起来、倒下去，如此反复多次，看到水面上有无数水珠滚来滚去便是。

**【释义】**本条论述湿温初起的证治及治禁。

湿温病多发于夏秋之交，有起病缓、传变慢、病情缠绵难愈等特点。该病初起，病偏上焦，卫气同病，症见头痛恶寒，身重疼痛，面色淡黄，胸闷不饥，午后身热，舌白不渴，脉弦细而濡等。这是湿温的主要脉证，凡见此者称为“湿温”。

湿温初起有三大禁忌。一则禁汗，若见恶寒头痛，身重疼痛，误认为伤寒而用辛温发汗之药，则会耗伤心阳，湿浊随辛温之品上蒙清窍，可致神昏、耳聋、目闭等症。二则禁下，若见胸闷不饥等湿热阻滞脾胃之症，误以为胃肠积滞而妄用苦寒攻下，则脾阳受损，脾气下陷，湿邪下趋而为洞泄。三则禁润，若见午后身热等而误认为阴虚，妄用滋腻阴柔之药，势必使湿邪锢结难解，病情加重而难以治愈。

三仁汤是治疗湿温初起，邪遏卫气的名方，具有芳香宣气化湿之功，能轻开肺气，因肺主一身之气，肺气一开，则湿邪自化。吴氏之用本方，乃示人以芳香宣化之大法，具体应用时亦须根据病情进行加减。

**【原文】** 长夏受暑，过夏而发者，名曰伏暑。霜未降而发者少轻，霜既降而发者则重，冬日发者尤重，子午丑未之年为多也。(上焦篇36)

长夏盛暑，气壮者不受也。稍弱者，但头晕片刻，或半日而已，次则即病。其不即病而内舍于骨髓，外舍于分肉之间者，气虚者也，盖气虚不能传送暑邪外出，必待秋凉，金气相搏而后出也。金气本所以退烦暑，金欲退之，而暑无所藏，故伏暑病发也。其有气虚甚者，虽金风亦不能击之使出，必待深秋大凉，初冬微寒，相逼而出，故为尤重也。子午丑未之年为独多者，子午君火司天，暑本于火也。丑未湿土司地，暑得湿则留也。

**【释义】** 本条论述伏暑的概念及发病规律。

伏暑是在长夏时感受暑邪，到秋冬时而发的一种温病。病情的轻重除了与发病季节有一定关系外，还与感邪轻重、治疗得当与否及病人的全身状况等有关。原文提出的暑邪内伏，必须有秋冬寒凉之气引发的论述，揭示了伏暑在发病之初每伴见表证这一临床特点。

**【原文】** 太阴伏暑，舌白口渴，无汗者，银翘散去牛蒡、元参加杏仁、滑石主之。(上焦篇38)

此邪在气分而表实之证也。

**【释义】** 本条论述伏暑邪在气分兼表实的证治。

伏暑是由暑湿邪气引起的发于秋冬的一种急性热病，初起多为表里同病。本条发病之初既有口渴、舌白等气分里热和里湿见证，又有无汗等表实见证，即邪在气分兼表实。治疗当表里同治，用银翘散加杏仁、滑石等宣肺利湿之品，顾及与暑相合之湿邪，去牛蒡、玄参，乃因二药具阴腻之性，有碍于湿。

**【原文】** 太阴伏暑，舌赤口渴，无汗者，银翘散加生地、丹皮、赤芍、麦冬主之。(上焦篇39)

此邪在血分而表实之证也。

**【释义】** 本条论述伏暑邪在血分兼表实的证治。

伏暑初起多为表里同病，其里有气分、血分之别。上条论及气分兼表实证，本条则为血分兼表实证（按其症状及用药，似为营分兼表实）。发病之初既有口渴、舌赤等血分见证，又有无汗等表实见证，故用银翘散辛凉解表以治其表实，加生地、丹皮、赤芍、麦冬滋阴清热凉血，以培其汗源而治其血热。

## 四、秋燥

**【原文】**秋感燥气，右脉数大，伤手太阴气分①者，桑杏汤主之。(上焦篇 54)

前人有云：六气之中，惟燥不为病，似不尽然，盖以《内经》少秋感于燥一条，故有此议耳。如阳明司天之年，岂无燥金之病乎？大抵春秋二令，气候较夏冬之偏寒偏热为平和，其由于冬夏之伏气为病者多，其由于本气自病者少，其由于伏气而病者重，本气自病者轻耳。其由于本气自病之燥证，初起必在肺卫，故以桑杏汤清气分之燥也。

**桑杏汤方**（辛凉法）　桑叶一钱　杏仁一钱五分　沙参二钱　象贝一钱　香豉一钱　栀皮一钱　梨皮一钱

水二杯，煮取一杯，顿服之，重者再作服（轻药不得重用，重用必过病所。再一次煮成三杯，其三次之气味必变，药之气味俱轻故也）。

**【注解】**

①气分：此处虽言“气分”，实际上是邪在肺卫。

**【释义】**本条论述秋燥邪在肺卫时的证治。

秋燥是秋季感受燥邪为病，初起除右脉浮数而大的临床表现外，还当有发热恶寒、干咳少痰、咽干鼻燥等燥邪侵犯肺卫之症。其治疗与风热之邪初犯肺卫相似，但因燥邪具有干燥耗阴之性，所以用药宜辛凉甘润。桑杏汤中桑叶、杏仁、淡豆豉辛凉发散；沙参、梨皮甘凉润燥；象贝润肺止咳；栀皮清泄燥热。诸药合用共奏辛凉甘润，轻透肺卫，疏表润燥之效。

**【原文】**燥伤肺胃阴分，或热或咳者，沙参麦冬汤主之。(上焦篇 56)

此条较上两条，则病深一层矣，故以甘寒救其津液。

**沙参麦冬汤**（甘寒法）　沙参三钱　玉竹二钱　生甘草一钱　冬桑叶一钱五分　麦冬三钱　生扁豆一钱五分　花粉一钱五分

水五杯，煮取二杯，日再服。久热久咳者，加地骨皮三钱。

**【释义】**本条论述燥伤肺胃阴液的证治。

秋燥后期燥邪每伤肺胃阴液，当用沙参麦冬汤，以滋养阴液，清解余热。本条述证较为简略，只提到热、咳二症。但其热当为低热，而咳则少痰或无痰。除此之外，还当有口干、舌红少苔、脉细数等。沙参麦冬汤是热性病肺胃阴伤证的代表方。方中以沙参、麦冬、玉竹、天花粉甘寒滋养肺胃阴液；扁豆、甘草和养胃气；桑叶清透余热。本方不仅可用于秋燥后期，也可用于各种温病引起的肺胃阴伤证。

**【原文】**诸气膹郁，诸痿喘呕之因于燥者，喻氏清燥救肺汤主之。(上焦篇 58)

**清燥救肺汤方**（辛凉甘润法）　石膏二钱五分　甘草一钱　霜桑叶三钱　人参七分　杏仁（泥）七分　胡麻仁（炒研）一钱　阿胶八分　麦冬（不去心）二钱　枇杷

叶（去净毛，炙）六分

水一碗，煮六分，频频二三次温服。痰多加贝母、栝楼；血枯加生地黄；热甚加犀角、羚羊角，或加牛黄。

**【释义】**本条论述燥热在肺，诸气膹郁的证治。

吴氏提出在热性病中出现痿、喘、呕而由燥热引起者，是肺气膹郁所致，治疗大法在于清润肺经燥热，治用清燥救肺汤。本方为喻嘉言所制，方中桑叶、杏仁、枇杷叶轻宣肺气；石膏清肺经燥热；阿胶、麦冬、麻仁润肺滋液；人参、甘草益气生津。本方不仅可用于热性病肺胃有燥热者，而且对内伤杂病中各种肺胃燥热引起的痿、喘、呕等病证都可使用。该方清而不燥，润而不腻，兼能宣肺。吴氏提出加减之法，可供临床参考。

## 五、温毒

**【原文】**温毒咽痛喉肿，耳前耳后肿，颊肿，面正赤，或喉不痛，但外肿，甚则耳聋，俗名大头温、虾蟆温者，普济消毒饮去柴胡、升麻主之。初起一二日，再去芩、连，三四日加之佳。（上焦篇18）

咽痛者，经谓"一阴一阳结，谓之喉痹"，盖少阴、少阳之脉，皆循喉咙，少阴主君火，少阳主相火，相济为灾也。耳前耳后颊前肿者，皆少阳经脉所过之地，颊车[①]不独为阳明经穴也。面赤者，火色也。甚则耳聋者，两少阳之脉，皆入耳中，火有余则清窍闭也。治法总不能出李东垣普济消毒饮之外。其方之妙，妙在以凉膈散为主，而加化清气之马勃、僵蚕、银花，得轻可去实之妙；再加元参、牛蒡、板蓝根，败毒而利肺气，补肾水以上济邪火。去柴胡、升麻者，以升腾飞越太过之病，不当再用升也。说者谓其引经，亦甚愚矣！凡药不能直至本经者，方用引经药作引，此方皆系轻药，总走上焦，开天气，肃肺气，岂须用升、柴直升经气耶？去黄芩、黄连者，芩、连里药也。病初起未至中焦，不得先用里药，故犯中焦也。

**普济消毒饮去升麻柴胡黄芩黄连方**　连翘一两　薄荷三钱　马勃四钱　牛蒡子六钱　芥穗三钱　僵蚕五钱　元参一两　银花一两　板蓝根五钱　苦梗一两　甘草五钱

上共为粗末，每服六钱，重者八钱。鲜苇根汤煎，去渣服，约二时一服，重者一时许一服。

**【注解】**

①颊车：为足阳明经穴位。位于下颌角前上方约一横指（中指），当咀嚼时咬肌隆起，按之凹陷处。

**【释义】**本条论述温毒的证治。

温毒是感受温热秽浊毒邪而致。临床表现为"咽痛喉肿，耳前耳后肿，颊肿，面正赤，或喉不痛，但外肿，甚则耳聋"。咽喉肿痛是少阴与少阳之火结于喉部所致，即《内经》所说："一阴一阳结，谓之喉痹。"耳前耳后及颊部肿，因为这些部位是少阳经所过之处，颊车穴虽在阳明经上，但与足少阳经很近。面部红赤，是火毒上炎。手足少阳经脉循行入耳，少阳火邪循经上炎，闭塞耳窍，故甚则耳聋。

本病的治疗以清热解毒，利咽消肿为主，可用李东垣所制的普济消毒饮，此方以凉膈散为主体，加入能轻清去秽浊之气的马勃、白僵蚕、银花，有“轻可去实”之妙。另外再加上元参、牛蒡子、板蓝根，清热解毒而宣通肺气，补益肾水而上济邪火。方中之所以要去除升麻、柴胡，是因为考虑到本病是因少阳升发过度，故不用升麻、柴胡，避免升腾发散太过，而使少阳之火势更甚。一般认为升麻、柴胡之升散与芩、连之苦寒相伍，一升一降，且升麻本身有解毒之功，柴胡有升散少阳之力，对于本病有一定治疗作用，所以不去为宜。温毒以局部红肿热痛，甚至溃烂为临床特征，涉及多种病变，吴氏所说的温毒只是其中之一，即大头瘟。

# 第三节　中焦温病证治

## 一、温热病

**【原文】**面目俱赤，语声重浊，呼吸俱粗，大便闭，小便涩，舌苔老黄，甚则黑有芒刺，但恶热，不恶寒，日晡益甚者，传至中焦，阳明温病也。脉浮洪躁甚者，白虎汤主之；脉沉数有力，甚则脉体反小而实者，大承气汤主之。暑温、湿温、温疟，不在此例。(中焦篇1)

阳明之脉荣于面，《伤寒论》谓阳明病面缘正赤，火盛必克金，故目白睛亦赤也。语声重浊，金受火刑而音不清也。呼吸俱粗，谓鼻息来去俱粗，其粗也平等，方是实证；若来粗去不粗，去粗来不粗，或竟不粗，则非阳明实证，当细辨之，粗则喘之渐也。大便闭，阳明实也。小便涩，火腑不通，而阴气不化也。口燥渴，火烁津也。舌苔老黄，肺受胃浊，气不化津也（按《灵枢》论诸脏温病，独肺温病有舌苔之明文，余则无有。可见舌苔乃胃中浊气，熏蒸肺脏，肺气不化而然）。甚则黑者，黑，水色也，火极而似水也，又水胜火，大凡五行之极盛，必兼胜己之形。芒刺，苔久不化，热极而起坚硬之刺也；倘刺软者，非实证也。不恶寒，但恶热者，传至中焦，已无肺证，阳明者，两阳合明也，温邪之热与阳明之热相搏，故但恶热也。或用白虎，或用承气者，证同而脉异也。浮洪躁甚，邪气近表，脉浮者不可下，凡逐邪者，随其所在，就近而逐之，脉浮则出表为顺，故以白虎之金飚以退烦热。若沉小有力，病纯在里，则非下夺不可矣，故主以大承气。按吴又可《温疫论》中云：舌苔边白但见中微黄者，即加大黄，甚不可从。虽云伤寒重在误下，温病重在误汗，即误下不似伤寒之逆之甚，究竟承气非可轻尝之品，故云舌苔老黄，甚则黑有芒刺，脉体沉实，的系[①]燥结痞满，方可用之。

或问：子言温病以手经主治，力辟用足经药之非，今亦云阳明证者何？阳明特非足经乎？曰：阳明如市，胃为十二经之海，土者万物之所归也，诸病未有不过此者。前人云伤寒传足不传手，误也，一人不能分为两截。总之伤寒由毛窍而谿，谿，肉之分理之小者；由谿而谷，谷，肉之分理之大者；由谷而孙络，孙络，络之至细者；由孙络而大络，由大络而经，此经即太阳经也。始太阳，终厥阴，伤寒以足经为主，未始不关手经也。温病由口鼻而入，鼻气通于肺，口气通于胃。肺病逆传则为心包，上焦病不治，则传中焦，胃与脾也，中焦病不治，即传下焦，肝与肾也。始上焦，终下焦，温病以手经为主，未始不关足经也。但初受之时，断不可以辛温发其阳耳。盖伤寒伤人身之阳，故喜辛温甘温苦热，以救其阳，温病伤人身之阴，故喜辛凉甘寒甘咸，以救其阴。彼此对勘，自可了然于心目中矣。

**白虎汤**（方见上焦篇）

**大承气汤方**　大黄六钱　芒硝三钱　厚朴三钱　枳实三钱

水八杯，先煮枳、朴，后纳大黄、芒硝，煮取三杯。先服一杯，约二时许，得利止后服，不知，再服一杯，再不知，再服。

方论：此苦辛通降咸以入阴法。承气者，承胃气也。盖胃之为腑，体阳而用阴，若在无病时，本系自然下降，今为邪气蟠踞于中，阻其下降之气，胃虽自欲下降而不能，非药力助之不可，故承气汤通胃结，救胃阴，仍系承胃腑本来下降之气，非有一毫私智穿凿于其间也，故汤名承气。学者若真能透彻此义，则施用承气，自无弊窦。大黄荡涤热结，芒硝入阴软坚，枳实开幽之不通，厚朴泻中宫之实满（厚朴分量不似《伤寒论》中重用者，治温与治寒不同，畏其燥也）。曰大承气者，合四药而观之，可谓无坚不破，无微不入，故曰大也。非真正实热蔽痼，气血俱结者，不可用也。若去入阴之芒硝，则云小矣；去枳、朴之攻气结，加甘草以和中，则云调胃矣。

**【注解】**

①的系：的确是。

**【释义】**本条为阳明温病提纲，讨论了阳明温病的主要临床表现及其产生机理，以及阳明经腑证的证治。

**1. 阳明温病的共同表现**　面目俱赤，语声重浊，呼吸俱粗，大便闭，小便涩，舌苔老黄，甚则黑有芒刺，但恶热不恶寒，日晡益甚。但其中又有经证和腑证的不同，其区别的主要依据是脉的不同，自注中又提出了舌象的不同。临床上区别经腑证，还可参考腹诊和大便状况，如腹软无压痛，大便不秘者，多属经证，如腹部胀满疼痛，便秘或热结旁流，则属腑证。

**2. 阳明温病的治疗大法**　自注中提出“凡逐邪者，随其所在，就近而逐之”的治疗原则。就阳明温病来说，阳明经证当辛寒清热，透邪外出，用白虎汤治疗。阳明腑证当苦寒攻下，用承气汤治疗。

自注对大承气汤的适应证作了规定，强调“舌苔老黄，甚则黑有芒刺，脉体沉实，的系燥结痞满，方可用之”。当然，也未必等到《伤寒论》中所说的痞满燥实坚具备方可运用，但一定要确属阳明腑实才可。本条中大承气汤的脉象表现为“小而实”，这种小脉是邪结于内的反映，不可误作虚脉。

**【原文】**阳明温病，诸证悉有而微，脉不浮者，小承气汤微和之。（中焦篇3）

以阳明温病发端者，指首条所列阳明证而言也，后凡言阳明温病者仿此。诸证悉有，以非下不可，微则未至十分亢害，但以小承气通和胃气则愈，无庸芒硝之软坚也。

**小承气汤方**（苦辛通法重剂）　大黄五钱　厚朴二钱　枳实一钱

水八杯，煮取三杯，先服一杯，得宿粪，止后服，不知再服。

**【释义】**本条论述阳明温病腹实轻证的证治。

在阳明腑实证中，如已符合前一条阳明腑实证的诊断，但病情较轻，可用小承气汤。因肠内燥结不太甚，所以“无庸芒硝之软坚也”。

**【原文】**阳明温病，纯利稀水无粪者，谓之热结旁流①，调胃承气汤主之。（中焦篇7）

热结旁流，非气之不通，不用枳、朴，独取芒硝入阴以解热结，反以甘草缓芒硝急趋之性，使之留中解结，不然，结不下而水独行，徒使药性伤人也。吴又可用大承气汤者非是。

**调胃承气汤方**（热淫于内，治以咸寒，佐以甘苦法）　大黄三钱　芒硝五钱　生甘草二钱

**【注解】**

①热结旁流：为阳明腑实证的一种。其特点是肠内有燥屎内结，又见下利臭秽稀水。

**【释义】**本条论述阳明温病热结旁流的证治。

热结旁流为燥屎内结，稀水旁流，燥结不动，亡阴在即，宜调胃承气汤治之。方中有芒硝咸寒软坚，以治燥屎；大黄泄热散结；甘草缓急，更利于软坚解结。对热结旁流证的治疗，有人主张用大承气汤，而吴氏认为该证不是腑气不通，所以不用枳实、厚朴，只用芒硝配合大黄祛除肠道热结，并佐以甘草缓和芒硝的趋下作用，使芒硝能留在肠中解除燥结。如果只注重泻下，会导致燥结不下而水液下行，反而徒伤正气。

**【原文】**阳明温病，无上焦证，数日不大便，当下之，若其人阴素虚，不可行承气者，增液汤主之。服增液汤已，周十二时观之，若大便不下者，合调胃承气汤微和之。（中焦篇11）

此方所以代吴又可承气养荣汤法也。妙在寓泻于补，以补药之体，作泻药之用，既可攻实，又可防虚。余治体虚之温病，与前医误伤津液、不大便、半虚半实之证，专以此法救之，无不应手而效。

**增液汤方**（咸寒苦甘法）　元参一两　麦冬（连心）八钱　细生地八钱

水八杯，煮取三杯，口干则与饮，令尽，不便，再作服。

方论：温病之不大便，不出热结、液干二者之外。其偏于阳邪炽甚，热结之实证，则从承气法矣；其偏于阴亏液涸之半虚半实证，则不可混施承气，故以此法代之。独取元参为君者，元参味苦咸微寒，壮水制火，通二便，启肾水上潮于天，其能治液干，固不待言，《本经[①]》称其主治腹中寒热积聚，其并能解热结可知。麦冬主治心腹结气，伤中伤饱，胃络脉绝，羸瘦短气，亦系能补能润能通之品，故以为之佐。生地亦主寒热积聚，逐血痹，用细者，取其补而不腻，兼能走络也。三者合用，作增水行舟[②]之计，故汤名增液，但非重用不为功。

本论于阳明下证，峙立三法：热结液干之大实证，则用大承气；偏于热结而液不干者，旁流是也，则用调胃承气；偏于液干多而热结少者，则用增液，所以护其虚，务存津液之心法也。

按：吴又可纯恃承气以为攻病之具，用之得当则效，用之不当，其弊有三：一则邪在心包、阳明两处，不先开心包，徒攻阳明，下后仍然昏惑谵语，亦将如之何哉？吾知其必不救矣。二则体亏液涸之人，下后作战汗，或随战汗而脱，或不蒸汗徒战而脱。三者下后虽能战汗，以阴气大伤，转成上嗽下泄，夜热早凉之怯证，补阳不可，救阴不可，有延至数月而死者，有延至岁余而死者，其死均也。在又可当日，温疫盛行之际，非寻常温病可比，又初创温病治法，自有矫枉过正不暇详审之处，断不可概施于今日也。本论分别可与不可与、可补不可补之处，以俟明眼裁定，而又为此按语于后，奉商天下之欲救是证者。至若张氏、喻氏，有以甘温辛热立法者，湿温有可用之处，然须兼以苦泄淡渗，盖治外邪，宜通不宜守也，若风温、温热、温疫、温毒，断不可从。

**【注解】**

①本经：指《神农本草经》。

②增水行舟：用增补津液的方法以通大便，如同江河增水以行船。

**【释义】**本条论述阳明温病热结阴亏证的证治。

温病上焦肺卫证已消失，数日不大便者，属阳明温病，应使用攻下法治疗。如病人素体阴液亏虚者，尽管大便不通，亦不可滥投承气，可用增液汤润肠通便。药后一昼夜，如大便仍然不通，说明尚有热结存在，可配合调胃承气汤轻下，以使胃气调和而大便通畅。

吴氏指出："热结与液干"是不大便的两大因素，脉实证实者，用承气法，偏于阴亏而半虚半实者，用增液汤。方中玄参壮水润肠，麦冬能润能通，生地滋液不腻，三者合用，寓泻于补，增水行舟，所谓以补药之体作泻药之用，攻实防虚，两擅其用。

吴氏自注中所论阳明用下三法，旨在通下之时不要耗伤津液，所谓"务存津液之心法也"。

**【原文】**阳明温病，下之不通，其证有五：应下失下，正虚不能运药，不运药者死，新加黄龙汤主之。喘促不宁，痰涎壅滞，右寸实大，肺气不降者，宣白承气汤主之。左尺牢坚[1]，小便赤痛，时烦渴甚，导赤承气汤主之。邪闭心包，神昏舌短，内窍不通，饮不解渴者，牛黄承气汤主之。津液不足，无水舟停者，间服增液，再不下者，增液承气汤主之。(中焦篇 17)

经谓下不通者死，盖下而至于不通，其为危险可知，不忍因其危险难治而遂弃之。兹按温病中下之不通者共有五因：其因正虚不运药者，正气既虚，邪气复实，勉拟黄龙法，以人参补正，以大黄逐邪，以冬、地增液，邪退正存一线，即可以大队补阴而生，此邪正合治法也。其因肺气不降，而里证又实者，必喘促寸实，则以杏仁、石膏宣肺气之痹，以大黄逐肠胃之结，此脏腑合治法也。其因火腑不通，左尺必现牢坚之脉（左尺，小肠脉也，俗候于左寸者非，细考《内经》自知），小肠热盛，下注膀胱，小便必涓滴赤且痛也，则以导赤去淡通之阳药，加连、柏之苦通火腑，大黄、芒硝承胃气而通大肠，此二肠同治法也。其因邪闭心包，内窍不通者，前第五条已有先与牛黄丸，再与承气之法，此条系已下而不通，舌短神昏，闭已甚矣，饮不解渴，消[2]亦甚矣，较前条仅仅谵语，则更急而又急，立刻有闭脱之虞，阳明大实不通，有消亡肾液之虞，其势不可少缓须臾，则以牛黄丸开手少阴之闭，以承气急泻阳明，救足少阴之消，此两少阴合治法也。再此条亦系三焦俱急，当与前第九条用承气、陷胸合法者参看。其因阳明太热，津液枯燥，水不足以行舟，而结粪不下者，非增液不可。服增液两剂，法当自下，其或脏燥[3]太甚之人，竟有不下者，则以增液合调胃承气汤，缓缓与服，约二时服半杯沃[4]之，此一腑中气血合治法也。

**新加黄龙汤**（苦甘咸法）　细生地五钱　生甘草二钱　人参一钱五分（另煎）　生大黄三钱　芒硝一钱　元参五钱　麦冬（连心）五钱　当归一钱五分　海参（洗）二条　姜汁六匙

水八杯，煮取三杯。先用一杯，冲参汁五分、姜汁二匙，顿服之，如腹中有响声，或转矢气者，为欲便也；候一、二时不便，再如前法服一杯；候二十四刻，不便，再服第三杯；如服一杯，即得便，止后服，酌服益胃汤一剂（益胃汤方见前），余参或可加入。

方论：此处方于无可处之地，勉尽人力，不肯稍有遗憾之法也。旧方用大承气加参、地、当归，须知正气久耗，而大便不下者，阴阳俱备，尤重阴液消亡，不得再用枳、朴伤气而耗液，故改用调胃承气，取甘草之缓急，合人参补正，微点姜汁，宣通胃气，代枳、朴之用，合人参最宣胃气，加麦、地、元参，保津液之难保，而又去血结之积聚，姜汁为宣气分之用，当归为宣血中气分之用，再加海参者，海参咸能化坚，甘能补正。按海参之液，数倍于其身，其能补液可知，且蠕动之物，能走络中血分，病久者必入络，故以之为使也。

**宣白承气汤方**（苦辛淡法）　生石膏五钱　生大黄三钱　杏仁粉二钱　栝蒌皮一钱五分

水五杯，煮取二杯，先服一杯，不知再服。

**导赤承气汤方** 赤芍三钱 细生地五钱 生大黄三钱 黄连二钱 黄柏二钱 芒硝一钱

水五杯，煮取二杯，先服一杯，不下再服。

**牛黄承气汤方** 即用前安宫牛黄丸二丸，化开，调生大黄末三钱，先服一半，不知再服。

**增液承气汤方** 即于增液汤内，加大黄三钱、芒硝一钱五分。

水八杯，煮取三杯，先服一杯，不知再服。

**【注解】**

①左尺牢坚：左手尺部的脉象实大弦长而硬。

②消：消渴。指口渴甚，饮水不能解渴的症状。

③脏燥：指胃肠津亏。

④沃：灌溉。

**【释义】**本条论述"阳明温病，下之不通"的证治。

"下之不通，其证有五"，应理解为使用攻下法仍未取效，或不能单纯用攻下法的五种病证。这是因为除了阳明腑实外，尚有其他病理因素存在，单纯用攻下法并不对证，故无效。其具体有五：一曰邪正合治法，适用于腑实应下失下，邪气留连，正气内虚，不能运药。当采用扶正逐邪，邪正合治。用新加黄龙汤，方中以增液承气滋阴攻下，海参补液，人参补气，姜汁宣通气分，当归宣通血分，甘草调和诸药，共奏补益气阴，攻下腑实之效。二曰脏腑合治法，适用于痰热阻肺，腑有热结者。此时不能徒恃通下所能取效，须一面宣肺气之痹，一面逐肠胃之结。方用宣白承气汤，药用杏仁、蒌皮宣肺，石膏清肺热，大黄逐热结。三曰二肠同治法，用于阳明腑实，小肠热盛证。此时治法，一以通大便之秘，一以泻小肠之热，选用导赤承气汤，方中大黄、芒硝攻大肠腑实，黄连、黄柏泻小肠之热，生地、赤芍滋膀胱之液。故属大小肠合治之法。四曰两少阴合治法：用于热入心包，阳明腑实。此时徒攻阳明无益，须同时开少阴心窍方可。方选牛黄承气汤，一以牛黄丸清心开窍，一以大黄攻下泄热，以急消肾液亡失之虞。五曰一腑中气血合治法，由于阴液亏耗，大便不通，有如江河无水，船舶不能行驶一样，治用"增水行舟"的增液汤，以滋阴通便。服二剂后大便仍不下者，乃因邪入阳明，阴液损伤太重，可用养阴荡结的增液承气汤，此为一腑之中，进行"气血合治"的方法。

**【原文】**阳明温病，下后汗出，当复其阴，益胃汤主之。(中焦篇12)

温热本伤阴之病，下后邪解汗出，汗亦津液之化，阴液受伤，不待言矣，故云当复其阴。此阴指胃阴而言，盖十二经皆禀气于胃，胃阴复而气降得食，则十二经之阴皆可复矣。欲复其阴，非甘凉不可，汤名益胃者，胃体阳而用阴，取益胃用之义也。下后急议复阴者，恐将来液亏燥起，而成干咳身热之怯证①也。

**益胃汤方**（甘凉法） 沙参三钱 麦冬五钱 冰糖一钱 细生地五钱 玉竹（炒香）一钱五分

水五杯，煮取二杯，分二次服，渣再煮一杯服。

**【注解】**

①怯证：一般指虚劳证，此处指以虚损为主的病证。

**【释义】**本条论述攻下后汗出损伤胃阴的证治。

苦寒攻下可损伤阴液，如见出汗，亦损伤阴液，所以吴鞠通提出“下后汗出”应当补益阴液。由于人体十二经脉之气血都来源于胃，胃阴恢复，胃气和降，化源有继，十二经脉的阴液可恢复正常，所以当注重补益胃阴，补益阴液必须用甘凉濡润之品，可用益胃汤。方中沙参、麦冬、玉竹、生地甘寒清润，滋养肺胃；冰糖养胃和胃。本方名为“益胃”，是因为胃的实体是阳腑，而所起的作用是化生阴液，益胃就是补益胃腑之阴以化生阴液。当然，本方并不一定只用于下后汗出之证，对于温病后期有胃阴耗伤者，都可酌情使用。

**【原文】**下后数日，热不退，或退不尽，口燥咽干，舌苔干黑，或金黄色，脉沉而有力者，护胃承气汤微和之；脉沉而弱者，增液汤主之。（中焦篇 15）

温病下后，邪气已净，必然脉静身凉，邪气不净，有延至数日邪气复聚于胃，须再通其里者，甚至屡下而后净者，诚有如吴又可所云。但正气日虚一日，阴津日耗一日，须加意防护其阴，不可稍有鲁莽，是在任其责者临时斟酌尽善耳。吴又可于邪气复聚之证，但主以小承气，本论于此处分别立法。

**护胃承气汤方**（苦甘法） 生大黄三钱 元参三钱 细生地三钱 丹皮二钱 知母二钱 麦冬（连心）三钱

水五杯，煮取二杯，先服一杯，得结粪，止后服，不便，再服。

增液汤方（方见前）

**【释义】**本条论述阳明温病攻下伤阴，邪热未尽的证治。

本条所论内容与上条相似，其不同之处是，上条为下后阴伤而邪热属无形，本条属下后阴伤腑实内结，用护胃承气汤治疗，方中生地、玄参、麦冬滋阴养液；生大黄攻下腑实；知母清胃腑之热；丹皮活血清热。全方清滋通腑并施，适用于腑实未尽，阴液损伤之证。对于单纯的液干便秘之证，只可用增液汤。下后腑实未尽，再用下法时，要注意保护津液，再下之药不可过猛，同时配合滋阴之品。

**【原文】**阳明温病，无汗，实证未剧，不可下，小便不利者，甘苦合化，冬地三黄汤主之。（中焦篇 29）

大凡小便不通，有责之膀胱不开者，有责之上游结热者，有责之肺气不化者。温热之小便不通，无膀胱不开证，皆上游（指小肠而言）热结，与肺气不化而然也。小肠火腑，故以三黄苦药通之；热结则液干，故以甘寒润之；金受火刑，化气维艰，故倍用麦冬以化之。

**冬地三黄汤方**（甘苦合化阴气法）　麦冬八钱　黄连一钱　苇根汁半酒杯（冲）　元参四钱　黄柏一钱　银花露半酒杯（冲）　细生地四钱　黄芩一钱　生甘草三钱

水八杯，煮取三杯，分三次服，以小便得利为度。

**【释义】**本条论述温病热盛伤阴，小便不利的证治。

阳明温病，邪热炽盛，损伤阴液，化源不足。故小便不利，且无汗。“实证未剧”指未形成阳明腑实之证，故不可用下法，治疗以甘苦合化之法为主，即甘寒与苦寒药配合，一以养阴，一以清热，方用冬地三黄汤。方中黄连、黄芩、黄柏苦寒清热，通泻火腑；麦冬、玄参、生地滋阴生津，以充化源；苇根、甘草益气生律；银花露辛凉清泄。全方清滋并用，甘苦合化，适用于温病邪热尚炽，阴液已伤之证。

自注中分析温病小便不利的原因有三：膀胱不开、上游（小肠）结热、肺气不化。本条所论的小便不利则是由邪热炽盛，耗伤阴液，化源匮乏所致，用药当清热与养阴兼施。温病中造成小便不利的原因很多，如湿阻三焦，膀胱气化失司；肾气虚衰，开合失司等，不可拘泥于吴氏所论。

## 二、湿热病

**【原文】**三焦湿郁，升降失司，脘连腹胀，大便不爽，一加减正气散主之。（中焦篇 58）

再按：此条与上第五十六条同为三焦受邪，彼以分消开窍为急务，此以升降中焦为定法，各因见证之不同也。

**一加减正气散方**　藿香梗二钱　厚朴二钱　杏仁二钱　茯苓皮二钱　广皮一钱　神曲一钱五分　麦芽一钱五分　绵茵陈二钱　大腹皮一钱

水五杯，煮二杯，再服。

方论：正气散本苦辛温兼甘法，今加减之，乃苦辛微寒法也。去原方之紫苏、白芷，无须发表也。去甘桔，此证以中焦为扼要，不必提上焦也。只以藿香化浊，厚朴、广皮、茯苓、大腹泻湿满，加杏仁利肺与大肠之气，神曲、麦芽升降脾胃之气，茵陈宣湿郁而动生发之气，藿香但用梗，取其走中不走外也。茯苓但用皮，以诸皮皆凉，泻湿热独胜也。

**【释义】**本条论述湿热中阻脾胃的证治。

此处“升降失司”指湿邪中阻影响了脾胃的升降功能。所谓“三焦湿郁”，字面之意似指上、中、下三焦皆被湿郁，但从主症“脘连腹胀，大便不爽”来看，病变中心实偏中焦，乃湿热中阻所致。治以分消中焦湿热，升脾降胃，化浊理气，方取一加减正气散。吴氏自注方论中分析甚详，苦辛微寒，主湿兼热，调整气机，当予细研。

**【原文】**湿郁三焦，脘闷，便溏，身痛，舌白，脉象模糊[1]，二加减正气散主之。(中焦篇59)

上条中焦病重，故以升降中焦为要。此条脘闷便溏，中焦证也，身痛舌白，脉象模糊，则经络证矣，故加防己急走经络中湿郁；以便溏不比大便不爽，故加通草、薏仁，利小便所以实大便也；大豆黄卷从湿热蒸变而成，能化蕴酿之湿热，而蒸变脾胃之气也。

**二加减正气散**（苦辛淡法）　藿香梗三钱　广皮二钱　厚朴二钱　茯苓皮三钱　木防己三钱　大豆黄卷二钱　川通草一钱五分　薏苡仁三钱

水八杯，煮三杯，三次服。

**【注解】**

①脉象模糊：至数来去模糊不清，乃湿热病邪阻滞经络之象。

**【释义】**本条论述湿热内阻气机，外滞经络的证治。

与前条相比，本条病偏经络而前条病偏脾胃，且本条湿象重于前条。其症除脘闷为气机阻滞外，苔白，便溏为湿胜于脾，身痛，脉象模糊为湿阻经络，治以宣湿渗湿，理脾通络，方用二加减正气散。

**【原文】**秽湿[1]着里，舌黄脘闷，气机不宣，久则酿热，三加减正气散主之。(中焦篇60)

前两法，一以升降为主，一以急宣经隧[2]为主。此则以舌黄之故，预知其内已伏热。久必化热，而身亦热矣，故加杏仁利肺气，气化则湿热俱化，滑石辛淡而凉，清湿中之热，合藿香所以宣气机之不宣也。

**三加减正气散方**（苦辛寒法）　藿香（连梗叶）三钱　茯苓皮三钱　厚朴二钱　广皮一钱五分　杏仁三钱　滑石五钱

水五杯，煮二杯，再服。

**【注解】**

①秽湿：指秽浊湿热之邪。

②经隧：指经脉流行的道路，也是经脉的一种代称。

**【释义】**本条论述湿浊郁久，即将化热的证治。

本条与58条病机相类，亦为湿郁中阻，气机失畅为主。独见“脘闷”，可知气机郁滞亦轻。又见“舌黄”则“预知其内有伏热”，“久则酿热”，已有化热之象，治以化湿清热，方用三加减正气散。

**【原文】**秽湿着里，邪阻气分，舌白滑，脉右缓，四加减正气散主之。(中焦篇61)

以右脉见缓之故，知气分之湿阻，故加草果、楂肉、神曲，急运坤阳[1]，使足太阴之地气不上蒸手太阴之天气也。

**四加减正气散方**（苦辛温法）　藿香梗三钱　厚朴二钱　茯苓三钱　广皮一钱五分　草果一钱　楂肉（炒）五钱　神曲二钱

水五杯，煮二杯，渣再煮一杯，三次服。

**【注解】**

①运坤阳：运化脾胃阳气。脾胃属土，故称脾胃阳气为坤阳。

**【释义】**本条论述湿热阻滞中焦，湿重无热的证治。

本条“秽湿着里”，阻滞气机，邪从湿化而湿重无热，故见苔白滑，脉右缓。本条详于苔脉而症状从略。治以苦辛温法，以温运化湿为主，用四加减正气散治疗。

**【原文】**秽湿着里，脘闷便泄，五加减正气散主之。（中焦篇62）

秽湿而致脘闷，故用正气散之香开；便泄而知脾胃俱伤，故加大腹运脾气、谷芽升胃也。

以上二条，应入前寒湿类中，以同为加减正气散法，欲观者知化裁古方之妙，故列于此。

**五加减正气散**（苦辛温法）　藿香梗二钱　广皮一钱五分　茯苓块三钱　厚朴二钱　大腹皮一钱五分　谷芽一钱　苍术二钱

水五杯，煮二杯，日再服。

按：今人以藿香正气散统治四时感冒，试问四时止一气行令乎？抑各司一气，且有兼气乎？况受病之身躯脏腑，又各有不等乎？历观前五法，均用正气散，而加法各有不同，亦可知用药非丝丝入扣，不能中病。彼泛论四时不正之气，与统治一切诸病之方，皆未望见轩岐①之堂室者②也，乌可云医乎？

**【注解】**

①轩岐：轩辕黄帝与岐伯，代指《黄帝内经》或医学技术。

②堂室：登堂入室。比喻学问或技能从浅到深，达到很高的水平。

**【释义】**本条继续讨论湿热阻滞中焦，湿重无热的证治。

本条病机同上条，即“秽湿着里”，但本条详于症状之脘闷、大便溏泄，而舌脉从略。治疗仍应温运化湿，用五加减正气散。

临证时可将以上二条的舌、脉、症结合起来，既有“脘闷便泄”之症，又有“舌白滑，脉右缓”之舌脉。这样才能全面地认识病情，准确地进行辨证，进而准确地遣方用药。以上五条，病机均以秽湿着里，阻滞气机，脾胃升降失调为重点，故其均具有“脘闷”之主症。但其病变程度和兼见症状略有差异。首条湿阻脾胃，以脘连腹胀为重点，次条湿滞经络，以身痛较显要，第三条湿渐化热，以舌苔色黄为特色，第四、五条湿浊内盛，以舌白滑，脉右缓、脘闷便泄为主症。

五加减正气散均属宣气化湿，调畅气机为主的方剂，均以藿香、广皮、厚朴、茯苓四味为基本药物，以芳香化浊，理气化湿，余则随证加减。一、二、三加减正气散均为治疗湿重于热的方剂。但首方尚有神曲、麦芽苏醒脾胃之气，次方有防己、苡仁、通草、豆卷等疏通经络之湿，再方重用滑石取其渗利湿热，四方有草果以温运脾阳，五方赖苍术以燥脾湿，后二方作用基本相同。吴氏从湿邪入里的证候变化进行分析，抓住湿阻气滞的共同一面，又列出化热与寒化之不同，极尽变化，随证而异，其辨证用药之细微可见一斑。

**【原文】**脉缓身痛，舌淡黄而滑，渴不多饮，或竟不渴，汗出热解，继而复热。内不能运水谷之湿[①]，外复感时令之湿，发表攻里，两不可施，误认伤寒，必转坏证。徒清热则湿不退，徒祛湿则热愈炽，黄芩滑石汤主之。(中焦篇63)

脉缓身痛，有似中风，但不浮，舌滑不渴饮，则非中风矣。若系中风，汗出则身痛解而热不作矣；今继而复热者，乃湿热相蒸之汗，湿属阴邪，其气留连，不能因汗而退，故继而复热。内不能运水谷之湿，脾胃困于湿也；外复受时令之湿，经络亦困于湿矣。倘以伤寒发表攻里之法施之，发表则诛伐无过之表，阳伤而成痉，攻里则脾胃之阳伤，而洞泄寒中，故必转坏证也。湿热两伤[②]，不可偏治，故以黄芩、滑石、茯苓皮清湿中之热，蔻仁、猪苓宣湿邪之正，再加腹皮、通草，共成宣气利小便之功，气化则湿化，小便利则火腑通而热自清矣。

**黄芩滑石汤**（苦辛寒法）　黄芩三钱　滑石三钱　茯苓皮三钱　大腹皮二钱　白蔻仁一钱　通草一钱　猪苓三钱

水六杯，煮取二杯，渣再煮一杯，分温三服。

**【注解】**

①水谷之湿：饮食中水液未被运化而生成的内湿。

②湿热两伤：湿与热两种病邪损伤人体。

**【释义】**本条论述湿热蕴阻中焦气分的证治及治禁。

本条对湿热病症状的论述更为完整，是湿热蕴阻中焦气分的主要证候。对其病机，强调是“内不以运水谷之湿，外复感时令之湿”，与薛生白“太阴内伤，湿饮停聚，客邪再至，内外相引，故病湿热”之说意义相同。条中重点说明了湿热病的治疗原则是化湿清热，“湿热两伤，不可偏治”，不可用一般的发表攻里之法，也不可徒清热或徒祛湿。自注中提出了本证与《伤寒论》中的太阳中风的区别及误用解表攻里的后果。

本证选用黄芩滑石汤治疗。方中既有祛湿之品，又有清热之药，但清热之力稍弱，主要适用于湿重于热者，若湿已化火，邪热较重者，则予以加减或另选他方。

**【原文】**吸受[①]秽湿，三焦分布，热蒸头胀，身痛呕逆，小便不通，神识昏迷，舌白，渴不多饮，先宜芳香通神利窍，安宫牛黄丸；继用淡渗分消浊湿，茯苓皮汤。(中焦篇56)

按：此证表里经络脏腑三焦，俱为湿热所困，最畏内闭外脱。故急以牛黄丸宣窍清热而护神明；但牛黄丸不能利湿分消，故继以茯苓皮汤。

安宫牛黄丸（方法见前）

**茯苓皮汤**（淡渗兼微辛微凉法） 茯苓皮五钱 生薏仁五钱 猪苓三钱 大腹皮三钱 白通草三钱 淡竹叶二钱

水八杯，煮取三杯，分三次服。

**【注解】**

①吸受：从口鼻感受（湿热秽浊之邪）。

**【释义】** 本条论述湿热弥漫三焦的证治。

湿热秽浊之邪从口鼻而入，遍布于三焦。湿热蒙闭于上，心包清窍失灵则见热蒸头胀，神识昏迷；郁滞于中，升降失司则见呕恶，渴不多饮，舌白；湿热下注，瘀阻膀胱，则小便不通。因小便不通与神昏并见，故吴氏以开窍醒神为先，先予安宫牛黄丸，再用茯苓皮汤淡渗利尿。然而，湿热病之神昏与小便不通并见，其原因多是湿邪闭阻于下，郁闭于上，蒙蔽心窍所致，故开窍与利尿也可同时进行，不必分先后。开窍之法也多用苏合香丸以芳香醒神。再本条所述舌白（当腻）、渴不多饮亦符合湿浊较盛的表现。故对本证用何开窍之剂应据临床情形而定，不可拘泥。

## 第四节　下焦温病证治

**【原文】** 风温、温热、温疫、温毒、冬温，邪在阳明久羁[①]，或已下，或未下，身热面赤，口干舌燥，甚则齿黑唇裂，脉沉实者，仍可下之；脉虚大，手足心热甚于手足背者，加减复脉汤主之。(下焦篇1)

温邪久羁中焦，阳明阳土，未有不克少阴癸水者，或已下而阴伤，或未下而阴竭。若实证居多，正气未至溃败，脉来沉实有力，尚可假手于一下，即《伤寒论》中急下以存津液之谓。若中无结粪，邪热少而虚热多，其人脉必虚，手足心主里，其热必甚于手足背之主表也。若再下其热，是竭其津而速之死也。故以复脉汤复其津液，阴复则阳留，庶可不至于死也。去参、桂、姜、枣之补阳，加白芍收三阴之阴，故云加减复脉汤。在仲景当日，治伤于寒者之结代，自有取于参、桂、姜、枣，复脉中之阳；今治伤于温者之阳亢阴竭，不得再补其阳也。用古法而不拘古方，医者之化裁也。

**【注解】**

①久羁：长时间停留。

**【释义】** 本条论述温病后期真阴耗伤的证治。

吴氏所云："阳明久羁"和"阳明阳土"，是指阳明邪热炽盛，留连过久，是伤及少阴而致真阴欲竭的原因。本条治法，当详审其脉证。一是脉沉实，并见身热面赤，口干舌燥，甚则齿黑唇裂者，仍属阳明腑实，仍用攻下之法。二是脉虚大，手足心热甚于手足背，邪热少而虚热多，中无结粪，则属肾阴大伤，当用加减复脉汤以滋养肾阴。

肾阴耗伤的原因，非中焦阳明邪热久留一途，诸如邪入营血，内陷厥少，均可耗及肾阴而发生本证。至于肾阴耗伤的判断，除原文所述，还应参考温病的阶段、临床证候等。

加减复脉汤是从仲景复脉汤（炙甘草汤）中衍化而来，为治疗温病邪入下焦，真阴耗伤之主方。吴氏自注对该方之组方意义及与复脉汤的区别均有交待，简明扼要。

**【原文】**少阴温病，真阴欲渴，壮火复炽，心中烦，不得卧者，黄连阿胶汤主之。（下焦篇 11）

心中烦，阳邪夹心阳独亢于上，心体之阴，无容留之地，故烦杂无奈；不得卧，阳亢不入于阴，阴虚不受阳纳，虽欲卧得乎？此证阴阳各自为道，不相交互，去死不远，故以黄芩从黄连，外泻壮火而内坚真阴；以芍药从阿胶，内护真阴而外捍亢阳。名黄连阿胶汤者，取一刚以御外侮，一柔以护内主之义也。其交关变化神明不测之妙，全在一鸡子黄，前人训鸡子黄，佥谓鸡为巽木，得心之母气，色赤入心，虚则补母而已，理虽至当，殆未尽其妙。盖鸡子黄有地球之象，为血肉有情，生生不已，乃奠安中焦之圣品，有甘草之功能，而灵于甘草；其正中有孔，故能上通心气，下达肾气，居中以达两头，有莲子之妙用；其性和平，能使亢者不争，弱者得振；其气焦臭，故上补心；其味甘咸，故下补肾。

**黄连阿胶汤方**（苦甘咸寒法）　黄连四钱　黄芩一钱　阿胶三钱　白芍一钱　鸡子黄二枚

水八杯，先煮三物，取三杯，去滓，内胶烊尽，再内鸡子黄，搅令相得，日三服。

**【释义】**本条论述少阴温病阴虚火炽的证治。

所谓阴虚火炽，是在温病后期，肾水亏虚，不能上济心火，心肾不交引起的病证，常见心中烦、不得卧等。治当清热育阴，方用黄连阿胶汤。方中黄连、黄芩清邪热，泄心火；阿胶、白芍滋肝肾，养真阴；鸡子黄养心而滋肾。诸药合用，刚柔相济，抑壮火而救阴精。本证的临床表现除原文所述外，还应有身热不甚，或热势已退，舌红苔薄黄而干或薄黑而干，脉细数等。

**【原文】**夜热早凉，热退无汗，热自阴来者，青蒿鳖甲汤主之。（下焦篇 12）

夜行阴分而热，日行阳分而凉，邪气深伏阴分可知；热退无汗，邪不出表而仍归阴分，更可知矣，故曰热自阴分而来，非上中焦之阳热也。邪气深伏阴分，混处气血之中，不能纯用养阴，又非壮火，更不得任用苦燥。故以鳖甲蠕动之物，入肝经至阴之分[①]，既能养阴，又能入络搜邪；以青蒿芳香透络，从少阳领邪外出；细生地清阴络之热；丹皮泻血中之伏火；知母者，知病之母也，佐鳖甲、青蒿而成搜剔之功焉。再此方有先入后出之妙，青蒿不能直入阴分，有鳖甲领之入也；鳖甲不能独出阳分，有青蒿领之出也。

**青蒿鳖甲汤方**（辛凉合甘寒法）　青蒿二钱　鳖甲五钱　细生地四钱　知母二钱　丹皮三钱

水五杯，煮取二杯，日再服。

**【注解】**

①至阴之分：肾所管辖的部位。至阴，指肾脏。分，意为部位。

**【释义】**本条论述温病后期，邪入阴分的证治。

本条发热多见于温病后期，临证尚有能食形瘦、舌红苔少、脉沉细数等表现。此时阴液已亏，余邪留伏阴分，往往病情迁延，经久不解，病虽不重，但其余邪消耗阴血，尚须注意善后。治以滋阴透热，方选青蒿鳖甲汤。

青蒿鳖甲汤不仅适用于温病后期，即使内科杂病或其他各科病证，只要具有阴虚夜热证者，用之亦当取效。

**【原文】**热邪深入下焦，脉沉数，舌干齿黑，手指但觉蠕动，急防痉厥，二甲复脉汤主之。(下焦篇 13)

此示人痉厥之渐也。温病七、八日以后，热深不解，口中津液干涸，但觉手指掣动，即当防其痉厥，不必俟其已厥而后治也。故以复脉育阴，加入介属潜阳，使阴阳交纽①，庶厥不可作也。

**二甲复脉汤方**（咸寒甘润法）　即于加减复脉汤内，加生牡蛎五钱、生鳖甲八钱。

**【注解】**

①阴阳交纽：即阴阳交感。

**【释义】**本条论述阴亏痉厥的预防及治疗。

温病后期，邪入下焦，肾阴耗伤，津不上承而见舌干齿黑。脉沉数是下焦热炽的表现。阴虚则阳亢，阳亢则风动，故见手指微微抽动，此症便是将要发生痉厥的先兆，因此，须立即育阴潜阳，方选二甲复脉汤，以防止痉厥的发生。如果痉厥已经发生，用此方治疗，亦应有效。

**【原文】**下焦温病，热深厥甚，脉细促，心中憺憺大动①，甚则心中痛者，三甲复脉汤主之。(下焦篇 14)

前二甲复脉，防痉厥之渐；即痉厥已作，亦可以二甲复脉止厥。兹又加龟板三甲者，以心中大动，甚则痛而然也。心中动者，火以水为体，肝风鸱张②，立刻有吸尽西江之势，肾水本虚，不能济肝而后发痉，既痉而水难猝补，心之本体欲失，故憺憺然大动也。甚则痛者，“阴维为病主心痛”，此证热久伤阴，八脉丽于肝肾，肝肾虚而累及阴维故心痛，非如寒气客于心胸之心痛可用温通。故以镇肾气、补任脉、通阴维之龟板止心痛，合入肝搜邪之二甲，相济成功也。

**三甲复脉汤方（同二甲汤法）**　即于二甲复脉汤内，加生龟板一两。

【注解】

①心中憺憺大动：指神志不安，心脏剧烈跳动，有空虚感。为心悸重证，义同“怔忡”。憺，通惮，震动之意。

②肝风鸱张：形容肝风内动之势剧烈。鸱，即鹞鹰。

【释义】本条论述虚风内动的证治。

本条是从上条证发展而来。上条仅见手指微动，本条自注之谓“痉厥已作”；上条“脉沉数”，本条脉已细促；上条心脏未有明显悸动，本条已是心中悸动不安，甚至心中痛。足见本条病情重于上条。

本条之“厥”是热灼于内，阴竭于下而发生的一种“热厥”。其“痉”乃是热邪久留，真阴耗伤，水不涵木之“虚风”，其“心中憺憺大动，甚则心中痛”乃是肾阴下竭，不能上养心神所致。再结合“脉细促”，也足以证明是热入下焦，肾阴耗伤，筋脉心神失养所致。因此，本条治法以二甲复脉汤之滋阴潜阳加上龟板“镇肾气，通阴维”交通心肾，合为三甲复脉汤，以息内动之虚风。

【原文】即厥且哕[①]（俗名呃忒），脉细而劲，小定风珠主之。（下焦篇15）

温邪久踞下焦，烁肝液为厥，扰冲脉为哕，脉阴阳俱减则细，肝木横强则劲，故以鸡子黄实土而定内风；龟板补任（谓任脉）而镇冲脉；阿胶沉降，补液而熄肝风；淡菜[②]生于咸水之中而能淡，外偶内奇，有坎卦之象，能补阴中之真阳，其形翕阖[③]，故又能潜真阳之上动；童便以浊液仍归浊道，用以为使也。名定风珠者，以鸡子黄宛如珠形，得巽木之精，而能熄肝风，肝为巽木，巽为风也。龟亦有珠，具真武之德而镇震木。震为雷，在人为胆，雷动未有无风者，雷静而风亦静矣。亢阳直上巅顶，龙上于天也，制龙者，龟也。古者豢龙御龙之法，失传已久，其大要不出乎此。

**小定风珠方**（甘寒咸法）　鸡子黄（生用）一枚　真阿胶二钱　生龟板六钱　童便一杯　淡菜三钱

水五杯，先煮龟板、淡菜得二杯，去滓，入阿胶，上火烊化，纳鸡子黄，搅令相得，再冲童便，顿服之。

【注解】

①哕：呃逆。

②淡菜：贻贝的干制品，又名壳菜。贻贝是一种海洋软体动物，在中国北方俗称海红。味甘咸，性温，无毒。入肝、肾二经。

③翕阖：指贻贝的外壳像门扇一样能开能合。

【释义】本条论述厥哕并见的证治。

条中脉“劲”，这里是指由于阴亏而脉稍失柔和之象。厥逆，乃热郁肝肾，阴亏液耗，气血营运艰涩，不能通达四末所致。呃逆和“热厥”并见，多与热扰“任脉”循膈而引动胃气冲逆有关。任脉统一身之阴经，为阴经之海，阴经竭则任脉空，加之热邪内扰，胸腹内脏功能失调，故致胃气上逆而动膈。其呃逆特点为声低而短频。脉“细而劲”是本条辨证之要点，细是阴亏液耗的征象，“劲”是肝阳横逆的象征。故全条病机是肾阴耗竭，肝阳横逆。治当滋阴息风，方选小定风珠。方中鸡子黄养胃液，协同阿胶滋水涵木，平息内风，龟板养胃阴，补任脉，降冲逆，淡菜潜真阳，童便降虚火，全方共奏养阴潜阳息风平冲之效。

**【原文】**热邪久羁，吸烁[①]真阴，或因误表，或因妄攻，神倦瘛疭，脉气虚弱，舌绛苔少，时时欲脱者，大定风珠主之。(下焦篇16)

此邪气已去八九，真阴仅存一二之治也。观脉虚苔少可知，故以大队浓浊[②]填阴塞隙，介属潜阳镇定。以鸡子黄一味，从足太阴，下安足三阴，上济手三阴，使上下交合，阴得安其位，斯阳可立根基，俾阴阳有眷属一家之义，庶可不致绝脱欤！

**大定风珠方**(酸甘咸法)　生白芍六钱　阿胶三钱　生龟板四钱　干地黄六钱　麻仁二钱　五味子二钱　生牡蛎四钱　麦冬(连心)六钱　炙甘草四钱　鸡子黄(生)二枚　鳖甲(生)四钱

水八杯，煮取三杯，去滓，再入鸡子黄，搅令相得，分三次服。喘加人参；自汗者加龙骨、人参、小麦；悸者加茯神、人参、小麦。

**【注解】**

①吸烁：汲取销铄之义。吸，通汲；烁，通铄。

②浓浊：指味厚滋阴之品。

**【释义】**本条论述误治阴衰，风动欲脱的证治。

热邪久羁不退，本已吸灼真阴，又误用汗下之药，更劫夺肝肾阴液，因而神倦脉弱，舌绛苔少，虚风内动，时时欲脱，病多危重。

本方继三甲复脉汤之后，再论虚风内动证治。所用之方则是在原方基础上增加了五味子、鸡子黄，血肉有情，复阴恋阳，对于肾精亏虚已甚而即将虚脱者更为适宜。方中加减复脉汤填补真阴，三甲潜阳，五味子、白芍、甘草酸甘化阴，鸡子黄养阴息风。本方滋阴息风，为治纯虚无邪，虚风内动，风动欲脱的救急之方。

**【原文】**温病愈后，或一月，至一年，面微赤，脉数，暮热，常思饮不欲食者，五汁饮主之，牛乳饮亦主之。病后肌肤枯燥，小便溺管[①]痛，或微燥咳，或不思食，皆胃阴虚也，与益胃、五汁辈。

前复脉等汤，复下焦之阴。此由中焦胃用之阴不降，胃体之阳独亢，故以甘润法救胃用，配胃体，则自然欲食，断不可与俗套开胃健食之辛燥药，致令燥咳成痨也。(下焦篇35)

**五汁饮方**[②](甘寒法)　梨汁　荸荠汁　鲜苇根汁　麦冬汁　藕汁(或用蔗浆)

临时斟酌多少，和匀凉服，不甚喜凉者，重汤炖温服。

**牛乳饮方**[③]（甘寒法）　牛乳（一杯），重汤炖热，顿服之，甚者日再服。

益胃汤（见中焦篇）

按：吴又可云："病后与其调理不善，莫若静以待动"，是不知要领之言也。夫病后调理，较易于治病，岂有能治病，反不能调理之理乎！但病后调理，不轻于治病，若其治病之初，未曾犯逆，处处得法，轻者三五日而解，重者七八日而解，解后无余邪，病者未受大伤，原可不必以药调理，但以饮食调理足矣，经所谓食养尽之是也。若病之始受既重，医者又有误表、误攻、误燥、误凉之弊，遗殃于病者之气血，将见外感变而为内伤矣。全赖医者善补其过（谓未犯他医之逆；或其人阳素虚，阴素亏；或前因邪气太盛，故剂不得不重；或本虚邪不能张，须随清随补之类），而补人之过（谓已犯前医之治逆），退杀气（谓余邪或药伤），迎生气（或养胃阴，或护胃阳，或填肾阴，或兼固肾阳，以迎其先后天之生气），活人于万全，岂得听之而已哉！万一变生不测，推委于病者之家，能不愧于心乎！至调理大要，温病后一以养阴为主。饮食之坚硬浓厚者，不可骤进。间有阳气素虚之体质，热病一退，即露旧亏，又不可固执养阴之说，而灭其阳火。故本论中焦篇列益胃、增液、清燥等汤，下焦篇列复脉、三甲、五汁等复阴之法，乃热病调理之常理也；下焦篇又列建中、半夏、桂枝数法，以为阳气素虚，或误伤凉药之用，乃其变也。经所谓："有者求之，无者求之，微者责之，盛者责之"，全赖司其任者，心诚求之也。

**【注解】**

①溺管：尿道。

②五汁饮方：原方在上焦篇 12 条，今据需要移于此。

③牛乳饮方：原方在中焦篇 101 条，今据需要移于此。

**【释义】**本条论述温热病后胃阴未复的证治。

温热病后，常多肾阴枯涸，但亦可见热邪久留气分，胃阴耗伤太过的，症见暮热，面微亦，口干，常想喝水，不思食等。此乃胃阴未复，胃阳偏亢之征，故用五汁饮，或牛乳饮生津润燥，以复胃阴。五汁饮取梨汁、荸荠汁、鲜苇根汁、麦冬汁和藕汁五种汁液，因纯属生津滋液之物，用于邪去津伤，最为适宜。牛乳饮即用牛乳一杯，重汤炖热服之。牛乳是精血化生之液体，滋润胃肠，润燥生津，用于病后津伤甚佳。

若胃阴耗伤过度，则津难外荣，肌肤枯燥，不能上输润肺，则微燥咳。无液下渗膀胱，则小便时自感尿道疼痛。这些亦是胃阴虚所致，故亦用益胃汤等滋胃阴为主。益胃汤由沙参、麦冬、冰糖、细生地、玉竹五味药组成，有养胃生津，益阴润燥的作用，为调养胃阴之良方。

吴氏自注指出治疗上述证候，千万不能套用一般开胃消食的辛燥药物，以免导致干咳而发展为痨病。临证时当十分注意。

## 第五节　治病法论

**【原文】** 治外感如将（兵贵神速，机圆法活，去邪务尽，善后务细，盖早平一日，则人少受一日害）；治内伤如相（坐镇从容，神机默运，无功可言，无德可见，而人登寿域）。治上焦如羽（非轻不举）；治中焦如衡（非平不安）；治下焦如权（非重不沉）。（卷四·杂说）

**【释义】** 此条论述外感、内伤治则的区别及三焦病的治疗大法。

治疗外感疾病如同将军用兵一样，贵在神速，机动灵活，主动彻底地祛除一切病邪，善后治疗也务必细致周到，因为疾病早一日治愈，人就可以少受一日的伤害。而治疗内伤杂病就如同宰相治理国家一样，要从容镇静，善于策划运筹，虽然短期内看不到明显的功德，但能使病人得以长寿。

吴氏用“羽”“衡”“权”三字，突出了三焦治疗上的主要特点。即治疗上焦病证要像羽毛那样轻，用轻清升浮的药物，用药剂量也要轻，煎煮时间也要少，不要过用苦寒沉降之品。治疗中焦病要如同秤杆那样保持平衡，如湿热之在中焦，应予分消湿热，脾胃升降失常，当升脾降胃。治下焦病则如同秤砣一样，要用重镇滋潜味厚之品，使之直达于下，如滋补肾阴、潜阳息风之药都具有重沉的特点。

### 目标测试

1. 《温病条辨》中提到的温病有哪些？
2. 银翘散的组方意义为何？
3. 如何理解温病忌汗？
4. 说说阳明温病腑实证的三大治法。
5. 温病伤阴而小便不利禁用淡渗的机理为何？
6. 温病发斑如何治疗？
7. 说说温病三焦传变的规律。
8. 湿温初起治疗有哪三禁？

# 第三章 《湿热病篇》

本篇根据《温热经纬》所辑46条，予以归类叙述。原文后括号内数字为《湿热病篇》条文顺序编号。自注也以原文对待。

学习目标

1. 掌握薛生白对湿热病发生发展规律、证候表现、治法的论述。
2. 熟悉湿热病邪在上焦、中焦、下焦各病变阶段的证候特点和治疗法则、方药。
3. 了解湿热病类似证、变证的病证特点和治疗方法，以及善后调理的具体措施。

## 第一节 湿热病提纲

**【原文】** 湿热证，始恶寒，后但热不寒，汗出胸痞，舌白，口渴不引饮。(1)

自注：此条乃湿热证之提纲也。湿热病属阳明太阴经者居多，中气实则病在阳明，中气虚则病在太阴。病在二经之表者，多兼少阳三焦，病在二经之里者，每兼厥阴风木。以少阳厥阴同司相火①，阳明太阴湿热内郁，郁甚则少火皆成壮火，而表里上下充斥肆逆，故是证最易耳聋、干呕、发痉、发厥，而提纲中不言及者，因以上诸证皆湿热病兼见之变局②，而非湿热病必见之正局③也。始恶寒者，阳为湿遏而恶寒，终非若寒伤于表之恶寒，后但热不寒，则郁而成热，反恶热矣。热盛阳明则汗出，湿蔽清阳则胸痞，湿邪内盛则舌白，湿热交蒸则舌黄，热则液不升而口渴，湿则饮内留而不引饮。然所云表者，乃太阴阳明之表，而非太阳之表。太阴之表，四肢也，阳明也；阳明之表，肌肉也，胸中也。故胸痞为湿热必有之证，四肢倦怠，肌肉烦疼，亦必并见。其所以不干太阳者，以太阳为寒水之腑，主一身之表，风寒必自表入，故属太阳。

湿热之邪从表伤者，十之一二，由口鼻入者，十之八九。阳明为水谷之海，太阴为湿土之脏，故多阳明太阴受病。膜原者，外通肌肉，内近胃腑，即三焦之门户，实一身之半表半里也。邪由上受，直趋中道，故病多归膜原。要之，湿热之病，不独与伤寒不同，且与温病大异。温病乃少阴太阳同病，湿热乃阳明太阴同病也。而提纲中不言及脉者，以湿热之证，脉无定体，或洪或缓，或伏或细，各随证见，不拘一格，故难以一定之脉拘定后人眼目也。

湿热之证，阳明必兼太阴者，徒知脏腑相连，湿土同气，而不知当与温病之必兼少阴比例。少阴不藏，木火内燔，风邪外袭，表里相应，故为温病。太阴内伤，湿饮停聚，客邪再至，内外相引，故病湿热。此皆先有内伤，再感客邪，非由腑及脏之谓。若湿热之证不夹内伤，中气实者，其病必微。或有先因于湿，再因饥劳而病者，亦属内伤夹湿，标本同病。然劳倦伤脾为不足，湿饮停聚为有余，所以内伤外感孰多孰少，孰实孰虚，又在临证时权衡矣。

**【注解】**

①相火：肝、胆、肾、膀胱、心包、三焦的阳气统称为相火。

②变局：指湿热病病变中心发生的特殊变化，为病变涉及心、肝、肾等脏腑，或出现了营血分的病变，其证候可表现为耳聋、干呕、发痉、发厥。

③正局：指湿热病病变的一般变化，为病变中心在脾胃气分者，证候表现多见始恶寒，后但热不寒，汗出胸痞，舌白，口渴不引饮。

**【释义】** 本条为湿热病提纲，薛氏在条文中指出了湿热病的临床特点。

湿热病是外感热病中的一大类，系感受湿热、暑湿病邪而致。从广义上讲，湿热病包括湿温、暑温夹湿、伏暑等多种湿热类温病；从狭义上讲，湿热病就是湿温。本篇内容包括湿温、暑湿、湿疫、痢疾、霍乱等，故本篇所说的湿热病是包括了湿温病在内的多种湿热病证。自注从以下几方面分析了湿热病发生发展规律和病机演变特点。

**1. 湿热病的致病原因与受邪途径及病变中心**　薛氏认为病因是湿热之邪，受邪途径是“从表伤者十之一二，由口鼻入者十之八九”。而且“邪由上受，直趋中道，故病多归膜原”，邪阻膜原可作为湿热病初起的一种形式。另一方面：“湿热病属阳明太阴经者居多”，故湿热病的病变中心在中焦脾胃。章虚谷云：“胃为戊土属阳，脾为己土属阴，湿土之气同类相召，故湿热之邪始虽外受，终归脾胃也。”章氏所云与薛氏所论甚合。又因体质差异，有“中气实则病在阳明，中气虚则病在太阴”的不同转归。

**2. 湿热病的发病特点**　湿热病为感受外界湿热病邪所致，在其发病上，薛生白指出：“太阴内伤，湿饮停聚，客邪再致，内外相引，故病湿热。”此即湿热病内外相引的发病特点。薛生白又说：“劳倦伤脾为不足，湿饮停聚为有余”，指出脾与湿之间的标本关系，此处“不足”，当理解为因劳倦伤脾，脾不健运，或因过饱过逸，使脾气困滞，而导致内湿停留，所以“不足”不是脾虚证。王孟英注中说，本条脾胃内伤与“饥伤而脾馁，劳伤则脾乏”相比，尚属于有余之证，此说很中肯。总括湿热病的发病为：在外感受湿热病邪，在内太阴脾失健运导致内湿停留，内外之湿相合，而发生湿热病。

**3. 湿热病的正局、变局**　本条所列的“始恶寒，后但热不寒，汗出胸痞，舌白，口渴不引饮”六种症状，都是湿热病正局的见症，自注对每一种症状的病机进行了分析。可以说，湿热病邪郁蒸于气分的证候就是正局，湿热病湿热蕴蒸日久，化燥化火深入营血，出现手厥阴心包和足厥阴肝经及肾、胆、三焦等脏腑的病变，即是湿热病的变局。

**4. 湿热病与温热病、伤寒的区别**　它们的不同之处，主要为感受病邪和病变部位的不同。湿热病为感受湿热病邪所致，初起表证为太阴阳明之表，所以湿热病初起必见头重如裹，四肢倦怠，肌肉酸痛，胸痞等。温热病就是薛氏自注中说的“少阴太阳同病”的温病，实际指的是伏气温病的春温。春温作为温热类温病的代表，发于春季，发病机理为“少阴不藏，木火内燔，风邪外袭，表里相应”，发病急，伤阴重，初起即见高热烦渴，甚至出现神昏痉厥的严重证候。伤寒主指狭义伤寒，为伤于寒邪而致，初起邪犯太阳之表，表现和湿热病、温热病也都不同。薛生白在《湿热病篇》首条论湿热病与温热病、伤寒的区别，是想通过对这三种外感热病的区别，确立湿热病的辨证体系，为临床对温热病、湿热病的辨证论治提供依据。

## 第二节　湿在卫表

**【原文】**湿热证，恶寒无汗，身重头痛，湿在表分，宜藿香、香薷、羌活、苍术皮、薄荷、牛蒡子等味。头不痛者，去羌活。(2)

自注：身重恶寒，湿遏卫阳之表证，头痛必夹风邪，故加羌活，不独胜湿，且以祛风。此条乃阴湿①伤表之候。

**【注解】**

①阴湿：尚未化热的湿邪。

**【释义】**本条论述湿在表分，湿未化热的证治。

自注谓其“阴湿伤表之候”。阴湿即湿未化热之意，而非寒湿之谓。湿在于表，治以辛温芳香为主，以藿香、香薷辛温芳化，疏散表湿，行气和中；羌活、苍术皮祛风除湿，疏表止痛；薄荷、牛蒡子有透邪解表之功。湿热病以头重头胀为多，头痛多由于夹风邪，所以头不痛可去羌活。

**【原文】**湿热证，恶寒发热，身重关节疼痛，湿在肌肉，不为汗解，宜滑石、大豆黄卷、茯苓皮、苍术皮、藿香叶、鲜荷叶、白通草、桔梗等味。不恶寒者，去苍术皮。(3)

自注：此条外候与上条同，惟汗出独异，更加关节疼痛，乃湿邪初犯阳明之表。而即清胃脘之热者，不欲湿邪之郁热上蒸，而欲湿邪之淡渗下走耳。此乃阳湿①伤表之候。

**【注解】**

①阳湿：已经化热的湿邪。

**【释义】**本条论述湿在表分，湿已化热的证治。

此亦湿邪伤表之候，故有恶寒、身重等症。与上证不同的是湿已化热，故有发热。

脾主四肢，主肌肉，湿着肌肉、肢节，则身重关节疼痛。其特点是肌腠关节疼痛和发热不为汗解。前证湿未化热，治以芳香辛散为主；本证湿已化热，治以轻清泄热，淡渗利湿。滑石、豆卷、白通草清热兼以渗湿，藿香叶、鲜荷叶芳香化湿，茯苓皮、苍术皮宣表渗湿，桔梗宣通上焦肺气，肺气化则湿亦化。诸药共奏清热祛湿，分消湿热之功。薛氏根据湿与热的多少，把湿邪偏胜，尚未化热，以恶寒无汗、身重头痛的湿象偏重的证候称为“阴湿”；把湿已化热，以恶寒伴有发热、身重关节疼痛，且发热不为汗解的热象已显的证候称为“阳湿”。“阴湿”“阳湿”辨证的要点是汗之有无。热郁湿中，热蒸湿动，则能汗出；湿胜滞气，热无力蒸湿则无汗。此外，“阳湿”关节疼痛也和“阴湿”身重有所不同。在治疗上，本条亦用藿香、苍术皮芳香辛散湿邪，由于湿已化热，故减去温燥的香薷、羌活；不恶寒说明卫表闭郁不重，可去苍术皮。本条与上条相比，还加用了滑石、大豆卷、茯苓皮、通草、荷叶等渗湿泄热药，以达到分消湿热的效果。“阴湿”在湿未化热时，由于湿对卫气的闭遏，并非完全没有发热；“阳湿”在湿已化热的情况下，由于湿邪遏阳，阳不得布于表，也会有恶寒。从临床实际来看，二者都为湿温初起的两种表现类型，阴湿伤表证亦可随着湿邪的化热而转化为阳湿伤表证，但此热为湿中蕴热，总的来看仍为湿重于热，故治以祛湿为主。

## 第三节　湿热在气分

### 一、湿热在上焦

**【原文】**湿热证，初起壮热口渴，脘闷懊侬，眼欲闭，时谵语，浊邪蒙蔽上焦，宜涌泄，用枳壳、桔梗、淡豆豉、生山栀，无汗者加葛根。(31)

自注：此与第九条宜参看，彼属余邪，法当轻散；此则浊邪蒙蔽上焦，故懊侬脘闷。眼欲闭者，肺气不舒也。时谵语者，邪郁心包也。若投轻剂，病必不除。经曰“高者越之”，用栀豉汤涌泄之剂，引胃脘之阳而开心胸之表，邪从吐散。

**【释义】**本条论述湿热浊邪蒙闭上焦气分的证治。

本证为暑湿、湿热浊邪蒙蔽上焦清阳，欲闭心包之候。壮热口渴，脘闷懊侬，为湿邪化热，由卫入气，阻于上焦。湿热之邪阻于上焦气分，内蒙心包，则眼欲闭而时谵语。本证眼欲闭、时谵语，与热入心包之神昏谵语、舌质红绛不同，神志症状较轻，故用栀、豉、枳、桔以清开上焦之气，气化湿亦化，湿去则热孤。若佐以菖蒲、郁金等更为对证。无汗加葛根，似不如藿香、豆卷为优。原文说“宜涌泄”，并说栀豉汤为涌泄之剂，似不确切。本条实为用栀子豉汤加枳壳、桔梗治疗湿热上蒙所引起的神志异常轻证，并非涌吐。赵绍琴认为，薛氏所说“涌泄”是要宣阳，这与芳香宣透、芳香开窍、宣郁化湿、宣阳展气，其理一也。如把“涌泄”讲成吐法，那就难以解释。湿热在上焦，有肺与心包的病变。湿热滞于肺络，肺失宣降，辨证要点为咳嗽气逆，甚则喘不得眠，用葶苈、枇叶、六一散祛暑渗湿，泻肺逐痰。湿热浊邪蒙蔽心包，上蒸清阳，辨证要点为发热口渴，懊侬或时谵语，治以栀豉加枳壳、桔梗，轻开上焦之气而化湿。

## 二、湿热在中焦

**【原文】**湿热证，寒热如疟，湿热阻遏膜原，宜柴胡、厚朴、槟榔、草果、藿香、苍术、半夏、干菖蒲、六一散等味。(8)

自注：疟由暑热内伏，秋凉外束而成。若夏月腠理大开，毛窍疏通，安得成疟。而寒热有定期，如疟证发作者，以膜原为阳明之半表半里，湿热阻遏，则营卫气争①，证虽如疟，不得与疟同治，故仿吴又可达原饮之例。盖一由外凉束，一由内湿阻也。

**【注解】**

①营卫气争：营气、卫气分别与湿热邪气交争。

**【释义】**本条论述湿热阻遏膜原的证治。

邪伏膜原，除见恶寒发热交替或寒热时起时伏外，还应见到舌苔白腻甚至垢浊，脘腹痞闷等湿浊内盛的症状。本证与疟疾相类，但疟疾发有定期，系内有伏暑，外束秋凉所致。而本证寒热无定期，寒甚热微，为湿热阻遏，营卫与湿热之邪交争，故治疗时仿吴又可达原饮宣透膜原，辟秽化浊。以柴胡透达少阳之邪；厚朴、草果、槟榔、半夏苦温燥湿，疏理中焦；藿香、菖蒲芳香化湿，宣通上焦；六一散利湿泄热，通导下焦。合奏宣达膜原、辟秽化浊之功。薛氏用药偏于温燥，适于寒甚热微之证，若蕴热较甚，须加竹叶、黄芩之类。邪在膜原为湿热病常见证候之一，薛生白于首条湿热病提纲自注中提出："膜原者，外通肌肉，内近胃腑，即三焦之门户，实一身之半表半里也。"本条又说"膜原为阳明之半表半里"，语虽不同，意实一致。膜原位于半表半里，邪在膜原，既可外出肌表而解，又可内传于里而归于阳明。在证候性质上，湿热阻遏膜原，三焦气机阻塞，而尤以湿邪为盛。在病机归属上，膜原证属气分病变范围，可见于湿热病初期，也可见于湿热病发展过程中。邪在膜原和伤寒少阳证的半表半里也要作区别，主要是病邪和病理性质不同。伤寒少阳证为风寒之邪自表入里或由寒化热，少阳枢机不利；湿热阻遏膜原为湿热之邪困阻少阳三焦气机，证候表现上前者有口苦、胸胁不舒、脉弦；后者主要见胸闷脘痞、苔白厚浊腻或如积粉。

**【原文】**湿热证，初起发热，汗出胸痞，口渴舌白，湿伏中焦，宜藿梗、蔻仁、杏仁、枳壳、桔梗、郁金、苍术、厚朴、草果、半夏、干菖蒲、佩兰叶、六一散等味。(10)

自注：浊邪上干则胸闷，胃液不升则口渴。病在中焦气分，故多开中焦气分之药。此条多有夹食者，其舌根见黄色，宜加瓜蒌、楂肉、莱菔子。

**【释义】**本条论述湿伏中焦，湿重于热的证治。

湿热之邪蕴伏中焦，始见化热的证候，常见发热、汗出、胸痞、口渴、舌苔白等症。湿热邪气影响上中焦肺脾之气的宣化，故胸痞脘闷；湿重于热，故舌苔白；湿浊中阻，气不布津，故口渴而不欲饮。该证基本病机为湿热蕴阻，气机不宣，故用杏仁、枳壳、桔梗等轻宣上焦肺气，取气化则湿亦化之理。郁金、菖蒲、藿梗、佩兰、蔻仁等芳香化浊，苍术、厚朴、草果、半夏等苦辛性温之品燥湿化浊，六一散清利湿中之热。全方上中下兼顾，而以中焦为主。胃液不升之口渴，由湿邪内阻，气不布津，津液不能上升所致，与胃液不足之口渴者不同，故薛氏治以化湿为主，湿化则气布，气布则津升，津升则口渴除。临床区分这两类口渴，属胃液不足者，必舌面干燥而渴欲引饮；属胃液不升者，必苔腻而渴不欲饮。本条总属湿邪偏盛，郁伏中焦证，自注中说“多有夹食者”，说明常兼夹饮食内伤因素，舌根黄色属湿与食相夹而化热，苔亦必厚，加瓜蒌、山楂、莱菔子消食导滞，清化痰热。

**【原文】** 湿热证，舌遍体白，口渴，湿滞阳明，宜用辛开，如厚朴、草果、半夏、干菖蒲等味。(12)

自注：此湿邪极盛之候。口渴乃液不上升，非有热也。辛泄太过，即可变而为热，而此时湿邪尚未蕴热，故重用辛开，使上焦得通，津液得下也。

**【释义】** 本条论述湿浊极盛阻滞中焦的证治。

此为湿邪极盛而尚未化热，阻滞中焦脾胃之候。舌遍体白为湿盛之象，湿邪阻遏，气不布津则口渴。若属湿邪化热之渴，其苔必黄腻。本证当有其他湿浊内阻见症，如脘闷呕恶，大便溏滞等。治宜苦温燥湿，辛香开气。故选用厚朴、草果、半夏、干菖蒲等苦温香燥之品，以燥湿化浊，辛开理气，使湿邪得化，气机得畅。本条较之上条，湿邪尤为偏盛。其形成或感受湿邪偏多，或中气素亏、内湿素盛。在治疗上，厚朴、草果、半夏、菖蒲等都属苦温香燥药，既可燥湿，又可理气，即是“辛开”之意，但只可暂用而不可久用，一见湿开热显，即转手燥湿清热。本证是湿热病发展过程中的一个证候，可向湿邪化热的阶段发展，特别是经过现在的苦温香燥药物治疗，湿开热透，临床每见热象逐渐明显，如口渴欲饮，苔变黄色，发热较高等，应清热燥湿并用，或清热为主而佐以祛湿。

**【原文】** 湿热证，舌根白，舌尖红，湿渐化热，余湿犹滞，宜辛泄佐清热，如蔻仁、半夏、干菖蒲、大豆黄卷、连翘、绿豆衣、六一散等味。(13)

自注：此湿热参半之证。而燥湿之中，即佐清热者，亦所以存阳明之液也。上二条凭验舌以投剂，为临证时要诀。盖舌为心之外候，浊邪上熏心肺，舌苔因而转移。

**【释义】** 本条论述湿热参半的证治。

此为湿渐化热，余湿犹滞，湿热俱不甚盛之候。舌根白，说明湿邪尚未化尽；舌尖红，说明热象已显。辛泄佐清热，即以辛开泄湿为主，清热为佐。蔻仁、半夏、菖蒲等辛香苦温之品合连翘以除湿清热，豆卷、绿豆衣、六一散利湿清热。诸药合用，既非过于辛燥，又非过于苦寒，共奏湿热分消之功。本条未叙述具体病状，也未点明病位，只是根据舌根白、舌尖红，即说明病变处于湿渐化热的湿热参半阶段。薛生白说："凭验舌以投剂，为临证时要诀"。上述三条，前二条分别为舌白、舌遍体白，未见舌质红，本条舌尖红，说明湿邪已渐化热，热象已经显露。但由于本条舌根仍有白苔，说明湿邪仍然存在；无大热、壮热、口渴引饮等症，提示热势未盛，只是处在湿渐化热的过程中，所以总的来说还应是湿重于热的证候。本条治法也和前条纯以辛开不相同，而是辛泄佐清热。自注中说"佐清热者，亦所以存阳明之液也"，含有清其热而防化燥化火伤阴之意。

**【原文】**湿热证，壮热口渴，自汗，身重，胸痞，脉洪大而长者，此太阴之湿与阳明之热相合。宜白虎加苍术汤。(37)

自注：热渴自汗，阳明之热也；胸痞身重，太阴之湿兼见矣。脉洪大而长，知湿热滞于阳明之经，故用苍术白虎汤以清热散湿，然乃热多湿少之候。白虎汤仲景用以清阳明无形之燥热也，胃汁枯涸者，加人参以生津，名曰白虎加人参汤。身中素有痹气者，加桂枝以通络，名曰桂枝白虎汤，而其实意在清胃热也。是以后人治暑热而伤气身热而渴者，亦用白虎加人参汤；热渴、汗泄、肢节烦痛者，亦用白虎加桂枝汤；胸痞身重兼见，则于白虎汤中加入苍术以理太阴之湿；寒热往来兼集，则于白虎汤中加入柴胡，以散半表半里之邪；凡此皆热盛阳明，他证兼见，故用白虎清热，而复各随证以加减。苟非热渴汗泄、脉洪大者，白虎便不可投。辨证察脉，最宜详审也。

**【释义】**本条论述湿热病热重于湿的证治及白虎汤的加减应用。

本证为热多湿少，见于湿热、暑热类疾病发展过程中，所以也是湿热病的常见证候。壮热口渴，自汗，脉洪大而长者，为阳明热盛之象；身重胸痞，为太阴脾湿之证。石膏辛寒，辛能解肌热，寒能胜胃火；知母苦润，苦以泻火，润以滋燥；甘草、粳米益气养胃；苍术除太阴之湿。本方清阳明之热而理太阴之湿，对气分实热夹湿者有良好疗效。自注对白虎汤的加减应用论述颇详。对此，王孟英谓："暑不夹湿，苍术禁用。余于血虚加生地，精虚加枸杞，有痰者加半夏。用之无不神效。余治暑热炽盛，热渴汗泄而痞满气滞者，以白虎加厚朴极效。"

## 三、湿热在下焦

**【原文】**湿热证，数日后自利，溺赤，口渴，湿流下焦，宜滑石、猪苓、茯苓、泽泻、萆薢、通草等味。(11)

自注：下焦属阴，太阴所司。阴道虚[①]故自利，化源滞则溺赤，脾不转津则口渴，总由太阴湿盛故也。湿滞下焦，故独以分利为治，然兼证口渴胸痞，须佐入桔梗、杏仁、大豆黄卷开泄中上，源清则流自洁，不可不知。以上三条，俱湿重于热之候。

湿热之邪不自表而入，故无表里之分，而未尝无三焦可辨，犹之河间治消渴亦分三焦者是也。夫热为天之气，湿为地之气，热得湿而愈炽，湿得热而愈横。湿热两分，其病轻而缓；湿热两合，其病重而速。湿多热少，则蒙上流下②，当三焦分治。湿热俱多则上闭下壅而三焦俱困矣。犹之伤寒门二阳合病、三阳合病也。盖太阴湿化，三焦火化，有湿无热止能蒙蔽清阳，或阻于上，或阻于中，或阻于下，若湿热一合则身中少火悉化为壮火，而三焦相火有不起而为虐者哉？所以上下充斥，内外煎熬，最为酷烈，兼之木火同气，表里分司，再引肝风，痉厥立至。胃中津液几何，其能供此交征乎？至其所以必属阳明者，以阳明为水谷之海，鼻食气，口食味，悉归阳明。邪从口鼻而入，则阳明为必由之路。其始也，邪入阳明，早已先伤其胃液；其继也，邪盛三焦，更欲取资于胃液，司命者可不为阳明顾虑哉！

**【注解】**

①阴道虚：出自《素问·太阴阳明论》："阳者，天气也，主外。阴者，地气也，主内。故阳道实，阴道虚。"后世解释颇多。此指脾虚不能运化水谷，小肠泌别失职。

②蒙上流下：指湿邪即可蒙阻上焦和头面清窍，又可流注下焦。

**【释义】**本条论述湿流下焦，泌别失职的证治。

此为湿热证湿邪阻滞下焦，小肠泌别失职的证候。湿热阻于下焦，小肠不能分清泌浊，所以小便赤涩而大便溏泄；湿邪阻滞气机，津液不能上升，故口虽渴而不甚思饮。治以分利湿邪，以茯苓、猪苓、泽泻淡渗利湿，通利小便，湿邪得去，则小肠分清泌浊功能得以复常，溏泄自然得止；滑石利水通淋，萆薢分利湿浊，通草清热利尿，药取淡渗利湿之品，以求湿热两分，邪从下泄。本证湿滞下焦，泌别失职，有自利、涩赤、口渴等症，薛氏"独以分利为治"，所选药物皆淡渗利湿、通利小便之品。自注中提出若兼胸痞口渴，则佐桔梗、杏仁、大豆黄卷开泄中上焦气机，达到源清流洁的目的。"湿热两分，其病轻而缓；湿热两合，其病重而速"，则强调了三焦分治、湿热两分在湿热病治疗中的意义。自注中所言"太阴湿盛"之语，是提示本证病机为湿重热轻，并非指病位在脾。

**【原文】**湿热证，四五日，忽大汗出，手足冷，脉细如丝或绝，口渴，茎痛，而起坐自如，神清语亮。乃汗出过多，卫外之阳暂亡，湿热之邪仍结，一时表里不通，脉故伏，非真阳外脱也。宜五苓散去术加滑石、酒炒川连、生地、芪皮等味。(29)

自注：此条脉证，全似亡阳之候，独于举动神气得其真情。噫！此医之所以贵识见也。

**【释义】**本条论述湿热伤阳，卫阳暂亡的证治。

湿热病四五日，湿热流连气分之际，忽大汗出，为正气驱邪自肌腠外出，从汗而解之象。汗出过多，卫阳暂亡，故见手足冷、脉细欲绝。但起坐自如、神清语亮，全无神倦欲寐、郑声息微之象，可知非阴盛亡阳之候。口渴、茎痛，为湿热阻于下焦，阴液亦伤之证。药用"四苓"加滑石，以导湿热下行；生地育阴而折虚热，与川连合用清心导赤；芪皮实卫固表止汗。诸药相配，虚实兼顾，用法周密。亡阳虚脱，一般多见神气虚惫，语音低微无力，或见神志恍惚，倦卧不语。本证语音清亮，起坐自如，可知大汗出后手足冷，脉细如丝或绝不是气脱亡阳，而是在表的卫阳随汗外泄而暂亡之象。

## 第四节 变 证

### 一、湿热化燥陷入营血

【原文】湿热证，壮热口渴，舌黄或焦红，发痉，神昏谵语或笑，邪灼心包，营血已耗，宜犀角、羚羊角、连翘、生地、玄参、钩藤、银花露、鲜菖蒲、至宝丹等味。(5)

自注：上条言痉，此条言厥。温暑①之邪本伤阳气，及至热极逼入营阴，则津液耗而阴亦病。心包受灼，神识昏乱，用药以清热救阴，泄邪平肝为务。

【注解】

①温暑：当为暑湿。

【释义】本条论述湿热化燥，由气入营，内陷心包，引动肝风的证治。

湿热证留恋日久，化燥伤阴而入于营分，必营血耗伤。壮热口渴，苔黄舌红，说明邪从气分而来，且气分证仍存。热入心营，痰热内闭心包，故神昏谵语或笑；气营之热引动肝风，故发痉。治宜清营泄热，开窍息风。用犀角、连翘、生地、玄参清热养阴，钩藤、羚羊角凉肝息风，银花露、鲜菖蒲合至宝丹清心开窍。本证为湿热日久不解，病从阳明化燥化火，传入营分所致的气营两燔证。气营之液皆被灼，所以有壮热口渴、苔黄、舌焦红。发痉、神昏谵语或笑，是心包和肝经都受邪。自注中说“此条言厥”，是指邪陷心包的昏厥；“上条言痉”指原文第四条，将在下文“湿热致痉”中讲解。本证两厥阴同病，至宝丹有清热解毒、开窍醒神的作用，石菖蒲辛香开窍，二者对于由湿热化燥而来的窍闭证较适合。不用安宫牛黄丸，虑其有余湿之故。本证也可用《温病条辨》清宫汤去莲心、麦冬，加金银花、赤小豆皮煎汤送至宝丹治疗。

【原文】湿热证，壮热烦渴，舌焦红或缩，斑疹，胸痞，自利，神昏痉厥，热邪充斥表里三焦，宜大剂犀角、羚羊角、生地、元参、银花露、紫草、方诸水①、金汁、鲜菖蒲等味。(7)

自注：此条乃痉厥中最重者。上为胸闷，下夹热利，斑疹痉厥，阴阳告困。独清阳明之热，救阳明之液为急务者，恐胃液不存，其人自焚而死也。

【注解】

①方诸水：又名明水。方诸为古代在月下承取露水的器具，所盛之露水即为方诸水。一说方诸水为蚌体分泌之汁液，即以大蚌磨之令热，向月取之，或入冰片二分，便

可得水，盛之方诸，即为方诸水。其性味甘寒无毒，功能止渴除烦，明目定心。

**【释义】**本条论述湿热化燥，气营（血）两燔，发斑痉厥的证治。

此为湿热化燥，气营（血）两燔，热毒充斥，发斑痉厥的证候，乃痉厥中最重者。阳明气分热盛则壮热口渴；热毒燔灼于气营（血），阴液大伤，则舌焦红或缩，外发斑疹；湿邪未净，则胸痞自利；热邪犯于手足厥阴则神昏痉厥，急需大剂凉血解毒、清热生津、开窍息风之药来治疗。犀角、羚羊角、生地、玄参、银花露、紫草、方诸水、金汁等清热解毒，凉血养阴，凉肝息风；鲜菖蒲化痰开窍。其他如白虎汤、紫雪丹、神犀丹等亦可随证选用。本证热邪充斥表里三焦，故薛氏说“乃痉厥中最重者”。烦渴、舌焦说明阴液耗伤重，薛氏提出“独清阳明之热，救阳明之液”的治则。气营（血）热毒燔炽，当以大剂清营凉血、凉肝息风、泻火解毒药治之，热毒去则阴液得救，生机得存。本证治疗中未能体现“救阳明之液”，故有人提出可用白虎汤，或加麦冬、芦根之类。《温病条辨》有玉女煎去牛膝、熟地，加细生地、元参方也可用，或用清瘟败毒饮合犀角地黄汤。

**【原文】**湿热证，上下失血或汗血，毒邪深入营分，走窜欲泄，宜大剂犀角、生地、赤芍、丹皮、连翘、紫草、茜根、银花等味。(33)

自注：热逼而上下失血、汗血，势极危而犹不即坏者，以毒从血出，生机在是。大进凉血解毒之剂，以救阴而泄邪，邪解而血自止矣。血止后，须进参、芪善后乃得。汗血即张氏所谓肌衄也。《内经》谓“热淫于内，治以咸寒”，方中当增入咸寒之味。

**【释义】**本条论述湿热化燥，深入血分，耗血动血的证治。

湿热化燥深入血分，邪热迫血妄行，上则吐血、衄血，下则便血、尿血，血从肌肤而出，则汗血（即肌衄）。故以大剂犀角、生地、连翘、紫草、银花凉血解毒，赤芍、丹皮、茜根活血行瘀。本证与上条热入血室证均属热入血分所致，故治疗方药亦基本一致。本条属于叶天士所说的“入血就恐耗血动血”的血分重证，以热盛出血为特征。所用药物中有犀角地黄汤的组成，并多出连翘、紫草、茜根、银花四味，可见凉血解毒化瘀力量较犀角地黄汤强。薛氏自注中说增入咸寒，不仅对于失血过多者能增加养阴生津的力量，而且也有先安未受邪之地的意义。自注又说血止后须进参、芪，应当谨慎，只有在血分热邪全清之后才能使用，否则留邪助热，恐又有动血之虞。

## 二、湿热夹瘀深入厥阴

**【原文】**湿热证，七八日，口不渴，声不出，与饮食亦不却，默默不语，神识昏迷，进辛香凉泄，芳香逐秽，俱不效，此邪入厥阴，主客浑受[①]，宜仿吴又可三甲散[②]，醉地鳖虫、醋炒鳖甲、土炒穿山甲、生僵蚕、柴胡、桃仁泥等味。(34)

自注：暑热先伤阳分，然病久不解，必及于阴，阴阳两困，气钝血滞而暑湿不得外泄，遂深入厥阴。络脉凝瘀，使一阳[③]不能萌动，生气有降无升，心主阻遏，灵气不通，所以神不清而昏迷默默也。破滞通瘀，斯络脉通而邪得解矣。

**【注解】**

①主客浑受：指湿热余邪在正气亏损、经脉不畅的情况下深入阴分血络，形成了脉络凝滞的一种病理状态。

②三甲散：出自《瘟疫论》。由鳖甲、龟甲、穿山甲、蝉蜕、僵蚕、牡蛎、蟅虫、白芍、当归、甘草组成。

③一阳：指少阳。

**【释义】**本条论述湿热夹瘀深入厥阴，所致灵机不运的证治。

此为湿热夹瘀深入厥阴，导致气血循行不畅，灵机不运的证候，多见于湿热病后期。其口不渴，声不出，与饮食亦不却，不语，神识昏迷，系病久神识呆滞，灵机不运之故，与热陷心包和湿热蒙窍之神志异常不同，故进辛香凉泄或芳香逐秽之剂均不能取效，治当活血通络、破滞散瘀。三甲咸寒破结，化瘀通络；僵蚕祛风解痉，化痰散结；柴胡疏肝解郁，升举阳气，引邪外出；桃仁破血逐瘀。全方共奏破滞祛瘀、通络搜邪之效。“邪入厥阴，主客浑受”，是本证的基本病理。“主”指正气，包括阴阳、气血、脏腑、经络等。湿热病日久，正气耗损，气机阻滞，脉络不畅，成为病后脉络凝瘀的内在病理基础。“客”指病邪，在此指暑湿病邪，也包括痰、瘀等病理产物。本证属湿热病后遗症之一种，常见于湿热病后期。薛氏为治疗湿热证后遗症提供了一种思路。本证的神志以呆钝为主，未完全昏迷，临证时若有昏迷，可合用开窍剂，若有肢体瘫痪，可合用散风通络药。

## 三、湿热痉厥

**【原文】**湿热证，三四日即口噤，四肢牵引拘急，甚则角弓反张，此湿热侵入经络脉隧中，宜鲜地龙、秦艽、威灵仙、滑石、苍耳子、丝瓜藤、海风藤、酒炒黄连等味。(4)

自注：此条乃湿邪夹风者。风为木之气，风动则木张，乘入阳明之络则口噤，走窜太阴之经则拘挛，故药不独胜湿，重用息风，一则风药能胜湿，一则风药能疏肝也。选用地龙、诸藤者，欲其宣通脉络耳。

**【释义】**本条论述湿热夹风侵入经络脉隧而致痉的证治。

此为湿热夹风侵入经隧，伤及筋脉，而致筋脉拘挛的证候。阳明经脉环口夹唇，病邪侵入阳明经脉，故口噤。脾主四肢，湿邪走窜太阴之经，则四肢牵引拘挛，甚者可角弓反张。证属湿热夹风，治宜清热除湿，祛风通络。选用威灵仙、秦艽、苍耳子祛风除湿，滑石、黄连除湿清热，地龙、诸藤宣通脉络。

**【原文】**湿热证，发痉，神昏笑妄，脉洪数有力，开泄不效[1]者，湿热蕴结胸膈，宜仿凉膈散。若大便数日不通者，热邪闭结肠胃，宜仿承气微下之例。(6)

自注：此条乃阳明实热，或上结或下结。清热泄邪，止能散络中流走之热，而不能除肠中蕴结之邪，故阳明之邪，仍假阳明为出路也。

**【注解】**

①开泄不效：是指用安宫牛黄丸、至宝丹等清心开窍之剂无效。

**【释义】** 本条论述湿热化燥，阳明里结波及厥阴而发痉厥的证治。

此为湿热化燥，热结阳明，波及厥阴，腑实昏痉的证候。发痉、神昏笑妄似属邪入手足厥阴，但邪入心包之神昏笑妄，脉多细数，舌必红绛，今脉洪数有力而未言舌绛，则非邪入心包可知，所以使用开泄不效。肝经热盛发痉，脉多弦数，今脉洪数有力，且有大便不通，是为阳明热邪亢盛之象。所以本证之发痉、神昏笑妄，均为阳明热结所致，治宜攻下逐邪，釜底抽薪，使阳明里结之邪，仍从阳明下行外出。其热结偏于上在胸脘者，用凉膈散，于攻泻之中兼以清宣郁热；热结偏于下在肠腑者，用承气攻下。本证治疗着眼于攻逐邪热，邪热得去，热结得开，厥阴之灼热得除，神昏发痉亦随之消解。章虚谷、王孟英对于本证的舌象都作了说明，即应为老黄苔而燥。白滑苔者虽有胀满亦不可下，否则伤脾阳导致下利不止。此论述可作为对原文的补充说明。

**【原文】** 湿热证，数日后，汗出热不除，或痉，忽头痛不止者，营液大亏，厥阴风火上升，宜羚羊角、蔓荆子、钩藤、元参、生地、女贞子等味。(20)

自注：湿热伤营，肝风上逆，血不荣筋而痉，上升颠顶则头痛。热气已退，木气独张，故痉而不厥。投剂以息风为标，养阴为本。

**【释义】** 本条论述述湿热化燥，营阴亏耗，肝风上逆的证治。

此为湿热化燥，营阴耗伤，肝风窜扰的证候。肝风横窜经络则发痉，风阳上扰清空则头痛不止。曰“或痉”者，是时而有痉，痉而不甚，说明发痉程度较轻。治以元参、生地、女贞子养阴泄热以治本，羚羊角、钩藤凉肝息风，蔓荆子疏散风热止头痛，为治标之药。湿热病数日后，汗出热不除，必伤阴津。但从证候表现上看，无烦渴引饮、壮热、苔燥等气分热盛证表现，可知头痛、发痉是由于邪热内陷营分，劫伤营阴，筋脉失于濡养所致。病由湿热而来，在治疗中还当考虑虚中夹湿的一面。薛氏条文中“营液大亏，厥阴风火上升”，道出本证的病机，因是“木气独张”，所以痉而不厥。至于自注中说的“热气已退”，以理解为热已不甚为好，并非热已全退。本证的治疗，薛氏说“以息风为标，养阴为本”，由于热邪未全去，还当兼以凉肝清热。王孟英注解中提出用桑叶、菊花代蔓荆子是十分可行的。本证治疗也可以用羚角钩藤汤合养阴药，如发痉较重，还可用紫雪。湿热证仅数日，即见营阴亏耗，肝风窜扰之证，当考虑素体阴虚内热的因素。

**【原文】** 湿热证，口渴，苔黄起刺，脉弦缓，囊缩舌硬，谵语昏不知人，两手搐搦，津枯邪滞，宜鲜生地、芦根、生首乌、鲜稻根等味。若脉有力，大便不通，大黄亦

可加入。(35)

自注：胃津劫夺，热邪内据，非润下以泄邪则不能达，故仿承气之例，以甘凉易苦寒，正恐胃气受伤，胃津不复也。

**【释义】**本条论述热盛津伤，津枯邪滞，深入厥阴，内陷心肝的证治。

湿热化燥，阳明腑实津伤，故口渴、苔黄起刺、脉弦缓；热扰心神则谵语、昏不知人、舌硬而言语不利；热犯肝经，故脉弦、搐搦而囊缩。治疗当以泄热救阴为主，合以息风开窍之法。用生地、首乌、芦根、稻根等养阴生津，润下泄邪。若脉沉实有力，大便秘结不通，增大黄以攻下泄热。吴鞠通《温病条辨》有护胃承气汤及增液承气之法，临证可参用。昏痉较甚者，可同时冲服紫雪丹或安宫牛黄丸之类。

**【原文】**湿热证，发痉撮空，神昏笑妄，舌苔干黄起刺或转黑色，大便不通者，热邪闭结胃腑，宜用承气汤下之。(36)

自注：撮空一证，昔贤谓非大实即大虚，虚则神明涣散，将有脱绝之虞，实则神明被逼，故多撩乱之象；今舌苔黄刺干涩，大便闭而不通，其为热邪内结阳明，腑热显然矣，徒事清热泄邪，止能散络中流走之热，不能除胃中蕴结之邪，故假承气以通地道，然舌不干黄起刺者，不可投也。承气用硝黄，所以逐阳明之燥火实热，原非湿热内滞者所宜用。然胃中津液为热所耗，甚至撮空撩乱，舌苔干黄起刺，此时胃热极盛，胃津告竭，湿火转成燥火，故用承气以攻下。承气者，所以承接未亡之阴气于一线也。湿温病至此，亦危矣哉！

**【释义】**本条继续论述湿热化燥内结阳明，引动肝风出现痉厥的证治。

此与原文第六条证候基本相同，病机重心仍为阳明热结，引动肝风，波及手足厥阴。不同的是，第六条舌苔未见燥象，脉亦有力，因此津伤不甚严重；本证苔干黄起刺或转黑色，发痉并有撮空一症，正如自注所说“此时胃热极盛，胃津告竭，湿火转成燥火”，火热与阴伤的程度都重，故可看成是第六条证候的发展和加重。在治疗上，当用承气汤峻下逐邪以釜底抽薪。本条热结由湿热化燥而致，在湿未化燥、腑实未成时不宜用苦寒峻下；湿热胶结，阻滞肠胃，宜轻法频下。辨证要点除脉症之外，舌象的变化亦十分重要。薛氏说：“舌不干黄起刺者，不可投也。”如果舌苔黑黄而滑润，则属痰湿或阴寒证，更不宜用峻下。本条阳明热结津伤证，釜底抽薪固能保护津液不使继续损耗，但不能恢复已耗伤的阴液，若能配以生津泄热之品则更好。与上证相比，本证重在攻下闭结，上证重在滋阴养液。

## 第五节　类　证

### 一、暑病

**【原文】**湿热证，湿热伤气，四肢困倦，精神减少，身热气高，心烦溺黄，口渴自

汗，脉虚者，用东垣清暑益气汤主治。(38)

自注：同一热渴自汗而脉虚身倦，便是中气受伤而非阳明郁热，清暑益气汤乃东垣所制，方中药味颇多，学者当于临证斟酌去取可也。

**【释义】**本条论述湿热未净，元气已伤的证治。

此为暑湿、湿热未净，元气已伤的证候。湿热病过程中，出现四肢困倦，精神短少，是湿热困脾之象，必有纳差或食不知味；身热气高、心烦溺黄、口渴自汗为暑湿、湿热内蕴，伤津伤气之象。脉虚神倦是元气耗损、气阴两亏。从以上分析可知，本证在外得之暑湿所伤，在内则元气素有不足，受暑湿后气阴更亏，治疗可用东垣清暑益气汤；东垣方中人参、黄芪补气，当归、麦冬、五味子养阴生津敛液，青皮、陈皮、神曲、甘草调气和中，升麻、葛根解肌热而升清气，苍术、白术、泽泻、黄柏燥湿健脾。全方以补养气阴为主而兼以清暑化湿，是一张以补益元气为主的清暑祛湿方。本证辨证关键是脉虚神倦，东垣清暑益气汤以甘温益气为主，兼以甘寒生津，又有苦燥祛湿之药配伍，若湿热病邪较盛或以伤津为主则不适宜。王孟英注释中说本方“有清暑之名而无清暑之实”，并列有另一张清暑益气汤，后人称王氏清暑益气汤。王氏方适用于暑热未去，气阴两伤而以阴伤为主的证候。故两张方剂不能说谁是谁非，因为它们适应证不同。

**【原文】**暑月乘凉饮冷，阳气为阴寒所遏，皮肤蒸热，凛凛畏寒，头痛头重，自汗烦渴，或腹痛吐泻者，宜香薷、厚朴、扁豆等味。(40)

自注：此由避暑而感受寒湿之邪，虽病于暑月而实非暑病，昔人不曰暑月伤寒湿而曰阴暑，以致后人淆惑，殆误匪轻，今特证之。其用香薷之辛温，以散阴邪而发越阳气，厚朴之苦温，除湿邪而通行滞气，扁豆甘淡，行水和中。倘无恶寒头痛之表证，即无取香薷之辛香走窜矣。无腹痛吐利之里证，亦无取厚朴、扁豆之疏滞和中矣；故热渴甚者，加黄连以清暑，名四味香薷饮，减去扁豆名黄连香薷饮；湿盛于里，腹膨泄泻者，去黄连加茯苓、甘草，名五味香薷饮；若中虚气怯汗出多者，加人参、芪、白术、橘皮、木瓜，名十味香薷饮。然香薷之用，总为寒湿外袭而设，不可用以治不夹寒湿之暑热也。

**【释义】**本条论述暑月外感寒湿的证治。

暑月贪凉饮冷，阳气为寒凉所遏，故见皮肤蒸热，凛凛恶寒，头痛头重；暑月发泄司令，故有自汗；暑邪在内则有烦渴，但终非里热炽盛，故烦渴不甚。本证属寒邪外袭，表证明显，香薷辛温解表，夏月可代麻黄使用；厚朴、扁豆苦温燥湿、和中渗湿。薛生白对香薷的使用体会颇多，可作为临证的参考。汪曰桢指出香薷有汗当慎用，亦当引起注意。夏月既有伤于暑湿者，又有伤于寒湿者，还有内伤暑湿而表为寒邪所束者，即暑湿寒三气交感者，症见发热恶寒、头痛无汗的同时又有心烦口渴、脘痞胸闷、小便黄赤等症。治以外解表寒，内清除暑湿，新加香薷饮或黄连香薷饮可选。本条以外在寒束为主，内在的暑热、暑湿不著，故药物组成上清暑热、暑湿的力量并不重，这是需要区别的。

## 二、下利

**【原文】**湿热证，十余日后，左关弦数，腹时痛，时圊血[①]，肛门热痛，血液内燥，热邪传入厥阴之证，宜仿白头翁法。(23)

自注：热入厥阴而下利，即不圊血，亦当宗仲景治热利法。若竟逼入营阴，安得不用白头翁汤凉血而散邪乎！设热入阳明而下利，即不圊血，又宜师仲景治下利谵语用小承气汤之法矣。

**【注解】**

①圊（qīng）血：大便下血。

**【释义】**本条论述湿热化燥，损伤肠络，燔灼肝经所致之腹痛便血的证治。

本条为湿热化燥，损伤肠络，燔灼肝经所致之腹痛便血的证候。湿热病十余日后，出现腹痛、便血、肛门热痛，这是湿热化燥，损伤肠道血络所致。湿热郁甚，相火肆虐，多兼厥阴风木之变，脉弦数、腹痛即为夹肝木为病之征。热已入营血，用白头翁汤治疗，其中白头翁、黄连、黄柏清热解毒，秦皮清肝凉血。全方有清热燥湿、凉肝解毒的作用，用于肠道湿热化燥伤络，并夹厥阴风木所致的腹痛下血证。薛生白自注对热入厥阴下利和热入阳明下利作了区别，热入阳明下利谵语者，乃燥屎内结的小承气汤证，一般没有便血。王孟英于薛氏承气汤之外又提出黄芩汤之法，是针对少阳移热于阳明而言，其特点为下利热臭，肛门灼热，或有腹部隐痛。由上可知，白头翁汤、黄芩汤、小承气汤皆可治下利，但主治证候不相同。白头翁汤主治湿热郁滞肠道并夹厥阴之下利，故见腹痛、下利脓血，或有里急后重；黄芩汤主治少阳邪热移于肠道，故见下利稀便热臭、肛门灼热，或有腹痛等证；小承气汤所治下利，实为热结旁流证，故下利的同时，必有潮热谵语，腹满硬痛等症。

**【原文】**湿热内滞太阴，郁久而为滞下，其证胸痞腹痛，下坠窘迫，脓血稠黏，里急后重，脉软数者，以厚朴、黄芩、神曲、广皮、木香、槟榔、柴胡、煨葛根、银花炭、荆芥炭等味。(41)

自注：古之所谓滞下，即今所谓痢疾也。由湿热之邪内伏太阴，阻遏气机，以致太阴失健运，少阳失疏达，热郁湿蒸，传导失其常度，蒸为败浊脓血，下注肛门，故后重；气壅不化，乃数至圊而不能便。伤气则下白，伤血则下赤，气血并伤，赤白兼下，湿热盛极，痢成五色。故用厚朴除湿而行滞气，槟榔下逆而破结气，黄芩清庚金之热，木香、神曲疏中气之滞，葛根升下陷之胃气，柴胡升土中之木气。热侵血分而便血，以银花、荆芥入营清热。若热盛于里，当用黄连以清热；大实而痛，宜增大黄以逐邪。昔张洁古制芍药汤以治血痢，方用归、芍、芩、连、大黄、木香、槟榔、甘草、桂心等味，而以芍药名汤者，盖谓下血必调藏血之脏，故用之为君，不特欲其土中泄木，抑亦赖以敛肝和阴也。然芍药味酸性敛，终非湿热内蕴者所宜服。倘遇痢久中虚，而宜用芍药甘草之化土者，恐难任芩、连、大黄之苦寒，木香、槟榔之破气。若其下利初作，湿热正盛者，白芍酸敛滞邪，断不可投。此虽昔人已试之成方，不敢引为后学之楷式也。

**【释义】**本条论述湿热痢疾的成因及其证治。

湿热秽浊内伏太阴，阻遏气机，健运失其常度，则胸痞腹痛；升降失常，气机壅滞，故里急后重；湿热内蕴，毒滞肠中，故下脓血稠黏；脉软数者，为湿热内蕴之象。治以清热除湿，解毒化滞。药用黄芩炭、银花炭、荆芥炭清热凉血解毒，以除脓血；厚朴、陈皮、木香、槟榔、神曲除湿行气疏滞，以解后重；柴胡、葛根调理脾胃升降，并使气津上升。气机调达，则胸痞、腹痛、窘迫诸症可解。如热毒炽盛或里热壅实者，大黄、黄连也可加入。本条痢疾，病因为湿热病邪，病位在足太阴，其发病多由暑湿或湿热疫毒病邪，与外来生冷秽浊不洁饮食相结，壅滞肠道，伤血伤气所致。胸痞、腹痛、下坠窘迫、里急后重皆为湿热阻滞肠道，传导失司之症，故薛氏称滞下。自注说伤气则下白，伤血则下赤，气血并伤，赤白兼下，并对治痢之药逐一分析，其中不乏精辟之见。关于芍药的用法，历来有歧义，薛氏说非湿热下利赤宜用，而其他医家则认为芍药是治痢要药。总之，本条所列治湿热痢之药，气血兼顾，为临床常用，与洁古芍药汤都是治痢之效方。至于柴、葛，无表证者是否禁忌，还待商榷。柴胡能散土中之木气，葛根能止痢，故无表热证者，似亦可用之。

**【原文】**痢久伤阳，脉虚滑脱者，真人养脏汤加甘草、当归、白芍。(42)

自注：脾阳虚者，当补而兼温，然方中用木香，必其腹痛未止，故兼疏滞气；用归、芍，必其阴分亏残，故兼和营阴。但痢虽脾疾，久必传肾，以肾为胃关，司下焦而开窍于二阴也。况火为土母，欲温土中之阳，必补命门之火。若虚寒甚而滑脱者，当加附子以补阳，不得杂入阴药矣。

**【释义】**本条论述久痢伤阳的证治。

痢疾日久，脾胃虚寒，中气下陷，大便滑脱不禁，证属寒利。临床除滑脱脉虚外，还当伴有形寒肢冷、腹痛喜按、舌淡苔滑，腹中隐痛等症。真人养脏汤由人参、当归、白术、肉豆蔻、肉桂、甘草、白芍、木香、诃子、罂粟壳组成，温中补虚，涩肠固脱，加当归、白芍、甘草加强和营养阴缓急的功效。真人养脏汤中本有当归、白芍，在此可认为加重其量。本证久痢，脾阳虚甚必累及肾阳，故补脾阳的同时应配用补肾阳的药，可与四神丸同用，或原方中加附子、干姜等温热药。痢疾多属湿热，温补不宜用之过早。痢久者可伤阴伤阳，伤阳当用温补，阳虚日久则阴亦伤，对兼有阴伤者，可加用和营养阴药。此外，痢疾不论久新，气滞血瘀的情况多有存在，所以即使是虚证，亦须补中有化，而不宜纯补无通。

**【原文】**痢久伤阴，虚坐努责者，宜用熟地炭、炒当归、炒白芍、炙甘草、广皮之属。(43)

自注：里结欲便，坐久而仍不得便者，谓之虚坐努责。凡里结属火居多，火性传送至速，郁于大肠，窘迫欲便，而便仍不舒，故痢疾门中，每用黄芩清火，甚者用大黄逐热。若痢久血虚，血不足则生热，亦急迫欲便，但久坐而不得便耳。此热由血虚所生，故治以补血为主。里结与后重不同，里结者急迫欲便，后重者肛门重坠。里结有虚实之分，实为火邪有余，虚为营阴不足。后重有虚实之异，实为邪实下壅，虚由气虚下陷。是以治里结者，有清热养阴之异；治后重者，有行气升补之殊。虚实之辨，不可不明。

**【释义】**本条论述痢久伤阴，虚坐努责的证治。

痢疾日久，损伤阴血，阴血虚则气机运行亦滞，故里急欲便，但久坐久蹲或虽用力屏气仍不得便，同时有腹痛绵绵，体虚力乏，舌净脉虚等虚衰见症。地、归、芍、草养血和营，兼以缓急，其中地、归、芍炒用，是为减其阴柔腻滞之性；广皮合白芍、甘草疏滞缓结，减轻里急虚坐之苦。诸药合用，补而不滞，调和气血。若便血过多而伤其气者，当重用参、芪以益气补血。上条痢久伤阳，以大便滑脱为主，治以温中固脱；本条痢久伤阴，虚坐努责，治以补血为主。薛氏自注中还说，此证与湿热里结急迫欲便不同，前者为营阴不足，后者为火邪有余，故一为虚，一为实。熟地、当归、芍药三药均炒或炒炭用，补而不滞，本证若兼气虚，可酌加参、芪。

## 三、寒湿

**【原文】**湿热证，身冷脉细，汗泄胸痞，口渴舌白，湿中少阴之阳，宜人参、白术、附子、茯苓、益智等味。(25)

自注：此条湿邪伤阳，理合扶阳逐湿。口渴为少阴证，乌得妄用寒凉耶。

**【释义】**本条论述湿热病亡阳的证治。

此条所论寒湿证出现在湿热证之后，由湿热证转化而来。身冷、脉细、舌白为阳气虚衰之象；汗泄胸痞为寒湿阻遏气机，阳气外泄不得摄液所致；口渴为气不化液，必不欲饮水。薛氏说此为湿中少阴之阳，用扶阳逐湿法。人参、附子、益智仁温补脾肾之阳而益气，白术、茯苓健脾渗湿，诸药合用，标本兼治。湿热证，或素体阳气不足，或湿邪久留伤阳，或使用寒凉药过多而损阳，都可导致湿从寒化而呈现寒湿之象。

**【原文】**暑月饮冷过多，寒湿内留，水谷不分，上吐下泻，肢冷脉伏者，宜大顺散。(45)

自注：暑月过于贪凉，寒湿外袭者，有香薷饮；寒湿内侵者，有大顺散。夫吐泻肢冷脉伏，是脾胃之阳为寒湿所蒙，不得升越，故宜温热之剂调脾胃，利气散寒。然广皮、茯苓似不可少，此即仲景治阴邪内侵之霍乱，而用理中汤之旨乎。

**【释义】**本条论述寒湿内侵脾胃吐利的证治。

吐利呈上下交作之势，而且肢冷脉伏，说明寒湿困遏，阳气不达，治宜温阳化湿，用大顺散。薛氏指出再加广皮、茯苓，实属必要。若吐利不止，肢冷脉伏，可考虑理中、四逆等。王孟英指出大顺散所治吐利属寒湿内留，水谷不分所致。夏月吐利也有属热者，当有口渴欲饮、烦热、利下热臭等，大顺散不宜。

**【原文】**腹痛下利，胸痞，烦躁，口渴，脉数大，按之豁然空者，宜冷香饮子。(46)

自注：此不特湿邪伤脾，抑且寒邪伤肾。烦躁热渴，极似阳邪为病，惟数大之脉按之豁然而空，知其躁渴等症，为虚阳外越，而非热邪内扰。故以此方冷服，俾下咽之后，冷气既消，热性乃发，庶药气与病气无扞格①之虞也。

**【注解】**

①扞格：排斥格拒。

**【释义】**本条论述寒湿伤脾肾，虚阳外越的证治。

腹痛下利，若属湿热内滞，则胸痞、烦躁、口渴之外，当脉实。今脉虽数大，但按之豁然空，是阳气不足之征，则知烦渴脉大是阴寒盛格阳于外，用冷香引子治疗。方中附子、草果温阳散寒，陈皮、生姜理气和中，为防格拒宜取冷服法。阴盛格阳，还当有他症，王孟英指出，渴必不嗜饮，舌色必淡白或红润，而无干黄黑燥苔，便溺必溏白而非赤秽等，才可定为寒湿伤脾肾证，很切合临床实际。

## 第六节　善后调理

**【原文】**湿热证，数日后脘中微闷，知饥不食，湿邪蒙绕三焦，宜藿香叶、薄荷叶、鲜荷叶、枇杷叶、佩兰叶、芦尖、冬瓜仁等味。(9)

自注：此湿热已解，余邪蒙蔽清阳，胃气不舒，宜用极轻清之品以宣上焦阳气。若投味重之剂，是与病情不相涉矣。

**【释义】**本条论述湿热余邪蒙绕清阳，胃气未醒的证治。

湿热余邪蒙绕，胃气未醒，故脘中微闷，知饥而不欲饮食，以五叶等轻宣上焦气机，芳香化湿而醒胃气，芦尖、冬瓜仁轻清余热，微渗余湿。诸药合用，共收宣畅肺胃气机，宣化上焦余湿之功。本方后世命名为薛氏五叶芦根汤。湿热病数日后，身热已退，没有口渴、苔黄燥等明显伤津的表现，亦没有胸闷脘痞、苔腻等中焦湿盛的表现，只是有轻微的脘闷，知饥不食，说明仅是余湿未尽，脾胃未苏。此属轻证，虽条文说“湿邪蒙绕三焦”，但亦应以上中焦为主，故从薛氏自注“宜用极轻清之品以宣上焦阳气”的说法。五叶芦根汤不独限于湿热病，也是温热暑湿之要药，其中枇杷叶泡汤常饮能收到预防夏秋时令病的作用。全方七味药都属于轻清淡泄之品，适合于湿热病初起，或湿热病恢复期，湿邪轻微，蒙绕上中焦肺胃清阳，导致气机不畅的证候。轻证理应用轻药，所以薛生白说：“若投味重之剂，是与病情不相涉矣。”

**【原文】**湿热证，十余日，大势已退，唯口渴、汗出、骨节痛，余邪留滞经络，宜元米汤①泡於术②，隔一宿，去术煎饮。(19)

自注：病后湿邪未尽，阴液先伤，故口渴身痛。此时救液则助湿，治湿则劫阴。宗仲景麻沸汤之法，取气不取味，走阳不走阴，佐以元米汤养阴逐湿，两擅其长。

**【注解】**

①元米汤：即糯米泔水。

②於术：即产于浙江于潜县之白术。

**【释义】**本条论述湿热病阴液已伤，余湿留滞的证治。

此为湿热病大势已退，阴液已伤，余湿留滞的证候。口渴、汗出，非热迫津泄，乃阴液未复，营卫一时未能调和及外固之象。骨节痛，为余湿未尽，留滞经络所致，多表现为隐隐酸痛。在治疗上应注意养液而不助湿，利湿又不伤阴。元米汤，性味甘凉，有益气养液、除烦止渴之功；於术，具有燥湿利水、健脾生津之效；二药合用，正取其养液不助湿、祛湿不伤阴之义。薛生白自注中说的“养阴逐湿，两擅其长”和“取气不取味”，则对于阴伤不甚、余湿亦较轻微之证较为相宜。於术用汤泡而不用煎，是取义于仲景附子泻心汤用麻沸汤泡渍，有轻可去实之意。

## 目标测试

1. 何谓湿热病的正局和变局？
2. 湿热病“阴湿伤表”与“阳湿伤表”有何不同？
3. 湿热病初起邪犯肌表的证治。
4. 湿热病与伤寒、温热性温病的鉴别要点有哪些？
5. 湿热病变证有哪些？
7. “湿热参半”如何治疗？
8. 於术用汤泡而不用煎的意义为何？
9. 湿热病类证有哪些？
10. 湿热病下利如何辨治？

# 主要参考书目


1. 贺娟，苏颖．内经讲义［M］．北京：人民卫生出版社，2017.
2. 王海亭，苏新民，袁秀英．经典医著选读［M］．北京：中国中医药出版社，2010.
3. 姜建国，李树沛．伤寒析疑［M］．北京：科学技术文献出版社，1999.
4. 李赛美，李宇航．伤寒论讲义［M］．北京：人民卫生出版社，2016.
5. 张琦，林昌松．金匮要略讲义［M］．北京：人民卫生出版社，2016.
6. 王兴华，范建民．金匮要略导读［M］．北京：人民军医出版社，2008.
7. 李克光，张家礼．金匮要略［M］．北京：人民卫生出版社，2008.
8. 郭霭春，王玉兴．金匮要略校注语译［M］．北京：中国中医药出版社，1999.
9. 王灿晖．温病学［M］．长沙：湖南科学技术出版社，2006.
10. 清·章楠．医门棒喝［M］．北京：中医古籍出版社，1987.
11. 刘献琳．温病条辨语释［M］．北京：中国医药科技出版社，2014.